August B. Hollingshead
Fredrick Redlich

Der Sozialcharakter psychischer Störungen

Eine sozialpsychiatrische Untersuchung
Mit 72 Tabellen und 9 Abbildungen

S. Fischer

Aus dem Amerikanischen übersetzt und bearbeitet von
Alfred E. Bolch, Matthias Fargel, Heinz Fryns, Christel Haberland, Philipp-Andreas Heßler, Klaus Schomburg, Sylvia Schomburg-Scherff, Peter Spengler
Arbeitsgruppe am Zentrum der Psychosozialen Grundlagen der Medizin in Frankfurt am Main

Titel der Originalausgabe *Social Class and Mental Illness; A Community Study*
Deutsche Ausgabe:

Redaktion Willi Köhler
Umschlag Hannes Jähn
Ausstattung Greno
Satz W. Hädicke, Stuttgart
Druck Poeschel & Schulz-Schomburgk, Eschwege
Einband Hans Klotz, Augsburg
Printed in Germany 1975
ISBN 3 10 033701 8

Inhalt

Vorwort zur deutschen Ausgabe

Zu den Voraussetzungen einer ausreichenden medizinischen Versorgung gehört die Analyse von Gesundheitsstand und Versorgungslage der Bevölkerung. Auf dieser Basis erst sind sinnvolle Therapiemodelle, eine systematische Gesundheitspolitik sowie der planvolle Einsatz der Mittel möglich. Leider zählt die Bundesrepublik noch immer zu den Staaten, in denen nicht einmal diese Minimalbedingung erfüllt ist. In der Psychiatrie, dem Bereich der Medizin, in dem der Widerspruch zwischen medizinischem Anspruch und der Realität überfüllter Anstalten, völlig unzureichender Therapie- und Rehabilitationseinrichtungen überaus deutlich wird, ist der Mangel an sozialmedizinischer Forschung besonders augenfällig.

Die Arbeit von Hollingshead und Redlich hat als eine der ersten auf die Misere der Psychiatrie – statistisch abgesichert – aufmerksam gemacht. Indem nachgewiesen wird, daß mit absteigender Sozialschicht die Häufigkeit und Schwere psychischer Erkrankungen zunimmt und die Chance, eine einigermaßen adäquate Behandlung zu bekommen, abnimmt, wird die unzureichende psychiatrische Versorgung schlechthin gekennzeichnet. Denn unerfüllt bleibt der Grundsatz zahlreicher Verfassungen, nach denen *jedermann* das Recht auf Gesundheit hat. Der Parameter einer ausreichenden Versorgung *aller* wird somit zu einem Maßstab der Güte medizinischer Versorgung.

Darüber hinaus ist mit den Befunden von Hollingshead und Redlich auf die Einseitigkeit einer vorwiegend biogenetisch orientierten Psychiatrie hingewiesen, deren Mißerfolge aufgrund der Ausklammerung soziogenetischer Ansätze ableitbar werden.

Auf diesem Hintergrund muß das Erscheinen einer Übersetzung 25 Jahre nach Beginn der Studie und 15 Jahre nach Publikation des amerikanischen Originals sehr begrüßt werden. Diese Zeitspanne macht allein auf den Anachronismus bundesrepublikanischer Diskussion in der Psychiatrie aufmerksam; an Aktualität und Wichtigkeit hat die Studie damit jedoch nicht verloren.

Durch zahlreiche weniger umfangreiche oder in der Fragestellung eingeschränktere Arbeiten aus den USA, England, Skandinavien und auch einigen Studien aus der Bundesrepublik konnten die Ergebnisse von Hollingshead und Redlich in späteren Jahren fast durchgehend in ihren Grundzügen bestätigt werden*. Nicht nur durch diese Tatsache, sondern auch aufgrund allgemeiner Erwägungen zur Soziogenese psychischer Erkrankungen und deren Behandlung kann davon ausgegangen werden, daß die Befunde in ihrer grundsätzlichen Aussage auf bundesrepublikanische Verhältnisse übertragbar sind. Obwohl es sich bei der vorliegenden Studie um eine der ersten großen Arbeiten mit dieser Fragestellung handelt, kann an ihr sehr viel über Untersuchungsaufbau, Problematik der Auswertung und Interpretation der Ergebnisse gelernt werden. Diese Aussage kann gemacht werden, obwohl einige methodische Ansatzpunkte sicherlich nicht ohne Kritik gesehen werden sollten: So ist z.B. in die Konstruktion des Schichtenmodells zu wenig an objektiven Daten (Lebensbedingungen, Arbeitsverhältnisse etc.) und zu viel an subjektiver sozialer Wertung mit eingegangen. Besonders problematisch jedoch ist die Tatsache, daß das Schichtenmodell nicht in eine Theorie von Gesellschaft

*In der Bundesrepublik sind folgende Studien erschienen: H. Flegel et al: *Soc. Psychiat.* 1967, 2, 39-42; H. Häfner et al: *Soc. Psychiat.* 1969, 4, 126-35; F.W. Reinhardt: *Köln. Zeitschrift. f. Soziol. Sozialpsychol.* 1973, 25, 299-318; W. Rüther: *Köln. Zeitschr. f. Soziol. Sozialpsychol.* 1969, 25, 286-98. M. Wilken: *Köln. Zeitschr. f. Soziol. Sozialpsychol.* 1969, 25, 319-35. – Übersetzungen verschiedener Arbeiten zum Thema sind gesammelt in: H. Keupp, *Verhaltensstörungen und Sozialstruktur,* München 1974. Eine zusammenfassende Darstellung der verschiedenen Studien gibt: Gleiss/Seidel/Abholz, *Soziale Psychiatrie – Zur Ungleichheit in der psychiatrischen Versorgung,* Frankfurt 1973 eingeordnet ist, auf deren Basis erst die Befunde als Phänomene einer Gesellschaftsordnung – hier die der USA – verständlich geworden wären.

Vor einer Fehleinschätzung, die sich angesichts der relativen Vielzahl sozialpsychiatrischer Publikationen aus den USA aufdrängt, muß gewarnt werden: Mit der besseren Erfassung der Misere der Psychiatrie ist noch nicht zwangsläufig eine Verbesserung verbunden. Betrachtet man die letzten 30 Jahre psychiatrischer Versorgung in den USA, so muß man feststellen, daß für die überwiegende Mehrzahl der Patienten die psychiatrische Versorgung genauso skandalös wie bei uns geblieben ist. Bis auf wenige Modellkliniken hat das psychiatrische Krankenhaus weiterhin die Bedeutung einer Verwahranstalt, die Krankheit verstärkt anstatt sie behandeln zu helfen. Für den überwiegenden Teil der Patienten ist aufgrund schlechter therapeutischer und rehabilitativer Maßnahmen der Verlauf einer psychiatrischen Erkrankung durch den Begriff der Drehtürpsychiatrie – den ständigen Wechsel zwischen Entlassung und Wiederaufnahme – gekennzeichnet. Soziale Unterschiede haben dabei nichts an Schärfe verloren.

In einer Gesellschaft, in der Forschung und gesellschaftliche Planung so unverbindlich nebeneinander existieren müssen, in der das als richtig Erkannte nicht auch realisiert werden kann, weil Partikularinteressen dies zu verhindern wissen, in einer solchen Gesellschaft kann die Erforschung der Morbiditätsstruktur und der Versorgungslage nur erster bescheidener Schritt zur Verbesserung gesundheitlicher Versorgung sein. Was dem folgen muß, ist der gesundheitspolitische Kampf, der sich dann zwangsläufig gegen die Verteilungspolitik des Staates richtet. Denn die Mittel, die zur Realisierung von Verbesserungen gebraucht werden, sind vorhanden, nur werden sie häufig nicht im Interesse der Bevölkerung ausgegeben.

Dezember 1974

Heinz-Harald Abholz

Vorbemerkung

Der vorliegende Band ist eine bearbeitete Ausgabe der amerikanischen Originalausgabe. Es scheint uns daher notwendig, einige Vorbemerkungen zum Charakter der Bearbeitung zu geben.

Wir haben den Text durchgängig gestrafft und dort gekürzt, wo es um nur dem amerikanischen Leser verständliche Sachverhalte ging oder wo uns Wiederholungen und breite Ausführlichkeit vermeidbar erschienen. Bei all diesen Kürzungen waren wir bestrebt, uns an dem Mitteilungswillen der Autoren selbst zu orientieren; insofern sind die wichtigsten Gedanken voll erhalten.

In der vorliegenden Ausgabe finden sich alle Tabellen und daran anknüpfenden Interpretationen sowie die entscheidenden methodischen Überlegungen des Originaltextes wieder. Mit unserer Übersetzung möchten wir dem an soziologischen Fragestellungen der Psychiatrie interessierten Leser die Auseinandersetzung mit einer grundlegenden epidemiologischen Studie erleichtern.

Die Übersetzer

In Erinnerung an
Bertram H. Roberts

Vorwort

Mit dem vorliegenden Band möchten wir die Ergebnisse eines Forschungsprojektes veröffentlichen, das in mehrjähriger systematischer Arbeit am Beispiel der Stadt New Haven im amerikanischen Bundesstaat Connecticut den Zusammenhang zwischen sozialer Schichtung und psychischen Störungen zu klären suchte. Die Untersuchung wurde von einem Forschungsteam durchgeführt, dem sowohl Sozialwissenschaftler wie Psychiater angehörten.

Die Untersuchung konzentrierte sich auf zwei Fragen: Besteht ein Zusammenhang zwischen psychischer Krankheit und Schichtzugehörigkeit? Beeinflußt die soziale Position eines Patienten Behandlungsform und -weise seiner Störung? Um diese Fragen beantworten zu können, untersuchten wir eingehend die Sozialstruktur der Gemeinde, sammelten Informationen über die Patienten, die sich seinerzeit einer psychiatrischen Behandlung unterzogen, befaßten uns mit den Institutionen und Einrichtungen, denen die psychiatrische Versorgung aufgegeben war, und befragten die behandelnden Psychiater.

Um es kurz zusammenzufassen, New Haven ist durch eine ausgeprägte Schichtungsstruktur gekennzeichnet. Jede soziale Schicht weist bestimmte Formen sozialer Störungen auf. Darüber hinaus zeigt jede Schicht unterschiedliche Reaktionen auf psychische Störungen ihrer Angehörigen; entsprechend unterscheidet sich die Behandlung von Patienten je nach sozialer Schicht. Die einzelnen Kapitel informieren über Entstehungsbedingungen psychischer Störungen, über die Reaktionen der Patienten und ihrer Familien auf psychiatrische Interventionen sowie über den Einfluß von Schichtzugehörigkeit auf Patienten wie auf Therapeuten. Das Buch schließt mit einigen Empfehlungen an alle verantwortlichen Stellen zur Verbesserung der psychiatrischen Versorgung.

Obwohl es sich um eine wissenschaftliche Untersuchung handelt, richtet sich unser Bericht sowohl an Fachleute wie auch an Laien. Der Band ist das Ergebnis zehnjähriger Forschungsarbeit. Im Herbst 1948 begannen wir als Leiter des Projekts mit der Planung der Studie. Bis zum Sommer 1950 befaßten wir uns mit dem Entwurf des Forschungsprogramms. Bei dieser Arbeit war uns Dr. Ernest Gruenberg behilflich. Das *National Institute of Mental Health, United States Public Health Service*, entsprach unserer Bitte um finanzielle Förderung der Untersuchung und hat den größten Teil der Forschungsarbeit von Anfang bis Ende unterstützt. Gegen Ende des Jahres 1950 schlossen sich uns der Psychiater Bertram H. Roberts und der Soziologe Jerome K. Myers an.

Für Ratschläge zu Beginn der Untersuchung möchten wir David Rapaport und Margaret Mead danken. Während unserer Arbeit kamen uns Vorschläge von John C. Eberhart, John Clausen und Morton Kramer zugute. Für äußerst nützliche Kommentare und kritische Anmerkungen zu unserem Manuskript danken wir Norman Cameron, James A. Davis und Melvin L. Kohn.

Folgende Personen haben zeitweise in unserem Forschungsteam mitgearbeitet: die Psychiater L.Z. Freedmann, John MacIver und Leslie Schaffer, der Psychologe Harvey Robinson, der Anthropologe William Caudill, die Soziologen Theodor R. Anderson, Leslie Clark, Robert E. Ellis, Raymond Forer, Fred Strodtbeck und William W. Vosburgh, die Untersuchungs-Assistentinnen Elizabeth Bellis, Jane Collier, Emily Kirby, Barbara Myers, Virginia Tenzer und Catherine Vosburgh, die Sekretariats-Assistenten Elizabeth Banks, Doris Berndtson, Jerry E. Edwards, Lorraine Estra, Lillian

Fisher, Anne M. Hollingshead, Ellen M. Hollingshead, Constance Ives, Lillian Smith und Janet Turk. Ihnen allen sind wir für ihre Mitarbeit bei diesem Unternehmen zu Dank verpflichtet.

Der Erfolg einer solch umfassenden Untersuchung hängt von der Zusammenarbeit vieler Institutionen und Personen ab, die wir hier nicht alle namentlich aufführen können. Für die Zusammenarbeit – die mit wenigen Ausnahmen ausgezeichnet war – schulden wir dem klinischen und dem Verwaltungspersonal der psychiatrischen Krankenhäuser und Kliniken sowie den Privatärzten unseren Dank. Jene Tausende von Mitbürgern, die uns ihre Zeit für Informationsgespräche opferten, sind ebenfalls Teil "des Teams"; ohne sie hätte das Projekt nicht zu Ende geführt werden können.

Die Vertraulichkeit des uns zur Verfügung gestellten Materials ist durchgängig gewährleistet. Mit Ausnahme des Namens der Stadt und der Yale-Universität werden weder die Namen von Personen noch von Institutionen genannt.

Wir hoffen, daß unsere Arbeit der Gemeinde New Haven wie auch anderen von Nutzen sein wird.

New Haven, Connecticut
Dezember 1957

August B. Hollingshead
Fredrick C. Redlich

Teil I
Untersuchungsrahmen und Methoden

1. Das Forschungsproblem

Einleitung

Die Amerikaner neigen dazu, die Existenz sozialer Schichten und psychischer Störungen zu ignorieren. Die Vorstellung "sozialer Klassen" ist unvereinbar mit dem amerikanischen Ideal einer Gesellschaft, die jedem einzelnen gleiche Chancen zur Verwirklichung seiner angeborenen Fähigkeiten einräumt. Dieser "Amerikanische Traum" erfreut sich allgemeiner Wertschätzung; man löst die widersprüchlichsten Reaktionen aus, wenn man nur andeutet, dieser Traum sei eher Mythos denn Wirklichkeit.

Obwohl die meisten Amerikaner die Existenz sozialer Schichten leugnen, kommen sie nicht umhin, die Existenz psychischer Erkrankungen anzuerkennen. Aber allein der Gedanke daran ist ihnen ein Greuel. Sie fürchten sich vor "Geisteskrankheit", vor ihren Opfern und vor denen, die sich mit ihnen befassen: vor Psychiatern, klinischen Psychologen, Sozialarbeitern, psychiatrischem Pflegepersonal und Hilfskräften. Selbst die mit der Versorgung psychisch Kranker befaßter Institutionen werden mit abwertenden Slang-Ausdrücken bezeichnet, wie "bug house" ["Klapsmühle"]*, "booby hatch" ["Irrenhaus"] und "loony bin" (ähnliche Bedeutung); Psychiater werden als "nutcracker" und "head shrinker" [etwa "Gripsmasseure"] bezeichnet.

Es mag das Gewissen einiger Leute beruhigen, die Existenz sozialer Schichten zu leugnen und psychische Störungen zu diffamieren. Auch mag die Behauptung, die Angehörigen verschiedener Schichten würden unterschiedlich behandelt, schockierend wirken; aber Tatsachen zu verdrängen, weil sie überkommenen Wertvorstellungen widersprechen, kann gefährlicher sein als Realitätsflucht.

Soziale Schicht

Zu den amerikanischen Idealen gehört die "selbstverständliche Wahrheit", daß "alle Menschen gleich geschaffen sind". Stimmten unsere Ideale mit der gesellschaftlichen Wirklichkeit überein, gäbe es keine sozialen Schichten. Sozialwissenschaftler haben jedoch bei zahlreichen Anlässen darauf hingewiesen, daß die amerikanische Wirklichkeit und die amerikanischen Ideale zwei verschiedene Dinge sind. Vor mehr als 50 Jahren charakterisierte Lord Bryce in seiner scharfsinnigen Analyse unserer Gesellschaft das Problem höchst treffend, als er schrieb:

"Es gibt keine Rangunterschiede in Amerika, das heißt keine sichtbaren und anerkannten Merkmale, die einen Mann berechtigten, von anderen irgendwelche besonderen Privilegien, Ehrerbietungen oder Respektbezeugungen zu fordern. Kein Mensch ist berechtigt, sich für besser zu halten als seine Mitbürger...

* Eckige Klammern enthalten Anmerkungen der Übersetzer oder der Redaktion.

Das Fehlen jeglicher Rangunterschiede und die allgemeine Anerkennung des Gleichheitsprinzips verhindern jedoch nicht die Existenz sozialer Unterschiede, die – obgleich sie keinen greifbaren Ausdruck finden – mitunter ebenso kraß sind wie in Europa."[1]

Vor noch nicht allzu langer Zeit beschrieb Myrdal die Diskrepanz zwischen unseren öffentlichen Äußerungen als Bürger einer demokratischen Gesellschaft und unserem privaten Verhalten als "amerikanisches Dilemma".[2]

Die scharfsinnigen Beobachtungen der beiden Europäer wurden durch zahlreiche Forschungen amerikanischer Sozialwissenschaftler bestätigt. Vor ungefähr 25 Jahren wiesen die Lynds[3] in ihren weithin beachteten Büchern über "Middletown" auf die Existenz sozialer Schichten hin. In den folgenden Jahren hat eine ganze Reihe von Sozialwissenschaftlern erdrückendes Beweismaterial für die Tatsache zusammengetragen, daß die amerikanische Gesellschaft nach sozialen Schichten strukturiert ist.[4]

Dennoch ist der Terminus "soziale Schicht" eine Art Symbol, das die Amerikaner emotional provoziert. Die Vorstellung sozialer Ungleichheit wird schärfstens abgelehnt. Obwohl die Amerikaner sich in ihrem Privatleben höchst subtil voneinander "abgrenzen", mögen sie es in der Öffentlichkeit nicht zugeben. Unser Widerstreben gegen das Eingeständnis, daß wir Mitbürger diskriminieren, läßt sich auf den Gleichheitsgrundsatz zurückverfolgen, wie er in der Unabhängigkeitserklärung verkündet wurde. Öffentlich reden wir von Gleichheit, privat praktizieren wir Ungleichheit. Die Unvereinbarkeit unserer öffentlichen Beteuerungen und unserer privaten Handlungsweisen stürzt uns in tiefe moralische Konflikte.

Hinsichtlich ethnischer und rassischer Fragen wird diese Diskrepanz offiziell anerkannt. Dies findet seinen Ausdruck in den *fair employment practice acts* (Gesetze über die berufliche Gleichbehandlung. Anm.d.Red.) und in den Anstrengungen nationaler, bundesstaatlicher und lokaler Regierungsstellen, die Rassendiskriminierung in Schulen

[1] James Bryce, *The American Commonwealth*, The Macmillan Company, New York 1906, Bd. 2, S. 752.

[2] Gunnar Myrdal, *An American Dilemma*, Harper and Brothers, New York 1944, 2 Bde.

[3] Robert und Helen M. Lynd, *Middletown*, Harcourt, Brace and Company, New York 1929; –, *Middletown in Transition*, Harcourt, Brace and Company, 1936.

[4] E. Wight Bakke, *The Unemployed Worker*, Yale University Press, New Haven 1940; Richard Centers, *The Psychology of Social Classes*, Princeton University Press, Princeton 1949; Percey F. Davidson und H. Dercey Anderson, *Occupational Mobility in an American Community*, Stanford University Press, Stanford 1937; Allison Davis, Burleigh B. Gardner und Mary R. Gardner, *Deep South*, The University of Chicago Press, Chicago 1941; John Dollard, *Caste and Class in a Southern Town*, Yale University Press, New Haven 1937; St. Clair Drake und Horace R. Clayton, *Black Metropolis*, Harcourt, Brace and Company, New York 1945; Walter R. Goldschmidt, *As You Sow*, Harcourt, Brace and Company, New York 1947; R.J. Havighurst und Hilda Taba, *Adolescent Character and Personality*, John Wiley and Sons, New York 1949; August B. Hollingshead, *Elmtown's Youth*, John Wiley and Sons, New York 1949; R.W. Jones, *Life, Liberty and Property*, University of Pennsylvania Press, Philadelphia 1941; Harold F. Kaufman, *Prestige Classes in a New York Rural Community*, Cornell University Memoir 260, 1944; Alfred C. Kinsey et al., *Sexual Behavior in the Human Male*, W.B. Saunders Company, Philadelphia 1948; dt. Ausg.: *Das sexuelle Verhalten des Mannes*, Berlin-Frankfurt 1955, –, *Sexual Behavior in the Human Female*, W.B. Saunders Company, Philadelphia 1953, dt. Ausg.: *Das sexuelle Verhalten der Frau*, Frankfurt 1963; John W. McConnell, *The Evolution of Social Classes*, American Council on Public Affairs, Washington 1942; Hortense Powdermaker, *After Freedom*, The Viking Press, New York 1939; W.L. Warner und Paul S. Lunt, *The Social Life of a Modern Community*, Yale University Press, New Haven 1941; – und Leo Srole, *The Social Systems of American Ethnic Groups*, Yale University Press, New Haven 1945; – und Y.O. Low, *The Social System of the Modern Factory*, Yale University Press, New Haven 1947; –, Marchia Meeker und Kenneth Eells, *Social Class in America*, Science Research Associates, Chicago 1949; James West, *Plainville, U.S.A.*, Columbia University Press, New York 1945; William F. Whyte, *Street Corner Society*, The University of Chicago Press, Chicago 1943.

und auf anderen Gebieten des öffentlichen Lebens abzuschaffen. Den öffentlichen Bemühungen von Männern und Frauen guten Willens leisten andere Mitglieder unserer Gesellschaft jedoch heftigen Widerstand, der auf der Überzeugung beruht, daß einige Menschen anderen sozial überlegen sind.

Psychische Krankheit

Auch unsere Einstellung gegenüber psychischen Krankheiten ist das Ergebnis unserer kulturellen Tradition. Es ist geschichtlich nachgewiesen, daß es in allen zivilisierten Gesellschaften psychische "Störungen" gab. Die schweren Störungen von Königen, Generälen, religiösen Führern und anderen Persönlichkeiten sind uns seit uralten Zeiten überliefert worden. Über die Zahl der historisch unbedeutenden Menschen, die zweifellos auch von psychischen Leiden betroffen waren, können wir nur Vermutungen anstellen. Obwohl die geistigen und emotionalen Störungen des Menschen keineswegs neuartige Phänomene sind, ist sich die Öffentlichkeit ihrer heute weitaus deutlicher bewußt als in der Vergangenheit. Verantwortliche Persönlichkeiten bemühen sich in wachsendem Maße um die Linderung solcher Störungen.

In den vierziger Jahren unseres Jahrhunderts wurden die psychischen Erkrankungen zu einem der ernsthaftesten ungelösten Gesundheitsprobleme der amerikanischen Gesellschaft erklärt. Die etwa 750 000 Patienten, die zum Zeitpunkt dieser Untersuchung in psychiatrischen Institutionen untergebracht waren, belegten etwa 55 Prozent aller Krankenhausbetten in den Vereinigten Staaten. Hunderttausende anderer psychisch Kranker werden von Psychiatern in Kliniken und Privatpraxen behandelt; gleichzeitig wächst die Zahl der hospitalisierten Fälle von Jahr zu Jahr. Während des Zweiten Weltkrieges wurden 43 Prozent aller Entlassungen (980 000) aus der Armee wegen Untauglichkeit aus psychiatrischen Gründen bewilligt; 865 000 junge Männer wurden aus denselben Gründen gar nicht erst rekrutiert. Hinzu kommen 16 000 bis 17 000 Selbstmorde pro Jahr und nach vorsichtigen Schätzungen 3 800 000 Alkoholiker in der erwachsenen Bevölkerung.

Nach unserer festen Überzeugung bilden die hospitalisierten Patienten und die von Psychiatern in Kliniken und Privatpraxen behandelten Personen mit psychischen Störungen nur einen Teil der psychisch Kranken. Schätzungen belaufen sich auf sieben bis acht Millionen weniger ernsthaft gestörter amerikanischer Bürger, denen psychiatrische Fürsorge nützen könnte, wenn sie vorhanden wäre.[5]

Soziale Schicht und psychische Krankheit

Gibt es einen Zusammenhang zwischen psychischer Krankheit und sozialer Schicht? Wirkt sich die jeweilige Schichtzugehörigkeit auf die Behandlung psychisch Gestörter aus? Dies sind die für unsere Untersuchung entscheidenden Fragen; sie gewinnen noch an Wichtigkeit aufgrund ihrer wissenschaftlichen Bedeutung und ihrer Implikationen für die Gesellschaftspolitik.

In dem vorliegenden Band werden wir die von uns aufgefundenen Tatbestände durch detailliertes Beweismaterial zu belegen suchen. Wenn wir feststellen sollten, daß das

5 Kenneth Appel, 'Present Callenge of Psychiatry', *American Journal of Psychiatry*, Bd. 3, Nr. 1, Juli 1954, S. 1-12; J.M.A. Weiss, Suicide; *An Epidemiological Analysis', Psychological Quarterly*, Bd. 28, 1954, S. 225-252.

amerikanische Ideal der Gleichheit verwirklicht ist, dürfte Schichtzugehörigkeit keinerlei Einfluß auf die Verteilung psychischer Krankheiten in der Bevölkerung haben. Genausowenig sollte sie dann die Art der psychiatrischen Behandlung beeinflussen.

Am besten ließe sich der Zusammenhang von sozialer Schicht und psychischer Störung mit einem Eisberg vergleichen; 90 Prozent des Eisberges sind unter der Wasseroberfläche verborgen. Dieser Teil ist, obwohl unsichtbar, der gefährlichere. Wir möchten das anhand der Ereignisse beim Zusammenstoß der "unsinkbaren" *Titanic* mit einem Eisberg illustrieren. Bei dieser Katastrophe entschied der soziale Status des Passagiers über seine Überlebenschance. Nach der offiziellen Verlustliste wurden nur vier weibliche Passagiere (von denen sich drei aus freien Stücken entschlossen hatten, an Bord zu bleiben) von insgesamt 143 der ersten Klasse vermißt. Von den Passagieren der zweiten Klasse ertranken 15 von 93, von der dritten Klasse 81 von 179 weiblichen Passagieren. Den Passagieren der dritten Klasse wurde befohlen, unter Deck zu bleiben, in einigen Fällen mit Gewehr im Anschlag.[6]

Die Vorstellung, daß soziale Schichtung Diagnose und Behandlung von Krankheiten beeinflußt, widerspricht der in den Vereinigten Staaten verbreiteten Überzeugung von der Gleichheit der Menschen, die vor allem bei der Versorgung von Kranken zu gelten habe. Ärzte teilen zwar mit ihren Mitbürgern das tief verwurzelte Ideal der Gleichheit, doch auch sie fällen – vielleicht unbewußt – subtile Urteile über den unterschiedlichen Wert von Mitgliedern der Gesellschaft. Ärzte, unter ihnen auch Psychiater, reagieren sehr empfindlich auf Behauptungen der Art, daß Patienten nicht gleich behandelt würden; tatsächlich aber gibt es in medizinischen Kreisen einen starken Widerstand gegen die Untersuchung solcher Fragen. Doch es wird unseren Patienten ebensowenig helfen, wenn wir die Augen vor den Tatsachen verschließen oder sie unwillig verleugnen, wie der Glaube an die "Unsinkbarkeit" der *Titanic* das Schiff vor dem Untergang bewahren konnte.

Forschungspläne

Jede Untersuchung durchläuft verschiedene Hauptphasen: vorbereitende Planung, Datensammlung, Datenanalyse, Interpretation der Ergebnisse und schließlich Abfassung eines Berichtes. Hier befassen wir uns mit einer kurzen Darstellung der ersten drei Schritte in der Planungsphase des Projektes. Die Interessen der Autoren konzentrieren sich auf die Wechselbeziehung zwischen sozialer Schicht und psychischer Krankheit. Der erste Schritt dieser Untersuchung bestand in der Durchsicht der zu diesem Problem vorhandenen Literatur.

Literaturbericht

Nach unserer Feststellung ist die Beziehung zwischen Schichtzugehörigkeit einer Person und Art ihrer psychischen Störung einerseits und der Behandlung ihrer Krankheit andererseits bis in die fünfziger Jahre weder von Psychiatern noch von Soziologen eingehend untersucht worden. Bis dahin hatten sich nur einige eher spekulative Arbeiten

[6] Walter Lord, *A Night To Remember*, Henry Holt and Company, New York 1955, S. 107; dt. Ausg.: *Die letzte Nacht der Titanic*, Bern, Stuttgart, Wien 1961.

und Untersuchungsberichte mit dieser Frage beschäftigt.[7] Sozialwissenschaftler und Mediziner hatten zwar zahlreiche Studien über psychische Störungen veröffentlicht, doch sie waren dabei von einer Vielzahl anderer Fragestellungen ausgegangen.[8] Schon sehr früh beschäftigten sich Mediziner mit dem Problem möglicher Beziehungen zwischen "Geistesstörungen" und biologischen, psychologischen und physiologischen Faktoren.[9] Soziologen analysierten das Problem unter ökologischen Gesichtspunkten[10] und unter dem Aspekt der sozialen Desorganisation des Verhaltens[11], ohne den biologischen Faktoren sonderliche Aufmerksamkeit zu widmen.

[7] Siehe z.B. Robert E. Clark, 'Psychoses, Income and Occupational Prestige', *American Journal of Sociology*, Bd. 44, März 1949, S. 440-443; –, 'The Relationship of Schizophrenia to Occupational Income and Occupational Prestige', *American Sociological Review*, Bd. 13, Juni 1948, S. 325-330; Kingsley Davis, 'Mental Hygiene and the Class Structure', *Psychiatry*, Bd. 1, Februar 1938, S. 55 f.; Talcot Parsons, 'Psychoanalysis and the Social Structure', *Psychoanalytical Quarterly*, Bd. XIX, Nr. 3, S. 371-384; John Dollard und Neal Miller, *Personality and Psychotherapy*, McGraw-Hill Book Company, New York 1950; Jurgen Ruesch, 'Social Techniques, Social Status and Social Change in Illness', in: Clyde Kluckhohn und Henry A. Murray (Hrsg.), *Personality in Nature, Society and Culture*, Alfred A. Knopf, New York 1949, S. 117-130; W.L. Warner, The Society, the Individual, and His Mental Disorders', *American Journal of Psychiatry*, Bd. 94, Nr. 2, September 1937, S. 275-285; Abram Kardiner und Lionel Ovesey, *The Mark of Oppression*, W.W. Norton and Company, New York 1951.

[8] Siehe z.B. Trygve Braatøy, 'Is it Probable that the Sociological Situation is a Factor in Schizophrenia? ', *Psychiatrica et Neurologica*, Bd. 12, 1937, S. 109-138; Donald L. Gerard und Joseph Siegel, 'The Family Background of Schizophrenia', *The Psychiatric Quarterly*, Bd. 24, Januar 1950, S. 47-73; Robert W. Hyde und Lowell V. Kingsley, 'Studies in Medical Sociology I; The Relation of Mental Disorders to the Community Socio-Economic Level', *New England Journal of Medicine*, Bd. 231, Nr. 16, Oktober 1944, S. 543-548; –, 'Studies in Medical Sociology II: The Relation of Mental Disorders to Population Density', *New England Journal of Medicine*, Bd. 231, Nr. 17, Oktober 1944, S. 571-577; Robert W. Hyde und Roderick M. Chisolm, 'Studies in Medical Sociology III; The Relation of Mental Disorders to Race and Nationality', *New England Journal of Medicine*, Bd. 231, Nr. 18, November 1944, S. 613-618; William Malamud und Irene Malamud, 'Socio-Psychiatric Investigation of Schizophrenia Occurring in the Armed Forces', *Psychosomatic Medicine*, Bd. 5, Oktober 1943, S. 364-375; B. Malzberg, *Social and Biological Aspects of Mental Disease*, N.Y. State Hospital Press, Utica 1940; William F. Roth und Frank H. Luton, 'The Mental Health Program in Tennessee; Statistical Report of a Psychiatric Survey in a Rural County', *American Journal of Psychiatry*, Bd. 99, März 1943, S. 662-675; J. Ruesch et al., *Chronic Disease and Psychological Invalidism*, American Society for Research in Psychosomatic Problems, New York 1946; –, *Duodenal Ulcer; A Sociopsychological Study of Naval Enlisted Personnel and Civilians*, University of California Press, Berkeley und Los Angeles 1948; –, Annemarie Jakobsen und Martin B. Loeb, 'Acculturation and Illness', *Psychological Monographs; General and Applied*, Bd. 62, Nr. 5, Gesamt-Nr. 292, 1948 (American Psychological Association, Washington, D.C.); C. Tietze, Paul Lemkau und M. Cooper, 'A Survey of Statistical Studies on the Prevalence and Incidence of Mental Disorders in Sample Populations', *Public Health Reports, 1909-1927*, Bd. 58, Dezember 1943; –, 'Schizophrenia, Manic Depressive Psychosis, and Socio-Economic Status', *American Journal of Sociology*, Bd. XLVII, September 1941, S. 167-175; J.W. Eaton und R.J. Weil, 'Culture and Mental Disorders; A Comparative Study of the Hutterites and other Populations', The Free Press, Glencoe, Illinois 1955.

[9] Siehe z.B. A.J. Rosanoff, *Report of a Survey of Mental Disorders in Nassau Country, New York*, National Committee for Mental Hygiene, New York 1916; Ludwig Stern, *Kulturkreis und Form der geistigen Erkrankung*, Sammlung zwangloser Abhandlungen aus dem Gebiet der Nerven- und Geisteskrankheiten, Bd. X, Nr. 2, C. Marhold, Halle a.d.S. 1913, S. 1-63; J.F. Sutherland 'Geographical Distribution of Lunacy in Scotland', *British Association for Advancement of Science*, Glasgow, September 1901; William A. White, 'Geographical Distribution of Insanity in the United States', *Journal of Nervous and Mental Disease*, Bd. XXX, 1903, S. 257-279.

[10] Robert E.L. Faris und H. Warren Dunham, *Mental Disorders in Urban Areas*, The University of Chicago Press, Chicago 1939; H. Warren Dunham, 'Current Status of Ecological Research in Mental Disorder', *Social Forces*, Bd. 25, März 1947, S. 321-326; H.W. Greene, *Persons Admitted to the Cleveland State Hospital, 1928-1937*, Cleveland Health Council, 1939.

[11] Fußnote siehe Seite 8.

Weiterhin ergab unser Literaturstudium, daß keine allgemein anerkannte, alle biologischen, psychologischen, physiologischen und sozialen Aspekte "normalen" und "abnormen" Verhaltens umfassende Theorie besteht, an der wir unsere Hypothesen hätten überprüfen oder verifizieren können. Dabei sind uns durchaus die anthropologischen, psychologischen und soziologischen Versuche bekannt, eine einheitliche Theorie zur Überbrückung der Kluft zwischen dem Individuum als Organismus und der ihn umgebenden soziokulturellen Matrix zu formulieren. Auch angesichts der Beiträge Freuds und seiner Anhänger zu unserem Verständnis der Psychopathologie und Psychologie des Individuums halten wir an der obigen Aussage fest.

Bislang sind psychiatrische und gesellschaftswissenschaftliche Theorien unabhängig voneinander entwickelt worden, obwohl beide doch auf der Beobachtung menschlichen Verhaltens basieren. Es wurden nur wenige Versuche zur Überbrückung der Distanz zwischen den beiden theoretischen Ansätzen unternommen; selbst zentrale Begriffe der einen Disziplin sind der anderen größtenteils unbekannt. So beschäftigen sich die Sozialwissenschaftler schon seit über 100 Jahren mit dem Begriff der sozialen Schicht[12]; die Psychiater hingegen haben – abgesehen von den letzten Jahren – diesen Begriff nicht beachtet.[13]

Obwohl Sigmund Freud sich über die Tatsache der sozialen Schichtung im klaren war, widmete er ihr in seiner Theorie wenig Aufmerksamkeit. Nur ganz flüchtig erwähnt er in seinen *Vorlesungen zur Einführung in die Psychoanalyse*[14] die Schichtzugehörigkeit als möglichen Faktor bei der Persönlichkeitsentwicklung. Auch die Schichtabhängigkeit der Behandlung von Patienten war ihm nicht unbekannt. Aber weder er noch seine Schüler untersuchten systematisch den Schichteinfluß auf Entwicklung und Behandlung psychischer Störungen. Alfred Adler, Karen Horney, Erik Erikson, Erich Fromm und Abram Kardiner waren dieser Problematik gegenüber aufgeschlossener.

Die Psychiatrie als medizinische Spezialdisziplin ist sehr stark von biologischen Vorstellungen geprägt. Ihr Hauptinteresse galt zunächst psychologischen und biologischen Mechanismen, während das soziokulturelle Milieu kaum Beachtung fand. Selbst die Psychoanalyse basiert überwiegend auf biologischen Annahmen. Ein wichtiger Teil der Freudschen Begriffswelt entwickelte sich an der Vorstellung, daß jedes Individuum während seines Reifungsprozesses (Ontogenese) notwendigerweise drei libidinöse Phasen durchschreitet: die orale, die anale und die genitale. Diese Reihenfolge entspricht der biologischen Auffassung, daß das Individuum instinktiv die in der Evolution der Gattung entwickelten Bedürfnisse, Triebe und Zwänge rekapituliert (Phylogenese). Freud entwickelte diese Ansichten in seinen frühen Arbeiten. Da seine ersten Konzepte viele Fragen offen ließen, nahm er später das Verhältnis des Individuums zu seiner Umwelt

11 R.E.L. Faris, 'Cultural Isolation and the Schizophrenic Personality', *American Journal of Sociology*, Bd. XXXIV, September 1934, S. 155-169; –, 'Reflections of Social Disorganisations in the Behavior of a Schizophrenic Patient', *American Journal of Sociology*, Bd. L, September 1944, S. 134-141.

12 Charles Page, *Class and American Sociology*, Columbia University Press, New York 1940; Robert L. Heilbronner, *The Worldly Philosophers*, Simon and Schuster, New York 1953, dt. Ausg.: *Wirtschaft und Wissen; Zwei Jahrhunderte Nationalökonomie*, Köln 1960.

13 Siehe dazu R.H. Felix und R.V. Bowers, 'Mental Hygiene and Socio-Environmental Factors', *The Milbank Memorial Fund Quarterly*, Bd. XXVI, April 1948, S. 125-147; Thomas A.C. Rennie, Leo Srole, Marvin K. Opler und Thomas Langner, 'Urban Life and Mental Health', *The American Journal of Psychiatry*, Bd. 113, März 1957, S. 831-836; John E. Gordon, Edward O'Rourke, F.L.W. Richardson und Erich Lindemann, 'The Biological and Social Sciences in an Epidemiology of Mental Disorders', *American Journal of the Medical Sciences*, Bd. 223, März 1952, S. 316-343.

14 Sigmund Freud, *Vorlesungen zur Einführung in die Psychoanalyse*, Gesammelte Werke, Bd. 11, S. Fischer Verlag, Frankfurt am Main [5]1969, S. 365 ff.

und dessen Auswirkungen auf die Persönlichkeitsentwicklung in seine Theorie auf.[15] Erst später entwickelte er die Strukturkonzepte, die zur neueren Ich-Psychologie führten. Die Verbindung von Ich-Psychologie und soziokultureller Theorie bleibt jedoch eine Aufgabe für die Zukunft.[16]

Heutzutage schöpft der einzelne Psychiater sein Wissen über die soziale Umwelt des Menschen vor allem aus intuitiven Einsichten, persönlichen Erfahrungen sowie Erzählungen von Patienten über ihre Familie und ihre sozialen Kontakte. Andererseits kümmerten sich die Sozialwissenschaftler bislang zu wenig um die biologische und psychologische Konstitution des Menschen. Anthropologen, Psychologen und Soziologen haben aus allen Lebensbereichen zahlreiche Materialien über Familienorganisation, Praktiken der Kindererziehung, Freizeitverhalten, Ernährung, Eß- und Trinkgewohnheiten, Sexualverhalten, ethische Vorstellungen zusammengetragen. Die Sozialwissenschaftler konnten zeigen, daß sich das Verhalten in verschiedenen sozialen Schichten und Subkulturen erheblich unterscheidet. Die psychiatrische Theorie dagegen widmet den soziokulturellen Faktoren wenig Aufmerksamkeit. Dieses Verständnis des Patienten als eines von der Gesellschaft isolierten Individuums ist der Haltung eines Astronomen vergleichbar, der die Sonne studiert und den sie umgebenden Planeten nur oberflächliche Beachtung schenkt, anstatt die Sonne als kleinen Teil eines astronomischen Systems zu sehen.

Darüberhinaus hat unsere Literaturdurchsicht ergeben, daß die bisherigen gesicherten Kenntnisse nicht ausreichen, die biologischen von den psychosozialen und soziokulturellen Faktoren "abweichenden" Verhaltens zu trennen. Wenn Theoretiker soziale von biologischen Faktoren trennen, dann vermögen sie gewöhnlich die Wichtigkeit jeder der beiden Variablen für das Verhalten nicht richtig einzuschätzen. Wenn sich Psychiater der Komplexität dieses Sachverhaltes bewußt werden, nehmen sie häufig Zuflucht zu Redewendungen wie "Der Mensch als Ganzes" oder sie sprechen, auf einer höheren Ebene, von zirkulärer retikulärer Kausalität. Allzu oft weichen sie der Streitfrage aus, indem sie holistische Konzepte ohne jeden operationalen Bezug verwenden.

Für die Theorie wäre es wünschenswert, soziale Faktoren als Ereignisse in einer psychologischen Kausalkette aufzufassen. Leider sind wir beim gegenwärtigen Stand unseres Wissens dazu nicht in der Lage. Es ist unwahrscheinlich, daß einzelne Ursachen "abnormen" Verhaltens identifiziert werden können. Dennoch müssen wir immer wieder versuchen, biologische, psychologische und soziale Faktoren in ihrer dynamischen Interaktion zu isolieren. Für unsere Untersuchung ist es unter anderem notwendig, die Art und Weise zu verstehen, wie die jeweilige Person, deren Verhalten wir untersuchen, erlebt und interpretiert. Um dies leisten zu können, müssen wir mögliche funktionale Zusammenhänge zwischen soziokulturellen Variablen und der Entwicklung "gestörten" Verhaltens erforschen. Leider werden in der Literatur allzuoft entgegengesetzte Meinungen über die Auswirkung sozialer Faktoren auf psychische Störungen geäußert. Zum Beispiel wies Kubie in einem Bericht darauf hin, daß Wohlstand ebenso häufig wie Armut für psychische Störungen verantwortlich gemacht werde und daß Zügellosigkeit genauso oft als Grund für Fehlanpassungen angegeben werde wie unerbittliche Disziplin.[17]

15 Siehe z.B. Bronislaw Malinowskis Kritik an den von Freud in *Totem und Tabu* entwickelten Vorstellungen über Gesellschaft und Kultur als Epiphänomene der menschlichen Triebbedürfnisse in seinem Buch *Geschlecht und Verdrängung in primitiven Gesellschaften*, 1962.

16 Erik H. Erikson, 'The Problem of Ego Identity', *Journal of the American Psychoanalytic Association*, Bd. 4, 1956, S. 56-119.

17 L.S. Kubie in Alexander Leighton, John Clausen und Robert Wilson (Hrsg.), *Explorations in Social Psychiatry*, Basic Books, Inc., New York 1957.

Aufgrund unserer Literaturdurchsicht können wir sagen, daß Sozialwissenschaftler und Psychiater in den Jahren vor dem Zweiten Weltkrieg Forschung und Theoriebildung im wesentlichen völlig isoliert durchgeführt haben. Auch wenn sie sich mit gleichen Fragen beschäftigten, neigten sie dazu, einander zu ignorieren und getrennte Wege zu gehen. Angesichts dieser Situation entstand in uns der Wunsch, die Kluft zwischen soziologischen und psychiatrischen Theorien zu überbrücken.

Zwei Forschungsfragen

Nach mehrmonatiger Vorarbeit kristallisierten sich folgende zentrale Fragen heraus: 1. Besteht in unserer Gesellschaft ein Zusammenhang zwischen psychischer Krankheit und sozialer Schicht? 2. Beeinflußt die Schichtzugehörigkeit eines Patienten Art und Weise seiner Behandlung?

Die erste Frage betrifft die Ätiologie psychischer Erkrankungen. Das psychodynamische Konzept des unbewußten Konflikts zwischen Triebkräften und den Anforderungen der Umwelt ist für viele Erklärungsversuche der meisten neurotischen und psychotischen Störungen von entscheidender Bedeutung. Aus der Tatsache unterschiedlicher Lebensweisen in den verschiedenen Schichten leiteten wir die Vermutung ab, daß die emotionalen Probleme der Menschen zu den für ihre Schicht charakteristischen Lebensstrukturen in Beziehung stehen.

Die zweite Frage konzentriert sich auf die Behandlung. Unsere psychiatrischen Erfahrungen und Beobachtungen legten uns den Gedanken nahe, daß die Behandlung eines Patienten nicht nur vom Stand der medizinischen Kenntnisse abhängt. Psychologische und soziale Prozesse scheinen wichtige Determinanten bei Auswahl und Durchführung der Behandlung zu sein. Ganz besonders interessierten wir uns dafür, ob die unterschiedliche psychiatrische Behandlung der Patienten durch ihre Schichtzugehörigkeit beeinflußt wird.

Arbeitshypothesen

Nach gründlichen Vorüberlegungen faßten wir unsere Fragestellungen in fünf Hypothesen zusammen, die wir in das Untersuchungsdesign aufnahmen. Jede dieser Hypothesen verbindet die zwei Hauptbegriffe der Untersuchung, soziale Schicht und psychische Krankheit, in einer Weise, daß die Annahmen empirisch überprüft werden konnten. Die Hypothesen lauten:

Hypothese 1. Es besteht ein signifikanter Zusammenhang zwischen der Prävalenz behandelter psychischer Störungen und der Position in der Schichtungsstruktur.

Hypothese 2. Es besteht ein signifikanter Zusammenhang zwischen den Formen diagnostizierter psychischer Störungen und der Schichtungsstruktur.

Hypothese 3. Die Art der psychiatrischen Behandlung hängt mit der Position des Patienten in der Schichtungsstruktur zusammen.

Hypothese 4. Soziale und psychodynamische Faktoren bei der Genese psychischer Störungen korrelieren mit der Schichtzugehörigkeit eines Individuums.

Hypothese 5. Mobilität in der Schichtungsstruktur steht in Zusammenhang mit der Entwicklung psychischer Störungen.

Annahmen

Diese Hypothesen implizieren mehrere Annahmen: 1. Die soziale Struktur der amerikanischen Gesellschaft ist durch ein Schichtungssystem gekennzeichnet. 2. Die Angehörigen einer Schicht stehen vor Lebensproblemen, die ihren Ausdruck in emotionalen und psychischen Störungen finden, die sich quantitativ und qualitativ von denen anderer Schichten unterscheiden. 3. Die für Diagnose und Behandlung psychisch Kranker verantwortlichen Psychiater unterliegen der Kontrolle des Systems gesellschaftlicher Wertvorstellungen. Dies impliziert, daß die Psychiater bei ihrer Beschäftigung mit Phänomenen sozialen Ursprungs durch die berufliche Subkultur der Psychiatrie als medizinischer Spezialdisziplin sowie durch Erwartungen, Arbeitsregeln und Wertvorstellungen beeinflußt werden.[18] 4. Die psychiatrische Praxis hat implizit mit sozialer Schichtung zu tun. 5. Die psychische Krankheit ist sozial definiert; das bedeutet, daß jedes Verhalten, das von einem Psychiater behandelt wird oder werden soll, als psychisch krank gilt. Dieser Standpunkt steht im Widerspruch zu der Tatsache, daß Psychiater in unserer Gesellschaft Menschen behandeln, deren Verhalten in einer zweiten Gesellschaft ignoriert, in einer dritten gerichtlich bestraft und in anderen Gesellschaften Priestern anvertraut würde. Wir sind mit Romano der Meinung, daß der gängige Gesundheitsbegriff auf psychische Krankheiten nicht anwendbar ist.[19] 6. Schichtzugehörigkeit ist die unabhängige Variable; Diagnose und vom Psychiater verordnete Therapien werden als abhängige Variablen betrachtet. Den Beweis für die Gültigkeit dieser Implikationen muß eine systematische Überprüfung der fünf Hypothesen ergeben.

Überprüfung der Arbeitshypothesen

Das nächste Problem bildet die Auswahl der Testverfahren. Die sich damit erhebenden methodologischen Schwierigkeiten und Verfahrensfragen werden wir in Kapitel 2 ausführlich behandeln. Dieser Band enthält die Ergebnisse der Tests zu den drei ersten Hypothesen. Die Ergebnisse zu den *Hypothesen 4* und *5* veröffentlichen J.K. Myers und Bertram H. Roberts.[20]

Jede Hypothese wurde anhand verschiedenen Datenmaterials und mit unterschiedlichen Methoden getestet. Die Daten für die drei ersten Hypothesen erhoben wir im ganzen Stadtgebiet von New Haven, Connecticut. Man könnte dies einen "makroskopischen" Ansatz nennen. Zur Überprüfung der *Hypothesen 4* und *5* haben wir Datenmaterial über 50 in der Stadt lebende Patienten und deren Familien zusammengetragen. Dies wäre ein "mikroskopischer" oder klinischer Ansatz. Die beiden Ansätze ergänzen einander: der makroskopische liefert uns präzise quantitative Daten über die gesamte Gemeinde, der mikroskopische oder klinische Daten über die schichtenspezifische Entstehung von Fehlverhalten und über die jeweiligen Reaktionen auf therapeutische Behandlung.

Mehrere Gründe waren für die Wahl der Gemeinde New Haven als Untersuchungsgebiet maßgebend. Als erster Grund ist zu nennen, daß die Initiatoren des Forschungsteams hier zuhause sind; sie lehren an der Yale-Universität und haben daher Zugang zu

18 A.B. Hollingshead, 'Social Behavior and Social Rules', in Iago Galdston (Hrsg.), *Ministry and Medicine in Human Relations*, International Universities Press, New York 1955, S. 71-80.
19 John Romano, *Epidemiology of Mental Disorders*, Milbank Memorial Fund, New York 1950, S. 60.
20 Jerome K. Myers und Bertram H. Roberts, *Family and Class Dynamics in Mental Illness*, John Wiley and Sons, New York 1959.

wichtigem Untersuchungsmaterial. Hinzu kommt, daß vor 50 Jahren in New Haven die "Bewegung für psychische Gesundheit" (*Mental Health Movement*) gegründet wurde und seither mit dieser Stadt identifiziert wird. Die Gemeinde hat seinerzeit ungefähr 240 000 Einwohner und war damit groß genug, um die Anonymität der Probanden zu wahren, aber auch klein genug für Detailuntersuchungen.

Vergleiche hinsichtlich der sozialen Struktur, Verteilung und Behandlung psychisch Kranker mit anderen Städten könnten zur Lösung einiger der in dieser Untersuchung aufgezeigten theoretischen und praktischen Probleme beitragen. Ohne unsere Ergebnisse überbewerten zu wollen, fragen wir: Warum ist in New Haven die auf 100 000 Einwohner bezogene Rate schizophrener Patienten unabhängig von Alter und Geschlecht in der untersten sozialen Schicht neunmal größer als in der obersten? Warum werden die Patienten der untersten Schicht nach ein, zwei oder drei Behandlungsstunden an die Kliniken überwiesen? Wenn man in anderen Städten zu vergleichbaren Ergebnissen käme, verfügten Sozialwissenschaftler und Mediziner über Tatsachenmaterial, mit dessen Hilfe sie Theorien und Pläne zur Bewältigung von Problemen psychischer Gesundheit aufstellen könnten.

Zusammenfassung

Soziale Schicht und psychische Krankheit sind zwei Phänomene gesellschaftlichen Lebens, denen die Mitglieder unserer Gesellschaft gern aus dem Wege gehen. Nach unserer Meinung besteht eine funktionale Interdependenz zwischen der Statusstruktur einer Stadt und einer Reihe verschiedener Aspekte psychischer Störungen und psychiatrischer Behandlungen. Unsere Hauptannahmen wurden in Hypothesen formuliert, die der Überprüfung durch Tatsachenmaterial und anerkannte wissenschaftliche Methoden zugänglich sind. Nachdem wir den Hintergrund unseres Interesses abgesteckt und die Untersuchungsprobleme definiert haben, können wir zur detaillierten Darstellung der methodischen Verfahren übergehen.

2. Methodisches Vorgehen

Einleitung

In diesem Kapitel werden die grundsätzlichen methodischen Operationen von der ursprünglichen Konzeption bis zur Abfassung dieses Berichts beschrieben. In Kürze sind dies: 1. Zahlenmäßige Erfassung der Personen, die psychiatrisch versorgt werden; 2. Erhebung einer Stichprobe aus der Gesamtbevölkerung; 3. Einordnung der Patienten- und Kontrollpopulation in die Schichtungsstruktur der Gemeinde; und 4. Sammlung exakter Informationen über die psychiatrische Praxis.

Die psychiatrische Erhebung

Detaillierte Informationen aus den psychiatrischen Unterlagen der Kliniken bildeten die erste Voraussetzung zur Überprüfung der ersten drei Hypothesen. Deswegen war die zahlenmäßige Erfassung der Patienten in psychiatrischer Behandlung für uns von vorrangiger Bedeutung. Die grundlegenden Schritte bei der Entwicklung der psychiatrischen Erhebung werden im folgenden dargelegt.

Definitionen

Für unsere Zwecke definieren wir jeden Bewohner von New Haven, West Haven, East Haven, North Haven, Hamden oder Woodbridge [alle diese Orte werden im weiteren als "Gemeinde von New Haven" bezeichnet. Anm. d. Übers.] im US-Bundesstaat Connecticut als "Patienten", der sich zwischen dem 31. Mai und 1. Dezember 1950 bei einem Psychiater in Behandlung oder in einer psychiatrischen Klinik befand. Ein Psychiater ist für uns, wer den medizinischen Doktortitel besitzt und eine Ausbildung in einem psychiatrischen Krankenhaus oder einer psychiatrischen Klinik entweder gerade absolviert oder abgeschlossen hat. "Psychiatrische Institutionen" sind Krankenhäuser oder Kliniken, deren Aufgabe die Versorgung und Behandlung geistig und emotional gestörter Patienten ist und die von Psychiatern geleitet werden. Diese psychiatrischen Institutionen werden aus öffentlichen und privaten Mitteln unterstützt.

Aufgrund unserer enggefaßten Definition eines Krankheitsfalls berücksichtigen wir alle jene psychisch Erkrankten nicht, die sich in therapeutischer Behandlung bei Ärzten ohne psychiatrische Fachausbildung, Psychologen, psychiatrischen Sozialarbeitern und anderen Therapeuten und Institutionen befinden. Bei der Frage, welche Patienten aus allgemeinen Krankenhäusern erfaßt werden sollten, wandten wir dasselbe Prinzip an: Alle von Ärzten ohne psychiatrische Ausbildung behandelten Fälle wurden nicht aufgenommen. Eine weitere Einschränkung der erfaßten Personenzahl ergab sich daraus, daß wir nur Patienten mit ständigem Wohnsitz in der Gemeinde erfaßten. Dadurch schlossen wir alle Studenten aus, die zwar in der Gemeinde psychiatrisch behandelt wurden, aber dort nicht ihren ständigen Wohnsitz hatten. Dasselbe gilt für Patienten, die aus anderen Städten nach New Haven zur Behandlung kamen. Von der Polizei aufgegriffene Personen, die in das staatliche Krankenhaus eingeliefert wurden und ihren ständigen Wohnsitz nachweislich nicht in New Haven hatten, zählten wir ebenfalls nicht zu den Patienten unserer Untersuchung.

Fallidentifizierung

Bei der Identifizierung der für die Erhebung in Frage kommenden Personen treten drei Probleme auf: 1. Welche Bewohner der Stadt sind von Psychiatern behandelt worden? 2. Wo wurden sie behandelt? und 3. Welche privaten Praktiker, Kliniken und Krankenhäuser gewähren uns Einblick in ihre Unterlagen? Obwohl im Untersuchungsplan keine Interviews mit den Patienten vorgesehen sind, benötigen wir über jeden ausführliches persönliches und klinisches Material. Zur Erreichung der Untersuchungsziele war also die Kooperationsbereitschaft der privaten Praktiker und Krankenhauspsychiater unbedingt notwendig. Deswegen ging es darum, sich die Unterstützung jener Psychiater und psychiatrischen Institutionen zu sichern, die im Erhebungszeitraum Patienten aus der Gemeinde behandelten.

Ein weiteres Problem bildeten jene wohlhabenden Personen, die sich in anderen Städten psychiatrisch behandeln lassen. Wir mußten diese außerhalb der Stadt behandelten Patienten ausfindig machen und uns von den Psychiatern die notwendigen Daten besorgen. Diese Personen lassen sich gewöhnlich von Privatärzten oder in renommierten Privatkliniken behandeln. Aber die private psychiatrische Versorgung ist nicht die Regel. Wir glauben, daß einige psychisch gestörte Personen als Symptom ihrer Krankheit die Heimatstadt verlassen, daß sie vielleicht später aufgefunden und in eine öffentliche Anstalt zur psychiatrischen Behandlung eingewiesen werden. Es mußte uns also darum gehen, unser Netz so engmaschig und weit wie möglich zu spannen.

Der erste Schritt bei der Fallfindung bestand in der Zusammenstellung einer Liste der Privatärzte und psychiatrischen Institutionen, bei denen sich die Bewohner der Stadt behandeln lassen können. Vier verschiedene Listen wurden zusammengestellt: 1. öffentliche Krankenanstalten, d.h.staatliche und von der *Veterans Administration* * getragene Anstalten; 2. psychiatrische Kliniken; 3. Privatkliniken und 4. privat praktizierende Ärzte.

Wir vermuteten, daß von den öffentlichen Krankenhäusern die drei staatlichen den größten Anteil der Patienten beherbergten, wußten aber, daß auch einige Veteranenkrankenhäuser in anderen Bundesstaaten von *New England* und in New York Patienten behandeln. Ebenso erwarteten wir, daß einige Patienten in den staatlichen Krankenhäusern von New Jersey, New York und *New England* versorgt werden, und nahmen auch diese in unsere Liste auf. Das Verzeichnis der psychiatrischen Kliniken erfaßt alle Kliniken in Connecticut und einige Kinderkliniken in New York. Wir unterteilten das Verzeichnis in drei Kategorien: Kinderkliniken, allgemeine Kliniken und solche für Alkoholiker. Die Liste der Privatkliniken umfaßt alle behördlich genehmigten Einrichtungen in Connecticut, Massachusetts, Rhode Island, Vermont, New Hampshire, New York und New Jersey.

Zusätzlich wurden alle renommierten Behandlungszentren, in denen Bewohner der Stadt möglicherweise behandelt werden, von Kanada bis Florida und im Westen bis Kansas erfaßt. Das Verzeichnis der selbständig Praktizierenden enthält alle Privatärzte in Connecticut und New York. Da Erfolg und Mißerfolg unserer Untersuchung von der Kooperationsbereitschaft der Psychiater abhingen, wurden alle in unserer Liste erfaßten Stellen ausführlich über unser Projekt informiert. Weiterhin wurden sie gebeten, uns die Anzahl der zwischen dem 31. Mai und 1. Dezember 1950 bei ihnen behandelten Patienten mit ständigem Wohnsitz in der Gemeinde von New Haven mitzuteilen.

* 1930 eingerichtete unabhängige amerikanische Behörde; sie fördert und koordiniert die Tätigkeiten aller Krankenhäuser und Dienststellen, die mit der gesetzlich verfügten sozialen und medizinischen Versorgung ehemaliger Angehöriger der US-Streitkräfte betraut sind (Anm. d. Red.).

Eine vorläufige Analyse des uns zugegangenen Materials ergab, daß die Patienten überwiegend in Connecticut behandelt wurden. Nur sechs Krankenhäuser außerhalb des Bundesstaates meldeten einen oder mehrere psychisch Kranke aus New Haven. Die Patienten in öffentlichen Einrichtungen waren sämtlich in Connecticut untergebracht, mit Ausnahme einiger Veteranen, die in Massachusetts und in New York behandelt wurden.

Als nächstes galt es, alle Psychiater, bei denen sich Patienten aus der Gemeinde in Behandlung befanden, durch Mitglieder unseres Teams zu interviewen, wobei Fragebögen über jeden Patienten ausgefüllt werden sollten. Mit Ausnahme von 19 Privatärzten in New York City und einem in Connecticut erklärten sich alle anderen Psychiater und Institutionen zur Zusammenarbeit bereit.

Tabelle 1: *Kooperationsbereitschaft der Behandlungsinstanzen, die zum 1. Dezember 1950 Patienten aus New Haven in Behandlung hatten*

	Anzahl	
Art der Behandlungsinstanz	Zusammenarbeit	Weigerung
Staatliche Krankenhäuser	6	0
Veteranenkrankenhäuser	5	0
Privatkliniken*	11	0
Psychiatrische Kliniken	7	0
Privat praktizierende Ärzte*	46	20
Gesamt	75	20

* Eine Privatklinik und vier Privatärzte waren zur Mitarbeit bereit, hatten aber, wie sich beim Interview herausstellte, keine Patienten aus der Gemeinde

Die Gesamtzahl der nicht erfaßten Patienten beläuft sich unserer Schätzung nach auf etwa 40 bis 50. Bei ihnen handelt es sich wahrscheinlich überwiegend um ambulante Fälle, die sich zur Wahrung ihrer Integrität heimlich behandeln ließen.

Der Patientenfragebogen

Der Fragebogen ist ein Kompromiß zwischen unseren Zielvorstellungen und dem in klinischen Akten und Interviews erreichbaren Material. In Pilotstudien testeten wir mehr Fragen als in den endgültigen Fragebogen aufgenommen werden konnten. Der Fragebogen wurde in zwei Teile gegliedert: einen soziologischen und einen psychologischen. Der soziologische konzentrierte sich auf die Sozialdaten und Familiengeschichten der Patienten. Die relevanten Daten umfaßten Name, Adresse, Rasse, Geschlecht, Alter, Beruf, Bildung, Geburtsort, Geschwisterfolge, Familiengeschichte sowie Nationalität, Beruf und Ehestand der Eltern. In der Familiengeschichte suchten wir nach Belegen für emotionale Stabilität, soziale Mobilität, Statuskonflikte oder geringes Interesse am eigenen Status. Als Indikator für Erfolg oder Mißerfolg im Berufsleben benutzten wir die Häufigkeit des Arbeitsplatzwechsels. In allen Fällen versuchten wir, Daten über den Verlauf der Ausbildung zu erhalten. Ebenso berücksichtigten wir alle Anzeichen von gewöhnlich als "asozial" etikettiertem Verhalten wie Alkoholismus, Promiskuität, exzessive Spielleidenschaft etc.

Der psychiatrische Teil des Fragebogens erfaßt Einweisungsart, Finanzierung der Behandlung, erste Konsultation des Psychiaters, Beginn der laufenden Behandlung,

Datum der Hospitalisierung und weiteres relevantes Material über Dauer und Intensität der therapeutischen Geschichte des Patienten.

Um Informationen über die Art der Behandlung zu erhalten, fertigten wir eine Liste mit allen gängigen therapeutischen Verfahrensweisen an und ließen Raum zur Eintragung von weniger häufigen Methoden. Wegen der Mehrdeutigkeit der gegenwärtig in der Psychotherapie verwandten Begriffe schien es uns notwendig, ziemlich willkürliche Kriterien zur Kategorisierung aufzustellen. Für unsere Zwecke verstehen wir unter *Psychoanalyse* die klassische Freudsche Behandlungsmethode, durchgeführt von Mitgliedern einer psychoanalytischen Gesellschaft oder vom Schüler eines Instituts, das durch die *American Psychoanalytic Association* anerkannt ist. In dieser Gruppe von Psychoanalytikern finden sich keine Schüler von Jung, Horney, Sullivan oder anderen. Ziel dieser Analyse ist die maximale Wiederherstellung der Persönlichkeit durch Analyse der Symptome, Konflikte, Triebe, Abwehrmechanismen, Übertragungen und Widerstände. Unter *analytischer Psychotherapie,* die nicht mit der klassischen Psychoanalyse identisch ist, verstehen wir eine Therapie, die grundlegende psychoanalytische Verfahren und Begriffe verwendet, ohne dabei das Hauptgewicht auf rein analytisches Vorgehen zu legen. Praktisch gesehen liegt der Unterschied darin, daß Patienten, die sich einer Psychoanalyse unterziehen, mindestens vier Termine pro Woche haben, Patienten in analytischer Psychotherapie hingegen weniger. Den Begriff *direktive Therapie* benutzen wir als Sammelbegriff für Stütztherapie, Suggestivtherapie und direktive Therapie oder Kombinationen dieser Methoden. Für die Krankenhausbehandlung gilt, daß sie spezifisch auf die psychisch Erkrankten ausgerichtet sein muß und nicht irgendwelchen anderen Zwecken dienen darf. Die sogenannte *Arbeitstherapie* zum Beispiel nützt einer Person oder Institution, nicht aber dem Patienten. Unter *somatischen Behandlungsweisen* fassen wir die am häufigsten benutzten Methoden wie verschiedene Schock-Behandlungen, chirurgische Eingriffe und pharmakologische Therapien zusammen. (Wir möchten darauf hinweisen, daß die Untersuchung vor der Überschwemmung des Marktes mit Psychopharmaka durchgeführt wurde.) Hospitalisierte Fälle in Krankenhäusern, die keine Therapie durchführen, kategorisieren wir als *pflegerische Verwahrung.* Fälle, die zu rein diagnostischen Zwecken einer Beurteilung unterzogen wurden, fallen nicht unter die Kategorie der behandelten Patienten. Die verschiedenen hier definierten Behandlungsarten werden im 9. Kapitel beschrieben.

Mit dem Patientenfragebogen erhoben wir auch Daten über Dauer und Häufigkeit der therapeutischen Sitzungen. Schließlich fertigte der interviewende Psychiater einen kurzen Überblick über die Krankheitsgeschichte des Patienten an.

Datenerhebung

Die Fragebogendaten wurden von einem Psychiater und einem Soziologen aus den klinischen Unterlagen gewonnen. Der Soziologe extrahierte Daten über den sozialen Hintergrund und die Familiengeschichte eines jeden Patienten; der Psychiater durchforschte die Unterlagen nach Materialien über Krankheitsgeschichte, Diagnose, psychische Verfassung und Behandlung des Patienten. Dieses Verfahren mußte jedoch für die Patienten der Privatärzte modifiziert werden. Die Fragebögen über diese Patienten wurden ausschließlich durch Psychiater des Teams erhoben, die mit den soziologischen Verfahren völlig vertraut waren.

Verläßlichkeit der Daten

Die in den Fragebögen der psychiatrischen Erhebung registrierten Daten entstammen zwei Quellen: 1. Interview mit den privat praktizierenden Psychiatern und 2. Unterlagen von Patienten, die von Institutionen versorgt werden. Da wir die Verläßlichkeit der Datenerhebung für die erste Quelle nicht prüfen konnten, mußten wir uns auf die Überprüfung der Verläßlichkeit der zweiten Quelle beschränken. Daher müssen alle in den folgenden Kapiteln angeführten Daten als unmittelbar aus den Unterlagen von Patienten gewonnen interpretiert werden. Da eines der staatlichen Krankenhäuser 50 Prozent der in der Erhebung erfaßten Patienten behandelt, schien es uns als der geeignetste Ort zur Überprüfung der Verläßlichkeit der von den Soziologen und Psychiatern unseres Teams gewonnenen Daten. Zu diesem Zweck wählten wir die klinischen Unterlagen von 100 Patienten nach dem Zufallsprinzip aus. Dann führten zwei Teams mit je einem Soziologen und einem Psychiater die Erhebung und Registrierung der Daten für jeden Patienten durch.

Zur Überprüfung der Verläßlichkeit der Datengewinnung verglichen wir die Ergebnisse der beiden Teams Item für Item auf Übereinstimmung. Der Grad der Übereinstimmung bei spezifischen Fragen zwischen dem Original- und Reliabilitätsfragebogen erreichte 76 bis 100 Prozent. Nur bei zwei Fragen war die Korrelation geringer als 80 Prozent: bei der Frage nach der Anzahl der Geschwister sowie nach der hauptsächlichen Therapieform. Der Grad der Übereinstimmung bei den soziologischen Fragen variierte zwischen 76 und 100 Prozent, der bei den psychiatrischen zwischen 79 und 96 Prozent. Die mittlere Übereinstimmung der soziologischen Fragen betrug 90,1 Prozent, die der psychiatrischen 87,1 Prozent.

Das Maß an Reliabilität wurde durch zwei Faktoren beeinflußt: durch das bei der Extraktion der Daten notwendige subjektive Urteil und zweitens durch die Beschaffenheit der Daten. Je mehr die interpretativen Anforderungen über das Maß der simplen mechanischen Übertragung von Items wie Geschlecht oder Alter hinausgingen, desto größer war die Abweichung unter den Datenerhebern. Das psychiatrische Item "dominante Therapieform" zum Beispiel, dessen Reliabilität unter 80 Prozent liegt, mußte in vielen Fällen aus verschiedenen angewandten Therapieformen, etwa Gruppentherapie, Arbeitstherapie und Schocktherapie, abstrahiert werden. Hinzu kommt, daß in manchen Fällen keine oder nur unzulängliche Informationen über die Behandlungsart vorlagen.

Obwohl die durchschnittliche Übereinstimmung der zwei Erhebungsteams zwischen 88 und 90 Prozent schwankt, betrachten wir es als ein befriedigendes Reliabilitätsmaß für das in den Krankenhäusern zugängliche Material. Diese Unterlagen wurden über viele Jahre hinweg von einer Reihe verschiedener Krankenhausangestellter mit unterschiedlichen sozialen und psychiatrischen Einstellungen zusammengetragen. Auch gab es in einigen Unterlagen widersprüchliche Aussagen. Oft wurden die Fälle doppelt registriert oder es fehlte gerade das Material, das für uns von Interesse hätte sein können. Die Untersucher standen vor unzuverlässigen und chaotischen klinischen Unterlagen und mußten ihre Auswahl häufig aus konfusen, unvollständigen und widersprüchlichen Unterlagen treffen. In solchen Fällen bemühten sie sich, das Material herauszufiltern, was ihnen als das jüngste, vollständigste und verständlichste erschien.

In dieser Situation stellt sich die Frage nach der Reliabilität der uns zugänglichen Unterlagen. Wir akzeptierten sie zwar als eine leicht erreichbare Informationsquelle, doch es war uns klar, daß Validität und Reliabilität dieses Materials viel zu wünschen übrig ließen.

Diagnostische Fragen

Wir übernahmen die diagnostische Klassifikation der amerikanischen *Veterans Administration,* da sie zur Zeit der Untersuchung das beste Klassifikationssystem darstellte und außerdem auf aktuellen psychiatrischen Konzepten basierte.Gleichzeitig stimmt dieses Klassifikationssystem weitgehend mit den diagnostischen Standardkategorien der "Amerikanischen Gesellschaft für Medizin" (*American Medical Association*) überein. Damit besaßen wir eine Methode, die zeitgemäßes nosologisches Denken mit standardisierten diagnostischen Verfahren verbindet; sie wurde von den meisten Institutionen und Psychiatern verwendet. Damit konnten wir auch die analytisch orientierten Kliniken und Psychiater in unsere Untersuchung aufnehmen. Allerdings wurden aus den Kategorien, die für eine statistische Analyse zu wenig Patienten umfaßten, größere diagnostische Gruppen gebildet.

Als nächstes befaßten wir uns mit der Validität der von den Psychiatern gestellten Diagnosen. Wir waren ursprünglich der Meinung, daß das diagnostische Etikett eines Patienten von Psychiater zu Psychiater variiert und außerdem für die verschiedenen Krankheitsphasen nicht anwendbar ist. Deswegen mußten wir die Diagnosen der verschiedenen Institutionen sehr sorgfältig untersuchen.

Nach Beendigung der Erhebung studierten die Teampsychiater die Symptomatologie und psychiatrische Geschichte jedes Patienten und beurteilten die gestellte Diagnose. In allen Fällen, in denen sich die Diagnose des Teampsychiaters von der des behandelnden Psychiaters unterschied, wurde die psychische Störung neu diagnostiziert. Dazu überprüften zwei Psychiater und der klinische Psychologe des Teams den Fall und berieten, wie er in das Kategorien-Schema der *Veterans Administration* einzuordnen sei. Weit weniger Fälle als ursprünglich angenommen mußten tatsächlich neu diagnostiziert werden. Bei 17 Prozent der von Privatärzten gegenüber sechs Prozent der von Kliniken und Krankenhäusern behandelten Fälle wurde eine neue Diagnose gestellt.

Fragen nach der Validität der von den Behandlungsinstanzen gestellten Diagnosen konzentrieren sich auf Psychoneurosen und Schizophrenien. Die Schwierigkeit bei den Psychoneurosen bestand darin, welche der 28 Kategorien des Klassifikationsschemas dem Fall am ehesten entsprach. Bei den Psychosen bildete das größte Problem die große Variationsbreite der Subkategorien bei den gestellten Diagnosen. Zunächst wurden die Störungen der schizophrenen Patienten unter acht nosologische Kategorien eingeordnet; dann wurde die präzise Diagnose auf der Krankenkarte registriert und anschließend auf Hollerith-Karten gelocht. Das diagnostische Etikett eines schizophrenen Patienten schien eher Produkt der normativen Begriffe der Ärzte als der wirklichen Unterschiede in der Psychopathologie der Patienten zu sein. Wir versuchten dieses Problem zu lösen, indem wir alle schizophrenen Subkategorien zu einer Gruppe zusammenfaßten. Die geringen Unterschiede zwischen den Subkategorien schienen für unsere analytischen Zwecke nicht bedeutsam zu sein, so daß wir sie in der statistischen Phase unserer Untersuchung vernachlässigen konnten.

Die Fünf-Prozent-Stichprobe

Um unmittelbare Vergleiche zwischen Patienten und Nichtpatienten bezüglich ihres sozialen Status durchführen zu können, mußten wir detaillierte biographische und soziale Daten der allgemeinen Bevölkerung erheben. Obwohl in der US-Volkszählung (*United States Census*) von 1950 Daten über Alter, Geschlecht und Rasse aller Personen aus der gesamten Gemeinde angeführt werden, konnten wir diese Angaben nicht verwenden, da sie nicht nach den für uns relevanten Merkmalen aufbereitet waren. Deswegen führten wir eine repräsentative Stichprobe durch. Damit konnten wir über einen unmittelbaren Vergleich zwischen Patienten- und Gesamtpopulation feststellen, ob die Verteilung der behandelten psychischen Störungen mit dem Sozialstatus zusammenhängt.

Die Bevölkerungsstichprobe

Die Daten über die Gesamtpopulation entstammen einer systematischen Stichprobenauswahl von fünf Prozent aller Haushalte des Erhebungsgebietes. Personen, die sich vorübergehend in Hotels, allgemeinen Krankenhäusern, Gefängnissen, Collegewohnheimen und ähnlichen Wohnstätten aufhielten, wurden von der psychiatrischen Erhebung nicht erfaßt. Den Stichprobenumfang bestimmten zwei Kriterien: 1. die geschätzte Zahl aller Haushalte in der Gemeinde und 2. die geschätzte Zahl aller Haushalte in der zahlenmäßig kleinsten Bevölkerungsschicht. Die Gesamtzahl aller Haushalte im November 1950 wurde aus dem Datenmaterial des *United States Census Bureau* vom April 1950, der *Security Connecticut Insurance Company* sowie des Planungsstabes der *Southern New England Telephone Company* errechnet. Diese Gesellschaft besitzen aktuelle Unterlagen über Neubauten in den verschiedenen Orten des Untersuchungsgebietes.

Aufgrund früherer Untersuchungen wissen wir, daß die oberste Schicht der Statusstruktur oder – in unseren Termini – Schicht I den proportional kleinsten Anteil an den städtischen Haushalten aufweist. Wir schätzen den Anteil der Haushalte in Schicht I an der Gesamtzahl der rund 72000 Haushalte auf drei Prozent oder 2160 Wohneinheiten, die weder zufällig verteilt, noch in ein oder zwei Orten konzentriert sind. Der Umfang der Stichprobe mußte recht groß sein, damit alle Haushaltsarten der Schicht I ausreichend repräsentiert sind. Nach unserer Schätzung würden 100 Haushalte der Schicht I genügen, um unseren Anforderungen gerecht zu werden. Eine Stichprobe von fünf Prozent der Schicht-I-Haushalte würde 108, eine von vier Prozent 86 und eine von sechs Prozent 130 ergeben. Die Fünf-Prozent-Stichprobe war die kleinste noch unseren theoretischen Anforderungen entsprechende Stichprobe. Eine Vergrößerung der Stichprobe hätte zwar die Genauigkeit der im Kapitel 7 und 8 diskutierten Raten verbessert, aber auch die Kosten für die Untersuchung unverhältnismäßig gesteigert.

Auswahlgrundlagen

Die Stichprobendaten wurden dem städtischen Adreßbuch (*City Directory*) für 1951 entnommen und durch Listen der 1950 fertiggestellten Wohnungen und der von den lokalen Betrieben installierten Elektro-, Gas-, Wasser- und Telefon-Einrichtungen ergänzt. Diese Ergänzungslisten wurden untereinander und mit dem Adreßbuch der Stadt verglichen, um Doppelangaben zu vermeiden. Bis zum 1. Oktober 1950 waren die neuen Wohnungen vollständig im Adreßbuch aufgeführt. Für unsere Zwecke mußten wir das Adreßbuch durch eine Liste der zwischen Oktober und November neu bezogenen Wohnungen ergänzen. Als nächstes prüften wird, inwieweit das Adreßbuch auch die Wohnungen in den Elendsvierteln der Gemeinde adäquat erfaßt. Dazu überprüften wir 100 nach dem Zufallsprinzip ausgewählte Adressen. Diese Pilotstudie bewies, daß das Adreßbuch zwischen sieben und zehn Prozent falsche Angaben darüber enthält, wer zu welcher Zeit in einer bestimmten Wohnung lebt; aber nur drei bis vier Prozent der Angaben über die örtliche Lage der Wohnungen sind fehlerhaft.

Das Adreßbuch enthält für alle Haushalte der von unserer Untersuchung erfaßten Orte zwei Angaben: Name des Haushaltsvorstandes und Adresse. Pilotstudien über die Genauigkeit der Angaben ließen erkennen, daß die Adressen mit Ausnahme der Elendsviertel und der Neubaugebiete zu 99 Prozent erfaßt waren. Deswegen entschlossen wir uns, die Stichprobe den Spalten des Adreßbuches zu entnehmen sowie zusätzlich einer Liste aller im letzten Quartal 1950 neubezogenen Wohnungen; außerdem wurden nach dem Zufallsprinzip Haushalte aus den Wohnblocks der Elendsviertel ausgewählt. Jede zwanzigste Adresse wurde in unsere Stichprobe aufgenommen. Mit diesem Verfahren erhielten wir eine systematische Zufallsauswahl von 3 383 Adressen. Wir ergänzten diese Liste mit 225 Adressen aus den Armenvierteln und glichen damit die Unterrepräsentierung dieser Gebiete im Adreßbuch aus.

Das Interviewprogramm

Die Mitglieder der von uns in die Stichprobe aufgenommenen Haushalte wurden durch einen Mitarbeiter des Untersuchungsteams im Mai, Juni, Juli und August 1951 interviewt. Allerdings ergaben sich wegen der Zeitspanne zwischen der Zusammenstellung der Adressenliste und der Fertigstellung des letzten Interviews einige Schwierigkeiten aufgrund von Umzügen, Geburten, Sterbefällen und des Umstandes, daß Mitglieder eine Familie verließen.

Das Problem des Umzugs lösten wir, indem wir die ursprünglich vorgesehene Familie einfach durch die ersetzten, die der Interviewer in der Wohnung vorfand. Dieses Verfahren basierte auf der Annahme, daß die zum Zeitpunkt des Interviews in der fraglichen Wohnung lebende Familie sich nicht wesentlich von der Familie unterscheidet, die wir zum Zeitpunkt der Zusammenstellung der Liste erfaßt hatten. Die Zusammensetzung nach Alter und Geschlecht mag unterschiedlich sein; aber wir konnten dies vernachlässigen, da wir an diesen beiden Faktoren kein sonderliches Interesse hatten. Ebensowenig wurden Geburten, Sterbefälle oder Veränderungen in der Zusammensetzung der Familie durch das Stichprobenverfahren kontrolliert. Kurz, wir erhoben Wohneinheiten, völlig unabhängig davon, wer zum Zeitpunkt des Interviews in dieser Wohnung lebte.

Alle Interviewer besaßen ein abgeschlossenes Hochschulstudium. Sie waren von Hollingshead und Myers ausgebildet worden und unterstanden der unmittelbaren Aufsicht von Myers. Jedes 16. Interview wurde von Hollingshead und einer erfahrenen weiblichen Fachkraft kontrolliert.

Wegen der ethnischen Zusammensetzung der Bevölkerung dauerte die Abwicklung der Interviews länger als vorgesehen. In einigen Haushalten konnte man englisch weder ausreichend sprechen noch verstehen. So mußten wir Mitarbeiter finden, die Italienisch, Russisch, Ukrainisch, Ungarisch, Griechisch, Polnisch, Finnisch und Dialekte aus allen diesen Sprachen beherrschten. Außerdem mußten sie als Interviewer ausgebildet werden; bei kleinen ethnischen Gruppen wie den Griechen und Finnen wurden sie als Dolmetscher zu den Interviews herangezogen. Diese Aufgabe kostete uns sehr viel Zeit, aber sie mußte durchgeführt werden, wenn wir auch Personen in unsere Stichprobenpopulation aufnehmen wollten, die nicht Englisch sprechen. 176 Haushalte wollten sich nicht interviewen lassen. Diese 176 Ablehnungen wurden ersetzt, indem wir nach Zufall eine Adresse aus demselben Block, demselben Mietshaus oder derselben Etage auswählten. Gewöhnlich waren die Befragten bereit, sich interviewen zu lassen. Im ganzen verweigerten etwas weniger als fünf Prozent der ausgewählten Haushalte die Mitarbeit und mußten ersetzt werden. Schließlich waren etwa 32 Wohnungen abgerissen worden; 17 konnten nicht mehr ausfindig gemacht werden.

So konnten wir von den 3 608 für die Stichprobe ausgewählten Haushalten nur bei 3 559 die Interviews abschließen. Die Informationsquellen setzen sich wie folgt zusammen:

Quelle der Information	*Anzahl*
Ehepaar	158
Ehefrau	2 515
Ehemann	466
Mutter oder erwachsene Tocher des Familienvorstandes	154
Vater oder erwachsener Sohn des Familienvorstandes	64
Alleinstehender Mann	45
Alleinstehende Frau	124
Unbekannt	33
Gesamt	3 559

Der Interview-Fragebogen

Der Interview-Fragebogen sollte uns biographische und soziale Daten über jedes Mitglied der ausgewählten Haushalte liefern. Bei jedem einzelnen wurde nach Alter, Geschlecht, Rasse, Beruf, Ausbildung, Stand, Konfession und Verwandtschaftsverhältnis zum Familienoberhaupt gefragt. Zusätzlich erhoben wir Daten über den Gesamthaushalt, wie etwa Familieneinkommen, Besitz oder Miete der Wohnung, abonnierte Zeitschriften und Tageszeitungen sowie andere Items, die nicht unmittelbar mit dem Vergleich zwischen Patienten und Gesamtpopulation zu tun haben, aber zum Verständnis der Schichtungsstruktur der Gemeinde von Interesse sind.

Ist die Stichprobe repräsentativ?

Wir prüften, ob die Stichprobe repräsentativ ist, indem wir Geschlecht, Alter und ökologische Verteilung mit den Gesamtzahlen der 1950 für die Gemeinde New Haven durchgeführten Volkszählung verglichen. Ehe wir diesen Vergleich durchführen konnten, mußten wir allerdings die vom *United States Census Bureau* veröffentlichten Zahlen einigen Korrekturen unterziehen. Die Erhebung von 1950 zählte die Studenten zur Bevölkerung der Stadt, in der sie die Universität besuchen, und nicht zur Bevölkerung ihrer Heimatstädte. Da ihre psychischen Schwierigkeiten durch einen studentischen Gesundheitsdienst behandelt werden, fielen nur die Studenten unter die psychiatrische Erhebung, die Bewohner der Gemeinde waren. Die Korrektur der Erhebung hinsichtlich der Studenten führten wir folgendermaßen durch: als erstes besorgten wir uns vom Volkszählungsbüro alle Karten über die Erhebungsbezirke unseres Gebietes von 1950. Als zweites listete das Erhebungsbüro für uns die in jedem Distrikt erfaßte Population nach Alter und Geschlecht auf. Drittens nannte uns jede Universität Name, Alter, Geschlecht, Studien- und Heimatadresse aller 1949/1950 immatrikulierten Studenten. Als letztes zogen wir die Anzahl der 1949/1950 in jedem Erhebungsbezirk wohnenden Studenten von der Gesamtzahl der Männer und Frauen der entsprechenden Altersgruppe dieses Bezirks ab. Nach unserer Berechnung wurden in den *United States Census* 1950 10 050 Studenten mit auswärtigem Wohnsitz als Bürger von New Haven gezählt.

Nach diesem Schritt konnten wir die Erhebungszahlen unmittelbar nach Geschlecht und Alter mit den aus unserer Stichprobe gewonnenen Zahlen vergleichen. Tabelle 2 zeigt die prozentuale Verteilung nach Geschlecht und Alter für diese beiden Zählungen.

Tabelle 2: *Die Bevölkerung von New Haven differenziert nach Alter und Geschlecht entsprechend der Volkszählung von 1950 und der Fünf-Prozent-Stichprobe (in Prozent)*

	Männer		Frauen	
Altersgruppe	Volkszählung*	Stichprobe**	Volkszählung*	Stichprobe**
Unter 15	24,7	27,5	22,3	24,7
15 - 24	11,9	11,3	12,7	11,8
24 - 44	31,6	30,8	32,8	32,2
44 - 64	23,3	22,3	22,8	22,7
65 und älter	8,6	8,0	9,4	8,5
Gesamt	115 260	115 760	123 413	124 580

* Bereinigte Zahlen, die auf speziellen Tabellen basieren, die vom *United States Bureau of the Census* für jeden Erhebungsbezirk geliefert wurden.
** Diese Zahlen sind Projektionen. Alle in den Haushalten interviewten Personen wurden mit 20 multipliziert, um die geschätzten Zahlen zu erhalten.

Ein Vergleich der beiden Zahlenreihen zeigt, daß sowohl die für Männer als auch Frauen über 15 Jahre geschätzten Stichprobenwerte, mit Ausnahme der für Frauen über 65 Jahren, weniger als ein Prozent von den Ergebnissen der Volkszählung abweichen. Bei der männlichen Gruppe der unter 15jährigen liegen die Stichprobenwerte 2,81 Prozent, bei der weiblichen Gruppe derselben Altersstufe 2,39 Prozent über den Zahlen der Volkszählung. Die Überrepräsentation in dieser Altersgruppe konzentriert sich auf Jungen und Mädchen unter zwei Jahren. Dieser Unterschied zwischen den Stichproben- und den Volkszählungsdaten ist auf die Tatsache zurückzuführen, daß wir die Stichprobe ein Jahr nach der Volkszählung durchführten und in der Zwischenzeit sehr viele Kinder geboren wurden. Die Altersgruppe der 15- bis 24jährigen ist in der Stichprobe prozentual weniger vertreten als in der Volkszählung. Diese Diskrepanz ist mit Sicherheit auf die Verstärkung der Streitkräfte nach Ausbruch des Koreakrieges zurückzuführen. Obwohl sich die Stichproben- und Volkszählungsdaten in allen Altersgruppen unterscheiden, sind die Unterschiede, außer in der Gruppe der unter 15jährigen, nicht signifikant.[1] Für unsere Untersuchung ist die Signifikanz in der Altersgruppe der unter 15jährigen kaum relevant, da es in dieser Gruppe nur wenige Patienten mit psychischen Störungen gibt. Die Ergebnisse beweisen, daß die Stichprobe mit den erwähnten Ausnahmen eine repräsentative Auswahl aus der Gesamtbevölkerung darstellt. Um die Repräsentativität der Stichprobe hinsichtlich des Sozialprestiges der einzelnen Wohngebiete zu prüfen, verglichen wir die Anzahl der für jeden Erhebungsbezirk erfaßten Haushalte mit den geschätzten Stichprobenwerten. Bevor wir diesen Vergleich durchführten, teilten wir jedem Erhebungsbezirk einen ökologischen Rang gemäß dem am häufigsten vertretenen Niveau der Wohnungen zu.[2]

Anschließend verglichen wir die Anzahl der Haushalte in den sechs verschiedenen ökologischen Gebieten und stellten folgende Diskrepanzen fest:

[1] Die Zahlen der Volkszählung wurden als *Erwartungswerte* benutzt; die aktuellen Zahlen aus der Stichprobe als *Beobachtungswerte*.
[2] Die ökologische Bewertung der Gesamtgemeinde stammt von Jerome K. Myers; sie ist Bestandteil des im nächsten Kapitel diskutierten Schichtungsverfahrens.

1. Der Anteil der Haushalte in den "besten" Gebieten, denen mit dem ökologischen Rang I, betrug in der Volkszählung 1,8 Prozent mehr als in der Stichprobenschätzung.
2. Für die Gebiete mit dem ökologischen Rang II betrug die Stichprobenschätzung ein Prozent mehr als in der Volkszählung.
3. In den Gebieten mit dem ökologischen Rang III und IV lag die Stichprobenschätzung um 2,4 und 2,1 Prozent über den Zahlen der Volkszählung.
4. Bei Rang V und VI lagen die Zahlen der Volkszählung um 1,0 und 1,5 Prozent über den Stichprobenschätzungen.

Diese Vergleiche zeigen, daß in der Stichprobe die "besten" ökologischen Gebiete stärker unterrepräsentiert sind als die "ärmsten". Die Überrepräsentation in den ökologischen Rängen II, III und IV und die Unterrepräsentation in den Rängen I, V und VI geben wahrscheinlich Trends in der Umverteilung der Gemeindebevölkerung zwischen der Volkszählung im April 1950 und der Stichprobenauswahl im Sommer 1951 wieder. Praktisch alle neuen Wohnsiedlungen liegen in den Gebieten mit dem ökologischen Rang II, III und IV. Außerdem sind Bewohner der Gebiete mit Rang V und VI in bessere Wohngebiete umgezogen. Die "besten" Gebiete sind nur langsam angewachsen, haben aber verglichen mit den mittleren Rängen an Bevölkerung verloren. Wenn wir die Wachstumstrends außer acht lassen, ist die Stichprobe auch hinsichtlich der ökologischen Werte eine repräsentative Auswahl der Gesamtheit aller durch die Volkszählung erfaßten Haushalte. Dieses Ergebnis ist für uns sehr wichtig, da *der ökologische Rang des Wohnorts eine Variable des Index bildet, mit dem wir den Status einer Person in der Gemeinde bestimmen.*

Die Bestimmung der Schichtzugehörigkeit

Die Schichtzugehörigkeit der in der psychiatrischen Erhebung erfaßten Patienten und der interviewten Personen aus der Fünf-Prozent-Stichprobe wurde mit dem von Hollingshead entwickelten "Index der sozialen Position" (*Index of Social Position*) ermittelt.[3] Der Index verwendet zur Bestimmung der Schichtzugehörigkeit einer Person Angaben über Beruf, Ausbildung und ökologischen Charakter ihres Wohnsitzes. Um eine Punktzahl für den sozialen Status zu erhalten, benötigt man Anschrift, Beruf und die Gesamtzahl der abgeschlossenen Schuljahre. Jeder dieser Faktoren erhält einen Punktwert, der mit einem Faktorengewicht multipliziert wird, das sich mit Hilfe einer sog. Standard-Regressionsgleichung bestimmen läßt. Die drei Ergebnisse werden summiert, und die daraus resultierende Punktzahl dient als Index für die Position der betreffenden Person im Schichtungssystem der Gemeinde.[4] Genaue Angaben über die Ausarbeitung dieses Schichtindex, über seine Anwendung und Validierung finden sich im Anhang 2 und 3 (s. S. 253-264). Hier interessiert uns nur, daß die Schichtzugehörigkeit der Patienten und der Personen der Kontrollgruppe durch ein objektives, operationales Verfahren ermittelt wurde.

[3] Genauere Ausführungen über die Entwicklung dieses *Index* und seine statistischen Besonderheiten s. Anhang 2, S. 253.
[4] Die Validierung des *Index of Social Position* durch eine Faktorenanalyse wird in Anhang 3, S. 259, demonstriert.

Die kontrollierte Einzelfallstudie

Die kontrollierte Einzelfallstudie wurde entwickelt, um Wechselbeziehungen zwischen soziokulturellen sowie psychologischen Faktoren und der Entwicklung von Psychoneurosen und Schizophrenien in zwei nicht angrenzenden sozialen Schichten systematisch zu untersuchen.[5] Wir geben hier die wichtigsten methodischen Verfahren wieder, da wir in späteren Kapiteln auf einige klinische Beobachtungen aus dieser Untersuchungsphase zurückgreifen werden.

Zur genaueren Untersuchung der klinischen und soziologischen Faktoren wurden 50 Patienten, 25 Psychoneurotiker und 25 Schizophrene aus den Schichten III und V ausgewählt. Für jeden Patienten erhoben Psychiater und Soziologen unseres Teams in einem 128 Seiten umfassenden Fragebogen detailliertes Material. Dieser Fragebogen bestand aus vier Teilen. Der erste Teil wurde von einem Psychiater in zahlreichen Interviews mit dem Patienten ausgefüllt; für den zweiten Teil interviewte der Teampsychiater den behandelnden Therapeuten; den dritten und den vierten Teil des Fragebogens füllten Soziologen aus, die Mitglieder der Familien interviewten, aus denen die Patienten stammten und die sie selbst gegründet hatten. Zusätzlich gewannen wir beträchtliches Material aus den klinischen Unterlagen der Patienten und den Interviews, die Redlich mit jedem Patienten nach Beendigung der Interviewphase als letzten Schritt der Datensammlung durchführte. Das Team entwickelte zur systematischen Bewertung der Daten zwei Erhebungsformulare (*assessment schedules*), die folgende Bereiche erfaßten: Geschichte der psychischen und physischen Erkrankung, Einstellung zur Psychiatrie und psychiatrischen Behandlung, soziale Identifikation, Familiendynamik, Ausbildung, Konfession, ethnische Abstammung, Freizeitverhalten, Beschäftigung, Wohnverhältnisse und Schichtzugehörigkeit.

Die 50 Patienten waren Weiße aus der Altersgruppe der 22- bis 44jährigen. Diese Altersgrenzen wurden festgelegt,da sich unsere Aufmerksamkeit auf Patienten konzentrierte, die vermutlich Verantwortungsbewußtsein und Anpassung von Erwachsenen erreicht hatten, ohne sich bereits im Stadium der Involution zu befinden. Um zu prüfen, ob die Auswahl der Patienten repräsentativ ist, verglichen wir diese Gruppe mit den in der psychiatrischen Erhebung erfaßten Psychoneurotikern und Schizophrenen, und zwar im Hinblick auf folgende Variablen: Alter, Geschlecht, Konfession, ethnische Abstammung sowie Schichtzugehörigkeit nach dem *Index of Social Position.* Bei dem Vergleich der beiden diagnostischen Gruppen auf dem Fünf-Prozent-Niveau konnte kein signifikanter Unterschied festgestellt werden.

Ergänzungsfragebögen

Fragebogen für Psychiater

Wir entwickelten einen speziellen Fragebogen, um von den Psychiatern persönliches Material über folgende Bereiche zu erhalten: familiärer Hintergrund, Ehefrauen und deren Familienhintergrund, Ausbildung und beruflicher Werdegang, Familienleben, Einkommen und spezifische Vorstellungen über medizinische und psychiatrische Praxis.

[5] Jerome K. Meyers und Bertram H. Roberts, *Family and Class Dynamics in Mental Illness,* John Wiley and Sons, New York 1959.

Dieser Fragebogen wurde in zehn Teile gegliedert:

1. Eltern und Geschwister
2. Ehefrau und deren Eltern
3. Ausbildung und Forschungserfahrung des Befragten
4. Kinder
5. Urlaub und Freizeitbeschäftigungen
6. Vorstellungen über die eigene Schichtzugehörigkeit
7. Teilnahme am Gemeindeleben
8. Einkommen aus beruflicher Tätigkeit
9. Berufliche Praxis, Forschung und Lehre
10. Ansichten über Psychiatrie und psychiatrische Patienten.

Das Material wurde für jeden Teil mit Hilfe halbstandardisierter Interviews erhoben. Der Fragebogen wurde sowohl bei Psychiatern des Forschungsteams als auch bei Psychiatern aus anderen Städten vorgetestet, die für die Untersuchung nicht interviewt werden sollten. 40 Psychiater, die zu einem früheren Zeitpunkt an der Untersuchung teilgenommen hatten, wurden zu diesem Zweck von einem Psychiater unseres Untersuchungsteams interviewt. Die Gruppe der Befragten umfaßte Privatärzte, klinische Psychiater aus staatlichen und Veteranenkrankenhäusern sowie aus Privatkliniken. Wegen der Zeitknappheit der Psychiater wurde für das Interview eine Stunde veranschlagt, aber die meisten dauerten anderthalb, einige wenige sogar drei Stunden. Das Tatsachenmaterial wurde in der Form festgehalten, wie es der Befragte lieferte, aber ein ziemlich großer Teil des Materials über Einstellungen konnte nach den Aufzeichnungen des Interviewers erst später genauer registriert werden.

Fragebogen zu den Behandlungskosten

Die Daten über Behandlungskosten (s. Erörterung in Kapitel 10) wurden bei allen Stellen, die Patienten aus der Gemeinde behandelten, durch einen speziell zu diesem Zweck entwickelten Fragebogen erhoben. Wir stellten detaillierte Fragen nach Gehältern für Fachkräfte, Kosten für bestimmte Behandlungsarten wie Elektroschocktherapie und chirurgische Eingriffe, für Medikamente, Verpflegung, Einrichtung, Versicherung sowie Verwaltungs- und Betriebskosten. Genauso sorgfältig recherchierten wir die Finanzierungsquellen, die von den Patienten aufgebrachten Beträge, Sondergebühren für spezielle Therapieformen, die den Patienten gewährten Rabatte etc.

Aufbereitung des Materials

Das Material aus den Patientenfragebögen und der Fünf-Prozent-Stichprobe wurde redaktionell überarbeitet, kodiert und zur Aufbereitung auf Hollerith-Karten gelocht. Bevor ein Fragebogen redigiert wurde, entwickelten die Autoren mit anderen Mitgliedern des Untersuchungsteams exakte redaktionelle Anleitungen sowohl zum allgemeinen Vorgehen als auch zu spezifischen Fragen.

Erst nach Abschluß der redaktionellen Bearbeitung des Materials wurden die Fragebögen kodiert. Jeder Fragebogen erhielt eine Kennziffer, die auf eine Hollerith-Karte gestanzt wurde. Dies war notwendig, um an jeder Stelle der Analyse mit Hilfe der Markierung auf der Hollerith-Karte den jeweiligen Fragebogen heranziehen zu können.

Nach der Kodierung wurden die Kodeziffern auf den Hollerith-Karten noch einmal mit denen auf den Fragebögen überprüft. Nach Beendigung dieser Arbeit konnten wir mit der statistischen Auswertung des aus Tausenden von Einzeldaten bestehenden Materials beginnen.

Statistische Verfahren

Die ganze Untersuchung beschäftigt sich mit der Überprüfung der Hypothesen über die Beziehung zwischen Schichtzugehörigkeit und verschiedenen Aspekten psychiatrischer Praxis. Vor allem wollen wir feststellen, wie sich die unabhängige Variable, die Schichtzugehörigkeit, auf 1. die Prävalenz behandelter psychischer Störungen, 2. die Verteilung verschiedener psychischer Erkrankungen und 3. die Art der Behandlung auswirkt. In den meisten Analysen haben wir mit *Attributen* gearbeitet wie Sozialstatus, diagnostische Kategorien, Behandlungsstätten, Behandlungsarten usw. Nehmen wir an, wir wollten herausfinden, ob der jeweilige Sozialstatus die Häufigkeit der Fälle in den beiden diagnostischen Hauptkategorien, Neurosen und Psychosen, beeinflußt. In diesem Fall würden wir folgendermaßen vorgehen:

	Diagnose		
Schicht	Neurotiker	Psychotiker	Gesamt
I-III	*x*	*x*	. . .
III	*x*	*x*	. . .
IV	*x*	*x*	. . .
V	*x*	*x*	. . .
Gesamt	. . .	. . .	

$$\chi^2 = \ldots, 3\,df, p >< 0{,}05$$

Jedes mit *x* markierte Feld in der Tabelle wird durch die entsprechende Anzahl der Patienten ersetzt. Die *Überprüfung* der Hypothese geht wie folgt vonstatten: Zuerst stellen wir eine “Null-Hypothese” auf. Diese unterstellt, daß es keine Beziehung zwischen Schichtzugehörigkeit und Art der psychischen Erkrankung besteht. Unter der Annahme der Richtigkeit der “Null-Hypothese” erwarten wir in jeder Schicht denselben Anteil an Psychotikern und Neurotikern. Wenn zum Beispiel 50 Prozent in der Gesamtgruppe Neurotiker sind und die “Null-Hypothese” zutrifft, müßten 50 Prozent der Patienten aus den Schichten I, II, III usw. Neurotiker sein. Wenn allerdings die *beobachteten* Verhältnisse in den verschiedenen Schichten stark von diesen *erwarteten* Werten abweichen, verwerfen wir die “Null-Hypothese” und schlußfolgern, daß es eine Beziehung zwischen Schichtzugehörigkeit und Art der psychischen Störung gibt.

Mit Hilfe des Chi-Quadrat-Tests können wir bestimmen, ob die beobachteten Abweichungen allein auf den Stichprobenfehler zurückzuführen sind; sind sie es nicht, so muß außer dem Zufallsfehler noch etwas anderes auf die beobachteten Größen einwirken. Als unterstes Signifikanzniveau wählten wir für die gesamte Untersuchung das Fünf-Prozent-Niveau. Wenn ein Wahrscheinlichkeitswert groß genug ist, den für Signifikanz auf dem Fünf-Prozent-Niveau erforderlichen Wert zu erreichen oder gar zu übertreffen, bezeichnen wir diesen Wert mit: $p < 0{,}05$; die Formel $p < 0{,}05$ bedeutet, daß die beobachtete Verteilung der Psychotiker in den verschiedenen Schichten sich nicht öfter als fünfmal auf 100 nur auf einen Stichprobenfehler zurückführen läßt. Wenn der Chi-Quadrat-Wert größer als der unter Berücksichtigung des Zufalls zu erwartende Wert ist, so schließen wir daraus, daß diese Abweichung nur durch Stichprobenfehler zustande kommt und daß es wahrscheinlich keine echte Beziehung zwischen Schichtzugehörigkeit und analysierten Daten gibt.

Einige der Analysen beschäftigen sich mit der Beziehung zwischen *Schichtzugehörigkeit* und einer *Variablen* wie etwa der Behandlungsdauer. Einige dieser Beziehungen, bei denen wir die Variable auf wenige Werte wie etwa weniger als zwei Jahre, zwei bis fünf Jahre etc. festlegten, wurden mit dem Chi-Quadrat-Test überprüft. In anderen Fällen, bei kontinuierlichen Variablen zum Beispiel, benutzten wir die Varianzanalyse.

In der Varianzanalyse haben wir es statt mit der Häufigkeit von Merkmalen mit einer Reihe von "Kennzahlen" oder numerischen Werten zu tun, die jeden Fall innerhalb der Schicht repräsentieren.Mit der Varianzanalyse können wir prüfen, ob die Varianz *zwischen* den Schichten signifikant größer ist als die Varianz *innerhalb* der Schichten.

Bei der Untersuchung des Zusammenhanges von Schicht und bestimmten Aspekten psychischer Erkrankung schien es uns in einigen Fällen notwendig, einen oder mehrere Faktoren konstant zu halten, um zu vermeiden, daß sich der Schichtfaktor mit einem verwandten, indirekt wirkenden Faktor vermischt. Zum Beispiel untersuchten wir die Beziehung zwischen Schichtzugehörigkeit und der Behandlungsart bei Konstanthaltung der Behandlungseinrichtung. Hierzu führten wir getrennte Chi-Quadrat-Tests für Fälle durch, die sich bei Privatärzten, in Kliniken und öffentlichen Krankenhäusern in Behandlung befanden. Durch diese Analyse wollten wir herausfinden, ob Schichtzugehörigkeit ein Einflußfaktor für die Behandlungsart der Patienten innerhalb jeder Behandlungsinstitution ist.

Die Vermischung der Beziehung zwischen Schicht und einer kontinuierlichen Variablen mit einer zweiten haben wir in einigen Fällen durch *Kovarianzanalyse* zu bereinigen versucht. Zum Beispiel ist die Beziehung zwischen der Behandlungsdauer und der Schicht verbunden mit dem Alter des Patienten. Das Alter ist in diesem Fall der zweite Faktor, der sowohl mit der Behandlungsdauer als auch mit der Schichtzugehörigkeit des Patienten in Beziehung steht. Durch Kovarianzanalysen wurde das Datenmaterial um den Faktor Alter bereinigt und die Analysen mit den so gewonnenen Daten durchgeführt.

Die Anzahl der behandelten psychisch Kranken aus der Schicht I war für statistische Analysen zu gering. Deswegen kombinierten wir Schicht I und II in der tabellarischen Darstellung und den textlichen Erörterungen. Wenn sich uns allerdings die Gelegenheit bot, einen Sachverhalt an einem besonderen Fall zu verdeutlichen, haben wir die genaue Schichtzugehörigkeit des Patienten angegeben.

Zusammenfassung

Die zur Datenerhebung und Überprüfung unserer Hypothesen notwendigen methodischen Schritte haben wir in diesem Kapitel umrißhaft dargestellt. Wir haben den Leser Schritt für Schritt durch die Planungsphasen der psychiatrischen Erhebung, der Fünf-Prozent-Stichprobe, der kontrollierten Einzelfalluntersuchung und der Untersuchung der psychiatrischen Praxis geführt. Auch der *Index of Social Position*, mit dessen Hilfe wir die Patienten und die Kontrollgruppe in das Schichtungsgefüge einordneten, wurde kurz beschrieben. Der Leser erfuhr auch, wie wir die Zusammenarbeit psychiatrischer Institutionen und einzelner Psychiater gewonnen und wie wir das von ihnen erhaltene Material auf Vollständigkeit und Verläßlichkeit überprüft haben. Ebenso berichteten wir, wie die Daten in der Fünf-Prozent-Stichprobe erhoben und auf Repräsentativität überprüft wurden. Zum Schluß stellten wir die Grundzüge der zur Überprüfung unserer drei Hypothesen benutzten statistischen Verfahren kurz dar und veranschaulichten sie an einem Beispiel. Außerdem basieren einige Ausführungen auf vielfältigen Erfahrungen mit soziologischer Theoriebildung, Felduntersuchungen und intensiver klinischer Arbeit auf dem Gebiet der Psychiatrie und Psychoanalyse.

3. Die Sozialstruktur aus historischer Sicht

Aus heutiger Sicht läßt sich die Geschichte der Gemeinde New Haven in drei Abschnitte unterteilen: Kolonialzeit, Ära der Industrialisierung und Einwanderung sowie Akkulturation der Einwanderer. Die erste Phase reicht von der Gründung der Gemeinde bis zur Verfassungserklärung von Connecticut von 1818, die zweite von 1818 bis zum Ausbruch des Ersten Weltkrieges und die dritte von 1915 bis zur Gegenwart.

Die Kolonialzeit (1638-1818)

New Haven wurde im Jahre 1638 von englischen Puritanern gegründet, die sich in einer Bucht an der Nordküste von Long Island Sound niederließen. Die Gründer entstammten einem hierarisch strukturierten, ständischen Gesellschaftssystem, dessen Rangordnungen moralisch, gesetzlich oder religiös legitimiert wurden.

Der König war höchste weltliche und kirchliche Instanz. Er vergab alle Freibriefe, Auszeichnungen, angesehenen Ämter und verschiedene weitere Privilegien. Die Kolonie New Haven wurde durch einen Erlaß von Charles I. ins Leben gerufen und 1662 von Charles II. in die Kolonie Connecticut eingegliedert. Schon vorher hatte man einige der englischen Gesellschaft entlehnte Grundrechte in die Gesetze der Kolonie aufgenommen.

Die Neue Gesellschaft

Das von den Gründern etablierte soziale System der Kolonie basierte auf dem Prinzip verschiedener an die "Quality" (*s.* dazu S. 33) einer Person gebundener Privilegien. Sie erwarteten von Personen niederen Standes, daß sie ihnen denselben Respekt zollten, wie sie es aus England gewohnt waren; doch eine Adelsschicht wollten sie nicht dulden, eine verständliche Haltung, denn die führenden Persönlichkeiten der Kolonie New Haven stammten aus der Schicht der Kaufleute und Gewerbetreibenden. So war das erste geistliche Oberhaupt, Reverend John Davenport, Absolvent von Oxford, und Theophilus Eaton, einflußreicher Sprecher der Kaufleute, kam aus einer damals typisch englischen Mittelschichtfamilie.

Die ersten Siedler unterschieden sich auch in ihrer religiösen Einstellung von den kirchlichen Autoritäten in England. Sie wollten zum Sinngehalt der alten Schriften, wie sie ihn verstanden, zurückkehren und damit die anglikanische Kirche "läutern". Obwohl sie dieser keine Legitimität zugestanden, verfochten sie doch die Einheit von Kirche und Staat und schufen eine Theokratie nach englischem Muster.

Die enge Verbindung von Kirche und Staat garantierte den Bestand der Rangordnung in der neuen Kolonie. Jeder hatte sich der Kongregationalistischen Kirche unterzuordnen und sie zu unterstützen, aber nicht jeder konnte Gemeindemitglied werden; auch wurde nicht jedem eine Stimme in Regierungsangelegenheiten zugestanden. Nur die als Kirchenmitglieder anerkannten puritanischen Landeigentümer hatten politische Rechte. Aus ihrem Kreis wählten sie den Gouverneur, seinen Stellvertreter und deren Beiräte.

Diese Führungsgruppe bildete den *General Court*, der die öffentliche Gewalt repräsentierte. Die Regierungsbefugnis des *General Court* erstreckte sich auf Religion, Politik, Erziehung, Wirtschaft und soziale Belange. Er bestimmte, wo eine Kirche gebaut und wer als Geistlicher eingesetzt wurde, wer politische Ämter übernehmen und die damit verbundenen Privilegien genießen konnte.

Die frühe Rangordnung

An der Spitze des formalen Rangsystems standen die Teilhaber der "Handelsgesellschaft" (*Company*), die zugleich Kirchenmitglieder waren. Den zweiten Platz nahmen die Kirchenmitglieder ein, deren Geld für die Überfahrt in die Neue Welt, aber nicht mehr für die Beteiligung an der Handelsgesellschaft ausreichte. Der dritte umfaßte diejenigen, die zwar ihre Reise selbst bezahlen konnten, aber nicht Kirchenmitglieder waren. Der vierte Rang bestand aus Kirchenmitgliedern, die als "Diener unter Vertrag" (*indentured servants*) für drei, vier oder fünf Jahre in die Kolonie gekommen waren. Der fünfte Rang kam den unfreien Dienern zu, die nicht Kirchenmitglieder waren. Die Mitglieder der letzten drei Schichten waren weder Landeigentümer noch galten sie als "anerkannte Einwohner" ("admitted inhabitants"). So wurde ihnen auch das Wahlrecht vorenthalten. Die unterste Schicht bildeten die Negersklaven. Sie lebten von Anfang an in der Kolonie, standen aber außerhalb der weißen Rangordnung.

Der Rang einer Person war gleichzeitig Bestandteil ihres offiziellen Titels. Alte Urkunden aus der Testamentskanzlei zeigen, daß aus der Unterschrift auch der Rang der unterzeichnenden Person hervorgeht – ob sie ein *Gentleman*, Geistlicher, Freisasse, Handwerker, leibeigener Unfreier, Diener oder Sklave war. Die Aufzeichnungen über die Sitzverteilung in der "Ersten Kirche" ("First Church") lassen zahlreiche unterschiedliche Ränge in der Kirchengemeinde erkennen. Überdies wurden vom *General Court* Gesetze erlassen, die ausdrücklich festlegten, was eine Frau oder ein Mann eines gegebenen Ranges zu tun, zu essen und zu tragen hatte; Übertretungen der die Höhe des Lebensaufwandes regelnden Gesetze wurden dem jeweiligen Rang entsprechend bestraft.

Die Standing Order[1]

Gegen Ende des siebzehnten Jahrhunderts hatte sich die Statusstruktur der Gesellschaft dahingehend entwickelt, daß die gesellschaftliche Stellung mehr eine Frage der Abstammung als der persönlichen Leistung war. Die sogenannte *Standing Order* (etwa "etablierte Rangordnung") war das Ergebnis einer Reihe verschiedener Faktoren: 1. Die geringe Größe der Gemeinde; bis zum Jahre 1760 hatte sie nicht mehr als 6000 Einwohner; 2. Herkunft; fast alle Bewohner waren Nachfahren der englischen Siedler, die zwischen 1638 und 1685 eingewandert waren. In einer so kleinen Gemeinde kennt fast jeder jeden, und – was von besonderer Bedeutung ist – jedermanns Rang war allgemein bekannt. 3. Der britische Ursprung der Bevölkerung sorgt für eine einheitliche kulturelle Grundlage. Im Jahre 1790 waren 96 Prozent der weißen Bevölkerung britischer Herkunft, drei Prozent schottischer und ein Prozent schottisch-irischer sowie irischer

[1] Eine detaillierte, sorgfältig dokumentierte und vollständige Geschichte der Stadt findet sich bei Rollin G. Osterweis, *Three Centuries of New Haven*, Yale University Press, New Haven 1953, vor allem S. 108 ff. u. S. 196-202.

Abstammung. 4. Bedingt durch das koloniale System, orientierte sich die Gemeinde an England; man hatte in England den Lieferanten für Fertiggüter und einen Markt für eigene Erzeugnisse.

Soziale Mobilität

Von der Gründung der Siedlung an galt Reichtum als Maß für die Fähigkeiten der Person. Wenn es jemandem gelang, zu Geld zu kommen, konnte er im Statussystem aufsteigen, aber der offizielle Rang behielt Vorrang vor dem Vermögen. So blieb die Statusstruktur fast zwei Jahrhunderte recht stabil, obwohl es immer einige einzelne oder auch Familien gab, die auf- oder abstiegen. Vor allem nach 1740 verließen ehrgeizige junge Männer die Höfe und kleinen Dörfer, um sich in New Haven oder in anderen Küstenstädten den Lebensunterhalt zu verdienen. Diese "Landburschen" ("country boys") wurden von den alteingesessenen "Städtern" ("town-born") nicht sehr freundlich aufgenommen. Einige dieser "Eindringlinge" ("interlopers") brachten es zu Wohlstand; eine Generation später waren sie die von der einheimischen Stadtaristokratie anerkannten, geachteten alten Männer. Ihre Söhne wurden auf das Yale-College geschickt, ihre Kinder heirateten gewöhnlich in die aristokratischen Familien ein. Wirtschaftlicher Erfolg, verbunden mit einer "guten Partie", sicherten der aufsteigenden Familie für die nächste Generation einen festen Platz in den oberen Schichten.

Standing Order und amerikanische Unabhängigkeit

Die zur Unabhängigkeitserklärung führenden historischen Vorgänge hatten kaum unmittelbare Folgen für die Statusstruktur. Zwar schloß sich der *Supreme Council* (oberste Ratsversammlung) von Connecticut der Unabhängigkeitserklärung der Amerikanischen Kolonien von 1776 an, ließ aber die Königliche Charta von 1662 in Kraft; er erklärte lediglich die Unabhängigkeit Connecticuts von der englischen Krone. Die einfachen Leute von Connecticut spielten während des Unabhängigkeitskrieges eine bedeutende Rolle. Die Oligarchie dagegen, die die Macht innehatte, lehnte die demokratischen Ideale der Unabhängigkeitserklärung ab. Auch nach dem Krieg wurden die Gesetze von den wenigen Familiengruppen inhaltlich bestimmt und durchgesetzt, die die Kolonie seit der Gründung regierten. Die Regierung von Connecticut stimmte den *Articles of Confederation* (Konföderationsartikeln) nur nominell zu und lehnte die Verfassung von 1789 mit ihrer *Bill of Rights* ab.

Widerstand gegen die Standing Order

Vom Ende des Unabhängigkeitskrieges und bis zum Jahre 1800 regte sich keinerlei Widerstand gegen die *Standing Order.* Nur ungefähr zwei Prozent der erwachsenen weißen, männlichen Bevölkerung hatten das Wahlrecht; sie waren nicht daran interessiert, es weiter auszudehnen. Fast alle stimmten für die Kandidaten der Familien von "*Quality*"; abweichende Stimmen gab es gewöhnlich mehr aus persönlichen als aus politischen Gründen. Nach 1790 wurden die konservativen Interessen der Aristokratie durch die Föderalisten vertreten.

Eine organisierte Opposition gegen die *Standing Order* tauchte erst beim Wahlkampf im Jahre 1800 auf. Kritiker des Status quo, hauptsächlich Anhänger der Episkopalkirche und verdrossene Kongregationalisten, hatten erkannt, daß Connecticut nach feudalen Grundsätzen regiert wurde, und sie richteten ihre Angriffe gegen die Säulen der *Standing Order*: die aristokratischen Familien, die Staatskirche, die Sonderprivilegien der kongregationalistischen Geistlichen und das Yale-College. Die Debatte zwischen der Jefferson-Gruppe und den Föderalisten führte zu solch scharfen Angriffen wie, der "atheistische Pöbel" schüre den "Klassenhaß". Der Hauptsprecher der Jefferson-Anhänger, Abraham Bishop, behauptete, Connecticut sei entweder eine "gewählte Despotie" oder eine "auserwählte Aristokratie".[2]

Trotz dieser Angriffe war es den Föderalisten mit Hilfe des eingeschränkten Wahlrechts möglich, den staatlichen Wahlapparat, die öffentliche Presse, die Kanzel und die Stadtversammlungen völlig zu beherrschen. Die Folge war, daß sie die sieben Repräsentanten für den Bundeskongreß und den Gouverneur wählten; außerdem kontrollierten sie die *General Assembly* (Bundesversammlung, entspricht einer Bürgervertretung. Anm. d.Übers.).

Die Jefferson-Anhänger gründeten vor der Wahl 1804 die Republikanische Partei; ihr Parteiprogramm forderte eine Verfassung für Connecticut, die mit der Verfassung der Föderation übereinstimmte; aber sie verloren die Wahl. Nach 1804 klärten die Republikaner die Leute darüber auf, daß sie Untertanen von Connecticut gemäß der Königlichen Charta aus dem Jahre 1662 seien und nicht Bürger im Sinne der Verfassung der Föderation. Eine Gewaltenteilung in der Regierung nach Exekutive, Legislative und Judikative, wie sie die Föderationsverfassung definierte, gab es unter der Königlichen Charta von 1662 nicht, da dort die drei Gewalten im *Supreme Council* zusammengefaßt waren. Der aus vierzehn Mitgliedern der Aristokratie zusammengesetzte *Supreme Council* tagte hinter verschlossenen Türen, um die Politik zu bestimmen und gerichtliche Entscheidungen zu fällen. Jedoch bis zum Krieg 1812-1815, der eine breite wirtschaftliche Misere und politische Unzufriedenheit mit sich brachte, war es der Opposition nicht möglich, sich der Föderalistenpartei erfolgreich entgegenzustellen. Händler, Schiffseigentümer und Manufakturbesitzer waren durch das Embargo von 1808 schwer getroffen worden; noch härter trafen sie nach 1812 die britische Blockade und die Angriffe auf Handelsschiffe längs der Küste von Connecticut. Der Krieg von 1812 war unter den Föderalisten äußerst unpopulär. Im Herbst 1814 kamen die Vertreter der Föderalistenpartei gemeinsam mit einflußreichen Persönlichkeiten aus Massachusetts überein, es sei an der Zeit, ihren Standpunkt in die Öffentlichkeit zu tragen. So trafen sie sich am 15. Dezember in Hartford zu geheimen Gesprächen und gaben im Januar 1815 eine politische Erklärung heraus.

Als die Erklärung der *Hartford Convention* im Bundesstaat bekannt wurde, griff die Opposition gegen den Status quo sie sofort auf und benutzte sie als politisches Kampfmittel. Bald darauf wurde eine *Toleration Party* von andersdenkenden Gruppen ins Leben gerufen, mit dem Ziel, die Macht der Oligarchie zu brechen. Um die überall hörbaren Rufe nach Reformen zu besänftigen, dehnten die Föderalisten im Jahr 1816 das Wahlrecht aus; das führte dazu, daß im Jahre 1817 die *Toleration Party* den Gouverneur und eine überwältigende Mehrheit der Vertreter für die gesetzgebende Körperschaft wählte.

2 Ibid., S. 198.

Die Verfassung von Connecticut

Nach der Wahl von 1817 gingen die Führer der *Toleration Party* daran, die Macht der *Standing Order* zu brechen. Im Jahre 1818 beriefen sie eine verfassungsbildende Versammlung ein. Die erste Verfassung von Connecticut entstaatlichte die Kongregationalistische Kirche und garantierte jeder "organisierten christlichen Sekte" die Glaubensfreiheit. (Man beachte jedoch, daß die "Toleranz" auf Christen beschränkt wurde.) Die Verfassung schaffte den Kongregationalistischen Zehnten (eine Art Kirchensteuer) ab, der von den Städten eingetrieben wurde. Außerdem nahm sie Bestimmungen aus der *Bill of Rights* der Bundesverfassung auf und verteilte die staatliche Gewalt auf Körperschaften der Gesetzgebung, der Rechtsprechung und der Exekutive. Schließlich dehnte sie das Stimmrecht auf einen größeren Teil der Bevölkerung aus. Allerdings blieb in der unteren Kammer der Volksvertretung die Stadt gegenüber der Bevölkerung überrepräsentiert. Dieses Zugeständnis an die alte Privilegienordnung ist bis heute noch von Bedeutung. Sie gibt den kleinen Städten des Bundesstaates mit relativ homogener Yankee-Bevölkerung die Möglichkeit, die Gesetzgebung zu kontrollieren.

Der Wahlsieg der *Toleration Party* im Jahre 1817 bedeutete das Ende der Kolonialzeit in Connecticut. Er bezeichnet gleichzeitig den beginnenden Abstieg der oligarchischen Familien, die New Haven über eineinhalb Jahrhunderte beherrscht hatten. Der Übergang von einer aristokratischen zu einer demokratischen Gesellschaft vollzog sich jedoch wesentlich langsamer als die politischen Ereignisse, die den legalen Niedergang der *Standing Order* zur Folge hatten. Denn obwohl die offiziellen Privilegien der Aristokratie und der Kongregationalistischen Kirche 1818 abgeschafft wurden, übten die großen Familien faktisch auch weiterhin die Macht aus.

Die Statusstruktur gegen Ende der Föderalistischen Epoche

Während der gesamten Kolonialzeit war die große Mehrheit der Bevölkerung dem Willen der kleinen, sich selbst erhaltenden Oligarchie untertan, welche die wirtschaftlichen Belange, die politische Betätigung, den Gottesdienst, die Erziehung und das persönliche Verhalten bestimmte.[3] Dies war die *Standing Order*. Doch wie setzte sie sich zusammen?

"*Quality*"

Eine Aristokratie von vierzig bis fünfzig Familien, die "*Quality*" genannt, meist direkte Nachkommen der frühen Siedler, führte die *Standing Order* an. Ihre Zahl hatte sich jedoch um einige fähige und geschickte Männer vergrößert, die hauptsächlich aus anderen Städten in Connecticut gekommen waren. Die Oberhäupter dieser Familien besaßen Handelsschiffe, mit denen sie lokale Erzeugnisse wie Schweine- und Rindfleich, Getreide, Nutzholz und Austern nach England und zu den Westindischen Inseln transportierten und von dort Fertiggüter importierten: Rum, Tauwerk, Sirup, Eisen, Salz, Gewürze, Tuche und Wein. Zusätzlich betrieben sie Landspekulationen, die beträchtliche Profite abwarfen. Ihr geschätztes Vermögen bewegte sich zwischen 50000 Dollar als unterer Grenze bis zu einer Höhe von ungefähr 1000000 Dollar. Die Männer waren

[3] Eine dokumentierte Analyse dieses Zustandes in den Kolonialstädten bietet das Buch von Carl Bridenbaugh, *Cities in Revolt*, Alfred A. Knopf, New York 1955.

meist Absolventen des Yale-College; ihre Frauen hatten Schulen für höhere Töchter besucht. Die großen Familien waren fast ausschließlich Kongregationalisten; unter ihnen gab es keine Methodisten oder Baptisten, jedoch einige Anglikaner. Ihre Familienmitglieder hatten im Laufe der Jahre untereinander geheiratet, so daß sie in mannigfacher Weise miteinander verwandt und verschwägert waren. So galt auch hier, wie in jeder Aristokratie, daß Vermögen Vorrechte garantierte, Vorrechte Macht sicherten und Macht den Status eintrug. Zu ihren Privilegien gehörten als äußere Zeichen ein Familienplatz in Kirche und Stadtversammlung, besondere Kleidung, entsprechendes Haus, Sonderstatus des Sohnes am Yale-College und das Vorrecht der Männer auf Regierungsämter. Die Familie Wolcott liefert ein recht gutes Beispiel für die Verbindungen zwischen privilegierten Familien und den Ämtern, die sie während der Kolonialzeit innehatten. Ein einziges weibliches Mitglied dieser Familie, Ursula Wolcott (1724-1788), war Tochter eines Gouverneurs von Connecticut, Frau eines Gouverneurs, Mutter eines Gouverneurs, Schwester eines Gouverneurs und Großmutter eines Gouverneurs. Außerdem war sie Blutsverwandte von weiteren sechzehn Kolonialgouverneuren und sechsundfünfzig Richtern. Und, Ironie der Geschichte, es war einer ihrer Neffen, der als erster Gouverneur von Connecticut nach der Verfassung von 1818 gewählt wurde.[4]

“*Better Sort*”

Yale-Professoren, kongregationalistische Geistliche, Rechtsanwälte und Ärzte führten den zweiten Rang in der Statushierarchie an; Familien der “*Better Sort*”, wie sie genannt wurden. Wie die “*Quality*” orientierten sich die “*Better Sort*” an England, an der englischen Gesellschaft und an der *Standing Order.* Die kongregationalistischen geistlichen Würdenträger und die Yale-Professoren, von denen die meisten früher selbst kongregationalistische Geistliche gewesen waren, standen über den Rechtsanwälten und Ärzten. Die Rechtsanwälte waren im allgemeinen Sprecher und Interessenvertreter der großen Familien. Um 1820 herum gehörten ungefähr fünfzig Familien zu dieser Schicht.

“*Middle Sort*”

Die Besitzer der Einzelhandelsgeschäfte stellten die dritte Schicht dar; diese Familien nannte man “*Middle Sort*”. Die meisten Ladeninhaber konnten lesen und schreiben. Nach ihrer religiösen Anschauung gehörten sie überwiegend der Kongregationalistischen Kirche an. Eine ganze Reihe der Ladeninhaber betrieb nebenbei Landwirtschaft. Familien, die einen Bauernhof besaßen und bei den Stadtwahlen stimmberechtigt waren, nahmen denselben Status ein wie die Ladenbesitzer. Sie bildeten einen wesentlichen Anteil der Bevölkerung. Ihre Gehöfte lagen auf dem die Stadt umgebenden Ackerland und in den Flußniederungen im Hinterland. Einige Bauern konnten lesen, anspruchsloses Englisch schreiben und der Bibel folgen.Der Großteil von ihnen war Kongregationalisten.

Die Handwerker oder Mechaniker bildeten eine eigene Schicht, zwischen “*Middle Sort*” und “*Lower Sort*”. Sie hatten ihr Handwerk bei fahrenden Gesellen, Maurern,

[4] Chandlor Wolcott, *Wolcott Generalogy,* The Genesee Press, Rochester, New York 1912; dies ist die beste Quelle zum Studium der einzelnen Zweige dieser berühmten Familie. Siehe vor allem S. 57 u. 110.

Wagnern, Zimmerleuten usw. erlernt. Bei ihnen bestand eine starke traditionelle, den mittelalterlichen Handwerksgilden entlehnte Bindung an Rechte, Pflichten und Standesehre. Sie arbeiteten als Tagelöhner oder auf der Basis eines längerfristigen Arbeitsvertrages und besaßen nicht sehr viel Eigentum; nur wenige hatten das Wahlrecht. Einige konnten lesen und die für ihre Arbeit nötigen Berechnungen anstellen, aber im besten Falle besaßen sie eine dürftige Schulausbildung. Sie lebten in bescheidenen Wohnungen, fernab vom "Grünen", vom zentral gelegenen Park, um den herum New Haven angelegt ist. Nach ihrer Glaubensrichtung gehörten sie hauptsächlich den Kongregationalisten, Anglikanern, Methodisten, Baptisten und anderen protestantischen Sekten englischen Ursprungs an. Man achtete sie wegen ihrer festen Bräuche, ihres Verantwortungsbewußtseins bei der Arbeit und ihres handwerklichen Geschicks. Jedoch aufgrund des hohen Wertes, den die Gesellschaft dem Besitz an Grund und Boden zumaß, grenzten sich die besitzenden Bevölkerungsgruppen von den Handwerkern scharf ab.

"*Lower Sort*"

Nur gelegentlich arbeitende Tagelöhner, Seeleute und Fischer nahmen als "*Lower Sort*" den untersten Rang im Statussystem der freien Bürger ein. Es waren hauptsächlich Besitzlose, ohne besondere Fertigkeiten und ohne Beruf, und sie gehörten nicht zu den allgemein "anerkannten" Einwohnern der Stadt. Aus diesem Grunde besaßen sie auch kein Wahlrecht. Viele von ihnen zogen von den Dörfern oder abgelegenen Waldgegenden in die Stadt. Einige waren Holzfäller für die Köhlereien, die die Eisenschmelzhütten an der Küste belieferten. Andere hatten als vertragsgebundene Diener gearbeitet oder waren Nachfahren dieser Personengruppe. Insgesamt galten sie als ungehobelte, analphabetische Gruppe, die "Dickschädel", "Tölpel" oder "Taugenichtse" genannt wurde.

Die unterste Schicht der weißen Gesellschaft setzte sich aus zwei Bevölkerungselementen zusammen: den vertraglich gebundenen Dienern und den Armen der Stadt. Viele Frauen und Männer verpflichteten sich freiwillig bei Schiffseigentümern oder Kaufleuten für fünf, sechs oder sieben Jahre Arbeit, damit diese ihnen die Überfahrt in die Neue Welt bezahlten. Sie bildeten eine eigene Gruppe, die sich sowohl gesellschaftlich als auch rechtlich von allen anderen Weißen unterschied. Die Armen der Stadt, hauptsächlich Schuldner, wurden bis in die Mitte der zwanziger Jahre des neunzehnten Jahrhunderts in regelmäßigen Abständen auf der Stadtwiese während einer öffentlichen Versteigerung verkauft.

Neger, freie wie auch Sklaven, stellten von Anfang an einen wichtigen, aber nur kleinen Teil der Bevölkerung dar. Die freien Neger beschäftigte man als Diener, Hafenarbeiter und zog sie zu jeder unangenehmen Arbeit heran. Zwischen 1640 und 1825 waren die Sklaven im Besitz der aristokratischen Familien. Sobald die Aristokratie zu Vermögen gekommen war, suchte sie ihren Lebensstil den Vornehmen in England und den Plantagenbesitzern auf den Westindischen Inseln anzupassen und kaufte ständig neue Sklaven auf. Am Ende des Unabhängigkeitskrieges besaß fast jede der großen Familien einen oder mehrere Negersklaven; aber es gab nie Sklavenhalter im größeren Stil. Eine im Jahre 1790 abgehaltene Volkszählung in den Vereinigten Staaten ergab für die Gemeinde New Haven 116 Sklaven und 144 freie Neger. Die gesamte Negerbevölkerung betrug zum damaligen Zeitpunkt 3,2 Prozent der Gesamtbevölkerung. Die freien Neger lebten von Anfang an in einem "Stadtviertel" unmittelbar hinter den Häusern der aristokratischen Familien im Nordosten des Stadtparks. Bis 1820 war die Negerpopulation auf 4,9 Prozent der Gesamtbevölkerung angewachsen; sie hatten eine eigene

Kirchengemeinde gebildet und andere eigenständige gesellschaftliche Einrichtungen entwickelt; das Wahlrecht übten jedoch nur sehr wenige aus. Beide Gruppen, die Sklaven und die freien Neger, lebten außerhalb der weißen Rangordnung.

Zusammenfassung der wichtigsten Punkte

1. Die Differenzierung nach Rängen war ein integraler Bestandteil der frühen amerikanischen Kultur; die Kolonial-Amerikaner waren ein statusbewußtes Volk.

2. Die sozialen Beziehungen waren durch Rangstufen bestimmt. Der Status der Person entschied über deren Standort in der Gemeinde und in der größeren Gesellschaft.

3. Die gemeinsame historische Herkunft der Siedler, verbunden mit einem sich nach 1685 zunehmend entwickelnden Lokalpatriotismus, bildeten die Grundlage für eine relativ in sich geschlossene Gesellschaft, in der Statusbewußtsein und Identifikation mit dem Rang von höchster Bedeutung waren.

4. Der soziale Status war ein ebenso wesentlicher Bestandteil der Kultur wie Sprache oder religiöse Anschauungen.

Industrialisierung und Einwanderung (1820-1914)

Die Jahre zwischen 1815 und 1820 signalisieren den Beginn einer neuen Epoche in der Geschichte der Gemeinde. Während dieser Jahre konnte sich die *Toleration Party* gegen die *Standing Order* erfolgreich durchsetzen und die Aristokratie zwingen, von ihrer rechtlich abgesicherten Vorrangstellung abzurücken.

Allerdings dauerte es weitere zehn Jahre, bis stärkere historische Kräfte in New Haven den Wandel von einer Küsten- zu einer Industriestadt durchsetzten. Am Ende des Unabhängigkeitskrieges umfaßte die Gemeinde ein ausgedehntes Gebiet mit 8000 Einwohnern. New Haven mit 3 500 Einwohnern bildete das wirtschaftliche und kulturelle Zentrum. Die nach 1815 einsetzende Wanderbewegung der Yankees, der eingesessenen Amerikaner, die das "Land der strengen Sitten" zu Tausenden verließen, um im westlichen New York und in den noch unberührten Ebenen des nördlichen Ohios eine bessere Zukunft zu suchen, entzog den landeinwärts gelegenen Städten die Bevölkerung. Die ein wenig außerhalb gelegenen Dörfer East Haven, West Haven, North Haven, Hamden und Woodbridge verloren an Einwohnern. Die Abwanderer und die am Ort Zurückgebliebenen waren hauptsächlich Nachfahren der englischen Pioniere, die sich im siebzehnten Jahrhundert in dieser Gegend niedergelassen hatten. Dieser englische Stamm hatte sich im Laufe der Generationen nicht nur erhalten, sondern sich zu einer auf allen Rangstufen miteinander verwandten Eigengruppe entwickelt, die stolz auf ihren englischen Ursprung war. Dieser Stolz wurde in den kommenden Jahren zum Unterscheidungsmerkmal zwischen Yankees und den Einwanderern, die von 1825 bis 1915 in die Stadt kamen.

Die Erschließung neuer Märkte und Rohstoffquellen durch Dampfschiffe, Überlandstraßen, Kanäle und vor allem durch die Eisenbahnlinien nach Boston und New York führte nach 1830 zu einem schnellen Wachstum der Stadt New Haven. Nach 1815 wandten sich die Oberhäupter der großen Familien vom Händlerwesen und von der Bodenspekulation ab. Eine Reihe von ihnen gründete Manufakturen für Uhren, Knöpfe, Messingbeschläge, Wagenbau, Wollkleidung und Schußwaffen. Andere erkannten die Bedeutung des Transportwesens für das zukünftige Wachstum der Stadt und setzten sich für den Ausbau von Überlandstraßen von New Haven nach Hartford, New York und New London ein; sie gründeten Dampfschiffahrtslinien, Kanal- und nach 1830 Eisenbahngesellschaften. Andere wiederum betätigten sich als Bankiers und Finanziers. Die großen Familien der früheren Ära investierten ihr Kapital in Unternehmen, die ihnen erneuten Kapitalzuwachs versprachen.

Durch das Aufkommen von Fabriken entstand ein großer Bedarf an billigen Arbeitskräften; zur selben Zeit entzog die Westwärtswanderung die benötigten Arbeitskräfte aus dem Hinterland. Um den Bedarf zu decken, schickten die New Havener Fabrikanten große schwarze Wagen, die man "Sklaventransporter" nannte, in die entlegenen Dörfer, um Arbeitskräfte, in der Hauptsache Mädchen, für die Fabriken zu ködern.[5]

Die Rekrutierung an Arbeitskräften reichte jedoch nicht aus. Zur Behebung des Arbeitskräftemangels mußten sich die Industriellen um Einwanderer aus Europa bemühen. Bis zum Ersten Weltkrieg wurden zuerst Hunderte, dann Tausende von Bauern alljährlich aus den europäischen Ländern angeworben. Sie sollten sowohl die unqualifizierten Arbeiten in den Fabriken verrichten wie auch die Erdarbeiten beim Bau von Kanälen und Eisenbahnen, die Handlangerarbeiten beim Pflastern von Straßen, beim Errichten von Fabriken und Mietshäusern, in denen sie selbst arbeiten und wohnen mußten. Aufgrund der Einwanderung entwickelte sich zwischen 1820 und 1914 aus der homogenen Bevölkerung englischer Abstammung eine Bevölkerung gemischten Ursprungs. Mit den neuen Bevölkerungsgruppen etablierten sich in New Haven neue Bräuche und europäische Statusstrukturen.

Mit dem 1825 begonnenen Bau eines Kanals von New Haven zum Connecticut-Fluß kam die erste Gruppe ungelernter Arbeiter aus dem südlichen Irland. Dieser Gruppe folgten weitere, so daß es 1832 genügend Iren in New Haven gab, um eine römisch-katholische Gemeinde zu gründen; sie war die erste nicht-protestantische Kirche der Gemeinde. Der Widerstand in New Haven gegen diese Kirche war so groß, daß das Lokalblatt *New Haven Register* öffentlich für ein "Kriegsgericht" gegen die Yale-Geistlichen plädierte, die den Katholiken gestattet hatten, auf dieser "protestantischen Erde" Fuß zu fassen.

Die Zahl der irischen Einwanderer erhöhte sich sprunghaft, als um 1840 Kartoffelmißernten die Landbevölkerung vertrieben. Um 1854 war die irische Population an Zahl und Bedeutung derart gewachsen, daß sie in einer Eingabe beim immer noch aristokratischen Gemeinderat beantragte, man möge einige Iren zu Polizisten ausbilden lassen. Dieser Antrag wurde zurückgewiesen, aber es war nicht mehr ohne weiteres möglich, die Iren von der Teilnahme am öffentlichen Leben der Stadt völlig auszuschließen. Bereits eine Generation später kontrollierten die Iren den Polizeiapparat. Selbst der Gemeinderat wurde durch aufstrebende irische Politiker, die gegen das alte Yankee-Privileg der Alleinvertretung opponierten, unter Druck gesetzt.

Deutsche Einwanderer, die erstmals um 1830 eintrafen, waren in den Fabriken, beim Wagenbau und auf den Werften äußerst gefragt. Sie bildeten keine kulturell homogene Gruppe; mit dem ersten Schub kamen Juden, Katholiken und Protestanten. Bis zum Jahre 1840 lebten so viele jüdische Familien in der Gemeinde, daß sie die erste Synagoge gründeten. Im Jahre 1849 trafen politische Flüchtlinge der Revolution von 1848 ein. Diese Gruppe unterschied sich von früheren deutschen Ansiedlern dadurch, daß einige über beträchtliches Kapital und über Kenntnisse in der industriellen Fertigung und Organisation verfügten; sie eröffneten Geschäfte und kleinere Fabriken. Während der 50er Jahre stieg die Zahl der deutschen und irischen Einwanderer ständig.

5 Robert Austin Warner, *New Haven Negroes; A Social History,* Yale University Press, New Haven 1940; S. 13 f.; siehe auch Samuel Koenig, *Immigration Settlements in Connecticut,* Connecticut State Department of Education, Hartford 1938, S. 15.

Im Bürgerkrieg ebbte die Einwanderungswelle ab. Doch nach Kriegsende wanderten mehr Deutsche und Iren ein als je zuvor. Außerdem ließen sich in den späten 60er Jahren schwedische Einwanderer in der Gegend nieder. Im Jahr 1870 waren 28 Prozent der Bevölkerung im Ausland geboren. Von dieser Gruppe waren 67 Prozent Iren und 17 Prozent Deutsche. Im Vergleich dazu lag der Bevölkerungsanteil der im Ausland Geborenen im Jahre 1820 zwischen 0,2 und ein Prozent. Auch in den 70er Jahren trafen ständig neue Einwanderer ein, hauptsächlich aus Deutschland, Schweden und Dänemark; in der Folgezeit kamen die Einwanderer vorwiegend aus Süd- und Osteuropa.

1880 lebten schätzungsweise 500 Italiener und 350 bis 400 polnische und russische Juden in der Stadt. Zwischen 1890 und dem Ausbruch des Ersten Weltkrieges vergrößerte sich der Anteil dieser Bevölkerungsgruppen stetig. In den ersten Jahren nach 1900 ließen sich immer mehr Polen in der Stadt nieder. 1881 bauten die polnischen Juden eine eigene Synagoge; die römisch-katholischen Polen gründeten 1904 ihre eigene Kirchengemeinde.

Die Yankees und die Einwanderer

Obwohl die "Yankees" 1915 nur noch einen kleinen prozentualen Anteil an der Bevölkerung ausmachten, betrachteten sie den Aufbau der Gemeinde immer noch als ihr alleiniges Werk. Die selbstbewußte und unbeugsame Minderheit blickte auf die Einwanderergruppen verächtlich herab; nur wenige Yankees waren gewillt, Einwanderer gesellschaftlich anzuerkennen. Sie hielten ein Leben für erstrebenswert, das sich an Protestantismus, Profit, Privilegien und Stolz auf die englische Abstammung orientierte. Die elitäre Minderheit prägte die Wertvorstellungen der eingewanderten Bevölkerung, die das amerikanische Ideal der Gleichheit von Person und Position zu verwirklichen suchte. Die Einwanderer hatten die Yankee-Kultur zu übernehmen, ehe sie in den Augen ihrer Kinder, ihrer selbst und der Yankees "Amerikaner" werden konnten. Die Hebel der Macht waren fest in den Händen der Yankees; sie waren durchaus bereit, die anderen für sich und für ihre Interessen arbeiten zu lassen, solange sie keine Anstalten machten, sich selbst der Kontrolle zu bemächtigen. Darüberhinaus beherrschten die alteingesessenen Yankee-Familien New Haven und seine Vororte sowohl politisch, wirtschaftlich, finanziell, beruflich als auch gesellschaftlich.

Das soziale Gefälle zwischen den Yankees und den Einwanderergruppen wurde noch dadurch verstärkt, daß die Immigranten zuerst in heruntergekommenen, überfüllten Stadtteilen wohnten und im allgemeinen nicht-protestantisch waren. Weitere Unterschiede bildeten sich mit der Gründung von Kirchen und Institutionen, die jede Nationalitätengruppe zu ethnischen, nach dem Muster der jeweiligen Gesellschaft organisierten Enklaven zusammenschloß.

Hauptmerkmale der zweiten Ära

1. Zwischen 1820 und dem Ersten Weltkrieg wandelte sich New Haven von einer unbedeutenden Stadt mit einer einheitlich englischstämmigen Bevölkerung zu einer zentralen Metropole mit einer heterogenen Bevölkerung unterschiedlicher Nationalität.

2. Um 1820 existierte hier nur ein regionales Handelszentrum mit einigen kleinen Fabriken, die Güter für einen mehr oder minder lokalen Markt produzierten. Bis zum Jahre 1914 entwickelte es sich zum Hauptumschlagplatz für das südliche und zentrale *New England*; seine Wirtschaftsunternehmen hatten sich zahlen- und größenmäßig immer weiter ausgedehnt, und sein Markt war inzwischen weltweit geworden.

3. Zwischen dem Bürgerkrieg und dem Ersten Weltkrieg entstanden in der Stadt große Industrieunternehmen. Sargent and Company eröffneten ihr Werk im Jahr 1864; die Winchester Repeating Arms Company nahm 1867 die Produktion auf. Im Zuge der Entwicklung großangelegter Unternehmen strukturierten sich die menschlichen Beziehungen zunehmend um die hochentwickelte Bürokratie von Besitztum, Management und Industriearbeiterschaft.

4. Die Manufakturinhaber vor dem Bürgerkrieg waren als Yankee geboren und erzogen worden; viele von ihnen waren Nachfahren der alten Aristokratie. Nach dem Bürgerkrieg begannen ein paar Deutsche mit der Herstellung von Korsetts, Zigarren und Klavieren. Vor Abschluß dieser Ära wurden einige Iren Besitzer von Einzelhandelsgeschäften, Großhandelsmärkten und Baufirmen; Schweden betätigten sich als Bootsbauer und kleinere Unternehmer; Juden aus Osteuropa stiegen in den Handel mit Nadeln ein, und einige Italiener boten sich als Lieferanten und Lebensmittelhersteller an. In jeder ethnischen Gruppe wandten sich einige führende Persönlichkeiten Geschäften zu, andere ergriffen akademische Berufe: Rechtslehre, Medizin, Theologie, Ingenieurs- und Unterrichtswesen. Der Aufstieg dieser neuen Familien zu Rang und Macht führte zu Spannungen in der Sozialstruktur, denen durch Korrekturen am traditionellen Statussystem begegnet werden mußte.

5. Jede Immigrantengruppe setzte sich von den anderen ab. Folglich teilte sich die Gemeinde in eine Reihe von nahezu in sich geschlossenen Subkulturen und Gesellschaftsformationen auf.

6. Jede Einwanderergruppe kam aus einer europäischen Klassengesellschaft; daher waren ihre Mitglieder bereits mit Statusvorstellungen vertraut. Sie bemerkten schnell, daß die Yankees auf sie herabsahen; ihrerseits neigten sie dazu, das Urteil der Yankees zu akzeptieren, und zogen sich in der Regel in ihre eigenen sozialen Organisationen zurück. So waren die Voraussetzungen für die Entwicklung paralleler Sozialstrukturen innerhalb der Gemeinde gegeben. Dieser Prozeß sollte die nachfolgenden Jahre prägen.

Ära der Akkulturation (1915 bis zur Gegenwart)

Der Erste Weltkrieg bildete einen Wendepunkt in der Entwicklung der Gemeinde. Von 1820 bis August 1914 ging mit dem industriellen Wachstum eine unbegrenzte Einwanderung aus europäischen Ländern einher. Zwischen 1840 und 1860 hatte sich die Bevölkerung von New Haven mehr als verdoppelt, der Vermögenswert seiner Industrie mehr als vervierfacht. Zwischen dem Bürgerkrieg und dem Ersten Weltkrieg schnellten die Kurven des Bevölkerungs- und Industriewachstums in New Haven in die Höhe, während die umliegenden Städte weitgehend ländlich blieben. Seit dem Ersten Weltkrieg stagnierte das Wachstum in der Mittelpunktstadt, während die benachbarten Städte durch den immer größer werdenden Zustrom an Bevölkerung ihren ländlichen Charakter verloren.

Die zwischen 1830 und 1915 nach New Haven gekommenen Einwanderer bildeten im großen und ganzen die Grundlage der heutigen Bevölkerung. Im Jahre 1920 hatte die Gesamtgemeinde eine Bevölkerung von 190 000 Einwohnern; davon lebten 162 000 in New Haven. 29 Prozent waren im Ausland, weitere 35 Prozent zwar am Ort, aber von ausländischen Eltern geboren. Die Iren stellten nach wie vor die größte Gruppe; die im Ausland geborenen Italiener übertrafen zahlenmäßig die Deutschen; die russischen und polnischen Gruppen waren annähernd so groß wie der deutschgebürtige Bevölkerungsanteil. 1950 hatte die Gemeinde eine Bevölkerung von 237000. Die Aufteilung der Bevölkerung nach nationaler Herkunft ergab: Italiener 30 Prozent, Iren 25 Prozent, russische, polnische und deutsche Juden elf Prozent, Anglo-Amerikaner zwölf Prozent, Deutsche sieben Prozent, Polen fünf Prozent, Skandinavier drei Prozent, anderen europäischen Ursprungs drei Prozent und Neger vier Prozent. Das Wachstum der Bevölkerung um 47000 zwischen 1920 und 1950 ist hauptsächlich auf den Geburtenüberschuß zurückzuführen.

Trotz Wirksamkeit der bereits erörterten isolierenden Faktoren wurden die Einwanderergruppen während ihrer Arbeit und in den Schulen von der amerikanischen Kultur beeinflußt. Bei der Arbeit kamen die Immigranten in direkten Kontakt mit den Yankees; ihnen gehörten die meisten Unternehmen, und deren Aufsichtspersonal bestand entweder aus Yankees oder aus bereits zum Teil assimilierten Einwanderern. Früher oder später waren alle Einwanderergruppen dem Einfluß der öffentlichen Schulen ausgesetzt, entweder als Erwachsene im Staatsbürgerunterricht oder, was üblicher war, aufgrund der Schulpflicht ihrer Kinder. In dem Maße, in dem der Akkulturationsprozeß fortschritt, übernahmen die ethnischen Gruppen amerikanische Kultur- und Wertvorstellungen. Dazu gehörte der Glaube an die Gleichheit der Menschen und an die Chancengleichheit. Aber sie erfuhren auch die Ungleichheit, die mit der Zugehörigkeit zu einer Randgruppe verbunden ist. Sie wußten also sehr gut über das amerikanische Statusdilemma Bescheid: die öffentliche Propagierung des Gleichheitsgrundsatzes und die private Praxis der Ungleichheit.

Der Zeitunterschied in der Ankunft der einzelnen ethnischen Gruppen bildete die Grundlage für die unterschiedliche Verteilung ihrer Nachkommen in der Statusstruktur. Denn jede Immigrantengruppe mußte zunächst im unteren Bereich der Berufspyramide beginnen. Die Iren waren, wie schon gesagt, die erste nicht-britische Gruppe, die sich hier niederließ. Sie wurden für die dreckigsten Erdarbeiten beim Kanalbau, später beim Verlegen der Eisenbahnstrecken und als ungelernte Arbeitskräfte in den neugegründeten und erweiterten Fabriken eingesetzt. Den Yankees übertrug man qualifiziertere Arbeiten und Überwachungsaufgaben. Unter den deutschen Einwanderern gab es Ausnahmen. Einige waren recht erfolgreiche Kaufleute, Fabrikanten und Handwerker, die Europa aus politischen Gründen verlassen hatten. Deutsche Flüchtlinge bauten mit ihrem Vermögen Geschäfte auf und forderten aus Deutschland Arbeitskräfte an. Die Deutschen teilten sich so von Anfang an in eine Schicht der Besitzenden und eine Schicht der Arbeiter auf. Ähnlich war es bei den Skandinaviern, die in den späten 60er und 70er Jahren des 19. Jahrhunderts einwanderten; viele waren Handwerker, die sofort ihre Arbeit als Kunsttischler, Boots- und Wagenbauer und Zimmerleute aufnahmen. Trotz dieser Ausnahmen begann die große Mehrheit der Deutschen und Skandinavier ihre Berufslaufbahn mit primitiver körperlicher Arbeit. Fast jeder Einwanderer aus Süd- und Osteuropa, der in den späteren Jahren immigrierte, verrichtete zunächst harte, stupide und niedrige Arbeit. Sobald eine neue Einwanderergruppe in das Beschäftigungssystem eintrat, rückten die Mitglieder der früheren Einwanderergruppen um eine Stufe höher. So kam es, daß am Ende der großen Einwandererjahre verschiedene ethnische Gruppen unterschiedliche Positionen im ökonomischen System einnahmen.

Heute nimmt die Mehrzahl der Mitglieder der ethnischen Gruppen Positionen im Sozialsystem ein, die ihrer Akkulturationsphase entsprechen. Dieses Prinzip wurde für die heutige Zeit in zwei voneinander unabhängigen Studien über den Sozialstatus verschiedener ethnischer Gruppen in der Gemeinde nachgewiesen. Die von McConell[6] durchgeführte Studie untersuchte den ethnischen Hintergrund von 1633 nach dem

[6] John W. McConell, "The Influence of Occupation upon Social Stratification", unveröffentlichte Dissertation, Sterling Memorial Library, Yale University 1937.

Zufallsprinzip ausgewählten Familienvorständen, um zu prüfen, ob ethnische Herkunft mit dem sozioökonomischen Status korreliert. Dabei stellte sich heraus, daß ungefähr zwei Drittel der anglo-amerikanischen Familienvorstände nicht-körperliche Tätigkeiten ausüben, während genau zwei Drittel der Italiener und Polen körperliche Arbeit verrichten. Weiter fällt auf, daß 64 Prozent der Freiberuflichen und der Entscheidungsträger in der Wirtschaft Anglo-Amerikaner, aber nur 4,5 Prozent bzw. 3,4 Prozent italienischer und polnischer Herkunft sind. Ein Großteil der Iren arbeitet im öffentlichen Dienst und als Büroangestellte. Die russischen und polnischen Juden sind vorwiegend im Einzelhandel, als Juristen und als Mediziner tätig. Die Deutschen besetzen überwiegend Positionen vom Facharbeiter aufwärts bis zu den höchsten Verwaltungsstellen.

Die von Myers[7] durchgeführte Studie untersucht eingehend den Anpassungsprozeß der Italiener in der Gemeinde. Myers fand, daß nur ein geringer Prozentsatz der Italiener in höhere Stellungen aufgerückt ist; die meisten verrichten Handarbeit. Die Studie zeigt weiterhin, daß zwei Faktoren für die Bildung des gegenwärtigen Schichtungssystems relevant sind: zum einen die Aufenthaltsdauer der jeweiligen ethnischen Gruppe in der Gemeinde, zum anderen die Einschätzung durch die alte Yankee-Elite.

Die gegenwärtige Statusstruktur

Die gegenwärtige Statusstruktur der Gemeinde ist *vertikal* und *horizontal* durch Trennungslinien in Gruppen unterteilt. Die *vertikale Trennungslinie* folgt rassischen, ethnischen und religiösen Merkmalen. Längs der soziobiologischen Achse haben sich zwei voneinander isolierte Sozialstrukturen entwickelt: die der Weißen und die der Neger. Die Sozialstruktur der Weißen ist wiederum in katholische, protestantische und jüdische Gruppen unterteilt. Innerhalb dieser größeren religiösen Gruppierungen findet man zahlreiche ethnische Subgruppierungen. So führen zum Beispiel die polnischen Katholiken ein anderes Religions- und Sozialleben als die irischen Katholiken.

Jede dieser vertikalen Linien wird durch eine Reihe horizontaler Trennungslinien geschnitten, welche die Gemeinde in soziale Schichten gliedern, die an die *Standing Order* des achtzehnten und des frühen neunzehnten Jahrhunderts erinnern. Die horizontalen Linien der Statusdifferenzierung, die die vertikalen Trennungslinien schneiden, basieren auf allgemein anerkannten kulturellen Wertvorstellungen über Beruf, Ausbildung, Wohngegend usw., unabhängig von der Position in der vertikalen Aufteilung der Sozialstruktur. So nimmt zum Beispiel ein Chirurg einen hohen Rang in der Statusstruktur ein, gleichgültig, ob er Katholik italienischer Abstammung oder deutscher Jude ist. Ebenso wird einem ungelernten Fabrikarbeiter ein niedriger Status zugeschrieben, unabhängig von seiner Religion oder ethnischen Abstammung. Kurz gesagt, die vertikale Differenzierung nach rassischen, ethnischen und religiösen Kriterien ergibt – verbunden mit der horizontalen Differenzierung nach Beruf, Ausbildung und Wohngegend – eine überaus reichgegliederte Sozialstruktur.

Kennzeichnend für die Sozialstruktur von New Haven im zwanzigsten Jahrhundert ist die Entwicklung paralleler Statusstrukturen innerhalb der Vertikalen nach Rasse, ethnischer Herkunft und Religion. Die sich daraus für den einzelnen ergebenden Folgen werden wir später behandeln.

7 Jerome K. Myers, Jr., "The Differential Time Factor in Assimilation; A Study of Aspect and Process of Assimilation among the Italians of New Haven", unveröffentlichte Dissertation, Sterling Memorial Library, Yale University 1949.

4. Schichtzugehörigkeit und kulturelle Merkmale

Einführung

Im vorigen Kapitel schilderten wir die Entwicklung der Sozialstruktur der Gemeinde von ihren Anfängen bis in die Gegenwart. Dieses Kapitel stellt in systematischer Form die wesentlichen kulturellen Merkmale der einzelnen Schichten zusammen. Jede Schicht der Sozialstruktur wird mit einer römischen Zahl gekennzeichnet; die oberste Schicht erhält also die Ziffer I, die unterste die Ziffer V.

Die Individuen und Familien werden nach dem *Index of Social Position* von Hollingshead einer Schicht zugeordnet. Dieser Index basiert auf drei Voraussetzungen: 1. in der Gemeinde gibt es eine soziale Schichtung; 2. der soziale Status ist im wesentlichen durch einige allgemeine anerkannte kulturelle Merkmale bestimmt; 3. die Statussymbole können mittels statistischer Verfahren skaliert und kombiniert werden, so daß der Forscher eine rasche, zuverlässige und sinnvolle Schichtung der Bevölkerung vorzunehmen vermag.

Als Statusindikatoren zur Bestimmung der Schichtzugehörigkeit gelten: 1. Anschrift des Wohnsitzes eines Haushalts, 2. die berufliche Stellung des Haushaltsvorstandes und 3. Dauer seiner schulischen Ausbildung. Jedes dieser Items wird in einer Skala bewertet (siehe dazu Anhang 2, S. 253). Die skalierten Erhebungswerte werden durch statistische Verfahren kombiniert, gewichtet und in einer einzigen Matrix zusammengefaßt. Zur Bestimmung der Schichtzugehörigkeit eines Haushaltes muß man dessen Wohnadresse sowie Beruf und Schulabschluß des Haushaltsvorstandes kennen. Nehmen wir zum Beispiel an, daß Richard Roe mit seiner Frau und vier Kindern in der *Low Street* 123 wohnt; er ist als Filialleiter in einer Ladenkette beschäftigt, hat eine höhere Schule (*high school*) und ein Jahr an einer Wirtschaftsfachschule (*business school*) absolviert. Wir transformieren nun die drei Items so, daß wir sie in eine Wertskala eintragen und auf diese Weise die soziale Position bestimmen können:

Item	Skalenwert	Faktorengewicht	Skalenwert × Faktorengewicht
Wohnadresse	4	6	24
Beruf	3	9	27
Schulabschluß	3	5	15
Indexwert der sozialen Position:			66

Dieser Indexwert wird mit Hilfe eines in Anhang 2 beschriebenen Verfahrens in eine Skala der Schichtzugehörigkeit übertragen. Danach würden wir Richard Roe und die Mitglieder seines Haushaltes in Schicht II einordnen. Dabei gehen wir davon aus, daß die so gewonnene operationale Bestimmung der “Schicht” einigermaßen genau die sozialen Positionen der Bewohner der Gemeinde wiedergibt. Der Leser sei daran erinnert, daß unser Schichtindex lediglich ein Verfahren darstellt, die Bevölkerung in Kategorien *begrifflich zu fassen*, die für ihr alltägliches Verhalten relevant sind. Mit Hilfe einer Faktorenanalyse konnten wir die Annahme einer Korrespondenz zwischen der von uns bestimmten Schichtzugehörigkeit einer Person und ihrem sozialen Verhalten bestätigen (siehe Anhang 3, S. 259).

Wenn man die so ermittelte Schichtzugehörigkeit von Personen mit anderen kulturbezogenen Merkmalen wie den von ihnen bevorzugten Zeitungen oder Fernsehprogrammen vergleicht, korrelieren die von ihnen im Index eingenommenen Positionen signifikant mit ihrem Verhalten hinsichtlich der meisten Merkmale. Personen mit gemeinsamem Konsumverhalten, Geschmack, Einstellungen sowie anderen erkennbaren soziokulturellen Merkmalen, die mit den drei Indexfaktoren korrelieren, konstituieren Bevölkerungseinheiten, die wir "soziale Schichten" nennen; kurz gesagt, Schichten werden gemäß dem *Index of Social Position* als fest umrissene Subkulturen charakterisiert. Die wesentlichen kulturellen Merkmale der jeweiligen Schicht werden wir in den folgenden Abschnitten dieses Kapitels darstellen. Hollingshead und seine Studenten haben während der letzten zehn Jahre in zahlreichen Untersuchungen vielfältiges Datenmaterial über die Subkultur jeder Schicht zusammengetragen; es wird noch durch eigens für diese Studie erhobene Daten ergänzt.

Spezifische, allen Mitgliedern einer Schicht gemeinsame subkulturelle Eigenarten werden aufgrund der Partizipation am jeweiligen Verhaltenssystem erlernt. Identifikationen unter Personen mit gleichen kulturellen Wertvorstellungen, Einstellungen, Überzeugungen und Gewohnheiten führen sowohl zur Gruppensolidarität als auch zu Unterschieden innerhalb der Gruppe. Die einer bestimmten Schicht angehörenden Individuen erwerben im Laufe ihres Lebens nahezu unbewußt einige subtile Zeichen, an denen sie sich untereinander wiedererkennen können. Mit dem Stigma von *out-groups* behaftete Personen werden mit Argwohn betrachtet oder gar mit Feindseligkeit und Herabsetzung bedacht. Unterschiedliche Ausprägungen und Konstellationen der Merkmale einer Subkultur sowie der Tatbestand, daß sie von den Mitgliedern der Gemeinde als solche wahrgenommen werden, heben die verschiedenen Schichten voneinander ab.

Soziale Mobilität

Mit sozialer Mobilität bezeichnen wir eine Veränderung in der Schichtzugehörigkeit von Individuen. Der von den Eltern einer Person während seiner Kindheit und Jugend eingenommene Status wird als Bezugsgröße zur Messung der Mobilität benutzt. Der einzelne kann theoretisch sein Leben lang in der Schicht seiner Eltern bleiben oder aufgrund eigener sozialer Aktivitäten in eine andere Schicht gelangen. Von Inter-Generationen-*Stabilität* sprechen wir dann, wenn ein Individuum im Laufe seines Lebens in der Schicht seiner Eltern verbleibt. Wer seine Schichtzugehörigkeit wechselt, wird als *sozial mobil* angesehen. Der Aufstieg in eine höhere Schicht als die der Eltern wird als *Aufwärtsmobilität* definiert. Vermag jemand die Schichtzugehörigkeit seiner Eltern nicht zu behalten, sondern gelangt vielmehr in eine niedrigere soziale Position, dann sprechen wir von *Abwärtsmobilität.* Allgemein gesagt, gilt in der amerikanischen Gesellschaft sozialer Aufstieg als gebilligtes und sozialer Abstieg als mißbilligtes Verhalten. Mobilitätsverhalten erlernt man in allen Lebensphasen; doch die Ursachen für Mobilität oder Stabilität konnten bisher im einzelnen noch nicht geklärt werden.

Wesentliche Voraussetzung für sozialen Aufstieg sind handwerkliches Können, Ausbildung und Wissen, vor allem bei Männern, sowie Schönheit, Charme und Talent bei Frauen. Die Wahl der erstrebten Ziele, Macht, Wohlstand oder Ruhm, ist von spezifischen Wertvorstellungen abhängig.

Schicht I

Statusbewußtsein

Jeder Person des Kontrollsamples wurde eine Reihe von Fragen vorgelegt, um das Bewußtsein seiner eigenen Schichtzugehörigkeit zu ermitteln. Die erste Frage lautete: "Glauben Sie, daß es in unserer Gemeinde Schichten gibt? " Die zweite Frage: "Welche Merkmale bestimmen die Schichtzugehörigkeit? " Als nächstes fragte der Interviewer: "Zu welcher der angegebenen Schichten gehören Sie Ihrer Meinung nach? Zur Oberschicht, oberen Mittelschicht, Mittelschicht, unteren Mittelschicht, zur Arbeiterschicht oder zur Unterschicht? " Als weitere Wahlmöglichkeiten standen zur Verfügung: "Weiß ich nicht" und: "Ich glaube nicht, daß es Schichten gibt."

Über 98 Prozent der Befragten aus Schicht I glauben, daß es in der Gemeinde New Haven "soziale Schichten" gibt; von ihnen identifizieren sich 37 Prozent mit der Oberschicht, 56 Prozent betrachten sich als zur oberen Mittelschicht gehörig und fünf Prozent ordnen sich in die untere Mittelschicht ein. Die verbleibenden zwei Prozent der Befragten in Schicht I glauben nicht an die Existenz von Schichten.

Obwohl die Zugehörigkeit zu einer bestimmten Schicht deren Mitglieder auf Gemeindeebene in Berührung bringt, teilt sich die 3,4 Prozent der Gemeindebevölkerung ausmachende Schicht I aufgrund ethnischer und religiöser Verschiedenheiten in intern organisierte, beinahe sich selbst genügende soziale Welten. Eine *Kerngruppe* von tonangebenden und allseits respektierten "alten Familien" genießt das höchste Prestige und nimmt die wichtigsten Machtpositionen im Statussystem ein. Um sie herum haben sich "Satellitengruppen" gebildet, deren Mitglieder noch nicht lange zur Welt der Geschäftsleute und Selbständigen "gehören"; zu ihnen gesellen sich auch, wie ein "Arrivierter"* es ausdrückte, "Professoren der Universität Yale, die sich mit 10000 Dollar im Jahr am Spiel zu beteiligen versuchen". Obwohl die Gruppen sich in ihrer Fähigkeit mitzuspielen durchaus unterscheiden, respektieren doch alle Gruppen jene Bewohner der Gemeinde, die von Randgruppen spaßig als "echte New Havener" bezeichnet werden. Diese "echten New Havener" stehen in der Tat an der "Spitze"[1] der "guten Gesellschaft" der Gemeinde. Mitglieder dieser Familien erfreuen sich ihrer Spitzenstellung bereits seit zwei, drei oder mehr Generationen; einige gehören seit den frühesten Kolonialzeiten zur "Kerngruppe".[2]

35 Prozent der Erwachsenen gehören seit zwei oder mehr Generationen dieser Schicht an; 47 Prozent sind von der Schicht ihrer Elternfamilien aufgestiegen. Die schichtstabilen Mitglieder der Kerngruppe besitzen eine komplexe Subkultur, die sich Aspiranten für diese Kreise erst erwerben müssen, ehe sie aufgenommen werden. Wer einmal "dazugehört", fungiert fortan als eine Art "Pförtner"; ihm obliegt die Entscheidung darüber, welche "neuen Leute" in der exklusiven Organisation Einlaß finden.

* Dieser Begriff ist nicht abwertend gemeint, sondern bezeichnet lediglich aufwärtsmobile Personen, denen der Aufstieg in Schicht I gelungen ist.

1 Edna Woolman Chase, *Always in Vogue*, Doubleday and Company, New York 1954, S. 208.

2 *New Haven Evening Register*, 23. Mai 1956, S. 1 f., 'Group Formed to Oppose Site for East High'.

Ökonomische Orientierung

In Schicht I stehen die Familienvorstände zumeist an der Spitze von Unternehmen oder sind freiberufliche Akademiker. Sie bekleiden in größeren Industrieunternehmen, Baufirmen, Transportunternehmen, Handelsfirmen, Banken, Maklerfirmen oder Versorgungsbetrieben hohe Positionen, etwa als Mitglieder von Aufsichtsräten oder Vorständen, als Geschäftsführer oder Finanzdirektoren. Zwei Drittel der freiberuflich tätigen Akademiker sind Rechtsanwälte, Ärzte, Ingenieure, Architekten oder Wirtschaftsprüfer; das restliche Drittel sind ordentliche Professoren, Geistliche und vor allem Ingenieure.

Einige leitende Angestellte haben ein Jahreseinkommen von 40 000 bis 50 000 Dollar; der überwiegende Teil verdient zwischen 20 000 und 30 000 Dollar im Jahr. Bei freiberuflich Tätigen bewegt sich das mittlere Jahreseinkommen in der Größenordnung von 20 000 bis 25 000 Dollar. Das durchschnittliche Einkommen der Familien, in denen nur der Mann für den Lebensunterhalt aufkommt, liegt allerdings bei 10 000 Dollar im Jahr. Dieser relativ niedrige Mittelwert ergibt sich hauptsächlich aus den vergleichsweise niedrigen Bezügen aller Fakultätsmitglieder der Yale-Universität sowie der noch nicht etablierten jüngeren Selbständigen, der Witwen und derjenigen Haushaltsvorstände, die bereits aus dem Berufsleben ausgeschieden sind. Bei den acht Prozent der Haushalte, in denen auch die Frau berufstätig ist, sei es in einem Unternehmen oder in einem freien Beruf, beträgt das durchschnittliche Jahreseinkommen 15 025 Dollar.

Die Familien der Kerngruppe sind im ganzen gesehen wohlhabend, doch ist ihre wirtschaftliche Lage höchst unterschiedlich. Einige Familien gehören zu den Multimillionären, wieder andere besitzen nur eine Viertel- oder halbe Million Dollar. In der Kerngruppe hat sich der Reichtum über zwei, drei oder mehr Generationen hinweg vererbt, während er in den Familien der *Arrivierten* in der gegenwärtigen oder der vorangegangenen Generation erworben wurde. Ererbter Reichtum wird in der Kerngruppe höher bewertet als "gemachtes Geld"; er verbürgt die Echtheit der Patina auf dem Geldwappen der Familie. Eine Familie, die von Anfang an die Fähigkeit besaßt, Geld zu machen, es zusammenzuhalten und im Laufe der Generationen zu vermehren, hat ihren "wahren" Wert bewiesen.

Als oberstes Prinzip aller etablierten Familien gilt, daß Kapitalvermögen nicht vergeudet werden darf. Jede Generation sollte nur von ihrem Einkommen leben und das Kapital durch konservatives Geschäftsgebaren vermehren. Verschwendung kann nur dazu führen, daß die nächstfolgende Generation darauf angewiesen ist, ihren Lebensunterhalt zu verdienen. Ein geerbtes Einkommen garantiert einen hohen Lebensstandard, ohne daß der Familienvorstand sich unbilliger Mühen unterziehen müßte. Von den Männern wird erwartet, daß sie sich um ihr eigenes und ihrer Ehefrauen Erbe kümmern. Weiterhin sollte er entweder eine Anstellung in gehobener Position oder einen akademischen Beruf haben, damit jedoch nicht den Hauptteil seiner Einkünfte bestreiten. Erträge aus Vermögen und Kapitalanlagen, ergänzt durch Gehälter und anderweitige Einkünfte der männlichen Haushaltsvorstände, sind die vorherrschenden ökonomischen Konstellationen.

Auf Erwerbseinkommen angewiesene Personen legen Wert darauf, daß man ihrem Besitz und ihren sozialen Aktivitäten ansieht, wieviel Dollars dahinterstehen; das gilt besonders für die Neureichen. Personen, die vollauf damit beschäftigt sind, Reichtum anzuhäufen, betrachten Geld als *die* Vorbedingung eines hohen sozialen Status; wer bereits soliden Reichtum geerbt hat, dem gelten andere Dinge als *sine qua non* hohen Sozialprestiges. Die Kerngruppe ist nicht so ostentativ am Geld interessiert, doch ist ein stattliches Einkommen für ihren hohen Lebensstandard unabdingbar. Auf diesen Tatbestand lenkte eine ältere Dame aus einer vornehmen Familie unsere Aufmerksamkeit, als sie auf Fragen nach dem Einkommen indigniert zu verstehen gab: "Wir haben es."

Ethnische Herkunft

Die finanziellen Verhältnisse stellen nicht das einzige Kriterium für die Aufnahme in die Kerngruppe dar; noch entscheidender ist die Herkunft. Sie dient dem inneren Kreis als Schutz vor "Aufsteigern", die den "Gipfel" der Gesellschaft ausschließlich aufgrund eigener Leistungen erklimmen wollen. Eine aufwärtsmobile Kernfamilie mit dem richtigen ethnischen Hintergrund stellt für die Inhaber privilegierter Stellungen die ernsteste Bedrohung dar; sie wird unversehens zur Zielscheibe feindseliger und bissiger Bemerkungen der Kerngruppe. Selbst wenn es einem *Arrivierten* gelingt, ein Anwesen auf dem "Villenhügel" der alteingesessenen Familien zu erwerben, bleibt er von ihrem gesellschaftlichen Leben ausgeschlossen. Die Frage nach der ethnischen Herkunft greift über die Dimension des wirtschaftlichen Erfolges hinaus. Eine Person kann zwar aus eigener Anstrengung wirtschaftlich sehr erfolgreich sein, doch über ihre ethnische Abstammung kann sie nicht verfügen.

Den Angehörigen einer nicht geschätzten Volksgruppe – Juden, Iren, Italiener, Griechen, Polen und anderen Nationalitäten Süd- und Osteuropas – schreibt die Kerngruppe einen niedrigeren Status zu. Diese verschiedenen Nationen werden von der Kerngruppe meistens in einen Topf geworfen; sie sind alle gleich unerwünscht. Ein Unternehmer, befragt, warum New Haven eine so gemischte Bevölkerung aufweist, erklärte: "Meiner Meinung nach ist die Flut von Einwanderern dafür verantwortlich. Sie kommen von New York nach New Haven, um hier ihr Geld zu machen." Eine prominente Dame aus der Kerngruppe meinte, daß "die Italiener in diese Gegend nur so eingeschwärmt sind. Hier schien es günstige Jagdgründe zu geben. New Haven ist zu einer italienischen Kolonie geworden." Ein anderer hob hervor: "Polen und Italiener gaben uns die gemeinen Banden." Ein prominenter Anwalt führte Klage über "jüdische Geschäftsleute", die "feine alteingesessene Unternehmen aufkaufen", kaum daß sie in Schwierigkeiten gerieten.

Die Kerngruppe setzt sich aus Familien zusammen, deren Ahnen sich bis in die Siedlerzeit und noch weiter zurück bis nach England, Schottland, den Niederlanden oder bis zu den französischen Hugenottenflüchtlingen zurückverfolgen lassen. Diese bekannten "Old Yankees" stellen 59 Prozent der Schicht I. Eine gesonderte Gruppe bilden die irischen Familien, die es im Laufe der Jahre zu Wohlstand und Ansehen gebracht haben, aber ihren römisch-katholischen Glauben beibehielten; ihr Anteil an Schicht I beträgt elf Prozent. Die anderen Untergruppen setzen sich aus Personen deutscher (sechs Prozent), skandinavischer (zwei Prozent) und italienischer (neun Prozent) Abstammung zusammen. Die Juden (13 Prozent) bilden eine eigene Gruppe. Deutschstämmige Juden genießen in der Regel höheres Ansehen als Juden polnischer oder russischer Herkunft.

Religionszugehörigkeit

Zwischen ethnischer Herkunft und Religionszugehörigkeit besteht eine starke Korrelation. Insgesamt läßt sich eine Einteilung in drei religiöse Hauptgruppen vornehmen: Protestanten (61 Prozent), Katholiken (24 Prozent) und Juden (13 Prozent); die übrigen zwei Prozent gehören anderen Religionsgemeinschaften oder keiner Religion an. Unter den Protestanten bekennen sich 61 Prozent der Familien zur Kongregationalistischen und 17 Prozent zur Episkopalkirche; sieben Prozent sind Lutheraner, fünf Prozent gehören zu den Baptisten und zwei Prozent zu den Methodisten. Die verbleibenden sieben Prozent sind Mitglieder anderer Glaubensgemeinschaften. In jeder Religionsgemeinschaft konzentrieren sich die Mitglieder auf wenige Kirchengemeinden. So gibt es in New

Haven zum Beispiel 24 kongregationalistische Kirchengemeinden, doch über 93 Prozent der Kerngruppenmitglieder gehören nur drei dieser Gemeinden an. Bei den Episkopalen verteilen sich die Mitglieder auf nur zwei von insgesamt 19 Kirchengemeinden in der Stadt. Die Katholiken konzentrieren sich in vier Pfarreien. Die Juden sind überwiegend Mitglieder der reformierten Gemeinde.

Obwohl 98 Prozent der Befragten sich zu einer der drei Religionsgemeinschaften bekennen, sind acht bis 33 Prozent unter ihnen nicht praktizierende Gläubige. Ungefähr 25 Prozent der Protestanten und 38 Prozent der Juden haben keinerlei Kontakt mehr mit ihrer Kirche; bei Katholiken gilt das nur für 15 Prozent der Männer und acht Prozent der Frauen. Der Anteil der nicht-praktizierenden Gläubigen ist in Schicht I deutlich höher als in anderen Schichten.[3] Eben diese Personen zeigen auch eine signifikant stärkere Aufwärtsmobilität als praktizierende Gläubige. Freilich nimmt auch ein beträchtlicher Teil der aufwärtsmobilen Personen regen Anteil am Leben der jeweiligen Religionsgemeinschaften und erhöht dadurch seine Aufstiegschancen.

Die Identifikation mit einer der großen Religionsgemeinschaften ist wichtiger als die aktive Mitgliedschaft in einer Kirchengemeinde. So bleiben einer Person jüdischen Glaubens die Türen der Andersgläubigen versperrt. Gegen Katholiken schirmen sich die Protestanten zwar nicht so offen ab, doch ziehen sie deutliche Grenzen. Die drei parallel bestehenden Hierarchien von Protestanten, Katholiken und Juden, um die das soziale Leben der Gemeinde sich auf allen Ebenen organisiert hat, zeigen sich in Schicht I in besonderer Klarheit. Die scharfe Trennung der Religionsgemeinschaften machte ein Mitglied der Kerngruppe deutlich, als es auf sein Verhältnis zu Juden in der Gemeinde angesprochen wurde: "Wir haben geschäftlich mit ihnen zu tun. Manchmal sitze ich bei einem Arbeitsessen sogar direkt neben einem prominenten Hebräer." Auf die Frage, ob er jemals Hebräer zu sich nach Hause einladen würde, schüttelte er sich und entgegnete kalt: "In mein Haus kommt mir kein Hebräer, ganz gleich wie sehr er sich als Geschäftsmann oder Akademiker ausgezeichnet haben mag. Die Hebräer wissen das."

Ein prominenter Jude beschrieb uns bis in alle Einzelheiten, welchen Diskriminierungen seine Familie ausgesetzt war, als sie sich um Aufnahme in Clubs und Vereine mit "beschränkter" Mitgliederzahl bemühte. Deutlich in Erinnerung war ihm, wie man sich seiner Aufnahme in einen Strandclub widersetzte; dazu sagte er mit bewegter Stimme: "Mein Hintern ist nicht gut genug, um auf ihrem Strand zu sitzen."

Ausbildung

Schicht I ist der Bevölkerungsteil mit der besten Ausbildung. Die Durchschnittswerte für abgeschlossene Schuljahre betragen für einen männlichen Familienvorstand 17,6 Jahre, für Frauen 14,4 Jahre. Eine von fünf Frauen hat eine ebenso lange Ausbildung genossen wie ihr Mann; dagegen standen 43 Prozent der Männer mindestens vier Jahre länger in der Ausbildung als ihre Frauen; nur bei sieben Prozent der Frauen war die Ausbildungszeit um mindestens ein Jahr länger als bei ihren Ehemännern. Die gravierende Unterschied in der Ausbildungsdauer zwischen Männern und Frauen tritt in Schicht I besonders auffällig hervor.

Nach dem Abschluß der achten Klasse findet die weitere Schulausbildung der Kinder aus dieser Schicht gewöhnlich in Privatschulen statt, die sich am Vorbild der eng-

[3] Ausführliche Erörterungen über die "Konfessionslosen" in der Gemeinde finden sich in Everett C. Parker, David W. Barry und Dallas W. Smythe, *The Television-Radio Audience and Religion*, Harper and Brothers, New York 1955, S. 70-78.

lischen *public schools* orientieren. Die weitere Ausbildung in einer öffentlichen Schule wird von der Kerngruppe als minderwertig angesehen; nicht wenige Angehörige dieser Schicht weigern sich, ihre Kinder in den ersten Schuljahren auf öffentliche Schulen zu schicken. Sie lassen ihre Söhne Internate mit gutem Ruf besuchen, wo sie dann vier bis sechs Jahre lang darauf vorbereitet werden, in ein College einzutreten. Die Töchter werden in renommierte Internate geschickt, wo sie sich auf eines der exklusiven Colleges für höhere Töchter vorbereiten. Familien, die sich einen Internatsaufenthalt für ihre Kinder nicht leisten können, bringen sie in eine der besseren Tagesschulen am Ort.

Tagesschulen und Internate des Landes werden von einer qualifizierten Elite geleitet. Die Angehörigen dieser Elite entstammen protestantischen Familien der Oberschicht, sind mit aristokratischen Wertvorstellungen aufgewachsen und entschlossen, diese zu bewahren und weiterzugeben. Sie nehmen sich das Recht, ihre Tore solchen Personen zu verschließen, die weder über genügend Vermögen noch die richtige Herkunft verfügen, schieben freilich für ihre Ablehnung andere Gründe vor. Weiterhin sind sie bestrebt, Lehrer mit ähnlichem Hintergrund einzustellen; da das jedoch heutzutage zunehmend schwieriger wird, treten in den Lehrkörper immer mehr Lehrer vom Typus des Aufstiegsorientierten ein, die sich aber bereits weitgehend mit dem Wertsystem der Oberschicht identifizieren.

Die private Sekundarschule ist Vorbereitung, wenn nicht gar Voraussetzung für den Eintritt in eine renommierte Universität. Männer bevorzugen vor allem die "großen drei": Harvard, Yale und Princeton. Die kleineren Colleges nehmen in der örtlichen Werthierarchie den zweiten Rang ein: Amherst, Wesleyan, Williams, Dartmouth und Brown. Mädchen schickt man in die Colleges Smith, Vassar, Bryn Mawr, Mount Holyoke oder Radcliffe, wenn man in der Gesellschaft akzeptiert werden will. Private Colleges mit Koedukation wie Oberlin und Swarthmore haben zwar einen guten Ruf, genießen aber nicht dasselbe Prestige wie die anderen Colleges. Der Besuch einer staatlichen Universität prägt einem Mann oder einer Frau den Stempel von *Arrivierten* auf; sie gelten bestenfalls als "Randfiguren" der Elitegruppen. Die überwältigende Mehrheit der aufgestiegenen Familienvorstände hat ihre Ausbildung in staatlichen Universitäten erhalten; sie versuchen anschließend mit allen Mitteln, ihre Kinder in Privatschulen unterzubringen.

Gewandtes Auftreten in verschiedenen Situationen und adäquate Freizeitbetätigung spielen im sozialen Leben dieser Schicht eine bedeutende Rolle. Daher werden die Kinder auch in Gesellschaftstanz, Tennis, Golf, Segeln, Musik usw. ausgebildet.

Familienorganisation

Die Primärfamilie besteht in Schicht I aus Ehemann, Ehefrau und abhängigem Kind. Diese Kerngruppe durchläuft normalerweise einen Familienzyklus[4], der mit der Eheschließung beginnt, sich über die Jahre der Geburt und Erziehung der Kinder erstreckt und im Alter mit dem Tod eines Elternteils endet. Jede Eheschließung begründet einen neuen Familienzyklus. Mit der Geburt des ersten Kindes wird aus dem Ehepaar eine Fortpflanzungsfamilie; für das Kind aber ist diese Familieneinheit Orientierungsfamilie. So gibt es also für jede verheiratete Person mit Kindern sowohl eine Orientierungsfamilie als auch eine Fortpflanzungsfamilie.

4 Zur Diskussion dieses Begriffs vgl. Paul C. Glick, 'The Family Cycle', *American Sociological Review*, Bd. 12, April 1947, S. 164-174.

In der Kerngruppe zählen Vorfahren und Verwandte mehr als die Leistungen des einzelnen. Eine besonders große Rolle bei der entscheidenden Frage der Wahl des Ehepartners spielt die Herkunft. Ein ständiges Problem für eingesessene Familien ist die Kontrolle der Partnerwahl ihrer Söhne. Bei jungen Frauen taucht dieses Problem kaum auf, da sie meist ein behütetes Leben führen und ihnen bei der Partnersuche nur eine passive Rolle zufällt. Die relative Passivität der jungen Frauen, verbunden mit sexueller Ausbeutung von Mädchen aus niedrigeren Schichten durch Männer der Oberschicht, die manchmal zur Heirat führt, hat zu der großen Zahl von Jungfern in den etablierten Familien geführt. Die große Bedeutung der Herkunft hat zur Folge, daß die Ehepartner zu einem außergewöhnlich hohen Prozentsatz aus alteingesessenen Familien gewählt werden. Wo dies nicht möglich ist, sucht man den Ehepartner aus den "neuen Familien" derselben Schicht auszuwählen.

Die Familie der Kerngruppe ist durch weitverzweigte Verwandtschaftsbeziehungen gekennzeichnet, die durch gemeinsame Abstammung sowie Erfahrungen im Gemeindeleben gefestigt werden. Ein kompliziertes Netz von Beziehungen vereint Orientierungs- und Fortpflanzungsfamilien in einer *in-group*, die sich immer dann zusammenfindet, wenn das Verhalten eines ihrer Mitglieder, vor allem für den Fall einer bevorstehenden nicht standesgemäßen Heirat, die Position der Familie gefährdet. Eine Kleinfamilie wird lediglich als Teil der weiteren Verwandtschaftsgruppe gesehen. Scheidung wird soweit als möglich vermieden; kommt sie doch einmal vor, betrachtet die gesamte Familie das als Schande, wenn nicht gar als Skandal. Der Zusammenhalt der engsten Verwandtschaft trägt wesentlich zu der geringen Zahl von Scheidungen in dieser Schicht bei.

Zur Wahrung und Überlieferung der Position einer etablierten Familie in der Gemeinde ist die wirtschaftliche Stabilität ihrer Verhältnisse natürlich ein bedeutender Faktor. Gewöhnlich leben mehrere Kleinfamilien in der Sippe mindestens teilweise von Einkommen aus Vermögensanlagen. Die Praktiken der Partnerwahl können mitunter zur Folge haben, daß eine Familie Nutznießer von zwei oder mehrerer verschiedener Vermögen wird. Als Beispiel läßt sich eine Verwandtschaftsfamilie anführen, die aus einem vor hundert Jahren gegründeten Konzern jährliche Einkünfte in Höhe von 300000 Dollar nach Steuern bezieht.[5] Diese Einkünfte werden unter 37 Familien verteilt, die allesamt vom Unternehmensgründer abstammen.

Die Familie eines *Arrivierten* zeichnet sich vornehmlich durch bestechenden geschäftlichen oder beruflichen Erfolg aus. Ihr kometenhafter Aufstieg ist gewöhnlich der persönliche Triumph des Familienvorstandes. Handelt es sich um einen Geschäftsmann, so ist sein ganzes Bestreben darauf gerichtet, "eine Million Dollar" zu verdienen. Danach legt sich die Familie all die Statussymbole zu, die man mit der amerikanischen Wohlstandsfamilie verbindet: ein weiträumiges Haus, schöne Möbel, teure Autos und kostspielige Kleidung. Der Neureiche kennt die Macht des Geldes, er versucht häufig, sich damit einen hohen gesellschaftlichen Status zu erkaufen. In der Familie eines freiberuflich Tätigen ist der Mann bemüht, sich in seinem Fach "einen Namen" zu machen und zu Wohlstand zu kommen. Das Verhalten dieser Familien folgt dem gleichen allgemeinen Muster des Erwerbs von Erfolgssymbolen, freilich in etwas bescheidenerem Ausmaß. Eine solche Familie kann wohl die "Vermögensprüfung", allerdings nicht die "Stammbaumprüfung" seitens der etablierten Familien bestehen. Dabei bleibt ihr gewöhnlich der Zugang zu den exklusiven Cliquen und Vereinen verschlossen. Dagegen entwickeln besonders Frauen und Kinder, weniger die Männer, Ressentiments.

5 Ein Nutznießer des in einer anderen Stadt gegründeten Konzerns war unter den von uns Befragten.

Die neue Familie ist im Gegensatz zu den alteingesessenen instabil. Ihr fehlt die Sicherheit der anerkannten Position an der Spitze des Statussystems, einer Position, die sie nur im Laufe der Zeit erringen kann, denn sie ist nicht käuflich. In diesen Familien fehlt der festigende Einfluß weitverzweigter Familiengruppen und zahlreicher Freunde auf Mitglieder mit abweichendem Verhalten. Hinzu kommt, daß sich die Erwachsenen der neuen Familie ihren eigenen Weg suchen, voller Initiative sind, an die Freiheit des einzelnen glauben und sich lieber auf sich selbst als auf ihre Verwandten verlassen. (Viele Aufsteiger brechen mit ihren Verwandten, um mobiler sein zu können.) Daraus ergeben sich,allgemein gesprochen, auffällige Geldausgaben, Unsicherheit und Instabilität der Familie. Wir treffen hier weit mehr Scheidungen, Familienzerwürfnisse und andere Anzeichen von Desorganisation an. Das Verhältnis von Witwen und Witwern zu geschiedenen Personen liegt in diesen Familien nur bei 5 zu 1, gegenüber 27 zu 1 in der Kerngruppe. Einen vergleichbaren Befund zeigt der Anteil der Kinder unter 17 Jahren aus zerrütteten Ehen. In den neureichen Familien ist er entschieden höher, nämlich 18 Prozent gegenüber 3,4 Prozent. Da die neureichen Familien sich im Konsum und sonstigem Verhalten nach außen hin sehr auffällig geben, stehen sie im Urteil der Allgemeinheit stellvertretend für Handlungsweisen und Wertvorstellungen der "Oberschicht". Dadurch ziehen sie sich nicht zuletzt auch das Ressentiment der alteingesessenen Familien zu, die derartiges Verhalten mit Stirnrunzeln bedenken.

Familienwohnsitz

81 Prozent der von der Steuerschätzungsbehörde auf 30000 bis 50000 Dollar bewerteten Einfamilienhäuser in der Gemeinde werden von Familien aus Schicht I bewohnt. 95 Prozent aller Einfamilienhäuser werden von den Steuerbehörden auf über 20000 Dollar, manche auf mehr als 100000 Dollar veranschlagt. Ein "kleines" Haus dieser Art hat acht bis zehn Zimmer, ein "großes" Haus 25 bis 30 Räume. Die meisten Häuser verfügen über 12 bis 15 Zimmer. Einfamilienhäuser stehen fast immer auf großen, sorgfältig gestalteten Grundstücken in den "besten" Wohngegenden und gestatten so die gewünschte Privatsphäre. Gewöhnlich liegen sie in den Vororten auf Hügeln oder Bergabhängen; auch in der Gemeinde selbst gibt es noch einige solcher "Flecken". Zur standesgemäßen Darstellung und zur Mehrung des Sozialprestiges gehört notwendig der Zweitwohnsitz, in der Regel ein Landhaus an Modestränden wie Long Island Sound, Maine Coast, Cape Cod oder auf einigen der Küste vorgelagerten Inseln wie Martha's Vineyard. Bevorzugt eine Familie die Berge, so finden sich für ein Landhaus Plätze in exklusiven Gegenden von Berkshire, der White oder Green Mountains. Manche Landhäuser haben nur fünf Zimmer, andere jedoch sind mit ihren 15 bis 20 Räumen Villen mit sorgsam gepflegten Grünanlagen, Garagen für mehrere Automobile, kleinen Stallungen, Tennisplatz, Swimming-pool, finnischer Sauna und Solarium.

Am Familiensitz hält man sich nur neun bis zehn Monate im Jahr auf, während das Landhaus hauptsächlich im Sommer, gewöhnlich in der Zeit vom 4. Juli bis zum *Labor Day* (erster Montag im September) bewohnt wird. Kerngruppenfamilien besitzen oder benutzen zumindest noch eine Drittwohnung. In ihr verbringen sie üblicherweise zwei oder drei Wochen, etwa zum Angeln in Maine oder in New Brunswick während der Forellenzeit. Oder man jagt Rotwild, Bären und Elche.

In "besten" Gegenden wird die Exklusivität dadurch gewahrt, daß man den Besitz lückenlos einzäunt. Rasenflächen und Gebüsch schirmen diese Ländereien von der Umgebung ab. Im Innern der Häuser werden Gesellschaftsräume von Schlafräumen getrennt gehalten; ebenso die Räume der Familie von der Unterkunft der Bediensteten.

Die Privatsphäre der Familie hat Vorrang. Jede Familie hat mindestens eine Putzhilfe, die ganztags oder halbtags das Haus in Ordnung hält. Die Grünanlagen werden von Gärtnern gepflegt. Zwar erledigt die Hausfrau einen Großteil der im Haushalt anfallenden Arbeiten selbst, wie Einkaufen und andere Besorgungen, doch ruhen die schwereren Arbeiten überwiegend auf den Schultern der angestellten Gehilfen. Steht es um die Finanzen einer Kerngruppenfamilie einmal nicht zum besten, legt sie immer noch größeren Wert auf Bedienstete als auf aufwendige Unterhaltung oder teure Automobile.

Das Auto gehört zur notwendigen Ausstattung, doch einige konservative Individuen leisten es sich, weder einen Wagen zu besitzen, noch überhaupt fahren zu können. Gleichwohl haben mindestens 99 Prozent der Familien einen Wagen, die Hälfte der Familien besitzt sogar zwei. Man hält mit Vorliebe einen Cadillac, aber Chrysler, Oldsmobile, Buick oder Kombiwagen der populären Marken werden auch akzeptiert. Selten ist ein Auto älter als drei Jahre; manche Familien fahren ihren Wagen allerdings bereits zehn Jahre und länger, doch der Wagen wird dann auch entsprechend gepflegt und sorgfältig instandgehalten. Überall begehrt sind zwei- oder dreistellige Nummernschilder (Kfz-Kennzeichen werden in Connecticut nur einmal ausgegeben; sie bleiben dem Wagenbesitzer erhalten). Noch beliebter sind die Anfangsbuchstaben des Namens auf dem Nummernschild. Eine Familie mit nur zwei Initialen auf dem Nummernschild nimmt meistens einen höheren gesellschaftlichen Rang in der Gemeinde ein als eine mit drei oder vier Initialen. Der Repräsentationswagen des Familienoberhauptes, ein maßgeschneiderter schwarzer Cadillac, Typ Sedan, trägt die Initialen eines ehrbaren Vorfahren.

Die Clubs

Die Schichtzugehörigkeit einer Familie läßt sich mit ziemlicher Genauigkeit an ihren Clubmitgliedschaften ablesen, denn die Privatclubs werden nach dem Prestige ihrer Mitglieder eingestuft. Wer in einem solchen anerkannten Club Mitglied geworden ist, hat seinen sozialen Status unter Beweis gestellt. Gesellschaftlich nicht Akzeptierte und Neuankömmlinge können nicht Mitglied werden. Alle Privatclubs rekrutieren sich aus ihren eigenen Reihen und werden von einem Vorstand, dem "inneren Kreis", geleitet, der die Wertvorstellungen der einflußreichen Clubmitglieder repräsentiert. Mitglieder und Vorstand entscheiden im allgemeinen über Neuaufnahmen. Damit sind sie die eigentlichen "Pförtner" der anerkannten Elite.

Für die Oberschicht sind drei verschiedene Typen von Clubs charakteristisch. "Herrenclubs" und "Damenclubs" stellen den ersten Typ dar. Der Familienclub, der zweite Typ, dient den Bedürfnissen der Familienmitglieder nach Erholung und gesellschaftlichen Kontakten. In der dritten Art von Clubs gehen die Mitglieder der Oberschicht ihren besonderen Interessen und Hobbies nach. Drei der "Herrenclubs" unterhalten ein eigenes Clubhaus, wo man sich entspannt, liest, an der Bar einen Drink zu sich nimmt oder mit seinesgleichen speist. In zwei besonders "exklusiven" Clubs trifft sich die nicht-jüdische Unternehmer- und Akademikerelite. Die "exklusiven" Clubs für "Damen" unterhalten keine eigenen Clubhäuser. Die Mitglieder treffen sich in Privathäusern, Gemeindehäusern ihrer Kirche oder anderen Clubs. Der exklusivste aller "Damenclubs" versammelt sich im Haus eines der Mitglieder. Er nennt sich nach alter Überlieferung "Unsere Gesellschaft" (*Our Society*); tatsächlich ist er eine Kerngruppe von Gleichgestellten; die Mitgliedschaft wird von der Mutter auf die Tochter und in fast allen Fällen auch auf die Schwiegertochter übertragen. In der Gemeinde gibt es insgesamt ein halbes Dutzend feiner Familienclubs, doch die vornehmen Mitglieder der Kerngruppe haben ihren eigenen Club, die *Arrivierten* kommen in einem anderen zusammen, die Familien der freiberuflich Tätigen in zwei weiteren, während sich die jüdischen *Arrivierten* und Freiberuflichen ihrerseits in eigenen Familienclubs zusammenschließen. Außerdem unterhalten nicht-jüdische und jüdische Familien separate Yacht-, Angel-, Jagd-, Strand- oder Country-Clubs.

Etwa 97 Prozent der Familien aus Schicht I gehören mindestens einem Club an; 75 Prozent sind Mitglieder in zwei oder mehr Clubs. So ist etwa der Ehemann Mitglied in einem "Herrenclub", die Ehefrau in einem "Damenclub", und beide gehen schließlich noch in einen Familienclub; dort spielen die Männer Tennis und Polo, segeln, angeln, jagen oder züchten zusammen mit Frauen Blumen oder Pferde.

Die Massenmedien erreichen die Angehörigen der Oberschicht in unterschiedlicher Weise. Praktisch jedes Haus besaß im Jahre 1950 ein Rundfunkgerät, doch nur 50,5 Prozent ein Fernsehgerät. Nur ein Drittel der Kerngruppe, gewöhnlich Familien mit kleineren Kindern, jedoch mehr als vier Fünftel der *arrivierten* Familien besaßen ein Fernsehgerät. Bei den Fernsehprogrammen sind die Erwachsenen der Kerngruppe ausgesprochen wählerisch; ihre Neigung gilt vornehmlich Schauspielen, ernster Musik und Nachrichtenprogrammen. Zwar schauen sich auch sozial aufgestiegene Familien solche Programme an, doch sie interessieren sich außerdem für Unterhaltungsprogramme, Lustspiele und Quizsendungen.

99 Prozent der Familien aus Schicht I haben das lokale Abendblatt, 26 Prozent außerdem die Morgenzeitung abonniert. Beide Tageszeitungen sind im Besitz derselben Familie und werden auch von ihr herausgegeben. Ungefähr 51 Prozent der Familien aus Schicht I lesen regelmäßig die *New York Times*, 26 Prozent halten den *New York Herald Tribune.* 31 Prozent der Familien sind Abonnenten der Zeitschrift *Time* oder *U.S. News and World Report,* 17 Prozent erhalten regelmäßig Wirtschafts- oder Fachzeitschriften; in 39 Prozent der Haushalte gelangen pädagogische oder Literaturzeitschriften wie *Harper's, The New Yorker* oder *Saturday Review.* Mindestens vier solcher "Qualitäts"-Zeitschriften gelangen in über 53 Prozent der Haushalte der Schicht I.

Wohltätigkeit

Sinn für soziale Verpflichtung gegenüber den "nicht so Glücklichen" wird von den meisten Erwachsenen aus Schicht I als allgemein gültiger Wert angesehen. Männer wie Frauen verbringen jährlich Hunderte von Stunden in Vorstandssitzungen von Wohltätigkeitsorganisationen. Sie legen politische Richtlinien fest, veranstalten Geldsammlungen und stellen Helfer ein und entlassen sie wieder, je nach Bedarf. Ihre einzige Entschädigung ist das Bewußtsein, daß schließlich irgend jemand die Verantwortung für solche kommunalen Aktivitäten übernehmen muß. Stiftungen, speziellen Wohltätigkeitsvorhaben, dem Krankenhaus und verschiedenen Gesundheitskampagnen lassen sie großzügige Spenden zufließen. Besonders junge Frauen opfern wohltätigen Zwecken aus freien Stücken viel Zeit und Geld. Solche philanthropischen Tätigkeiten werden von den sieben Jugendverbänden (*Junior Leagues*) und anderen ähnlich ausgerichteten Organisationen der Gemeinde gefördert. Zu den sozialen Verpflichtungen der Schicht I gehören auch Spenden für das Symphonie-Orchester, Kunstausstellungen und Colleges.

Soziale Moral

Formale Anerkennung der Position einer nicht-jüdischen Familie innerhalb der Elite ist mit der Aufnahme in das sog. "Gesellschaftliche Verzeichnis" (*Social Directory*) vollzogen; über 95 Prozent der nicht-jüdischen Familien der Oberschicht, aber nur fünf Prozent der jüdischen Familien sind in ihm aufgeführt. Die Erwähnung im *Directory* steht zwar gleichbedeutend für den Eintritt in die oberen Regionen der Schichtstruktur, doch noch nicht für die Aufnahme in den inneren Kreis der Kerngruppe; dazu bedarf es der Zugehörigkeit zu dem als *Cotillion* oder *Assembly* bekannten Zirkel. Wenn eine Familie diese Position erreichen will, muß sie all die Merkmale besitzen, die nach den Maßstäben dieser Kreise eine "Lady" oder einen "Gentleman" ausmachen: Vermögen, Abstammung und Erziehung. Gute Erziehung wird nach "Charakter", feinen "Umgangsformen", "persönlicher Ausstrahlung" und "kultureller Bildung" bemessen. Vortäuschung all dieser Eigenschaften gilt als Todsünde und als ebenso vulgär wie der Versuch, sich den Weg nach oben zu erkaufen. Gastfreundschaft darf man nur in Anspruch nehmen, wenn man sie in gleichem Geist erwidern kann. Selbstverständlich legt man bei den jeweiligen Anlässen großen Wert auf passende Kleidung. Von beiden Geschlechtern wird ungeachtet des Alters zu jeder Zeit eine persönliche Ausstrahlung erwartet. Eine Frau mag in den elegantesten Kleidern auftreten, doch wenn sie ein schlechtes Gebiß hat und einen ihre Herkunft verratenden Dialekt spricht, dann ist ihr der Weg in die besseren Kreise verbaut. Zusammenfassend läßt sich sagen, daß die Hauptmerkmale des kulturellen Wertsystems der Oberschicht Reichtum, Stammbaum und "vornehme Erziehung" sind.

Zusammenfassung

Schicht I setzt sich aus den Führungskräften der Geschäftswelt und freien Berufe zusammen. Ihre Angehörigen wohnen in den "besten" Gegenden der Gemeinde. Die Familienvorstände haben ihre akademische Ausbildung im allgemeinen an bekannten Privatinstituten absolviert, ihre Frauen können bis zu vier Jahre Hochschulstudium vorweisen. Mitglieder dieser Schicht haben die höchsten Einkommen, viele sind vermögend, und der Reichtum ist in vielen Fällen ererbt. Das gilt besonders für die Kerngruppe, einen eng miteinander verflochtenen Familienverband, der in der New Havener Gegend schon seit Generationen ansässig ist. Oft stammen diese Familien von den Pionieren ab, die sich vor drei Jahrhunderten an der Ostküste niederließen. Sie dominieren in den Privatclubs, in denen sie den größten Teil ihrer Freizeit verbringen. Eine Kerngruppenfamilie besitzt Stabilität, ist materiell sichergestellt und fühlt sich aufgrund ihrer Wertorientierung für ihresgleichen und die Wohlfahrt der Gemeinde verantwortlich.

Die Vorrangstellung der Kerngruppe wird ständig von *Arrivierten* bedroht. Die Männer und Frauen dieses Teils der Oberschicht verfügen über eine gute Ausbildung, sind tüchtig, energisch, mit einem Wort Führungspersönlichkeiten. Besonders bei gesellschaftlichen Anlässen und kommunalen Aktivitäten sind die Beziehungen zwischen Mitgliedern der Kerngruppe und *Arrivierten* von Spannungen geprägt. Für die Gemeinde sind die Aufsteigerfamilien "neue Familien", die überwiegend von "alten Einwanderern" abstammen. Ihre Familien weisen nicht denselben Grad an Stabilität auf wie die Kerngruppe; Trennung, Scheidung und Wiederverheiratung sind durchaus nicht ungewöhnlich. Wir nehmen an, daß Trennung und Scheidung Anzeichen für das "Ausagieren" von Spannungen sind, die im Gefolge des sozialen Aufstiegs und als Reaktion auf die Abweisung durch die Kerngruppe auftreten. Obwohl *Arrivierte* in der Oberschicht die Minderheit bilden, fühlen sich viele Familien der Kerngruppe von ihnen und ihren energischen Führungsansprüchen in Gemeindeangelegenheiten bedroht.

Schicht II

Statusbewußtsein

Nach unserem Schichtindex gehören neun Prozent der Bevölkerung von New Haven zur Schicht II; sie ist die statusbewußteste Bevölkerungsschicht. 96 Prozent der Befragten sind der Ansicht, daß es in der Gemeinde verschiedene Schichten gibt, und können auch ihre eigene Stellung in der Schichtungsstruktur genau einschätzen. 19 Prozent zählen sich zur Oberschicht, 54 Prozent stufen sich in die obere Mittelschicht ein; 18 Prozent glauben zur Mittelschicht zu gehören. Zur Schicht der Industriearbeiter zählen sich drei Prozent; der Rest ist unentschieden, rechnet sich aber "irgendwie zur Mittelschicht".

Die Sensibilität der Mitglieder dieser Schicht in Statusfragen ist eine Folge ihrer Zwischenstellung. Sie kommen oft genug mit Mitgliedern der Oberschicht zusammen, um sich von deren Denk- und Handlungsweisen ein gutes Bild machen zu können, kennen aber andererseits auch die Probleme der Leute, die "nicht so gut dran sind" – der kleinen Geschäftsleute, der Angestellten und auch der Arbeiter –, zu denen sie selbst einmal gehört haben. 74 Prozent dieser Schicht sind als Aufsteiger zu bezeichnen. Ihre Mobilität hat sie mit Subkulturen der oberen Schichten in Berührung gebracht und sie damit von den Wertvorstellungen ihrer Orientierungsfamilien entfernt. Sie mußten sich nach neuen Identifikationsmöglichkeiten und neuen sozialen Zusammenhängen umsehen und sich eine Vielzahl von neuen Verhaltensweisen aneignen, die sich inhaltlich und formell von denen unterscheiden, die sie als Kinder in niedrigeren Schichten unbewußt gelernt hatten. Ihre jeweilige Zielsetzung zwang sie oft zum Verlassen ihrer Heimatstadt, doch sobald sie sich ein wenig an die neue Umgebung gewöhnt hatten, zogen sie, getrieben von ihrem Ehrgeiz, in eine andere Stadt. Jeder Schritt nach vorn entfernte diese Familien aus ihrem vertrauten Milieu und zwang sie, woanders Wurzeln zu schlagen.

71 Prozent der Familienvorstände sind bei großen Wirtschaftsorganisationen mit Zweigstellen in den Städten des ganzen Landes beschäftigt; weitere zehn Prozent sind angestellte akademische Fachkräfte. Beide Gruppen wechseln häufig ihre Stellung, um ihre beruflichen Ziele zu erreichen. Viele fühlen sich isoliert von der Gemeinde, in der sie nur wenige Jahre leben. Ein Bezirksmanager für eine landesweit ausgebaute Warenhauskette, der im Laufe von neunzehn Jahren achtmal umgezogen war, erklärte: "Alle meine Freunde, die ich im Laufe der Jahre gewonnen habe, leben über das ganze Land verstreut – weiß der Himmel wo! Wir sind Vertriebene im eigenen Land." Diese Leute haben ein feines Gespür dafür, wie sie sich in jeder neuen Situation verhalten müssen, um in der jeweiligen Unternehmenshierarchie weiter aufzusteigen.

Ökonomische Orientierung

Streben nach Erfolg und Sicherheit ist kennzeichnend für aufwärtsorientierte Personen. Das ganze Bestreben eines jungen Mannes ist darauf gerichtet, in seinem gewählten Beruf einmal an der Spitze zu stehen oder in der Unternehmenshierarchie eine hohe Position einzunehmen. Er erwartet ein Jahreseinkommen von 15000 Dollar, 25000 Dollar oder gar 50000 Dollar und eine Stellung, in der er mitentscheiden kann und nicht nur die Entscheidungen anderer auszuführen hat. Männer mittleren oder fortgeschrittenen Alters trachten eher danach, die erreichte Position zu halten. Ein fünfzigjähriger Manager, der es in der Unternehmenshierarchie bis zur dritthöchsten Position gebracht hatte, meinte: "In dieser Firma kann ich nicht mehr weiterkommen. Mir bleibt nur noch, meinen Posten zu halten." Dieser Mann hat gelernt, auf jede Beförderung zugunsten seiner Sicherheit zu verzichten.

94 Prozent der männlichen Familienvorstände sind eher mit Ausführungs- als mit Entscheidungsfunktionen betraute Angestellte in leitender Stellung; 31 Prozent gehören zu den weniger hochgestellten Akademikern, wie Ingenieure, Lehrer, Sozialarbeiter, Apotheker, Optiker und Buchhalter; 20 Prozent der Befragten haben ein eigenes Geschäft im Wert von 35000 bis 100000 Dollar.[6] Diese Familien verfügen über keinen finanziellen Rückhalt, doch verdienen zwölf Prozent mehr als 10000 Dollar im Jahr. Ist der Mann in der Familie Alleinverdiener, beträgt das durchschnittliche Jahreseinkommen 6500 Dollar. Ein Sechstel der Ehefrauen tragen als Lehrerinnen, Sozialarbeiterinnen, Chefsekretärinnen oder einfache Büroangestellte und Verkäuferinnen zum Einkommen der Familie bei. Ihr durchschnittliches Jahreseinkommen beträgt 3500 Dollar, so daß eine Familie mit zwei Verdienern im Jahr auf 10000 Dollar kommt.

Die typische Familie richtet ihre Bedürfnisse so ein, daß sie Rücklagen für spätere Zeiten bilden kann. Ein Großteil des Einkommens wird für die laufenden Lebenshaltungskosten ausgegeben; von dem verbleibenden Geld wird ein Teil in Versicherungen, der Rest in Häusern und Wertpapieren angelegt.

Familienwohnsitz

Junge Ehepaare beginnen ihr Familienleben meist in einer kleinen Wohnung entweder in New Haven oder einer nicht allzu weit abgelegenen Stadt. Freilich geht ihr ganzes Planen dahin, so bald wie möglich in einer der Vorstädte ein Eigenheim zu erwerben. Im allgemeinen kauft die Familie ein Haus, sobald sie genug angespart hat, um eine Hypothek aufnehmen zu können. Mit dem Erwerb eines Hauses dokumentiert die Familie, daß sie eines ihrer wichtigsten Lebensziele verwirklicht hat; die Auswahl dieses Statussymbols erhält daher besonderes Gewicht. Allerdings sind nur 55 Prozent der Familien Besitzer ihres Hauses; die übrigen 45 Prozent haben ihre Häuser oder Appartements in New Haven lediglich gemietet. Wenn man ein Haus zu kaufen gedenkt, muß man die "richtige" Gegend in einem "guten" Schulbezirk auswählen. Ältere Häuser in bekannten Stadtgebieten werden Häusern in Neubaugebieten vorgezogen.

88 Prozent der Familien wollen der Stadt so schnell wie möglich den Rücken kehren und sich in einer der beiden bevorzugten Vorstädte niederlassen. Dabei nehmen sie oft zu große finanzielle Belastungen in Kauf. Wie die Verhältnisse einer Familie dann aussehen, zeigt das Beispiel einer Hausfrau, deren drei Kinder in eine Schule gehen, die allgemein als "beste" der Gemeinde gilt: "Wenn man sich hier so umsieht, kann man den Eindruck haben, die Leute könnten sich alles leisten. Doch keiner hat viel Geld. Vielleicht haben unsere Nachbarn und die Leute gegenüber etwas mehr als wir anderen. Doch was uns betrifft, so hoffen und beten wir jeden Monat, daß die Post rechtzeitig eintrifft und wir die nächste Runde bezahlen können."

Die Häuser der Familien aus Schicht II stehen meist am Fuß der Hügel, auf denen die Oberschichtfamilien ihre Villen errichtet haben. Beide Schichten bewohnen Einfamilienhäuser, doch die Grundstücke der Oberschichtfamilien sind viel größer, und sie sind durch zahlreiche Hecken gegeneinander abgeschirmt. Mit gewöhnlich zehn bis 15 Zimmern sind ihre Häuser auch geräumiger als die der Schicht II, die nur sechs,

[6] Diese Zahlen entsprechen den von Dun und Bradstreet vorgenommenen Schätzungen.

sieben oder höchstens acht Zimmer besitzen. In Schicht II müssen die Hausfrauen und Ehemänner die Haus- und Gartenarbeit selbst verrichten, da sie sich kein Dienstpersonal leisten können.

Diese Familien sind um den Ruf der Gegend äußerst besorgt. Daher suchen sie "unerwünschte" Neuankömmlinge abzuwehren, vor allem Angehörige ethnischer Minderheiten, die in den vergangenen Jahren zu Wohlstand gekommen sind. Zwar sind regelrechte Restriktionen ungesetzlich, doch es bestehen informelle "Übereinkünfte", die dafür sorgen, daß Juden, Italiener und Protestanten sich in jeweils eigenen Wohnvierteln niederlassen. Diese Abmachungen werden mit Hilfe von Häusermaklern durchgesetzt, die sich zur Wahrung der "Qualität" der "besseren" Wohngegenden berufen fühlen.[7]

Ausbildung

Art und Dauer der Ausbildung unterscheiden sich bei den Erwachsenen der Schicht II von denen der Oberschicht. Von der Grundschule bis zur Universität haben sie öffentliche Ausbildungseinrichtungen besucht; nur eine kleine Minderheit erhielt ihre Ausbildung in Privat- oder Konfessionsschulen. Allgemein verfügen die Angehörigen der Schicht II über keine so gründliche Ausbildung wie die Mitglieder der Oberschicht. Immerhin besitzen 71 Prozent der Männer und 38 Prozent der Frauen einen Collegeabschluß; 19 Prozent der Männer und acht Prozent der Frauen haben ein abgeschlossenes Universitätsstudium. Weitere 16 Prozent der Männer und 21 Prozent der Frauen verließen das College vorzeitig; die restlichen haben eine höhere Schule absolviert. Ein Merkmal haben Schicht I und II gemeinsam: Männer sind durchweg besser ausgebildet als Frauen. In 61 Prozent aller Familien standen die Männer längere Zeit in der Ausbildung als ihre Frauen. Die durchschnittliche Ausbildungsdauer beträgt für Männer 15,5 und für Frauen 13,7 Jahre.

Die meisten Erwachsenen aus dieser Gruppe führen ihren Erfolg auf ihre Ausbildung zurück. Allerdings betrachten einige Dauer und Art ihrer Ausbildung als Hindernis für ihre weitere Karriere. Ein 53jähriger leitender Angestellter irischer Abstammung und gläubiger Katholik glaubte beispielsweise, sein weiteres Fortkommen sei aufgrund seiner Ausbildung an einem katholischen College blockiert: "Die Posten der Vizepräsidenten gehen an protestantische Yankees mit Yale-Abschluß." Deshalb schickte dieser Mann seine Söhne zuerst auf eine Privatschule in New Haven und dann an die Universität Yale. Eltern, die ihre eigene Ausbildung als Grundstein ihres Erfolges ansehen, betonen die Notwendigkeit einer "guten Ausbildung" ihrer Kinder ebenso wie Eltern, deren Aufstiegserwartungen aufgrund falscher oder zu geringer Ausbildung enttäuscht wurden; viele dieser Eltern projizieren ihre Wünsche nach höherem sozialen Status auf ihre Kinder.

Zunächst erhalten alle Kinder der Schicht II ihre Ausbildung in öffentlichen Grundschulen. Beim Überwechseln zu höheren Schulen werden etwa ein Viertel von ihnen auf private Tagesschulen in der Gemeinde geschickt. Die Eltern legen großen Wert auf akademische Grade, denn sie wissen, daß sie zuwenig Vermögen haben, um die Zukunft ihrer Kinder zu sichern, und daß die Kinder deshalb eine Collegeausbildung und nach Möglichkeit noch eine Zusatzausbildung absolvieren müssen.

7 Eine detaillierte Beschreibung dieses Sachverhalts findet sich bei Stuart H. Palmer, 'The Role of the Real Estate Agent in the Structuring of Residential Areas', Dissertation, Sterling Library, Yale-Universität 1955.

Die Ausbildung an weiterführenden Schulen und Colleges stellt für die Familien eine schwere finanzielle Belastung dar. Die Kosten für die Weiterbildung an öffentlichen Schulen betragen jährlich mindestens 600 bis 700 Dollar, die Ausbildungskosten an städtischen oder bundesstaatlichen Colleges mindestens 1 600 Dollar. Eine Familie der Schicht II mit zwei oder drei Kindern muß demnach allein 25 000 bis 50 000 Dollar für deren Ausbildung aufbringen. Das ist für eine Familie mit einem Einkommen zwischen 7000 und 10 000 Dollar im Jahr eine erhebliche Belastung. Daher greifen die Familien auf alle möglichen Stipendien zurück, um die Ausbildungskosten möglichst gering zu halten. Überdies wird von den Kindern erwartet, daß sie während der Sommerferien und möglichst auch während des Semesters Geld dazu verdienen. Trotz all dieser Mühen glaubt man, die Ausbildung an einem College sei ihren "Preis wert"; denn sie entschädigt die hart arbeitenden Eltern für ihre Angst vor Unsicherheit.

Ethnische Herkunft

In der Schicht II besteht zwischen ethnischer Herkunft und Aufwärtsmobilität ein enger Zusammenhang, das heißt, nur wenige Erwachsene sind innerhalb der Generationenfolge schichtmäßig stabil. Im Vergleich zu Schicht I ist der Anteil der Yankees unter den Familien der Schicht II geringer, nämlich nur 20 Prozent; 14 Prozent haben englische, schottische oder walisische Vorfahren; zwölf Prozent kommen aus mittel- oder nordeuropäischen Ländern wie Deutschland, Skandinavien, den Niederlanden, Frankreich oder Österreich; 20 Prozent der Befragten sind irischer Abstammung. Russische und polnische Juden der letzten großen Einwanderungswelle des 19. Jahrhunderts sind mit 26 Prozent am stärksten vertreten; acht Prozent sind italienischer Herkunft.

Religionszugehörigkeit

Ethnische Herkunft und Religionszugehörigkeit sind miteinander verknüpft. Darum verteilen sich die Angehörigen der Schicht II ungleichmäßig auf die einzelnen Religionsgemeinschaften. Nur 45 Prozent gehören zu protestantischen Religionsgemeinschaften, während der Anteil der Katholiken 29 Prozent und der der Juden 26 Prozent beträgt. 34 Prozent der Protestanten gehören zur kongregationalistischen, 30 Prozent zur episkopalischen Kirche; die übrigen sind Methodisten, Presbyterianer, Lutheraner und Baptisten. Katholiken stammen großenteils aus Irland, Italien, Deutschland und Österreich. Die jüdischen Familien in dieser Schicht gehören vorwiegend reformierten und konservativen Kongregationen an; nur wenige sind orthodoxe Juden. Ungefähr 20 Prozent der Männer und 16 Prozent der Frauen gehören keiner Religionsgemeinschaft an.

Weniger als sieben Prozent aller Ehen sind Mischehen; in 19 von 20 Fällen sind es Ehen zwischen Protestanten und Katholiken, in weniger als vier Prozent zwischen Protestanten und Juden und in weniger als ein Prozent zwischen Katholiken und Juden.

Die große Mehrheit aller Protestanten, Katholiken und Juden nehmen regen Anteil am religiösen Leben ihrer Kirche. Ihre Aktivitäten entspringen aber weniger einem echten religiösen Bedürfnis als äußerem sozialen Druck. Wer seine Religion immer mehr als Bürde empfindet, sucht in anderen Tätigkeitsbereichen nach emotionaler und moralischer Sicherheit, vermag sie aber nicht zu finden.

Familienstruktur

Ähnliche ethnische Herkunft und Religionszugehörigkeit der Ehegatten im Verein mit geographischer und sozialer Mobilität nach der Eheschließung lassen eine Kernfamilienstruktur entstehen, die sich von der aller anderen sozialen Schichten unterscheidet. Die Haushalte in Schicht II setzen sich in erster Linie aus dem erwachsenen Ehepaar und seinen minderjährigen Kindern zusammen. 97 Prozent der Erwachsenen sind eine Ehe eingegangen, 85 Prozent sind noch verheiratet, zwölf Prozent sind verwitwet, geschieden oder leben von ihren Ehegatten getrennt. Die Zahl der Verwitweten verhält sich zu der der getrennt lebenden und geschiedenen Eheleute wie 9 zu 1. Dieses Verhältnis belegt eindeutig, daß das Familienleben häufiger durch Sterbefälle als durch Willensentscheidungen der Eheleute beendet wird. Diese Rate unterscheidet sich auffällig von der für die Oberschicht.

Es lassen sich zwei verschiedene Ehetypen unterscheiden. Ehepaare, die vor 1940 geheiratet haben, bilden die erste Gruppe; bei ihnen war zum Zeitpunkt der Eheschließung die Ausbildung des Ehemannes und der Ehefrau bereits abgeschlossen, und beide arbeiteten bereits einige Jahre in ihrem Beruf. Die Männer heirateten im Alter von 25 bis 30, die Frauen von 20 bis 25. Zur zweiten Gruppe gehören die Ehepaare, die nach 1940 geheiratet haben. Bei ihnen lag das Heiratsalter bei Männern und Frauen zwischen 20 und 25 Jahren. Gegenüber der ersten Gruppe ist der Altersunterschied relativ gering. 20 Prozent dieser Ehen wurden geschlossen, während der Mann seinen Militärdienst ableistete oder sich in Ausbildung befand.

Jungverheiratete Ehepaare wollen im Laufe ihres Lebens drei Hauptziele erreichen: Kinder, ein eigenes Haus und beruflichen Erfolg. Im Normalfall sind beide so lange berufstätig, bis sie genügend Geld gespart haben, daß die Frau ihren Beruf aufgeben und ihre Rolle als Mutter übernehmen kann. 94 Prozent der Ehepaare wünschen sich in den ersten drei Ehejahren ein Kind. In diesen Familien kommen fast ausschließlich Wunschkinder zur Welt.[8] Bei Protestanten, Katholiken und Juden besteht kein Unterschied in der Familienplanung. Wir führten bei älteren Familien eine Erhebung durch, um uns zu vergewissern, ob Familienplanung eine allgemeine Praxis war, zumindest für eine Generation. Die Analyse ergab eine durchschnittliche Kinderzahl von 1,7. Die Familien haben also ohne Frage ihren Nachwuchs geplant. Diese Zahlen lassen auch erkennen, daß sich dieser Bevölkerungsteil nicht vermehrt hat.

Freizeitgestaltung

Die Familie oder einzelne ihrer Mitglieder gehören zahlreichen formellen oder informellen Organisationen an: Nachbarschaftsgruppen, Selbsthilfeorganisationen zum Schutz vor "unerwünschten Elementen", politische Vereine, Verbindungen, gesellige Vereinigungen, Berufsverbände, Pfadfinder und Elternbeiräte in Schulen. Frauen widmen sich mit Vorliebe wohltätigen Zwecken, denen sie zwar viel Zeit, aber wenig Geld opfern. Sie sammeln Geld für die verschiedenen Wohlfahrts- und Gesundheitsfonds und für "Kampagnen", die es nach ihrer Meinung "wert" sind, gefördert zu werden. Doch bei der geringsten Provokation blockieren sie auch Aktionen, die sie für "verwerflich" halten.

[8] In den Jahren 1948, 1949 und 1950 getraute Ehepaare erklärten, daß sie sowohl Zeitpunkt der Geburt ihrer Kinder als auch deren Anzahl planten. Die drei und sechs Jahre nach der Eheschließung durchgeführten Kontrollinterviews ergaben, daß sie ihren Plan verwirklicht hatten.

93 Prozent der Erwachsenen gehören einer, 84 Prozent der Männer und 79 Prozent der Frauen sogar zwei oder mehreren Organisationen an. 50 Prozent der Männer und 57 Prozent der Frauen bekleiden in diesen Organisationen ein Amt oder nehmen regelmäßig an deren Versammlungen teil. 71 Prozent der Männer und 67 Prozent der Frauen geben an, daß sie an ihren freien Abenden in der Woche so oft wie möglich am Vereinsgeschehen teilnehmen. Offenbar verbringen diese Leute einen großen Teil ihres gesellschaftlichen Lebens in Organisationen.

Zuhause entspannt man sich beim Fernsehen und Lesen. Familien mit Kindern akzeptierten das Fernsehen als neue Form der Freizeitgestaltung bereits in den Anfängen, doch 47 Prozent haben starke Einwände gegen Kinderprogramme. Die meisten Erwachsenen sind mit den Unterhaltungsprogrammen einverstanden, während sie Darstellungen von Gewalttätigkeiten ablehnen. Zeitungen und Illustrierte werden häufig, Bücher dagegen selten gelesen. Fast jede Familie hat die Lokalzeitung *New Haven Evening Register* abonniert, 56 Prozent lesen außerdem die *New York Times* oder die *New York Herald Tribune*; elf Prozent lesen den *New York Daily Mirror* oder die *New York Daily News.* Etwa 45 Prozent beziehen die Zeitschrift *Life,* 30 Prozent die *Time* und weitere 39 Prozent den *Reader's Digest.* 42 Prozent halten die *Saturday Evening Post,* 41 Prozent verschiedene Modezeitschriften, und 19 Prozent lesen Zeitschriften für Haus- und Gartengestaltung. Relativ wenige lesen Literaturzeitschriften.[9]

Einige Clubs in der Gemeinde werden fast ausschließlich von Angehörigen der Schicht II unterhalten. Der innere Kreis dieser Clubs besteht meist aus "Yankees". Diese Clubs üben auf aufwärtsstrebende Familien anderer ethnischer Herkunft subtile Restriktionen aus. Juden werden "draußen gehalten"; sie sahen sich daher gezwungen, eigene Clubs zu gründen. In den Familienclubs können die Familienmitglieder aller Altersstufen Tennis, Bowling oder Bridge spielen, schwimmen, tanzen und ihresgleichen treffen, ohne von den "Ungewaschenen" belästigt zu werden. Nichtmitgliedern werden die Clubprivilegien vorenthalten.

Die soziale Fassade

Familien dieser Schicht plagt ständig die Sorge um die Wahrung ihrer sozialen Fassade. Sie wollen das "Beste", ohne es sich leisten zu können. Arbeitgebern und Bekannten gegenüber geben sie sich gern gelassen. Bei Freunden dagegen lassen sie mitunter ihren tieferen Gefühlen freien Lauf. Eine Hausfrau, deren Mann außer dem standesgemäßen Familienclub noch einem Golfclub angehörte, kleidete ihr Ressentiment über die "geschäftlichen und gesellschaftlichen" Gründe für dieses Übersoll in die Worte:

"Golf ist ein verdammt albernes Spiel. Man schlägt den Ball, läuft hinterher, schlägt den Ball, läuft hinterher; zu allem Überfluß wird's beim 19. Loch auch noch teuer. Bis zum 18. Loch kommt man noch einigermaßen billig davon. Doch beim 19. Loch ist alles aus. Man wird dann sehr gesellig, und das geht ins Geld."

Gegen diesen Vorwurf verteidigt sich ihr Ehemann, indem er darauf verweist, daß gute Beziehungen am 19. Loch geschäftlichen Erfolg fördern.

Der Wunsch nach Erfolg ist das Hauptmotiv aller aufstiegsorientierten Männer und Frauen. In jungen Jahren träumen sie von der Zukunft: "Die nächsten fünf Jahre werden uns an das Ziel unserer Wünsche bringen." Aus diesen fünf Jahren werden dann leicht zehn, fünfzehn oder gar zwanzig Jahre, bis sich schließlich der leitende Angestellte im

9 Es ließen sich keine Unterschiede hinsichtlich der Lesegewohnheiten zwischen Katholiken, Protestanten oder Juden feststellen.

dritten Glied darüber klar wird, daß die Zukunft nicht sehr viel anders aussehen wird als die Vergangenheit; ein anderer erhält vielleicht die ersehnte Beförderung. In der Mitte seines Lebens hält er inne und erkennt, daß er seine Jugend geopfert, seine körperlichen und geistigen Kräfte im Kampf ums Vorwärtskommen bis zum äußersten verausgabt hat und ihm jetzt nur mehr übrigbleibt, mit dem Erreichten vorliebzunehmen. Eine derartige Krise kann einen Menschen, dem Erfolg versagt geblieben ist, in Depressionen stürzen. Dann mag er den Entschluß fassen, sich mit aller Kraft an die erreichte Stellung zu klammern und die "restlichen Jahre in der Firma abzusitzen", denn als Trost bleibt, was einer unserer Gesprächspartner uns anvertraute: "Wir haben eine schöne Altersversorgung." Diese Einstellung dient Menschen als Rettungsring, die erkennen müssen, daß sie die nächste Stufe der Berufshierarchie nicht mehr erklimmen werden.

Zusammenfassung

Nahezu alle Erwachsene in Schicht II haben eine über die Mittelschule (*high school*) hinausgehende Ausbildung absolviert. Die meisten Männer sind als leitende Angestellte tätig; viele arbeiten in weniger hoch dotierten akademischen Berufen. Die Angehörigen der Schicht II leben in Einfamilienhäusern in den besseren Gegenden der Gemeinde. Sie sind zwar ziemlich wohlhabend, verfügen jedoch über keinerlei ererbten oder erworbenen Reichtum. Diese Personen haben ein feines Gespür für Statusmerkmale, vielleicht als Folge der Tatsache, daß vier von fünf soziale Aufsteiger sind. Ihr Erfolgsstreben entfremdete sie ihren Eltern und in vielen Fällen ihrem Heimatort. Heterogene ethnische Herkunft, Religionszugehörigkeit und Aufwärtsmobilität stehen in engem Zusammenhang. Etwa die Hälfte der Familien sind Protestanten; die andere Hälfte sind zu etwa gleichen Teilen Katholiken und Juden. Die Kernfamilie besteht fast immer aus dem erwachsenen Ehepaar und ihren minderjährigen Kindern. Familienmitglieder aller Altersgruppen sind "gesellige Menschen". Von ihnen bevorzugte Organisationstypen sind Nachbarschaftsgemeinschaften, Selbsthilfeorganisationen zum Schutz vor "unerwünschten Elementen", örtliche Kirchenvereinigungen, politische Vereine, Verbindungen, Berufsverbände, Pfadfinder und Elternbeiräte in Schulen.

Konflikte in Schicht II hängen mit dem Erfolgsstreben zusammen. Jüngere Erwachsene arbeiten für den Tag, an dem sie "die Spitze" erreicht haben werden. Erst in späteren Jahren geht ihnen auf, daß sie es "nicht geschafft haben" und es auch nicht mehr schaffen werden. Sie resignieren, nehmen die Dinge, wie sie sind, doch im Hintergrund steht immer die Furcht, daß Krankheit, Krieg oder Wirtschaftskrisen ihrem Bemühen, die erreichte Stellung zu halten, jäh ein Ende bereiten können.

Schicht III

Statusbewußtsein

21,4 Prozent der Bevölkerung von New Haven gehören zur Schicht III. Die Angehörigen dieser Schicht haben zutreffende Vorstellungen über die Statusstruktur und ihre eigene soziale Position. 93 Prozent der Befragten dieser Schicht glauben, daß es in New Haven soziale Schichten gibt; 19 Prozent lehnen diese Vorstellung ab, sechs Prozent hatten keine Meinung. Von den 93 Prozent rechnen sich 31 Prozent zur "oberen Mittelschicht", 36 Prozent zur "Mittelschicht", 20 Prozent zur "unteren Mittelschicht" und zwölf Prozent zur "Arbeiterklasse". Ein Prozent der Befragten zählte sich zur "Oberschicht", aber nicht ein einziger identifizierte sich mit der "Unterschicht". Diese Zahlen lassen erkennen, daß bei dieser Schicht ein ausgeprägtes Bewußtsein für gesellschaftliche Rangunterschiede vorhanden ist und daß ihre Mitglieder mit bemerkenswerter Genauigkeit ihre Stellung innerhalb der Sozialstruktur angeben können.

Wirtschaftliche Stellung

Drei von vier Männern sind Angestellte. 51 Prozent arbeiten in der Verwaltung oder als kaufmännische Angestellte. Zum Verwaltungspersonal gehören Männer und Frauen, die in bundesstaatlichen und kommunalen Behörden sowie größeren Unternehmen als Abteilungsleiter tätig sind; zu dieser Gruppe zählen auch Geschäftsführer, Verkaufsleiter und Filialleiter. Bankangestellte, Buchhalter, Buchprüfer und Sekretärinnen lassen sich als Beispiele für kaufmännische Angestellte anführen. 24 Prozent besitzen ein eigenes Geschäft[10]; neun Prozent sind Halbakademiker (*semiprofessionals*) oder üben technische Berufe aus; sie sind Fotografen, Heilgymnastiker, technische Zeichner etc.

Frauen aus Schicht III stellen einen relativ großen Teil der erwerbstätigen Bevölkerung. Jungverheiratete Frauen arbeiten als Verkäuferinnen in kaufmännischen und technischen Berufen. Ältere Frauen, ob verheiratet oder ledig, sind oft in verantwortlicher Stellung als Aufsichtspersonal in Büros oder Kaufhäusern tätig. 28 Prozent der Frauen sind erwerbstätig, davon 59 Prozent als Verkäuferinnen und Verwaltungsangestellte und elf Prozent als Technikerinnen oder Volksschullehrerinnen. Die übrigen besitzen entweder ein kleines Geschäft oder arbeiten im Familienbetrieb mit. Elf Prozent aller Mütter mit Kindern unter 17 Jahren sind außer Haus beschäftigt. Kleinere Familienbetriebe werden gewöhnlich von Frauen der Inhaber geführt, während der Mann einen anderen Beruf ausübt. Auf diese Weise hat die Familie ein zusätzliches Einkommen. Im allgemeinen arbeitet eine Frau aus Schicht III bis zur Geburt ihres ersten Kindes. Wenn ihre Kinder in die Schule gehen, kehrt sie unter Umständen wieder ins Arbeitsleben zurück, um zum Lebensunterhalt der Familie beizutragen.

Die Familieneinkommen sind nicht so hoch wie in den beiden oberen Schichten. 1950 betrug in Familien mit dem Haushaltsvorstand als alleinigem Verdiener das durchschnittliche Jahreseinkommen 4929 Dollar; 32 Prozent dieser Familien gaben ein Jahreseinkommen von über 5000, nur zwei Prozent von über 10000 Dollar an; die meisten verfügten über ein Jahreseinkommen zwischen 4 000 und 5 000 Dollar. Bei Familien mit mehr als einem Verdiener lag das Durchschnittseinkommen bei 7538 Dollar. Das Durchschnittseinkommen des Mannes in diesen Familien war um 550 Dollar niedriger als in Familien, in denen die Frau nicht mitarbeitet; in Familien, in denen nur die Frau arbeitet, lag das Einkommen bei 3151 Dollar im Jahr.

Familien dieser Schicht legen ihre Ersparnisse in Eigenheimen, Versicherungspolicen, Sparkonten und Staatsanleihen an; nur wenige besitzen Aktien. Besitzer kleiner Geschäfte investieren häufiger in Grundeigentum als Angestellte. Die Familien in Schicht III verfügen durchschnittlich über liquide Ersparnisse von 2900 Dollar.

Die wirtschaftliche Orientierung richtet sich nach dem sozioökonomischen Status des Familienoberhauptes. Der selbständige kleine Geschäftsmann verwendet seine ge-

10 Als Kleinunternehmen gelten nach Dun und Bradstreet Geschäftsbetriebe im Werte von 6000 bis 35 000 Dollar.

samte Energie auf geschäftlichen Erfolg, den er am Profit mißt. Ein "guter" Geschäftsmann ist Mitglied der lokalen Handelskammer und seiner berufsständischen Organisation. Zahlreiche Gewerbeverbände vertreten die Interessen der Geschäftsleute in den Stadtvierteln und auf Bezirksebene. Die kleinen Geschäftsleute und ihre Organisationen unterstützen bei Wahlkämpfen nur Kandidaten, die sich für ihre Forderungen einsetzen. Solche Geschäftsleute deklarieren ihre eigenen Interessen gewöhnlich als "Interesse der Stadt" und "Dienst am Gemeinwohl".

Verwaltungsangestellte in höherer Position identifizieren sich häufiger mit der Behördenhierarchie als mit Büroangestellten oder leitenden Angestellten in der Produktion. Sie sind nicht in Gewerkschaften organisiert und haben kaum jemanden, der ihre Interessen im Betrieb, auf dem Arbeitsmarkt und in der Gemeinde vertritt. Sie werden von den Büroangestellten und auch den Arbeitern respektiert, die kleinen Geschäftsleute der Gemeinde jedoch betrachten sie nicht als ihresgleichen. Bollwerk der Selbstachtung und des Prestiges dieser leitenden Angestellten sind ihr Recht, bei der Arbeit einen Straßenanzug zu tragen, ihre Weisungsbefugnisse gegenüber Büroangestellten, ihr Schreibtisch und ihr Platz im Büro sowie die Hoffnung auf Aufstieg in der Behördenhierarchie. Für junge Männer ist diese Hoffnung auf Aufstieg ein starkes Motiv, doch Angestellte mittleren Alters erinnern sich wehmütig an ihre Träume vom sozialen Aufstieg, ältere Angestellte schließlich fühlen sich unrettbar im Netz der Bürokratie gefangen.

Leitende Angestellte in der Produktion nehmen eine Zwischenstellung ein, insofern sie weder zum Management noch zu den Angestellten oder Arbeitern gehören. Sie werden von Verwaltungs- und Büroangestellten zu den Arbeitern gerechnet, verfügen aber als verlängerter Arm des Managements über keine eigenständigen Gewerkschaften, die in Arbeitskämpfen ihre Interessen vertreten. Auch im gesellschaftlichen Leben werden sie von Akademikern und Geschäftsleuten gewöhnlich mit Fabrikarbeitern gleichgesetzt. Sie selbst identifizieren sich eher mit dem Management.

Halbakademiker (*semiprofessionals*) und Techniker, überwiegend Frauen, sind fast ausschließlich Angestellte in Großunternehmen oder Behörden. Diese Gruppe betrachtet die Mitgliedschaft in einer Gewerkschaft als unter ihrer Würde. Sie gehören berufsorientierten informellen Organisationen an, die allerdings auf dem Arbeitsmarkt und in der Politik kaum Bedeutung haben. Sie lehnen gewerkschaftliche Organisierung ab und verlassen sich auf ihr technisches Wissen als Mittel zur Durchsetzung besserer Bezahlung und größerer Eigenverantwortlichkeit am Arbeitsplatz.

Die Nachfrage nach den für Schicht III typischen Berufen ist relativ beständig. Allerdings bezahlen sie die Sicherheit ihres Arbeitsplatzes mit einem hohen Preis, denn ihre Aussichten auf Gehaltserhöhung oder Beförderung sind äußerst gering. Ein Bankangestellter in mittleren Jahren drückte dies so aus: "Ich arbeite nun seit 1926 bei dieser Bank. Um einen Arbeitsplatz brauche ich mir keine Sorgen zu machen, aber leider bin ich unterbezahlt."

Auch in der Wirtschaftskrise der dreißiger Jahre konnten die meisten dieser Angestellten ihren Arbeitsplatz halten, arbeiteten aber für relativ geringe Bezahlung. Seit den vierziger Jahren hielt ihr Einkommenszuwachs mit den ständig steigenden Lebenshaltungskosten nicht Schritt. Sie bekamen den Druck der überall steigenden Preise voll zu spüren. Nur die kleinen Geschäftsleute fühlen sich von der Preisentwicklung nicht so stark betroffen. Sie geraten jedoch zwischen die Mühlräder einer anderen Entwicklung: nationale Konzerne und Warenhausketten schaffen durch ihre zentrale Organisation unerträgliche Wettbewerbsbedingungen. Daher ist ihre Angst vor der Zukunft nur zu berechtigt, da sie jedes Jahr eine Geschäftsaufgabe nach der anderen miterleben müssen.

Ausbildung

Die meisten Männer und Frauen aus Schicht III haben die Oberschule (*high school*) absolviert. Die durchschnittliche Ausbildungsdauer beträgt für Männer 12,4 Jahre und für Frauen 12,1 Jahre. In diesem Punkt besteht also zwischen Männern und Frauen kein großer Unterschied. In 46 Prozent der Familien stand der Mann genauso lange in der Ausbildung wie die Frau; bei 32 Prozent dauerte die Ausbildung des Mannes, bei 17 Prozent die der Frauen ein Jahr länger als die des Ehepartners. Bei nur zwei Prozent der Männer und Frauen differiert die Ausbildungszeit gegenüber dem Ehepartner um mehr als zwei Jahre.

Kinder aus Schicht III besuchen überwiegend öffentliche Grund- und Sekundarschulen; nur wenige werden an Konfessionsschulen unterrichtet. Ungefähr 89 Prozent der Mädchen und Jungen absolvieren die *high school*; etwas weniger als 70 Prozent der *high-school*-Absolventen lassen sich anschließend weiterbilden, die restlichen 30 Prozent treten sofort ins Berufsleben ein. Ihr Studium nehmen die meisten an öffentlich unterstützten Hochschulen auf. Eine Minderheit besucht konfessionell gebundene Colleges; nur einzelne Studenten werden in renommierte Colleges aufgenommen. Ein Drittel verläßt bereits nach einem Jahr, ein weiteres Viertel nach zwei Jahren das College; Männer verlassen das College häufiger als Frauen. Gewöhnlich arbeitet der junge Mann aus Schicht III während seiner Schulzeit und hat bei Eintritt ins College bereits ein wenig Geld gespart. Wenn seine Familie ihm keine angemessene finanzielle Unterstützung gewähren kann, dann verläßt er gewöhnlich das College und sucht sich einen Arbeitsplatz. Eine Studentin findet eher eine Teilzeitbeschäftigung als ein junger Mann. Wenn sie keine Stelle findet, bietet sich immer noch der Ausweg, für freie Kost und Logis in einer Familie zu arbeiten. Im ungünstigsten Falle verläßt sie das College für ein Jahr, geht arbeiten, spart genügend Geld und kehrt ans College zurück. In der Regel heiratet sie sofort nach Beendigung ihres Studiums einen College-Absolventen, arbeitet als Lehrerin oder setzt ihre Ausbildung fort. Frauen aus Schicht III scheinen stärker aufstiegsorientiert zu sein als die Männer.

Wohnverhältnisse

Die Angehörigen dieser Schicht sind sich über die Bedeutung der Wohngegend für das soziale Prestige im klaren und möchten daher in "guten" Vierteln wohnen. 72 Prozent der Familien fühlen sich in ihrer Umgebung "ganz wohl", aber 61 Prozent möchten lieber woanders leben. Etwa sechs von zehn Familien in der City von New Haven hoffen, in wenigen Jahren in einen Vorort oder aufs Land ziehen zu können; ungefähr elf Prozent möchten aus den verschiedensten Gründen die Gemeinde für immer verlassen.

Normalerweise leben die Familien in einem Einfamilienhaus mit fünf oder sechs Zimmern in einer guten Wohngegend. Etwa 74 Prozent dieser Einfamilienhäuser wurden bereits vor dreißig Jahren gebaut. Sie stehen an engen Straßen dicht nebeneinander und auf Grundstücken, die selten größer als 200 Quadratmeter sind; die Gärten sind kleiner und bescheidener angelegt als die der Schicht II. Neuere Einfamilienhäuser stehen zwar auf größeren Grundstücken, vor allem in den nach dem Zweiten Weltkrieg neu entstandenen Siedlungen, doch sie sind merklich kleiner und teurer als die älteren Eigenheime. Von ehemaligen Kriegsteilnehmern gegründete Familien kauften die Häuser zum Teil mit den Abfindungen der Männer. Von all den seit Kriegsende gekauften

Häusern sind nur 32 Prozent bezahlt. Viele Familien aus Schicht III zogen in Siedlungsgebiete, in denen die Häuser zwischen 16000 und 20000 Dollar kosteten. 42 Prozent leben in Mietwohnungen oder Mehrfamilienhäusern in der City von New Haven.

Die Wohnverhältnisse der Schicht III sind heutzutage vermutlich schlechter als dreißig Jahre zuvor. Diese Schicht mußte während der Wirtschaftskrise der dreißiger Jahre besonders starke Einkommenseinbußen hinnehmen; in den vierziger Jahren versuchte die Regierung, den Preisanstieg durch Lohnkontrollen einzudämmen; da die Preise dennoch rapide anstiegen, erlitten die Angehörigen der Schicht III erneut starke finanzielle Einbußen. Außerdem sind die Grundstückspreise in den letzten Jahren zwei- oder dreimal so schnell gestiegen wie die Einkommen. So ist für sie das Ranchhaus auf einem Grundstück von 150 Quadratmetern in einer Vorstadt ein Traum geblieben.

Ethnische Herkunft

Sechs von sieben Familien in Schicht III haben Vorfahren, die erst nach dem Amerikanischen Bürgerkrieg in die Vereinigten Staaten einwanderten. 34 Prozent sind irischer, 13 Prozent deutscher und skandinavischer, sieben Prozent englischer und walisischer Herkunft. Die übrigen Familien sind Nachfahren von Einwanderern, die sich nach 1880 in der Gemeinde niederließen. 15 Prozent stammen von Italienern, 14 Prozent von russischen und polnischen Juden ab. Die noch verbleibenden zwei Prozent setzen sich aus Polen, Griechen und anderen Nationalitäten Süd- und Osteuropas zusammen.

Die Nachfahren der Einwanderer, die vor vier oder fünf Generationen nach Amerika gekommen sind, haben sich im großen und ganzen in die amerikanische Kultur integriert. Sie betrachten sich als Amerikaner und erst in zweiter Linie als Iren oder Skandinavier; sie identifizieren sich mit dem amerikanischen Ideal vollständiger Akkulturation und Sozialisation. Ethnische Merkmale haben nur wenig Bedeutung; es gibt kaum ökonomische oder soziale Unterschiede zwischen den Angehörigen dieser ethnischen Gruppen und den Nachfahren der alten Yankees. Die jüngeren Einwanderergenerationen sind noch nicht vollständig assimiliert, weder kulturell, beruflich noch sozial. Angehörige dieser Gruppen sind aufstiegsorientiert. Sie haben sich von den soziokulturellen Bedingungen der ersten und zweiten Einwanderergeneration gelöst und sich der Lebensart der "amerikanischen Mittelschicht" angepaßt, ohne daß sie ihr europäisches Erbe ganz hätten abstreifen können. Ihrer kulturellen Eigenarten wegen gelten sie in New Haven als "Bindestrichamerikaner".

Religionszugehörigkeit

47 Prozent der Angehörigen der Schicht III sind Katholiken, 14 Prozent Juden und 39 Prozent Protestanten. Diese Verteilung folgt aus dem engen Zusammenhang zwischen Religionszugehörigkeit und nationaler Herkunft. Die alteingesessenen Amerikaner, also Skandinavier, Deutsche, Engländer, Schotten, Waliser sind vorwiegend Protestanten, während Iren, Italiener und Polen römisch-katholisch sind. Die Juden stammen überwiegend aus Rußland oder Polen.

Die Identifizierung von Aufstiegsorientierung mit protestantischen Religionsgemeinschaften ist ein interessantes Phänomen. Sobald Personen dieser Schicht sich dem Status der Mittelschicht nähern, übernehmen sie entweder verantwortliche Ämter in der römisch-katholischen Kirche oder treten zum protestantischen Glauben über. Dadurch ist der Anteil der Protestanten in dieser Schicht über die aufgrund ethnischer Herkunft zu erwartende Zahl gestiegen. Eine vergleichbare Übertrittsbewegung von Yankees, Schotten, Engländern, Walisern oder Skandinaviern zum katholischen Glauben läßt sich dagegen nicht feststellen. Wir schließen daraus, daß Aufwärtsmobilität wesentlich häufiger mit Übertritten vom Katholizismus zum Protestantismus verbunden ist als umgekehrt. Die Juden gehören vorwiegend konservativen Gemeinden an, einige wenige sind orthodoxe Juden oder Reformierte. Nur 13 Prozent der Männer und 17 Prozent der Frauen gehören keiner Religionsgemeinschaft an.

Männer wie Frauen nehmen ihren Glauben ernst. Sie gehören einer Kirchengemeinde an, besuchen regelmäßig deren Gottesdienste, unterstützen die Gemeinde finanziell – und engagieren sich in den verschiedenen angeschlossenen Organisationen. Kurz, sie sind praktizierende Juden, Protestanten oder Katholiken – das "Fundament des Werkes Gottes auf Erden".

Familienstruktur

48 Prozent der Familien setzen sich aus Vater, Mutter und minderjährigen Kindern zusammen. 24 Prozent bestehen aus Ehemann und Ehefrau ohne Kinder und sonstige Haushaltsmitglieder. In dieser Schicht gibt es verglichen mit Schicht II und IV wesentlich mehr Familien, in denen die Eheleute mit ihren Eltern oder Schwiegereltern zusammenleben. Wir finden hier die traditionelle Familienstruktur, in der sich Erwachsene um ihre alten Eltern kümmern, selbst aber nur wenige Kinder haben. In dieser Schicht werden daher Familien, die mit drei Generationen unter einem Dach leben, immer seltener. Ungefähr 93 Prozent der Erwachsenen gingen im Laufe ihres Lebens eine Ehe ein; von ihnen sind noch 79 Prozent verheiratet. Die übrigen sind verwitwet, geschieden oder leben vom Ehepartner getrennt. Das Verhältnis von Witwen und Witwern zu geschiedenen Personen liegt bei 6 zu 1. Dieses Verhältnis zeigt, daß Ehen in Schicht III für Scheidung und Trennung anfälliger sind als in Schicht II. Aussagekräftiger für die Unterschiede zwischen den beiden Schichten ist der Anteil der Kinder unter 17 Jahren, die bei einem geschiedenen oder getrennt lebenden Elternteil wohnen. Ihr Anteil beträgt in Schicht III zehn Prozent, während er in Schicht II unter fünf Prozent liegt.

Das durchschnittliche Heiratsalter der Männer liegt in dieser Gruppe bei 22, das der Frauen bei 20 Jahren. Ungefähr vier von fünf Ehepaaren verlobten sich sechs bis acht Monate vor ihrer Heirat, drei von vier wurden kirchlich getraut. Unmittelbar nach der Hochzeit zieht die Hälfte aller Ehepaare in das Haus der Eltern, meistens zu den Eltern der Ehefrau; 40 Prozent der Jungverheirateten wohnen zu Beginn ihrer Ehe zur Miete; die übrigen suchen sich verschiedene andere Wohnmöglichkeiten. Die Wohnung bei den Eltern wird selten länger als zwei Jahre in Anspruch genommen, denn keine der beiden Parteien ist mit dem Zustand zufrieden. Die jungen Ehepaare wohnen mit den Schwiegereltern meistens deswegen unter einem Dach, weil sie nur schwer eine ihnen zusagende Wohnung finden.

Geplanter Nachwuchs ist in dieser Gruppe die Regel. Familien, in denen die Frau über 45 Jahre alt war, planten durchschnittlich 3,4 Kinder; solche, in denen die Frau unter 45 Jahre alt war, durchschnittlich 2,1 Kinder. Die Religionszugehörigkeit hat keinen Einfluß auf die gewünschte Kinderzahl. Allerdings gibt es mehr protestantische als jüdische oder katholische Ehepaare ohne Kinder, doch mehr katholische als protestantische oder jüdische Familien mit einem Kind und mehr jüdische als katholische oder protestantische Familien mit zwei Kindern.

Freizeitverhalten

Alle Sieben- bis 70jährigen gehören irgendeiner Organisation in der Gemeinde an: Bruderschaften, kirchliche Vereine für Eheleute, karitative kirchliche Vereinigungen, Wohltätigkeitsvereine, Verbindungen, Pfadfinder, Sportvereine, politische Verbände, Veteranenorganisationen, Frauenvereine, Elternbeiräte usw. Die meisten Männer sind Mitglieder in religiösen Logen oder in Veteranenverbänden; Frauen bevorzugen kirchliche Vereine. 82 Prozent der Männer und 87 Prozent der Frauen gehören mindestens einem Verein an. Sie nehmen regen Anteil am Vereinsleben, besuchen mehr oder minder regelmäßig die Versammlungen, bekleiden ein Amt, haben ein Amt bekleidet oder möchten gern ein Amt übernehmen. Ihrer Meinung nach trägt ihre Mitarbeit in all diesen Organisationen zum "Wohl der Gemeinde" bei.

Zu den häuslichen Freizeitbeschäftigungen zählen Fernsehen, Lesen, Besuche bei Bekannten und Freunden und handwerkliche Tätigkeiten im Hause. Etwa 76 Prozent der Befragten haben ein Fernsehgerät, die übrigen haben zumindest ein Rundfunkgerät. Erwachsene bevorzugen Fernsehspiele, Unterhaltungssendungen, Nachrichten und Lustspiele. 55 Prozent der Eltern lehnen Kindersendungen ab, die Gewalt und Verbrechen verherrlichen.[11]

Fast alle Haushalte haben die Lokalzeitung *New Haven Evening Register* abonniert, 53 Prozent noch eine weitere überregionale Tageszeitung; 26 Prozent lesen die *New York Times* oder den *New York Herald Tribune,* 19 Prozent die *New York Daily News* oder den *New York Daily Mirror.* Die beliebteste Zeitschrift ist der *Reader's Digest*; er wird von 37 Prozent der Familien gelesen; es folgen die Zeitschriften *Life* mit 36 Prozent, *Saturday Evening Post* mit 32 Prozent und *Time* mit 15 Prozent. Weniger als acht Prozent aller Familien beziehen Literatur- oder Fachzeitschriften. Zeitschriften für Wohnungseinrichtung und Gartengestaltung sowie Frauenzeitschriften sind bei den Haushalten Standardlektüre, in signifikant höherer Zahl als bei den Haushalten der Schicht II.

Zusammenfassung

Signifikant mehr Männer und Frauen dieser Schicht als der Schicht II sind mit ihrem derzeitigen Lebensstandard unzufrieden und schauen besorgter in die Zukunft. Die Mehrheit jedoch betrachtet ihre Zukunftsaussichten als eher positiv, wartet auf den Zeitpunkt, da das Haus abgezahlt ist, das Einkommen steigt und sie ein angenehmeres Leben führen können. Etwa zwei Drittel der befragten Ehemänner und -frauen unter 40 Jahren rechneten sich "sehr gute" Chancen aus, den angestrebten Lebensstandard in den nächsten zehn Jahren zu erreichen, und erwartete, daß sich ihr Einkommen in etwa 15 Jahren verdoppeln werde.

Männer und Frauen über 40 Jahre machen sich Gedanken über das Fortkommen ihrer Kinder, legen Wert auf gute Nachbarschaft und achten auf ihre Gesundheit. Viele sind über Berichte von Korruption in Wirtschaft und Regierung beunruhigt, besonders in Fällen, die ihre eigene Gemeinde betreffen. Andere sorgen sich über die zunehmende Anzahl von Negern in ihrem Wohnviertel, wieder andere beklagen sich über mangelndes Verantwortungsbewußtsein vieler Menschen gegenüber ihren Kindern, Nachbarn und Kollegen.

[11] Eine detaillierte Behandlung dieser Frage findet sich in 'Parents, Children and Television', *Information Service,* Bd. XXXIII, Nr. 17, 24. April 1945, S. 1-8.

Viele ältere Angehörige dieser Schicht leiden unter der Kluft zwischen ihren Idealvorstellungen vom Leben und ihrer tatsächlichen Lage. Solange sie ihre Ideale zu verwirklichen suchten, mußten sie auf die Annehmlichkeiten des Tages zugunsten ideeller, moralischer und sozialer Ziele von morgen verzichten. Während die Jahre verstreichen und die Verwirklichung ihrer Ziele in immer weitere Ferne rückt, finden sich viele Erwachsene resigniert mit dem Stand der Dinge ab.

Schicht IV

Selbsteinschätzung

Gemäß dem *Index of Social Position* gehören 48,5 Prozent aller Haushalte in dieser Gemeinde zu Schicht IV. 88 Prozent der Angehörigen dieser Schicht sind von der Existenz sozialer Schichten überzeugt und können ziemlich genau ihre Position in der Schichtungsstruktur angeben:

Selbsteinschätzung	Prozent
"Obere Mittelschicht"[12]	4
"Mittelschicht"	18
"Untere Mittelschicht"	22
"Arbeiter"	53
"Unterschicht"	3

Die Befragten waren sich deutlicher über soziale Unterschiede als über ihren eigenen Status im sozialen System im klaren. Andererseits vermochten sie sich gerade aufgrund ihres ausgeprägten Sinns für gesellschaftliche Realität annähernd zutreffend in die Statushierarchie einzuordnen. Über die Hälfte der Befragten betrachtet sich als zur Arbeiterschaft gehörig; 40 Prozent zählen sich zur unteren Mittelschicht. Nur wenige rechnen sich zur oberen Mittelschicht oder Unterschicht. Realitätsgerechte Einschätzung der Schichtungsstruktur und der eigenen sozialen Position sind wichtige Faktoren zur Erhaltung des sozialen Systems.

Ein Vergleich zwischen den von der Elterngeneration ausgeübten Berufen und absolvierten Ausbildungsgängen mit den entsprechenden Daten der heutigen Generation läßt erkennen, daß 71 Prozent der Befragten dieser Gruppe, auf die Generationsabfolge bezogen, stabil sind. Diese Leute sind mit ihrem "Lebensstil" zufrieden und bringen keine "Opfer für ihren sozialen Aufstieg". Ihre Selbsteinschätzung und ihr Sinn für persönliche Würde unterstützen diese Haltung; zudem identifizieren sich die meisten mit der Arbeiterklasse. Andererseits haben von den 31 Prozent Aufsteigern aus Schicht V 77 Prozent "Opfer" für die "Verbesserung" ihrer Lage gebracht. Sie orientieren sich in signifikant hoher Zahl an der Mittelschicht und nicht an der Arbeiterschaft oder unteren Mittelschicht. Diese Aufsteiger begnügen sich nicht mit ihren Erfolgen und ihrer Rolle in der Gemeinde und erwarten von der Zukunft mehr als Personen, die mit ihrem jetzigen Status zufrieden sind. Ihre Orientierung ist ihnen Stütze für die Gegenwart, Ansporn für die Zukunft und Entschädigung für die Vergangenheit.[13]

12 Weniger als 0,5 Prozent der Befragten bezeichnen sich als zur "Oberschicht" gehörig.
13 Diese Annahme basiert auf qualitativen Daten aus den Tiefeninterviews.

Wirtschaftliche Lage

35 Prozent der Männer in Schicht IV sind Facharbeiter, 52 Prozent angelernte Arbeiter, zwölf Prozent Büroangestellte und Verkäufer und ein Prozent besitzen Klein- und Kleinstläden.[14]

Die Skala der verschiedenen erlernten Berufe reicht vom Kraftfahrzeugmechaniker, Elektroschweißer, Heizungsinstallateur bis zum Schriftsetzer, Maurer, Buchdrucker und zum Lademeister bei der Eisenbahn. Die Angelernten arbeiten überwiegend an Fließbändern in Fabriken. Die übrigen angelernten Arbeiter sind als Warenprüfer, in der Warenannahme, im Reparaturdienst, als Lastwagenfahrer oder Packer beschäftigt. Die Facharbeiter fühlen sich in ihren Lebensverhältnissen sicherer als die ungelernten; sie machen sich weniger Sorgen um die Zukunft und um Wirtschaftskrisen. Viele sind mit ihrer Arbeit zufrieden und glauben, daß sie ihnen das gibt, was sie vom Leben erwarten. Nur sieben Prozent der Facharbeiter betrachten die Arbeit als "Job wie jeden anderen"; 59 Prozent der angelernten Arbeiter dagegen sind mit ihrem Arbeitsplatz unzufrieden. Nach Meinung beider Gruppen sind Gewerkschaften und Wirtschaftslage für ihre Sicherheit wichtiger als der gute Wille der Unternehmer. Die zwei Drittel in Großbetrieben beschäftigten Arbeiter halten "die Gewerkschaft" sowie staatliche und bundesstaatliche Gesetzgebung für die wichtigsten Garanten ökonomischer Sicherheit.

Praktisch alle Frauen, deren Ehemänner zu wenig verdienen und die nicht zu alt oder zu krank sind, gehen einer Berufstätigkeit nach. Von den Hausfrauen ohne Kinder oder mit Kindern unter 17 Jahren und darüber sind 37 Prozent erwerbstätig. 18 Prozent der Mütter von Kindern zwischen sechs und sechzehn Jahren und sechs Prozent der Mütter mit noch nicht schulpflichtigen Kindern arbeiten außer Haus. Der Großteil der Fabrikarbeiterinnen sind Frauen aus dieser Schicht. Unmittelbar nach Schulabgang arbeiten sie als angelernte Fabrikarbeiterinnen, Büroangestellte oder Verkäuferinnen und bleiben auch nach ihrer Heirat bis zum ersten Kind berufstätig. Sobald die Kinder größer sind, kehren die meisten Frauen ins Erwerbsleben zurück. Verglichen mit den höheren Schichten ist das Einkommen dieser Schicht relativ gering. Das mittlere Familieneinkommen liegt bei 3812 Dollar im Jahr, wenn der Mann allein verdient. 64 Prozent dieser Familien haben ein durchschnittliches Jahreseinkommen von weniger als 4000 Dollar, 27 Prozent von 4000 bis 5000 Dollar und nur neun Prozent von über 5000 Dollar. Wenn mehrere Mitglieder der Familie berufstätig sind, liegt das mittlere Jahreseinkommen bei 5763 Dollar.

Wohnverhältnisse und Ersparnisse

Die Ersparnisse werden zur Finanzierung des Hauses, der Möbel, der Kleidung und eines Autos verwendet. 46 Prozent aller Familien sind "Hausbesitzer", doch nur 19 Prozent haben ihr Haus bereits vollständig bezahlt. 79 Prozent der Hausbesitzer wohnen in Zwei-, Drei- oder Mehrfamilienhäusern, die in den Arbeiterbezirken der Stadt liegen. Familien, die sich ein Einfamilienhaus haben leisten können, leben vorwiegend in drei Vorstädten.

Einfamilienhäuser werden vor allem von der ersten und zweiten Einwanderergeneration als finanzielle Belastung betrachtet. Die Erfahrung hat sie gelehrt, daß Arbeiter häufig ohne Beschäftigung sind und Mehrfamilienhäuser sich "selbst finanzieren".

[14] Betriebe mit einem Wert von weniger als 5000 Dollar werden von Dun und Bradstreet nicht aufgeführt.

Der Hauseigentümer wohnt kostenlos, da seine Mieter die Finanzierungs- und Instandhaltungskosten aufbringen. Einwanderer der dritten und vierten Generation bevorzugen dagegen das Einfamilienhaus in einer Vorstadt.

Im allgemeinen gibt eine Familie ihr Einkommen fast vollständig aus. Der Lohn deckt gerade die Ausgaben für Ernährung, Kleidung, Gesundheitspflege, Urlaub, Wohnen und alle anderen notwendigen Anschaffungen. Freilich versucht eine typische Familie dieser Schicht auch zu sparen, doch übersteigen ihre Ersparnisse selten zehn bis 15 Dollar im Monat. Doch selbst dieser Sparbetrag muß oft in dringenden Fällen angebrochen werden, zum Beispiel für den Kauf neuer Möbel oder eines neuen Autos. Nur wenige Familien sind in der Lage, so viel zu sparen, daß sie ein neues Auto bar bezahlen können oder über einen größeren Geldbetrag beim Kauf ihres Hauses verfügen.

Eingekauft wird gewöhnlich im Supermarkt oder in kleinen Läden in der Nachbarschaft, denn man glaubt, für sein Geld dort am meisten zu bekommen. Größere Anschaffungen wie Kühlschrank, Waschmaschine, Sofa etc. werden durch Ratenzahlung finanziert. Da die Industriearbeiter ihren Lohn meist in bar erhalten, fährt die Ehefrau am Zahltag mit dem Bus in die Stadt und zieht von Geschäft zu Geschäft, um die diversen Raten und Rechnungen zu bezahlen. Das gesparte Geld trägt man gewöhnlich zu einer Darlehns- oder Bausparkasse. Bei mancher Familie der ersten und zweiten Einwanderergeneration findet sich auch noch der althergebrachte Sparstrumpf unter der Matratze. Familien der Schicht IV vertrauen ihre Ersparnisse nur selten Geschäftsbanken an und verfügen, verglichen mit Schicht III, über weniger Girokonten. Die durchschnittlichen Ersparnisse in diesen Familien betragen ungefähr 550 Dollar; drei Prozent der Familien erklären allerdings, über 1 000 Dollar auf der Bank zu haben.

Ausbildung

Die Ausbildung in Schicht IV unterscheidet sich gravierend von der in Schicht III; sie dauert bei Männern durchschnittlich 9,4, bei Frauen 10,5 Jahre. Bei zwei Prozent der Männer und Frauen differiert die Ausbildungsdauer gegenüber dem Ehepartner um zwei oder mehr Jahre. Die Kinder erhalten eine etwas längere Schulausbildung als ihre Eltern; die Jungen gehen elf, die Mädchen 11,4 Jahre zur Schule. 47 Prozent der Töchter und 63 Prozent der Söhne verlassen die *high school* ohne Abschluß. Die Kinder besuchen überwiegend öffentliche Grund- und Oberschulen, aber ein nicht geringer Teil wird an katholischen Konfessionsschulen unterrichtet. An den Besuch einer Privatschule ist für diese Familien nicht zu denken, ausgenommen in höchst ungewöhnlichen Fällen, wenn der Sohn etwa mit vielversprechenden sportlichen Leistungen aufwarten kann. In solchen Fällen mag sich eine hochgestellte Person seiner annehmen und sich um ein "Stipendium" bemühen. Sobald die Jugendlichen der Schicht IV mit sechzehn Jahren ihrer Schulpflicht Genüge getan haben, verlassen sie in Scharen die Schule. Die meisten Eltern halten zwar einen *high-school*-Abschluß für ein wichtiges Ausbildungsziel, doch nur wenige Kinder erreichen dieses Ziel. Nur eine Minderheit zieht eine weiterführende Ausbildung ernstlich in Betracht.

Die 20 Prozent der Jugendlichen mit *high-school*-Abschluß, die eine weitergehende Ausbildung anstreben, gehen auf die *State University,* das *State Teachers College* sowie auf städtische und konfessionelle Colleges. Die namhaften Universitäten sind für den durchschnittlichen *high-school*-Absolventen unerreichbar, wenngleich die unmittelbare Nähe von Yale jedoch für manchen jungen Mann einen Ansporn darstellt. In Yale und an anderen renommierten Universitäten werden jedes Jahr einige dieser jungen Männer aufgenommen. Diese Ausnahmen halten die Idealvorstellung wach, daß die “besten” Colleges auch Personen aus bescheidenen Verhältnissen offenstehen, “wenn sie sich ihrer nur würdig erweisen”. Junge Mädchen lassen sich häufig zu Krankenschwestern und Sekretärinnen ausbilden. Einige junge Männer besuchen Schulen für Maschinenbau, technisches Zeichnen und dergleichen, die direkt auf das Berufsleben vorbereiten.

Ethnische Herkunft

Nur sieben Prozent der Familien aus Schicht IV sind Nachfahren von Yankees. Die Vorfahren dieser kleinen Gruppe kamen vor acht Generationen in die Vereinigten Staaten. Die übrigen 93 Prozent der Familienvorstände stammen überwiegend von europäischen Einwanderern ab. Neun Prozent sind englischer, schottischer oder walisischer, 17 Prozent irischer Herkunft; diese beiden Gruppen leben höchstens seit fünf Generationen in Amerika. 13 Prozent sind schwedischer, norwegischer und dänischer Abstammung; sie sind seit höchstens vier Generationen in den Vereinigten Staaten. Sieben Prozent sind Nachkommen deutscher Einwanderer und leben seit drei Generationen in New Haven.

Fast die Hälfte der Familien stammte von Einwanderern aus Süd- und Osteuropa ab. 30 Prozent haben italienische Vorfahren. Der Anteil der polnischen und russischen Juden beträgt sieben Prozent, der der römisch-katholischen Polen sechs Prozent. Vier Prozent sind Nachkommen griechischer, ungarischer, litauischer und bulgarischer Einwanderer. Alle diese Gruppen leben seit höchstens drei Generationen in den USA.

Bei neun von zehn Angehörigen dieser Schicht ist der Anpassungsprozeß zwar noch nicht abgeschlossen, doch die Akkulturation verläuft ziemlich rasch. Freilich erhalten sich in jeder Gruppe noch Elemente der europäischen Kultur, nicht zuletzt weil sich die meisten ethnischen Minderheiten in eigenen Vierteln niederlassen, eigene Organisationen gründen und innerhalb ihrer Gruppe heiraten. So bewahrt die erste und die zweite Einwanderergeneration weitgehend die Sprache und das überlieferte Wertsystem ihrer jeweiligen europäischen Kultur. In der dritten und vierten Generation gerät die Heimatsprache in Vergessenheit; die jungen Leute eignen sich unter dem Einfluß der öffentlichen Schulen, der Massenmedien und des Arbeitsplatzes amerikanische Verhaltensweisen, Vorstellungen und Werte an. Die junge Generation verläßt die Wohnviertel ihrer Eltern und zieht in neue Vorortsiedlungen, wo ihre ethnische Herkunft keine Rolle spielt. Hier fühlen sie sich als Amerikaner europäischer Abstammung.

Religionszugehörigkeit

Religionszugehörigkeit hängt eng mit ethnischer Herkunft zusammen. 63 Prozent der Schicht IV sind Katholiken, sieben Prozent Juden, 30 Prozent Protestanten. Unter den Katholiken finden sich hauptsächlich Polen, Italiener und Iren. Ebenso wie die Familien irischer und italienischer Abstammung haben auch die Polen ihre eigene Pfarrgemeinde. Polen, Italiener und Iren der älteren Generation sehen es nämlich ungern, wenn ein nicht zu ihrer Volksgruppe gehöriger Priester die Messe liest. Da jedoch immer mehr jüngere Leute in die Vorstädte ziehen, vermischen sich in den neuen Siedlungen die verschiedenen ethnischen Gruppen. Dennoch besteht die Tendenz, daß jede Volksgruppe ihre eigene Gemeinde aufsucht.

Die Juden aus Polen und Rußland gehören orthodoxen oder konservativen Synagogen an; selten ist eine jüdische Familie Mitglied der reformierten Gemeinde. Protestanten sind zum größten Teil Methodisten, Lutheraner, Presbyterianer und Baptisten oder sie bekennen sich zu weniger verbreiteten Religionsgemeinschaften und Sekten. Kongregationalisten und Episkopale sind in dieser Schicht seltener vertreten, als man erwarten könnte. Protestanten dieser Gruppe gehen nicht so regelmäßig zur Kirche wie Angehörige der Schicht III. Irische und polnische Katholiken sind frommer als italienische. Sowohl Katholiken als auch Protestanten schließen sich in großer Zahl der jeweiligen Gemeinde ihres Arbeiterviertels an.

Familienkonstellation

Die typische Familienkonstellation unterscheidet sich in vier Merkmalen von der in Schicht III: 1. gibt es weit mehr zerrüttete Familien; 2. nehmen mehr Haushalte Untermieter auf; 3. sind die Familien größer und 4. gibt es mehr Familien, in denen drei Generationen unter einem Dach leben. Die einzelnen Aspekte der Familienstruktur sollen hier eingehender diskutiert werden. Bei 80 Prozent aller Familien ist der Ehemann der Haushaltsvorstand, in 18 Prozent der Haushalte ist der Haushaltsvorstand, meistens eine Frau, verwitwet, geschieden oder lebt von seinem Ehepartner getrennt; zwei Prozent der Haushalte werden von alleinstehenden Männern oder Frauen geführt. In der Regel gründen unverheiratete Erwachsene keinen eigenen Hausstand; sie wohnen entweder bei Verwandten oder leben in Kost und Logis bei fremden Familien. 92 Prozent aller Erwachsenen gingen im Laufe ihres Lebens eine Ehe ein; von ihnen sind noch 81 Prozent verheiratet. Das Verhältnis von Verwitweten zu getrennt lebenden oder geschiedenen Personen ist 2 zu 1. Diese Rate unterscheidet sich erheblich von der in Schicht II und III; in Schicht II liegt das Verhältnis bei 9 zu 1; in Schicht III bei 6 zu 1. Die niedrige Rate in Schicht IV verweist auf die Desorganisation eines beträchtlichen Teils der Familien dieser Schicht. Besonders wichtig ist die Tatsache, daß 18 Prozent der Familien mit Kindern unter 17 Jahren zerrüttet sind.

Die Anzahl der Familienmitglieder ist bedeutend höher als in Schicht III. Mütter über 50 Jahre haben durchschnittlich 4,1 Kinder geboren. Nach 1940 verheiratete Ehepaare wünschen sich allerdings nicht mehr als drei oder vier Kinder; die durchschnittliche Kinderzahl in diesen Familien liegt bei 3,3. Die Diskrepanz zwischen geplanter und tatsächlicher Kinderzahl läßt den Schluß zu, daß Familien dieser Schicht nicht im selben Maße ihre Familiengröße planen wie die der Schichten II und III. Viele Ehepaare lassen "der Natur freien Lauf", bis der Kindersegen eine Last wird. Eine nicht genauer zu bestimmende Zahl jüngerer Ehepaare versucht das Problem der Familiengröße realistischer anzugehen und beschränkt die Zahl der Kinder auf zwei, drei oder vier; aber die Kinderzahl in dieser Altersgruppe ist immer noch höher als die in den vergleichbaren Altersgruppen höherer Schichten. Die für südeuropäische Länder charakteristische Großfamilie wurde von Einwanderern in New Haven beibehalten. Eine solche Großfamilie besteht aus Urgroßeltern, Großeltern, Eltern und Kindern, die unter einem Dach leben. Die einzelnen Generationen und Kernfamilien haben mitunter separate Wohnräume. In solchen Haushalten wird gewöhnlich die Heimatsprache des ältesten Familienmitgliedes gesprochen; außer Haus jedoch sprechen sie Englisch, ausgenommen die erste Einwanderergeneration. Viele Konflikte entstehen aus dem Aufeinandertreffen von europäischen Wertvorstellungen der älteren Generation und den Wünschen der jüngeren Generation, die sich mehr oder weniger den amerikanischen Wertvorstellungen angepaßt hat.

Freizeitverhalten

Die Angehörigen dieser Schicht verbringen ihre Freizeit deutlich anders als die der höheren Schichten. Sie widmen der Hausarbeit weit mehr Zeit; Männer und Frauen verrichten gewöhnlich alle im Haus anfallenden Arbeiten selbst. Man bestellt keinen Maurer, Installateur, Maler, Tapezierer, Glaser, Gärtner, Automechaniker oder sonstige Handwerker, wenn Arbeiten anfallen, die die Männer der Familie selbst durchführen können. Die Frauen nähen Gardinen oder schneidern Kleider, alles zeitraubende und aufwendige Arbeiten, die in höheren Schichten den Fachgeschäften überlassen werden. Die Familie spart auf diese Weise Geld und kann so ihren Lebensstandard erhöhen. Doch diese häuslichen Beschäftigungen kosten viel Zeit und Energie, so daß kaum Zeit zur Erholung übrigbleibt. 89 Prozent der Familien haben ein Fernsehgerät, 96 Prozent ein Radio und 82 Prozent einen Telefonanschluß. Beliebteste Form der Entspannung ist das abendliche Fernsehen. Die meisten Frauen hören während ihrer Hausarbeit Radio oder sehen fern, wenn sie etwas Zeit erübrigen können. Das Telefon hält sie über das Geschehen in Verwandtschaft und Nachbarschaft auf dem laufenden. Lesen gehört nicht zur üblichen Freizeitgestaltung. Sieben Prozent der Haushalte lesen keine Zeitung. 93 Prozent der Familien beziehen die Lokalzeitung *New Haven Evening Register*, 30 Prozent zusätzlich die *New York Daily News* oder den *Mirror*; weniger als zwölf Prozent lesen die *New York Times* oder den *New York Herald Tribune*. Der *Bridgeport Herald* ist die meistgelesene Wochenzeitschrift, die hauptsächlich über Sex, Verbrechen und Sensationen aus der Gemeinde berichtet. Er erreicht 32 Prozent der Haushalte. 25 Prozent der Familien haben keine, der Rest eine bis drei Zeitschriften abonniert. 25 Prozent lesen regelmäßig die Illustrierte *Life*, 20 Prozent den *Reader's Digest*. Politische Zeitschriften wie *Time, Newsweek, U.S. News and World Report* gehören nicht zur Lektüre dieser Familien. 13 Prozent der Haushalte beziehen Zeitschriften über Wohnen und Gartenpflege. Diese Zahlen weisen darauf hin, daß Fernsehen und Rundfunk die beliebtesten Unterhaltungsmedien sind und als Kommunikationsmittel eine größere Rolle spielen als Zeitungen und Zeitschriften.

Das Vereinswesen spielt in Schicht IV nur eine geringe Rolle. Im Sinne der legendären amerikanischen Tradition sind die Angehörigen dieser Schicht keine geselligen Menschen. 27 Prozent gehören keinem Verein an, 64 Prozent sind nur in einer Organisation Mitglied, nämlich der Gewerkschaft. Nur neun Prozent der Erwachsenen verbringen ihre Freizeit in Bruderschaften, Veteranenorganisationen, politischen Clubs und Sportvereinen; zwei Drittel dieser Gruppe gehören zusätzlich einem weiteren Verein an. Viele Angehörige der Schicht IV sind nach ihren eigenen Worten nur deswegen in die Gewerkschaft eingetreten, weil sie sonst ihren Arbeitsplatz nicht erhalten hätten. Sie beteiligen sich nur unregelmäßig an den Versammlungen und gesellschaftlichen Aktivitäten der Gewerkschaft. Außer für einige wenige ist die Gewerkschaft nicht viel mehr als eine unpersönliche Organisation, die sich als Tarifpartei "um die Rechte ihrer Mitglieder kümmert".[15]

Der größte Teil der Freizeit wird von der Familie gemeinsam verbracht. Man besucht Verwandte oder Freunde, manchmal auf Einladung, jedoch häufiger spontan. Die meisten Besuche fallen in die späten Nachmittagsstunden, auf den frühen Abend oder die Wochenenden. Die Familie besucht häufiger Verwandte als Freunde; das Verhältnis liegt bei 5 zu 1.[16]

[15] Unsere Daten stimmen mit denen von Dotson überein, der ein Arbeiterviertel in New Haven untersuchte; siehe Floyd Dotson, 'Patterns of Voluntary Association Among Urban-Working-Class Families', *American Sociological Review*, Bd. 16, Oktober 1951, S. 687-693; –, 'The Association of Urban Workers', unveröffentlichte Dissertation, Yale-Universität 1950.

[16] Für weitere Einzelheiten dieses Verhaltens bei der "Arbeiterklasse" siehe Dotson, op. cit.

Kurze Ausflüge zum städtischen Vergnügungspark, in den Stadtwald, an die öffentlichen Badestrände oder der Besuch von Baseballspielen sind weitere Freizeitaktivitäten in Schicht IV. Während der zweiwöchigen Sommerferien unternehmen diese Familien Ausflüge zu Sehenswürdigkeiten wie den Niagara-Fällen oder den White Mountains; häufiger jedoch besuchen sie ihre Verwandten. Die Familien besitzen keine Ferienhäuser an der See oder in den Bergen und nur wenige können sich "Ferienhäuser" mieten.

Zusammenfassung

Die Durchschnittsfamilie läßt sich verallgemeinernd folgendermaßen beschreiben: Der 44 Jahre alte Ehemann und seine 42 Jahre alte Ehefrau gehören einer ethnischen Minderheit an und leben, wenn sie Italiener sind, seit zwei, wenn sie Iren sind, seit drei Generationen in Amerika. Sie haben nach fünfmonatiger Verlobungszeit in einer katholischen Kirche geheiratet; er mit 21 und sie mit 19 Jahren. Nach ihrer Hochzeit sind sie zu den Eltern des Mannes zur Miete gezogen. Mittlerweile wohnen sie in einem Zweifamilienhaus, sind mit ihren Wohnverhältnissen zufrieden, hoffen jedoch, irgendwann einmal in einer Vorstadt ein Einfamilienhaus erwerben zu können. Sie haben vier oder fünf Kinder; die jüngeren besuchen die Grundschule oder die Oberschule; die älteren Kinder haben die Schule bereits verlassen und arbeiten in einer nahe gelegenen Fabrik oder leisten ihren Militärdienst ab. Der Vater arbeitet seit seinem siebzehnten Lebensjahr. Nach eineinhalb Jahren wechselte er seinen Arbeitsplatz, weil er glaubte, sich in der neuen Firma verbessern zu können. Er ist aber weiterhin nur angelernter Fließbandarbeiter. Auch seine Frau arbeitet seit ihrem siebzehnten Lebensjahr, teils in der Fabrik, teils als Büroangestellte oder Verkäuferin. Nach ihrer Hochzeit blieb sie bis zur Geburt ihres ersten Kindes berufstätig.

Ihre Freizeit verbringen die Familien mit Arbeiten im Haushalt, bei Fernsehen, Rundfunk, mit Verwandtschaftsbesuchen und zum geringen Teil mit Lesen. Darüber hinaus gehen sie zu Sportveranstaltungen oder treiben selbst Sport. Zwei oder drei Male im Jahr besucht man den örtlichen Vergnügungspark. Der Mann ist in der Gewerkschaft, gehört aber sonst keinem Verein an. Die Frau trifft sich ab und zu mit Frauen aus der Nachbarschaft.

Nach Abzug von Steuern, Gewerkschaftsbeiträgen, Sozial- und Krankenversicherung beläuft sich ihr verfügbares Einkommen auf ungefähr 65 Dollar die Woche, von denen sie fünf Dollar sparen können. Die Ersparnisse werden regelmäßig bei größeren Anschaffungen und in Notsituationen angegriffen. Zur Zeit fühlen sie sich wirtschaftlich sichergestellt, doch sind sie mit ihren Lebensbedingungen nicht vollständig zufrieden. Die Eltern glauben, daß sie "eine gute Ehe" führen. Sie blicken zuversichtlich in die Zukunft und freuen sich besonders auf den Tag, an dem sie sich "ihr Traumhaus" kaufen können. Seine "besten Jahre", meint der Mann, kommen erst, wenn er "mit 50 Jahren 100 Dollar die Woche" verdient.

Schicht V

Statusbewußtsein

Nach dem *Index of Social Position* gehören 17,7 Prozent aller Haushalte zu Schicht V. 65 Prozent der Befragten dieser Bevölkerungsschicht sind von der Existenz sozialer Schichten überzeugt, während 35 Prozent keine Meinung haben oder mit dieser Frage nichts anfangen können. Die 65 Prozent wissen zwar, daß sie zum unteren Ende der Statusstruktur gehören, aber drei von vier stufen sich höher ein, als es nach unseren Kriterien gerechtfertigt wäre. 54 Prozent rechnen sich zur Arbeiterschaft, 19 Prozent zur unteren Mittelschicht und nur 27 Prozent identifizieren sich mit der Unterschicht. Die 35 Prozent, die "keine eigene Meinung" haben, vertreten verschiedene Ansichten: Einige können sich unter der Frage nichts vorstellen, andere können sie wirklich nicht beantworten, und wieder andere finden diese Frage zu peinlich, um sie direkt beantworten zu können. Die meisten von ihnen spüren sehr wohl, daß ihre Probleme eng mit dieser Frage zusammenhängen, sind aber zu unsicher, als daß sie die Frage klar beantworten könnten. Sehr viele Befragte reagierten ausgesprochen negativ auf unsere Fragen nach Sozialschichten. Weitere Nachforschungen, die wir anstellten, ergaben, daß es sich bei diesem Verhalten um eine für diese Schicht typische Abwehrreaktion handelt. Eine Polin der zweiten Generation zum Beispiel, die in einer Hemdenfabrik arbeitete, antwortete uns: "Ich verstehe Ihre Frage nicht." Nach einiger Überlegung meinte sie: "Ich gehöre zur Arbeiterklasse und damit hat sich's." Kurze Zeit später kam sie auf ihren Bruder zu sprechen, der schlechter dran sei als sie, da er seine Rechnungen nicht bezahlen könne und regelmäßig Sozialhilfe empfange. Sie und ihr Mann dagegen seien in der Lage, ihre Rechnungen zu bezahlen. Nach ihren Wertvorstellungen gehört jemand zur Schicht der Arbeiter, der seine Rechnungen pünktlich bezahlen kann; andernfalls zähle er zur Unterschicht oder, wie sie es nennt, zur "Schicht der Sozialhilfeempfänger". Diese Frau hat also festumrissene Ansichten über Statusmerkmale und soziale Hierarchien, scheut sich jedoch, das Wort "Schicht" außerhalb ihres eigenen Bezugsrahmens zu verwenden.

Angehörige dieser Schicht identifizieren sich gern mit höheren Statuspositionen. Diese Selbstüberschätzung entspricht der amerikanischen Vorstellung, daß alle Amerikaner zur Mittelklasse gehören. Nur wenige verbitterte Realisten, die sich als "Unterschicht-Slumbewohner" definieren, schätzen ihre Lage richtig ein.

Wirtschaftliche Lage

52 Prozent der erwerbstätigen Erwachsenen in Schicht V sind angelernte, 46 Prozent ungelernte Arbeiter und zwei Prozent Gelegenheitsarbeiter. Kennzeichnend für die Arbeitsbedingungen dieser Schicht sind Unterbezahlung, langer Arbeitstag und Sechs- bis Sieben-Tage-Woche; solche Bedingungen herrschen vor allem in Industriebetrieben, in denen es keine gewerkschaftliche Organisation gibt. Ältere Männer und Frauen haben zu arbeiten angefangen, sobald sie körperlich dazu in der Lage waren; sie verließen die Schule gewöhnlich im Alter von zwölf bis 14 Jahren. Heute sind die Jungen und Mädchen mindestens 16 Jahre alt, bevor sie ihre "Karriere" als Laufbursche, Busschaffner, Lagerarbeiter, Pförtner usw. beginnen; einigen bietet sich Gelegenheit, zum angelernten Arbeiter "aufzusteigen". Mit Stolz und zugleich Bitterkeit in der Stimme erzählte uns ein *"swamp-Yankee"* (etwa "Gossen-Yankee") im besten Mannesalter:

"Schon mit 14 Jahren habe ich jede Nacht selbst bei Schneesturm Schnee geschippt. Auch auf der Dixwell Avenue habe ich den Besen geschwungen [dies ist für einen Weißen, vor allem für einen Yankee, die entwürdigendste Tätigkeit, da er auch die Abwässeranlage im Negerviertel der Stadt reinigen muß]; Kläranlagen habe ich auch schon saubergemacht, bin nie zimperlich gewesen. Normalerweise haben meine Frau und meine [vier] Kinder genug zu essen, aber manchmal hatten wir nur die Brocken, die man mir zugeworfen hat."

Wesentlich mehr Frauen und Mütter als in Schicht IV sind außer Haus erwerbstätig: 48 Prozent gegenüber 37 Prozent. Davon arbeiten 56 Prozent als angelernte Arbeiterinnen in der Fabrik. Die übrigen sind ungelernte Hilfskräfte wie Dienstmädchen, Reinemachefrauen, Wäschesortiererinnen und Hilfspersonal in Krankenhäusern. Fast 34 Prozent der Mütter mit Kindern zwischen sechs und 16 Jahren und 17 Prozent der Mütter mit Kindern unter sechs Jahren sind entweder ganz- oder halbtags berufstätig.

Familien, die nur vom Mann ernährt werden, haben ein durchschnittliches Jahreseinkommen von 2659 Dollar; 27 Prozent dieser Familien verdienen weniger als 2000 Dollar; 51 Prozent zwischen 2000 und 3500 Dollar. Sind beide Ehepartner berufstätig, liegt das mittlere Jahreseinkommen bei 4350 Dollar. Der Anteil der Familien mit mehr als 5000 Dollar Jahreseinkommen liegt unter einem Prozent. Der Verdienst eines Erwachsenen bleibt immer gleich, ob der Betreffende nun 26 oder 45 Jahre alt ist. Zwar steigt die Einkommenskurve zwischen dem 16. und 25. Lebensjahr leicht an, pendelt sich jedoch nach dem 25. Lebensjahr ein und bleibt bis zum 55. Lebensjahr konstant. Von diesem Zeitpunkt an sinkt das Einkommen stetig, bis der älter gewordene Arbeiter Sozialhilfe, Rente oder Arbeitslosenunterstützung beantragen muß. Schicht V ist demnach die einzige, in der junge Männer und Frauen mehr verdienen als Berufstätige im mittleren Alter. Die Arbeiter werden pro Stunde, pro Stück oder pauschal bezahlt. Die Saison- oder Konjunkturabhängigkeit ihrer Arbeitsplätze hat für die Angehörigen der Schicht V "harte Zeiten" der Arbeitslosigkeit oder Unterbeschäftigung zur Folge, die nur durch Arbeitslosenunterstützung, staatliche Unterstützung oder Sozialhilfe überbrückt werden können.

Sparen ist angesichts der niedrigen und unregelmäßigen Einkommen nahezu ausgeschlossen. 62 Prozent der Befragten haben keine, 38 Prozent geringe Ersparnisse; der durchschnittliche Sparbetrag liegt bei 150 Dollar. Die Zahlen mögen überraschen, aber die laufenden Ausgaben und das geringe Einkommen lassen kaum Spielraum für Ersparnisse. Eine Hausfrau brachte dieses Problem unmißverständlich zum Ausdruck: "Wie soll ich mit fünf Kindern bei 48 Dollar die Woche noch etwas sparen?"

83 Prozent der Familien haben irgendeine Versicherung abgeschlossen, die restlichen 17 Prozent sind ohne Versicherungsschutz. Der mittlere Versicherungswert einer Police liegt bei 1200 Dollar; niemand ist mit mehr als 10000 Dollar versichert. Manche Veteranen besitzen noch Versicherungspolicen aus ihrer Militärdienstzeit. Der Wert dieser Policen beträgt 1000, 2000 oder 5000 Dollar und bei drei Prozent der Veteranen 10000 Dollar. Typische Versicherung von Familien der Unterschicht ist eine Arbeitsversicherung (*industrial policy*), die bei Unfall, Tod und Krankheit unter genau festgelegten Bedingungen fällig wird. Normalerweise schließt man eine Versicherung in Höhe von 500 bis 1000 Dollar für den Ehemann, von 1000 Dollar für die Ehefrau und von 500 Dollar für jedes Kind ab. Außer ihren dürftigen Ersparnissen und Versicherungspolicen verfügen die Familien über keinerlei finanziellen Rückhalt. Sie können durchaus Geld aufnehmen, um Möbel, Kleider oder ein Auto zu kaufen, doch das bringt immer neue Schulden und Ratenzahlungen mit sich, die vom Wochenlohn bezahlt werden müssen.

Die Familien leben in ständiger Sorge, ihren Lebensunterhalt weiterhin bestreiten zu können. Die Lebensmittel kauft man gewöhnlich in Läden der Nachbarschaft; Familien mit eigenem Wagen fahren zum nächsten Supermarkt. Als Familienauto, das im Schnitt zwölf Jahre alt ist, kommen alle möglichen Marken in Frage, vom Cadillac bis zum Chevrolet, doch besitzen nur 57 Prozent aller Familien überhaupt einen Wagen. Die größten Anschaffungen dieser Familien sind Kühlschrank, Fernseher, Kleidung und Auto. Das Geld, das der Mann nach Hause bringt, teilt in den meisten Fällen seine Frau ein.

Wirtschaftliche Orientierung

Ältere Männer und Frauen der ersten Einwanderergeneration haben den Kampf um bessere Lebensbedingungen aufgegeben. Die Anpassung an amerikanische Lebensverhältnisse ist ihnen schwergefallen; sie glauben nicht mehr an eine Verbesserung ihrer Lage. Sie sind resigniert und überlassen alles weitere dem "Zufall", wie die folgende Äußerung zeigt: "Heute abend fühle ich mich wohl. Morgen früh gehe ich wieder um vier Uhr an die Arbeit. Solange ich nicht krank werde oder mir sonst etwas zustößt, ist doch alles in Ordnung. Wir sind zufrieden, meine Frau und ich; unsere sechs Kinder stehen auf eigenen Füßen und schlagen sich selbständig durchs Leben." Seine Frau ist dankbar, daß die Kinder ihren Mann stehen, sie alle gesund geblieben sind und ihre Schulden bezahlt haben, auch wenn der "alte Herr" jeden Morgen in aller Frühe aufstehen muß, um die Hallen einer Fabrik zu kehren. Etwa die Hälfte der Erwachsenen unter 40 Jahren haben sich an ihre harten Lebensbedingungen gewöhnt. Sie leben in den Tag hinein, was einer von ihnen so ausdrückte: "Wir nehmen, was die Zeit uns bringt." Er und seine Ehefrau sind berufstätig, obwohl sie drei kleine Kinder haben. Sowohl sein hartes Leben als auch seine Freuden nimmt er mit demselben Gleichmut hin. Unter den 55 Prozent der Familien, die sich noch eine Spur Optimismus bewahrt haben, erhoffen sich die wenigsten eine Verbesserung ihres Lebensstandards innerhalb der nächsten zehn Jahre. Ihrer Meinung nach geht es ihnen heute viel besser als in der Kindheit, und wenn alles so weiterläuft wie bisher, werden sie vielleicht ihre Schulden bezahlen und sich ein kleines Häuschen kaufen können. Viele Eltern glauben, daß die Chancen ihrer Kinder für "eine bessere Zukunft" nicht "schlecht stehen". Für alle Altersgruppen ist die wirtschaftliche Existenz alles andere als gesichert; nur 19 Prozent glauben, daß ihre Arbeitsplätze sicher sind. Vier von fünf Familien sind in Geldnöten, die ihrer Ansicht nach nur durch regelmäßigere und besser bezahlte Beschäftigung behoben werden könnten. Über 35 Prozent der Familien werden von den wirtschaftlichen Anforderungen dieser Gesellschaft überfordert.

Wohnverhältnisse

Über zwei Drittel der Familien wohnen in überfüllten Mietshäusern der Stadt. Diese "Holz- oder Backsteinkasernen" sind schon vor sechzig oder achtzig Jahren erbaut worden. Ein Sozialarbeiter beschreibt die Wohnverhältnisse folgendermaßen:

"Die typische Mietwohnung liegt in einem veralteten Gebäude mit Backstein- oder Klinkerfassade. Für einen Vorhof ist kein Platz, da das Haus direkt an der Straße steht. Alle Häuser stehen so dicht beieinander, daß sich die Nachbarn durchs Fenster beinahe die Hände reichen können. Wenn ein Hinterhof vorhanden ist, ist der letzte Grashalm längst verschwunden und die Fläche mit Kies, verrostetem Metall, Dreck und Flaschenscherben übersät. So wie auf den Hinterhöfen alte Autos langsam verrosten und verrotten, verrottet auch die Gegend. Über einen Aufgang mit beschädigten Treppenstufen gelangt man zu den einzelnen Wohnungen. Die Tür, voll mit unleserlichen Namen und Initialen der Hausbewohner, hängt dermaßen schief in den Angeln, daß sie nicht mehr geschlossen werden kann. Vom Schloß ist nur noch ein rundes Loch übriggeblieben; der letzte Anstrich ist längst abgeblättert, die Verglasung durch Sperrholz ersetzt. Im Hausflur hängen Unmengen von Briefkästen, doch tragen die wenigsten Namensschilder.

Das Innere des Hausflurs wird notdürftig von einer matt schimmernden Leuchte erhellt, die man mit einem Drahtnetz bedeckt hat. Das Linoleum, das man beim Hineingehen betritt, ist schon bis aufs Gewebe durchgescheuert. Überall liegen Zeitungen und Zigarettenkippen herum. Von der alten braunen Tapete hängen nur noch Fetzen an der Wand. In unregelmäßigen Abständen sind Löcher in der Wand, aus denen Kabelenden hervorlugen. Hin und wieder sind diese Löcher auch zugegipst, aber die Mühe, sie zu überstreichen oder zu tapezieren, macht man sich nicht mehr. Um zu den Wohnungen zu gelangen, geht man einige ausgetretene Treppenstufen hinauf. Da es in den ärmlichsten Häusern nicht einmal Treppenbeleuchtung gibt, muß man sich im stockdunklen Flur mit Streichhölzern seinen Weg zu den Familien suchen, die man besuchen will. In den dürftigsten Gebäuden befinden sich die Toiletten am Ende des Flurs, meist zwei an der Zahl, deren Türen offenstehen.

Die Wohnung betretend, steht man sogleich in der Küche, dem Wohnzimmer der Familie. Dort steht ein Kühlschrank älteren Baujahres, der zumindest von außen noch gut in Schuß ist. Von der Decke hängt eine Glühbirne herab; sie brennt den ganzen Tag. Im Zimmer hängen mehrere Verlängerungskabel herum: eins führt zum stets quäkenden Radio, ein anderes zum Bügeleisen, das die Hausfrau gerade bedient. In einer Ecke des Raumes steht ein ausgedientes Feldbett. Von der Küche aus kann man ins Schlafzimmer sehen, das mit Betten vollgestellt ist. Selbst im Spätherbst schwirren hier überall Fliegen herum. Das Geschirr aus Plastik und Chrom ist völlig verkratzt, stellenweise verrostet. Wenn, was selten vorkommt, die Wohnung noch ein Wohnzimmer hat, ist es mit einigen Tischen, einem Sofa und Sesseln vollgestopft, die sich bereits so gesenkt haben, daß man auf dem Fußboden zu sitzen meint. Der allgegenwärtige Fernseher springt sofort ins Auge. Der Fußboden ist mit Linoleumfetzen bedeckt, deren Muster im Laufe der Jahre abgeschabt sind. Kahle Wände starren einem entgegen. Die einzige Ausnahme ist vielleicht ein Bild in Postkartengröße, das nicht selten einen geschnitzten Holzrahmen hat. In katholischen Familien findet man häufig Kruzifixe an den Wänden. So sieht es in den meisten Familien aus."

In derartigen Mietskasernen leben zehn bis 50 Familien. Im allgemeinen wohnen mehrere verwandte Familien in einem Haus. Für die Wohnungen bezahlt man 25 bis 30 Dollar im Monat, manche sind noch teurer, nur wenige billiger.

Vor Jahren erbaute die Stadt zur Bewältigung der sanitären Probleme zwei öffentliche Badeanstalten. Für fünf Cents kann man dort Seife und Handtuch bekommen und ein Bad nehmen. Diese Gelegenheit benutzen jährlich 150 000 Menschen, die überwiegend der Schicht V angehören.

Für Familien aus Schicht V ist der Mangel an sanitären Anlagen ein chronisches Problem; in einem Haus mit häufig 50 Familien gibt es nicht selten nur fünf Toiletten. Auf ein solches Problem machte ein Mann aufmerksam, als er zum ungläubigen Erstaunen des Interviewers erklärte, daß "der Nachbar aus dem Fenster pißt". Gegen Ende der Befragung schlug er dem Interviewer aufs Knie, deutete nach draußen und sagte: "Sehen Sie, da pißt schon wieder einer von diesen Bastarden aus dem Fenster." Der Interviewer sah mit eigenen Augen, daß ihm sein Gesprächspartner keinen Bären aufgebunden hatte.

Die von Angehörigen der Schicht V bewohnten Einfamilienhäuser befinden sich meist weit außerhalb der Stadt. In dieser bewaldeten, sumpfigen oder steinigen Gegend konnten sich die Leute kleine Parzellen kaufen und ihr "Häuschen" bauen. Die Häuser sind sehr klein und bestehen aus alten Schindeln und Backsteinen sowie Teerpappe und Betonblöcken. Bis zu ihrer Fertigstellung vergehen oft zwei, drei oder vier Jahre. Wasseranschluß gibt es nicht; für die Abwässerbeseitigung steht ein Klosett mit Sickergrube im Freien. Die anliegenden Straßen sind unbefestigt, in vielen Fällen nicht einmal vermessen.

Ausbildung

Die Angehörigen der Unterschicht haben von allen Bevölkerungsgruppen die schlechteste Ausbildung. Die durchschnittliche Zahl der Schuljahre beträgt bei Männern sechs Jahre, bei Frauen knapp acht Jahre; 54 Prozent der Männer und 39 Prozent der Frauen haben nicht einmal die 7. Klasse absolviert; nur wenige verließen die Schule nach Abschluß der 9. Klasse.

In diesen Familien kennt man keine Privatschulen, sondern nur öffentliche Schulen, auf denen neun von zehn Kindern unterrichtet werden. Obwohl die Mehrheit dieser Schicht katholisch ist und die Gemeinde viele katholische Schulen beherbergt, besuchen nur weniger als zehn Prozent der Kinder diese Konfessionsschulen. Dafür geben die Eltern zahlreiche Gründe an: "Das kostet zuviel Geld"; "Die sind mir zu borniert"; "Die Kinder lernen dort nichts als den Katechismus"; "In öffentlichen Schulen erhalten die Kinder eine bessere Ausbildung."

Die Eltern erwarten von der Schule, daß sie ihre Kinder auf einen "guten Beruf" vorbereitet und ihnen beibringt, wie man sich "Ärger" erspart. Ihre Kinder sollen die *junior high school* (Schultyp, der die letzten Elementarschuljahre und das erste *high-school*-Jahr umfaßt) und, wenn möglich, die *high school* absolvieren. Über den Wert dieser Erziehung wissen sie nur soviel, daß "Ausbildung und ein guter Job" zusammenhängen. Eine Mutter, die in einer Hemdenfabrik arbeitet, damit die Kinder auf "die high school gehen" können, faßte ihre Vorstellung über einen "guten Job" so zusammen: "Keine harte Arbeit, sondern ein Job, der einigermaßen leicht ist und gut bezahlt wird." Ihr Mann arbeitet seit seinem 14. Lebensjahr in der "Schwerarbeiterkolonne" einer lokalen Baufirma. Im Laufe von dreißig Jahren hat er alle nur erdenklichen Handarbeiten zu jeder Jahreszeit und unter den widrigsten Umständen verrichtet. Dabei hat er sich oft genug verletzt und leidet jetzt an Arthritis und anderen Gebrechen. Es ist nur zu verständlich, wenn die Mutter ihren Söhnen eine "leichte" und "besser bezahlte" Arbeit wünscht. Sie glaubt, daß ihre Kinder eine solche Zukunft haben, wenn sie sich nur von der Notwendigkeit eines *high-school*-Abschlusses überzeugen lassen.

Viele Eltern haben den Zusammenhang zwischen *high school* und einem "guten Job" nicht erkannt. In dieser Gruppe ist Erfahrung das Wichtigste. Ein angelernter Maschinenarbeiter, der seit sieben Jahren in derselben Firma beschäftigt ist, hat "schon viele Leute kommen und gehen sehen", während es ihm gelang "zu bleiben ... Wo andere Leute alles mit Büchern machen wollen, benutze ich meinen gesunden Menschenverstand. Man kann nicht alles mit Büchern machen."

Ethnische Herkunft

Die Yankees und Amerikaner aus der Zeit vor dem Bürgerkrieg sind in dieser Schicht nur mit vier Prozent vertreten. Sie sind stolz auf ihre lange amerikanische Tradition. Jeder hat mindestens einen Vorfahren, dessen Spur er tatsächlich oder in seiner Phantasie bis zur Kolonialzeit zurückverfolgen kann und der in der Familienlegende zum Helden stilisiert wird. Eine ältere Frau zum Beispiel, die in einem heruntergekommenen Vierfamilienhaus lebte, erzählte uns stolz, daß sie von einer der ersten Siedlerfamilien abstamme und dieses Haus seit fünf Generationen im Familienbesitz sei. Sie ging zu einer Nische in ihrem Wohn- und Schlafzimmer, zog aus dem Ausschnitt ihrer Bluse einen überdimensionalen Schlüssel hervor, der an einem Schnürsenkel um ihren Hals hing, und öffnete damit eine alte Truhe, die von Dokumenten, Briefen, Bildern und Stammbüchern überquoll. Sie bewies uns, daß sie mit zahlreichen "aristokratischen" Familien verwandt ist, und meinte: "An unserer Familie ist die Zeit vorübergegangen." Diese Leute verlieren kein Wort darüber, daß ihre Nachbarn auf sie herabschauen und die besseren Yankees sie verächtlich "*swamp-Yankees*" nennen. Sie grenzen sich von den Einwanderern aus Polen, Italien, Griechenland und anderen neuen Einwanderern ab, unterhalten zu alteingesessenen Einwanderern engere Beziehungen. Erst in der jetzigen Generation verändern sich diese Verhältnisse aufgrund von Eheschließungen mit Polen, Italienern usw.

Ein Viertel der Angehörigen aus Schicht V stammen von Einwanderern ab, die sich erst nach 1830 in Amerika niederließen: zehn Prozent sind irischer, neun Prozent englischer, schottischer, walisischer und sechs Prozent skandinavischer und deutscher Herkunft. Frankokanadier, die überwiegend seit einer oder zwei Generationen in der Gemeinde leben, stellen fast vier Prozent. 48 Prozent haben italienische, zwölf Prozent polnische und sechs Prozent slawische (litauische, finnische, ukrainische und ungarische) Vorfahren. In diesen drei ethnischen Gruppen leben noch Personen aus der ersten Generation der Einwanderer. Die meisten Einwanderer befinden sich in der zweiten, ihre Kinder in der dritten Generation in den Vereinigten Staaten.

Fast alle Menschen der Unterschicht leben von der übrigen Bevölkerung vollständig isoliert, da sie in Slums wohnen und erst seit kurzem in den USA sind. Hinzu kommt bei ethnischen Minderheiten noch die verbreitete Gewohnheit, in besonderen Stadtgebieten zu wohnen. Die wenigen Stunden nach Feierabend verbringen die Eltern, solange ihre Kinder noch zur Schule gehen, in der beengten Enklave der jeweiligen ethnischen Minderheit.

Religionszugehörigkeit

Im allgemeinen spiegelt die Religionszugehörigkeit der Unterschicht die ethnische Herkunft ebenso wider wie in den anderen Schichten. 73 Prozent der Befragten sind katholisch, 23 Prozent Protestanten und vier Prozent Juden. Die Katholiken bekennen sich zwar zu ihrem Glauben, nach näherer Befragung stellt sich jedoch häufig heraus, daß sie ihren Glauben nicht mehr praktizieren. Nicht selten fanden wir bei den Interviewten feindselige Einstellungen gegenüber der Kirche. Eine polnischstämmige Frau zeigte sich verbittert über die Geldforderungen der Kirche und darüber, daß einige Priester auch unmoralische Wege zur Geldbeschaffung guthießen. Ihre Tirade schloß sie mit den Worten: "Das ist doch nichts als Heuchelei." Ein Italiener meinte, daß die Priester die Kirche nur zur persönlichen Bereicherung benützten. Als Beweis führte er einen Priester an, der ein Vermögen von 45000 Dollar hinterlassen habe, das er sich mit unzulässigen Methoden erworben habe. Seine Feindseligkeit gegenüber der Kirche gipfelte in den Worten: "Geld sammeln ist das einzige, was Priester tun." Mit solchen Ansichten und Gefühlen suchen die Angehörigen aus Schicht V ihr Verhältnis zur Kirche zu rechtfertigen. Auf die allgemein verbreitete Feindseligkeit in Schicht V gegenüber allen Beamten und Behörden werden wir später noch ausführlicher eingehen.

Unter den Protestanten sind die Baptisten mit 31 Prozent am zahlreichsten vertreten, mit weitem Abstand gefolgt von Methodisten, Lutheranern, Zeugen Jehovas sowie Adventisten und einigen kleineren Sekten; nur sehr wenige sind Kongregationalisten oder Episkopale. Zeugen Jehovas und Adventisten bemühen sich derzeit, in Wohnvierteln der Unterschicht Anhänger zu gewinnen. Für Mitglieder dieser Religionsgemeinschaften ist der Glaube Bestandteil ihres Alltagslebens. Sie gehen regelmäßig zur Kirche, gehören kirchlichen Organisationen an und arbeiten gemeinsam an der Verbreiterung ihres Glaubens. Baptisten und Methodisten dagegen beteiligen sich nur sporadisch am Gemeindeleben und mißtrauen den Geistlichen und der "Kirche".

Anders als Protestanten und Katholiken sind die polnischen und russischen Juden praktizierende Gläubige, die sich zur Andacht in der orthodoxen Synagoge versammeln. Sie äußerten gegenüber ihrer Kirche keine skeptischen oder feindseligen Gefühle.

Familienkonstellation

Die Gesamtheit aller Haushalte in Schicht V läßt sich in fünf Familientypen aufteilen: 1. 44 Prozent Kernfamilien, bestehend aus Vater, Mutter und Kindern; 2. 23 Prozent Mehrgenerationenfamilien mit drei oder vier Generationen in einem Haushalt; 3. 18 Prozent zerrüttete Kernfamilien, die von einem Elternteil und dessen minderjährigen Kindern gebildet werden; 4. Residualkernfamilien, die überwiegend aus Alleinstehenden oder Verwitweten bestehen; in den meisten Fällen handelt es sich um Personen mittleren Alters, die nie Kinder gehabt haben oder deren Kinder bereits erwachsen sind; junge Ehepaare ohne Kinder stellen in dieser Gruppe eine kleine Minderheit; 5. vier Prozent erweiterte Familien, die Eltern, Kinder, Untermieter oder unverheiratete Paare einschließen.

41 Prozent aller Kinder unter 17 Jahren leben in Elternhäusern, die durch Todesfall, Trennung oder Scheidung auseinandergerissen worden sind. In den meisten dieser Fälle bleibt die Mutter bei den Kindern, doch es kommt nicht selten vor, daß die Frau ihre Familie verläßt. Hier muß dann der Mann die Kinder versorgen und zieht deswegen oft zu seinen oder den Verwandten seiner Frau. Die meisten Mehrgenerationenfamilien sind zerrüttet; wenn zum Beispiel eine Ehe zerbrochen ist, kehrt ein Erwachsener mit seinen Kindern ins Elternhaus zurück. Im wesentlichen unterscheidet sich diese Familie nicht von einer zerbrochenen Kernfamilie.

Soziologisch und psychiatrisch gesehen, können *Mehrgenerationenfamilie, zerrüttete Familie* und *erweiterte Familie* als pathologische Typen betrachtet werden. In der Mehrgenerationenfamilie führen unterschiedliche Sozialisations- und Akkulturationsprozesse sowie generationsspezifische Verhaltensmuster unvermeidlich zu Konflikten, die durch die beengten Wohnverhältnisse noch verschärft werden. Die Urgroßeltern haften noch an ihrer europäischen Tradition. Die Großeltern leben bereits im Konflikt zwischen teilweise assimilierten amerikanischen Verhaltensweisen und denen ihrer Orientierungsfamilie. Auch zwischen Großeltern und Eltern bleiben Konflikte nicht aus. Weitere Probleme tauchen auf, wenn ein Elternteil aus einer zerrütteten Ehe in sein Elternhaus zurückkehrt. In dieser konfliktgeladenen Familienstruktur müssen die Kinder unvermeidlich alle Auseinandersetzungen, Ängste und Spannungen miterleben.

Die erweiterte Familie scheint ein äußerst fruchtbarer Boden für die Entstehung psychopathologischer Verhaltensweisen zu sein. Hier trifft man häufig auf ein Konglomerat von zerrütteten Familien, in denen Untermieter, Verschwägerte und unverheiratete Paare sich den Wohnraum teilen. Hier werden unter Umständen Gesetze gebrochen und die moralischen Wertvorstellungen der höheren Schichten tagtäglich vor den Kindern verspottet. Besonders häufig trifft man dieses Verhalten in Haushalten, in denen unverheiratete Paare zusammenleben. Ein Beispiel aus unseren Interviews mag dies verdeutlichen. Unser Gesprächspartner wurde von der Wohnungsinhaberin als ihr Untermieter ausgegeben. Im Verlaufe des Interviews zeigte sich jedoch, welche Rolle er wirklich in diesem Haushalt spielte: "Ich persönlich ziehe den Hut vor Männern, die mit einer Frau unehelich zusammenleben und eine Familie gründen. Ich finde, ein solcher Mann hat viel mehr Charakter als die meisten Ehemänner. Was bedeutet denn schon ein Trauschein? Nichts. Bloß ein Fetzen Papier, mit dem einem der richtige moralische Weg aufgezwungen werden soll. Er erfüllt denselben Zweck wie die Polizei – weil es schwache Leute gibt, die leicht den Boden unter den Füßen verlieren und nichts respektieren außer ihren eigenen Interessen. So sehe ich das. Es gibt da keinen Unterschied. Wenn ein Mann genügend Moral und Charakter hat, eine Frau zu lieben, mit ihr zusammenzuleben und ordentlich für die Kinder zu sorgen, wo liegt denn da der Unterschied? Ein Trauschein ist bloß Papier."

Der Mann lebte in diesem Haushalt seit fünf Jahren zur "Untermiete". Er hilft der Frau, deren drei Kinder aus erster Ehe und ihr gemeinsames Kind zu versorgen. Leider wurden seine mutigen Worte drei Tage nach dem Interview durch die Verhaftung seines 16jährigen "Stiefsohnes" in Frage gestellt, den man folgender Straftaten beschuldigte: Autodiebstahl, Trunkenheit am Steuer, Fahren ohne Führerschein und Einbruchdiebstahl.

Das Verhältnis von Witwen und Witwern zu getrennten und geschiedenen Eheleuten beträgt 1 zu 1,3. Diese Rate, die beträchtlich höher liegt als in Schicht IV, ist ein weiterer Beleg für die Desorganisation der Familie in Schicht V. Diese Desorganisation kann teilweise durch den Altersunterschied der Ehegatten erklärt werden. 32 Prozent der Ehemänner sind mindestens sechs oder mehr Jahre älter als ihre Frauen. Der Altersunterschied ist dadurch zu erklären, daß Männer mit niedriger sozialer Stellung sich vor der Eheschließung mehrere Jahre als Gelegenheitsarbeiter durchschlagen, zur See fahren, auf Wanderschaft gehen oder in die Armee eintreten.

Die Eheschließung kommt in dieser Schicht anders zustande als in Schicht IV. Angehende Ehepartner haben sich meist zufällig kennengelernt; ihre Brautwerbung ist kurz und spielt sich meist auf Rollschuhbahnen, in Kinos, Tanzsälen, Kneipen, im Wald oder am Strand ab. 30 Prozent der Ehen werden ohne Verlobung geschlossen; bei den übrigen Ehepartnern betrug die Verlobungsheit höchstens vier Monate. Das mittlere Heiratsalter liegt derzeit für Männer bei 23, für Frauen bei 19 Jahren. 59 Prozent der Paare lassen sich kirchlich trauen, 27 Prozent gehen zum Friedensrichter. Viele Ehen werden deswegen so schnell geschlossen, weil 40 Prozent der jungen Frauen bereits vor der Ehe schwanger sind. Einige Männer erklärten dazu: "Man kauft keine Schuhe, ohne sie vorher anzuprobieren." Ein Ehepaar bezahlte einem Friedensrichter 30 Dollar, damit er die Trauung "in aller Eile" über die Bühne bringe. Zu dem plötzlichen Entschluß zu heiraten erklärte der Ehemann: "Ich muß in der Nacht betrunken gewesen sein, als ich 'ja' sagte," worauf die Frau bestimmt erwiderte: "Er sagte nicht 'ja', sondern 'ich will'." Der Mann antwortete grinsend: "Ich erinnere mich noch sehr gut an diese Nacht"; darauf die Frau verlegen kichernd: "Daraus ist aber dann ein netter kleiner Junge geworden."

Diese vom Friedensrichter geschlossenen Ehen werden wesentlich häufiger geschieden als andere; gewöhnlich treten bei diesen Eheschließungen Schwierigkeiten zwischen dem jungen Paar und den Eltern auf. Zum Beispiel entschloß sich ein Paar zu heiraten, als die Frau bemerkte, daß sie schwanger war. Als die beiden der Mutter des Mädchens ihre Absicht mitteilten, am nächsten Samstag zu heiraten, bekam die Mutter einen Wutanfall und warf sie aus dem Haus. Sie weigerte sich, an der Hochzeitsfeier teilzunehmen. Einen Monat nach Geburt des Kindes feierten Mutter und Tochter Versöhnung; der junge Vater hatte sich inzwischen "auf und davon gemacht".

Das Zusammenleben mit Eltern, Verwandten oder Freunden ist eine weitere Quelle von Konflikten. 77 Prozent der Jungverheirateten ziehen in den Haushalt von Verwandten oder Freunden; nur 23 Prozent finden eine eigene Wohnung. Ein eigenes Haus besitzt niemand. Die jungen Paare leben so lange mit ihren Verwandten zusammen, bis die Spannungen unerträglich werden. Wenn dieses Stadium der Frustration erreicht ist, zieht das Ehepaar aus und sucht sich eine eigene Wohnung.

Freizeitverhalten

Der niedrige Bildungsgrad und die unzulänglichen Sprachkenntnisse sind wohl die Hauptgründe dafür, daß in dieser Schicht alle Altersstufen nur selten lesen. Elf Prozent der Erwachsenen halten sich weder eine Tageszeitung oder eine Zeitschrift, noch benutzen sie die Stadtbücherei. Sporadisch lesen sie das Lokalblatt oder eine Tageszeitung in ihrer Landessprache; 25 Prozent der Familien haben nur die Lokalzeitung abonniert. In 28 Prozent der Haushalte werden gelegentlich Nachrichtenmagazine oder politische Zeitschriften gelesen. 40 Prozent lesen eine, elf Prozent eine bis drei und 43 Prozent überhaupt keine Illustrierte. Die beliebteste Zeitschrift ist *Life*, die von 18 Prozent gekauft wird; 16 Prozent bevorzugen Groschenromane. 76 Prozent aller Haushalte besitzen ein Fernsehgerät, 93 Prozent ein Radio. Das Rundfunkgerät, das die Hausfrau während ihrer Arbeit laufen läßt, steht gewöhnlich in der Küche. Am Nachmittag und in den Abendstunden, vor allem am Wochenende, bleibt der Fernseher solange in voller Lautstärke eingeschaltet, bis das letzte Familienmitglied ins Bett geht. Ein Schichtarbeiter beklagte sich über den allabendlichen Lärm: "Jeden Samstag kann ich mir die Ringkämpfe bei meinem Nachbarn auf dieser Seite, jeden Freitag die Kämpfe bei dem auf der anderen Seite mitanhören. Wir leben hier wirklich zu eng aufeinander. Ihr Schlafzimmer liegt direkt neben unserem; wir wohnen also praktisch im selben Raum. Das gibt immer wieder neuen Ärger; ständig schimpft hier irgendeiner. Was mich betrifft, ich könnte auch mit weniger Nachbarn auskommen. Wenn man nur ein bißchen seine Ruhe haben will, muß man sich schon sehr abweisend verhalten, sonst hat man gleich das ganze Haus in seiner Wohnung."

Die Familien aus Schicht V sehen sich mit Begeisterung alle Fernsehprogramme an. Etwa 83 Prozent der Eltern mit Kindern unter 17 Jahren befürworten Kindersendungen. Einige meinen jedoch, daß zuviel Gewalttätigkeiten gezeigt würden, die sich auf ihre Kinder schädlich auswirken könnten.

76 Prozent der Familien fehlt jeglicher Kontakt zu Organisationen in der Stadt, seien es Gewerkschaften, Clubs, Logen, politische Vereinigungen oder sonstige Verbände. Nur 19 Prozent aller Männer und zwölf Prozent der Frauen gehören einer Gewerkschaft an; die meisten sind jedoch nur beigetreten, weil sie ihre Stellung bekommen und auch behalten wollten. Zwar sind einige entschiedene Anhänger der Gewerkschaften, beteiligen sich aber nicht nennenswert an deren Aktionen. Andere unterstützen die Gewerkschaft durch Teilnahme an den Versammlungen und durch "Agitation"

im Betrieb. Ein Eisenbahner bemühte sich, uns von der Tätigkeit der Gewerkschaft einen guten Eindruck zu vermitteln: "Die Gewerkschaft ist schon in Ordnung. Hätten wir sie nicht, bekämen wir noch weniger Lohn. Sie haben uns viel geholfen. Sie hat uns mehr Lohnerhöhungen gebracht, als uns die Unternehmer zugestanden hätten. In einem Betrieb wie unserem braucht man jemanden, der für einen kämpft. Langjährige Betriebszugehörigkeit gilt hier nicht viel. Ich bin ein Gewerkschafter!" Arbeiterinnen sind in den Gewerkschaften weniger aktiv als Arbeiter.

Da die Angehörigen der Unterschicht nicht über Clubs oder Organisationen verfügen und zudem in überfüllten Wohnungen leben müssen, verbringen sie ihre Freizeit vorwiegend in kommerziellen Vergnügungsstätten oder auf der Straße; bevorzugt werden Kino, Vergnügungspark, Strand oder ein kleiner Park oder Platz in der unmittelbaren Nachbarschaft. Die Kinder spielen auf der Straße, in Hinterhöfen und auf Industriegelände. Kinder ziehen in Banden durch die Stadt, durch Parks oder zum Strand. Die Jugendlichen haben häufig mit der Polizei zu tun; sie werden entweder nach Hause geschickt oder eingesperrt. Ältere Jungen und Mädchen treffen sich in Lokalen und ziehen dann zu einem verschwiegenen Plätzchen, wo sie sich ungestört lieben können. Jüngere und ältere Ehepaare bleiben häufig zu Hause und sehen fern, verbringen ihre Freizeit mit Freunden oder vergnügen sich in der Stadt in öffentlichen Parkanlagen. Ältere Menschen haben außerhalb ihrer Familie nur wenig soziale Kontakte. Ein irischer Arbeiter, der in der zweiten Generation in den USA lebt, schilderte seine soziale Welt kurz und treffend:

"Mit den Nachbarn hier in der Gegend ist das so eine Sache. Sie haben immer alle Hände voll zu tun. Nur selten kommen sie mal zusammen. Unser Nachbar zum Beispiel arbeitet im Walzwerk bei Winchester. Wenn ich zu Hause bin, ist er auf der Arbeit, und wenn ich arbeite, ist er zu Hause. Wir sehen uns also selten; wenn es einmal klappt, gehen wir nach draußen und unterhalten uns 'ne Zeitlang. Die Leute auf dieser Seite sehen wir allerdings nie. Sie sind schon älter und kommen selten vor die Tür. Bei den Leuten gegenüber habe ich noch nie jemanden kommen oder gehen sehen. Ich habe keine Ahnung, was sie machen."

Unregelmäßige und lange Arbeitszeiten führen bei diesen Menschen häufig zur Isolation von Hausgemeinschaft, Freunden und Familie. In ihrer Freizeit sitzen sie mit Arbeitskollegen bei einem Glas Bier oder Wein, sehen fern oder schlafen. Formale Organisationen sind wenig attraktiv für sie.

Soziale Orientierung

Angehörige der Unterschicht hegen ihr Leben lang ein tiefes Mißtrauen gegen Amtspersonen und Behörden. Ihr Argwohn richtet sich besonders gegen die Polizei, den Klerus, Lehrer, Ärzte, Beamte und Sozialarbeiter. Ein Befragter hatte kaum eine Tirade gegen die Polizei beendet, da wandte er sich schon den Ärzten zu. Er erzählte von einer Nachbarsfrau, bei der die ärztlich verordnete Einnahme von Sulfonamiden zu Nebenwirkungen geführt hatte: "Da haben sie ihren Arzt. Nicht einmal meinen Hund würde ich zu ihm bringen. Verschreibt einfach einer Arbeiterfrau 100 Pillen von dem Zeug und stellt nicht einmal vorher fest, ob sie schon einmal Sulfonamide genommen hat. Ich kann keinen Arzt mehr sehen. Der hier arbeitet wohl mit dem Apotheker zusammen. Vielleicht verkauft er die Tabletten auch unterderhand, wer weiß."

Nach ihrer Meinung bedienen Politiker eine Maschinerie, die nur zur Ausbeutung armer Leute entwickelt worden ist. Nicht-Italiener glauben, daß Italiener diese Maschine "wie eine Gangsterbande" benutzen. Folgende Bemerkung eines Mannes irischer Herkunft ist für diese Haltung typisch: “Die Italiener stecken alle unter einer Decke, die Iren dagegen halten nicht zusammen. Deswegen können wir diese Maschine auch nicht so benutzen wie sie. Die Maschine gehört einer Volksgruppe, und das sind die Italiener.” Die Protestanten stellen die Behauptung auf, daß New Haven von den Katholiken regiert wird. “Italiener, Iren und Polen haben sich zusammengeschlossen und regieren die Stadt zu ihrem Vorteil.” Andere sind der Ansicht, daß sich die Politiker an die katholische Kirche und die “reichen Leute” verkauft haben.

Sie glauben, daß Institutionen zur Versorgung von Behinderten und Kranken um des Profits willen betrieben werden und daß man “Beziehungen braucht”, um von ihnen aufgenommen zu werden. So behauptete eine Familie, daß es ihr aufgrund mangelnden Einflusses nicht gelungen sei, ihr schwachsinniges Kind in einem staatlichen Heim unterzubringen.

Mit Feindseligkeit gegen offizielle Repräsentanten der Gesellschaft verbindet sich die Überzeugung, ausgebeutet zu werden. Manche hegen sogar die Vermutung, daß sie nur deswegen in Slums leben müssen, weil das dem Staat Vorteile verschafft. Ein Kriegsveteran, der in einem halbverfallenen Mietshaus drei Zimmer bewohnt, erklärte: “Es müßte hier wie in anderen Bundesstaaten ein Bauprogramm für Reservisten geben, damit sie sich ohne die harten Abzahlungsbedingungen ein eigenes Häuschen kaufen können. Anderswo haben Veteranen ein schönes Zuhause, während wir in diesen Bruchbuden leben müssen. In Connecticut unternimmt man überhaupt nichts in dieser Richtung.”

Ein anderer glaubte, daß die Unterbringung der Veteranen in “Notunterkünften” für die Stadt vorteilhaft sei. Nach seiner Erzählung war ein Kind aus der Gegend vor wenigen Tagen auf einem Baugelände ertrunken, da der Schutzzaun nicht ausgebessert worden sei; die Polizei habe die verantwortliche Baufirma nicht zur Reparatur gezwungen. Außerdem beklagte er sich darüber, daß der im Hafen ausgebaggerte Sand täglich in die Häuser geweht werde. Ein weiteres Ärgernis war für ihn das Abbrennen von Feuerwerkskörpern anläßlich des 4. Juli: “Die Leute können es nicht lassen, ihre Raketen bis zwei oder drei Uhr morgens in die Luft zu jagen. Die Häuser hier sind die reinsten Feuerfänger (es handelt sich um kleine, nur mit Teerpappe bedeckte Holzhäuser!). Es gibt sogar ein Gesetz gegen das Abbrennen von Feuerwerkskörpern. Aber nein, diese Leute müssen draußen herumstehen und Salut schießen. Also gehe ich raus und sage ihnen, sie sollten damit aufhören, oder ich riefe die Polizei. Aber die Polizei schreitet nicht einmal ein, wenn man sie ruft.”

Der Interviewer fragte den Mann schließlich, warum er sich nicht an eine Gemeindeorganisation oder an einen Bürgerverein gewandt habe. Darauf antwortete er: “Die würden ja doch nichts unternehmen. Jeder hat doch seine eigenen Freunde, was mit uns hier passiert, kümmert die doch nicht.” Hier und in anderen Siedlungen haben die Bewohner das Gefühl, in irgendeiner Form ausgebeutet zu werden. Auch in den mit staatlichen Mitteln erstellten Neubausiedlungen herrscht Unzufriedenheit. Dort sagten uns die Leute, daß sie sehr wenig für ihr Geld bekommen, aber nichts dagegen tun können: “Was geben sie uns denn hier schon? Keiner sagt etwas; denn wenn einer den Mund aufmacht, wird er über kurz oder lang hinausgeworfen. Sie machen einem dann mit allen möglichen Schikanen und Auflagen das Leben schwer, so daß nichts anderes übrigbleibt, als auszuziehen. Die Wohnung, die man dann vielleicht findet, ist noch viel schlechter. Wenn man all das so betrachtet, finde ich, daß die Leute nicht mehr zusammenhalten und sich zur Wehr setzen.” Diese Überzeugung führt zu dem weitverbreiteten Glauben, daß “jeder sich selbst der Nächste ist” und “dem Glück und gesunden Menschenverstand vertrauen sollte”. Dieselbe Einstellung finden wir auch im politischen Bereich. Ein in der zweiten Generation in Amerika lebender Mann antwortete uns auf die Frage nach seinem Wahlverhalten: “Wer immer dieselbe Partei wählt, ist dumm. Mir ist es ganz gleich, ob ich Republikaner oder Demokraten wähle. Wenn ich einem meine Stimme gebe, will ich erst einmal wissen, was dabei für mich herausspringt!”

“Lebe heute und kümmere dich nicht um morgen” ist für viele Angehörige der Schicht V Lebensmaxime. Dieses Streben nach unmittelbarer Befriedigung bringt die Menschen in Schwierigkeiten. Eine tragikomische Begebenheit mag einige Seiten dieser Lebensphilosophie illustrieren.

Der Name Pasquale war in einer der Kontrollstichproben gezogen worden, und es ging nun darum, die Wohnung dieses Mannes ausfindig zu machen, die sich nach unseren Unterlagen in einem völlig überbevölkerten Gebiet befinden mußte. Nach Auskunft der Nachbarn sollte Frau Pasquale inzwischen bei ihrer Stieftante in einem anderen Stadtteil wohnen; ihr Mann habe Arbeit in Bridgeport gefunden und wolle seine Frau so bald wie möglich nachkommen lassen. Darauf ging der Interviewer zur Wohnung besagter Stieftante. Es war niemand zuhause. Eine Frau aus der gegenüberliegenden Wohnung erzählte ihm, Frau Pasquale sei in einer Klinik für werdende Mütter und gab ihm die Anschrift von Herrn Pasquales Mutter. Bei dieser Anschrift, in einem Mietshaus mit vierzig Familien, erkundigte er sich nach Pasquale. Der Stiefvater öffnete ihm und führte ihn in die Küche, wo Pasquales Mutter gerade bügelte. Als der Interviewer die Mutter nach Pasquales Adresse fragte, gab sie ohne Umschweife an: “245 Whalley Avenue”. Der arglose Interviewer schrieb sich die Adresse auf und wollte gerade das Gespräch beenden, als ihn die Frau ungläubig fragte: “Wissen Sie denn nicht, daß das das Gefängnis ist? ” Daraufhin lachten beide über ihren Witz und die Verwirrung des Interviewers.

Der Stiefvater erzählte dann einiges über seinen Stiefsohn und seine Schwiegertochter. Pasquale ist Amerikaner italienischer Abstammung, dessen Mutter von ihrem Mann verlassen wurde, als Pasquale noch ein kleiner Junge war. Vor einigen Jahren heiratete sie ihren dritten Mann, einen Sohn polnischer Einwanderer, den jetzigen Stiefvater Pasquales. Pasquale war seit seiner Kindheit jähzornig; er lief von der Schule fort, ging als Fünfzehnjähriger zur Armee, um die weite Welt zu sehen und seinen Spaß zu haben; doch statt dessen “bekam er etwas, womit er überhaupt nicht gerechnet hatte – harte Arbeit”. Nach der Rückkehr beging er einen Ladendiebstahl und wurde beim Fluchtversuch verhaftet. Bevor er zufällig stolperte und fiel, war er bereits drei Polizisten davongelaufen. Seitdem trägt er den Spitznamen der “Leichtfuß”. Der “Leichtfuß” kam für den Diebstahl ins staatliche Erziehungsheim. Seine derzeitigen Schwierigkeiten mit dem Gesetz haben auch wieder mit der Unfähigkeit zum Bedürfnisaufschub zu tun. Seine Frau war seit fünf oder sechs Monaten schwanger. “Leichtfuß”, der gerade keine Arbeit hatte, war eines Tages mit seiner Stieftante allein zu Hause und versuchte, sie zu vergewaltigen. Sie konnte sich jedoch von ihm befreien und rief die Polizei. Für “Leichtfuß” würde sich niemand mehr verbürgen, meinte der Stiefvater und faßte dessen Lage mit den Worten zusammen: “Er ist jetzt für einige Zeit aus dem Verkehr gezogen.” Er erzählte weiter, daß er versucht habe, seinem Stiefsohn zu helfen, bis sich dessen Frau Edna in seine, des Stiefvaters, Familienangelegenheiten eingemischt und ihn in “Unannehmlichkeiten” gebracht habe. In einem späteren Gespräch sagte uns Edna dazu, daß sie ihren Schwiegervater habe von der Straße wegbringen und ihn vor Schwierigkeiten bewahren wollen. Der Schwiegervater war wegen kleinerer Vergehen bereits mehrfach straffällig geworden. Edna überredete ihren Schwiegervater, einen “Fernkurs in Malerei” zu belegen, um ihn auf diese Weise dazu zu bewegen, sein Leben zu ändern. Nach ihrer Auffassung hatte der Schwiegervater recht ansehnliche künstlerische Fähigkeiten, die sich beim Bemalen von Zimmerwänden, Zäunen usw. gezeigt hätten. Nach Ednas Darstellung arbeitete er solange für den Kursus, bis er das gesamte Lernmaterial erhalten hatte. Dann weigerte er sich trotz Zahlungsbefehls, die Rechnung zu begleichen, und nach seinen Worten "machte man ihm ganz schön zu schaffen". Darauf war er "mit Edna fertig" und warf sie und "Leichtfuß" aus der Wohnung. Seitdem leben sie bei Ednas Stieftante. In der Zwischenzeit arbeitete die schwangere Edna, um sich und den arbeitslosen "Leichtfuß" durchzubringen; deswegen hatte sie auch kein Geld, den Fernkurs des Schwiegervaters zu bezahlen, und dann passierte die Geschichte mit "Leichtfuß" und der Stieftante.

Eine andere Seite der Neigung zur unmittelbaren Bedürfnisbefriedigung zeigt der Fall eines "alten Yankees", der schon in der zehnten Generation in Amerika lebt und sich für einen Nachkommen von Elder Brewster von der Plymouth Colony hält: "Es gibt nur eine Grundregel, die jeder lernen muß. Ich habe 48 Jahre gebraucht, sie zu kapieren ... wenn ich sie überhaupt wirklich verstanden habe. Man muß lernen zu genießen, was man hat, es in vollen Zügen auskosten und absolut keinen Neid gegen den Nachbarn hegen. Auch wenn du dir nur einen Wagen Baujahr 1939 leisten kannst, fahr am Sonntag raus und hab deinen Spaß. Letzten Endes sieht man genau dasselbe wie der Bursche, der in einem brandneuen 5000-Dollar-Cadillac mit Heckflossen dahergefahren kommt. Auch diesen Neid muß man sich aus dem Kopf schlagen. Wenn du dir darüber Gedanken machst, daß du nur 2000 bis 3000 Dollar verdienst, Johnny Jones aber 7000, der Präsident der Vereinigten Staaten 137 000 und der Generaldirektor der Lebensversicherungsgesellschaft gar 237000 Dollar – dann verplemperst du dein ganzes Leben mit Neid und Eifersucht und findest keine Zeit, dich an dem bißchen, was du hast, zu erfreuen. Ich werde ihnen mal meine Theorie dazu verraten. Wenn ich im Sommer fischen gehe, dann begegne ich immer einem jüdischen Rechtsanwalt, der so ungefähr eine Million schwer ist. Er geht mit seinen vier Kumpanen fischen und gibt dann am Tag 35 Dollar aus. Trotzdem hat er vom Fischen auch nicht mehr als ich. Freilich könnte ich mich um so manchen Schlaf und viele frohe Stunden bringen, wenn ich ständig dran denken würde, daß der eine Million hat und ich nicht. Nach seinen Regeln könnte ich mir das Angeln gar nicht leisten, aber nach meinen Regeln kann ich es."

Diese Beispiele lassen erkennen, daß die Angehörigen der Schicht V individualistisch, egozentrisch, mißtrauisch und Behörden gegenüber feindselig eingestellt sind. Solche Charakterzüge führen zu weiterer Isolation und Diskriminierung. Auch untereinander sind sie argwöhnisch und mißtrauisch; folglich sind ihre sozialen Beziehungen brüchig, flüchtig und emotional unbefriedigend.

Zusammenfassung

Die meisten Erwachsenen der Schicht V sind angelernte oder ungelernte Arbeiter ohne Grundschulabschluß. Die Familien leben dicht gedrängt in "Mietskasernen" und "Kaltwasserwohnungen" von New Haven oder in den "Elendsvierteln" zweier Vorstädte. Die große Mehrheit dieser Schicht setzt sich aus Einwanderern von Süd- und Osteuropa, deren Kindern, Enkeln und Urenkeln zusammen; vier Prozent dieses Bevölkerungsteils sind "*swamp-Yankees*"; 25 Prozent stammen von Einwanderern aus Nord- und Westeuropa ab.

In dieser Schicht gibt es fünf verschiedene Familienkonstellationen: die Kernfamilie, bestehend aus Vater, Mutter und Kindern; die Mehrgenerationenfamilie, die zerrüttete Kernfamilie mit einem Elternteil und minderjährigen Kindern; die Residualfamilie mit Witwen, Witwern oder alten Ehepaaren, deren Kinder das Haus verlassen haben, und schließlich die erweiterte Familie mit einem Elternteil, Kindern, Untermietern oder

Logisgästen und unverheirateten Paaren. 41 Prozent der Kinder unter 17 Jahren wachsen in zerrütteten Familien auf. In Schicht V gibt es mehr getrennt lebende oder geschiedene Erwachsene als verwitwete. Die Familienbindungen sind brüchiger als in höheren Schichten.

Nur eine kleine Minderheit der Familienmitglieder nimmt aktiv am Gemeindeleben teil. Ihr gesellschaftliches Leben spielt sich zuhause, auf der Straße oder in der Nachbarschaft ab. Das Freizeitverhalten ist in allen Altersgruppen spontan und informell. Das Fernsehen stellt die wichtigste Freizeitbeschäftigung dar. Vergnügungen außerhalb der Wohnung werden bei kommerziellen Vergnügungen oder an öffentlichen Plätzen gesucht. Halbwüchsige durchstreifen die Straßen auf der Suche nach Abenteuern, die oft bei der Polizei und vor Gericht enden.

Der Existenzkampf stellt diese Leute täglich vor neue Probleme. Ihre Berufsqualifikation ist niedrig, ihre Arbeit wird armselig bezahlt, und sie verfügen über keinerlei Ersparnisse zur Überbrückung von Krisen. Die Erwachsenen ärgern sich darüber, wie sie von Unternehmern, dem Klerus, Lehrern, Ärzten, Polizei und Repräsentanten anderer Organisationen behandelt werden. Diesem Groll lassen sie zuhause und in anderen Primärgruppen freien Lauf. Die Kinder übernehmen die feindseligen Einstellungen der Eltern und werden darin noch durch eigene Erfahrungen mit Vertretern höherer Schichten bestärkt: Feindseligkeit schafft weitere Feindseligkeit. Um überleben zu können, müssen Kinder und Erwachsene in Schicht V ihre Gefühle und Einstellungen unterdrücken, die folglich im Ausagieren gegenüber der Gesellschaft, Familienmitgliedern oder sich selbst zum Ausdruck kommen. Die psychopathologischen Implikationen der subkulturellen Eigenheiten der Schicht V werden wir noch anhand ausführlichen Datenmaterials erläutern.

5. Psychiatrische Einrichtungen

Der geschichtliche Hintergrund

Verbrecher, Dämonen, Irre

Als die ersten Siedler mit psychisch Kranken konfrontiert wurden, reagierten sie entsprechend den gewohnten englischen Praktiken. Zu dieser Zeit hatte man die Natur der psychischen Störungen noch nicht verstanden; man glaubte, daß die "Irren" und die "Wahnsinnigen" von Dämonen, vom Teufel oder von Hexen besessen seien, und betrachtete sie mit Furcht. Sie verursachten häufig öffentlichen Aufruhr, wurden aus ihren Häusern und Städten vertrieben oder zusammen mit Bettlern und Rechtsbrechern eingesperrt. Die Familienangehörigen der psychisch Kranken waren rechtlich für deren Pflege verantwortlich. Wenn die Familie nicht in der Lage war, einen kranken Angehörigen zuhause zu behalten, sperrte man ihn ein oder legte ihn sogar in Ketten. Wenn sich die Familie um das "irre" Mitglied nicht kümmern konnte oder wollte, wurde es der Kontrolle eines Sicherheitsbeamten unterstellt. War dieser gezwungen einzuschreiten, steckte er den Betroffenen ins Gefängnis. Bei Verdacht auf Hexerei waren Folter und gelegentlich Hinrichtung die Folge.

Zwischenfälle mit psychisch Kranken werden bereits aus dem ersten Jahrzehnt der Gemeindegeschichte überliefert. Im Jahre 1645 wurde dem Polizeichef der Stadt eine "Irre" übergeben, damit er für sie sorge, "soweit es ihr Mann nicht zu tun imstande ist"[1]. Über drei Jahre lebte die Frau bei dem Polizeichef, bis das Gericht den Ehemann anwies, sie entweder wieder nach Hause zu nehmen oder jemanden für ihre Pflege zu suchen. Diese Frau hatte mehr Glück als ihre Zeitgenossin Mary Johnson, die im Jahre 1647 der Hexerei angeklagt und gehängt wurde[2]. In verschiedenen Kolonialstädten starben andere Unglückselige auf dem Scheiterhaufen und am Galgen; die Hexenjagd erreichte 1692 in Salem, Massachusetts, ihren Höhepunkt. Während des siebzehnten Jahrhunderts litten und starben in den amerikanischen Kolonien unzählige psychisch Kranke an fehlender Behandlung oder an Mißhandlung.

Im Jahre 1699 veröffentlichte die Kolonialregierung von Connecticut ein "Gesetz zur Unterstützung von Schwachsinnigen und Irren", in dem festgestellt wurde, daß "irre" Personen von gewöhnlichen Verbrechern zu unterscheiden seien; andererseits erließ das Gesetz keine Regelung für die unterschiedliche Behandlung von "Geistesgestörten" und "Strolchen", "Säufern", "Nachtwandlern" und "Bettlern". Das Gesetz besagte:

"Wenn eine Person geistig so zurückgeblieben ist, daß sie nicht mehr für sich selbst sorgen kann, oder wenn sie geisteskrank werden sollte und sich kein Angehöriger findet, der für ihren Unterhalt aufkommt oder der dieser Person so nahe steht, daß er vom Gesetz gezwungen werden kann, für sie zu sorgen – in allen solchen Fällen wird der Stadtrat oder der Armenpfleger des Ortes, in dem eine solche Person geboren wurde oder kraft Gesetzes Einwohner ist, dazu ermächtigt und aufgefordert, sich auf Kosten der Stadt wirksam um die nötigen Vorkehrungen zur Unterstützung, Fürsorge und Sicherheit derart geistig umnachteter und hilfloser Menschen zu bemühen, sofern die

1 Albert Deutsch, *The Mentally Ill in America*, Doubleday and Company, New York 1937. S. 47 f.
2 Ibid., S. 32.

betreffende Person über kein eigenes Vermögen verfügt. Friedensrichter dürfen an den Gerichten im jeweiligen Bezirk diesbezügliche Anordnungen erlassen und über das Vermögen solch hilfloser und geistig umnachteter Personen zum besten Nutzen und Vorteil ihrer Fürsorge verfügen. Sie dürfen der Person auch geeignete Arbeiten und Dienstleistungen zur Verrichtung zuweisen, wenn sie laut der Entscheidung des Stadtrates oder des Armenpflegers arbeitsfähig ist."

Aufgrund dieses Gesetzes hielten sich das ganze achtzehnte Jahrhundert hindurch zwei weithin akzeptierte Bräuche: Man schleppte einen Geisteskranken mitten in der Nacht in eine andere Stadt, um sich selbst der Sorgepflicht für ihn zu entledigen, und unternahm außerordentliche Anstrengungen, all jene Personen der Stadt zu verweisen, von denen nicht offenkundig war, womit sie ihren Lebensunterhalt verdienten. Der andere Brauch betraf diejenigen, für die zu sorgen die Stadt nicht umhinkonnte: solche Personen wurden alljährlich anläßlich einer Auktion zu einem Spottpreis versteigert.[3] Der Käufer nahm die "Sklaven" mit auf seine Farm, ernährte sie möglichst billig und ließ sie Schwerstarbeit verrichten, in der Hoffnung, aus der Arbeit der Kranken Profit zu schlagen.

Über ein Jahrhundert, nachdem Mary Johnson als Hexe gehängt worden war, diskutierte die *General Assembly* (eine Art Bürgervertretung) der Kolonie auf der Grundlage des Gesetzes von 1699 über eine geistig umnachtete Frau. "In Wallingford lebt eine herumstreunende Frau, die bisweilen von Stadt zu Stadt zieht und deren Geist und Verstand so verwirrt ist, daß sie ohne Rücksicht auf Gesetz und Anstand nackt von einem Ort zum anderen wandert."[4]

Die Versammlung wies den Stadtbeauftragten an, die Frau einzukleiden und ihre Betreuung einer "umsichtigen Person" zu übertragen, "damit sie für ihren Unterhalt arbeite". Die Versammlung kam überein, die Differenz zwischen ihrem Einkommen und den Pflegekosten zu übernehmen. Mit diesem Beschluß wurde die Verantwortlichkeit der Kolonie für mittellose "Irre" ohne festen Wohnsitz anerkannt.

Im späten achtzehnten Jahrhundert errichtete die Stadt ein Arbeitshaus nach englischem Vorbild; es war eine Kombination aus "Armenhaus" und Gefängnis, dessen vielfältige Funktionen in den "Statuten für das städtische Armenhaus" vom Jahre 1792 festgelegt wurden. Diese Statuten ermächtigten jeden Friedensrichter, folgende Personen für höchstens drei Monate in das Armenhaus einzuweisen: "... Strolche, liederliche Personen, alle widerspenstigen davongelaufenen Diener, alle Personen, die ihrer Pflicht nicht nachkommen, Geld verschleudern und nicht für ihre Familien sorgen, und alle *geistig verwirrten* Personen, die man nicht auf freiem Fuße lassen kann und für die keine Verwandten oder Freunde sorgen."[5]

Die Arbeitsfähigen mußten unter Anleitung eines Aufsehers zu ihrem Unterhalt beitragen. Ein weiteres Ortsstatut ermöglichte es den Aufsehern, die Arbeitsverweigerer "in Fesseln und Ketten zu legen, sie nackt auszupeitschen, aber nicht mehr als zehn Schläge auf einmal, oder sie ohne Essen und Trinken einzusperren".[6] Für ein dreiviertel Jahrhundert, zur Zeit der Arbeitshausära, "genossen" alle möglichen Unglückseligen in dieser "Wohltätigkeitseinrichtung" sogenanntes Asyl auf Kosten der Stadt. Die umliegenden Städte schickten entweder ihre "geistesgestörten" Bürger in das städtische Arbeitshaus oder aber sie verkauften sie weiterhin auf der alljährlichen Versteigerung. Bis zur Eröffnung des staatlichen Krankenhauses wurden psychisch Kranke zusammen mit Kriminellen und Bettlern untergebracht.[7]

3 Rachel M. Hartley, *The History of Hamden, Connecticut 1786-1936*, Hamden 1943, S. 106.
4 *Public records of Connecticut*, Bd. 10, Februar 1756, S. 464.
5 Rachel M. Hartley, op.cit., S. 107.
6 Loc. cit.
7 Ibid., S. 311.

Asyle für psychisch Kranke

Die erste Einrichtung für psychisch Kranke wurde 1822 von der *General Assembly* (Parlament des Bundesstaates) genehmigt, nachdem ein Ausschuß der *State Medical Society* (Medizinische Gesellschaft) 1821 ein Gutachten erstellt hatte, das die Notwendigkeit einer "Irrenanstalt" hervorhob. Nach Schätzungen dieses Ausschusses lebten im Bundesstaat 1000 psychisch Kranke; er empfahl dem Gesetzgeber, die Genehmigung zu einer privaten Einrichtung unter ärztlicher Leitung zu erteilen. Nach Empfehlung des Ausschusses sollte diese neue Einrichtung das genaue Gegenteil von allem sein, was man bis dahin unter einem "Irrenhaus" verstanden hatte. Es sollte kein Gefängnis werden "... auch kein gewöhnliches Krankenhaus, wo man sie medizinisch behandeln würde, da ohne moralische Betreuung der Kranken auch die sorgfältigste medizinische Behandlung kaum erfolgreich ist".[8] Mit dieser geplanten Anstalt wollte man: "1. die Anzahl der Geisteskranken im Bundesstaat verringern, 2. den Bundesstaat vor öffentlicher Gefahr schützen, 3. die Heilbaren heilen, 4. den Unheilbaren Annehmlichkeit und Zuwendung zukommen lassen, 5. öffentliche Mittel für die Pflegekosten bereitstellen und 6. eine wertvolle Ausbildungsstätte ... für Mediziner schaffen".

Die Einrichtung ist eine Nachbildung des berühmten, von William Tuke in England gegründeten York-Sanatoriums. Im April 1824 nahm sie die ersten Patienten auf; sie blieb bis 1868 das einzige Asyl für Geisteskranke im Bundesstaat Connecticut. Obwohl die Anstalt eine nicht auf Gewinn abzielende, private Institution war, nahm sie sowohl private als auch öffentlich unterstützte Patienten auf. Die mittellosen Patienten wurden Gegenstand eines langwierigen Streits um öffentliche Mittel. Die Vertreter der Gemeinde waren nicht bereit, die zur kostendeckenden Versorgung der mittellosen Patienten notwendigen Gelder aufzubringen, so daß das Sanatorium überwiegend Privatpatienten aufnehmen mußte. In der Zwischenzeit war die Anzahl der psychisch Kranken derart gestiegen, daß sich der Bundesstaat dem Problem nicht länger entziehen konnte.

Im Jahre 1865 beauftragte die *General Assembly* eine Kommission mit der Untersuchung der Lage der mittellosen "Geisteskranken". Der Ausschuß berichtete, daß im Bundesstaat 706 völlig verarmte "Geisteskranke" lebten, von denen sich 202 im Sanatorium, 204 in den Arbeitshäusern und 300 frei in den Städten aufhielten. Die Kommission empfahl die Unterbringung und Versorgung der letztgenannten Personengruppe in einem einzigen, vom Staat getragenen Asyl. 1866 stimmte die *General Assembly* per Gesetz dem Bau einer staatlichen Nervenheilanstalt zu und bewilligte die erforderlichen Mittel. 1868 nahm die erste staatliche Anstalt Patienten auf.

Bereits 1890 machte deren Überfüllung den Bau einer zweiten staatlichen Anstalt notwendig. Aber erst 1897 bewilligte die *General Assembly* die erforderlichen Mittel; es vergingen weitere sechs Jahre bis zur Eröffnung dieses zweiten Krankenhauses. Etwa 30 Jahre später genehmigte die *General Assembly* eine dritte staatliche Anstalt. Gegenwärtig sind die Verhältnisse in diesen Krankenhäusern so beengt, daß ein viertes staatliches Krankenhaus, ein Behandlungszentrum, eine Anstalt für psychisch kranke Delinquenten, eine Forschungsstätte für Störungen im Kindesalter und ein Heim für psychotisch erkrankte ältere Patienten nötig wären.

Von Anfang an betrachtete man das staatliche Krankenhaus als "Abschiebeplatz" für chronische Fälle. Diese Haltung wurde von den Psychiatern des Sanatoriums und von damals anerkannten Fachleuten unterstützt. Der allgemein verbreitete Glaube, daß eine Einweisung in das staatliche Krankenhaus die Familie des Patienten in Verruf

[8] *Report of a Committee of the Connecticut Medical Society Respecting an Asylum for the Insane,* Hartford 1821, S. 8 f.

bringe, kam Ärzten und Geschäftsleuten zugute, die im letzten Viertel des neunzehnten Jahrhunderts kleine Privatsanatorien unterhielten. Einerseits aus Angst vor Diskriminierung, andererseits aus Furcht vor “Geisteskranken” zogen wohlhabende Familien ein Privatsanatorium dem staatlichen Krankenhaus vor. Dabei wurden die in weniger guten Privatsanatorien untergebrachten psychisch Kranken oft kaum besser behandelt als die mittellosen “Geisteskranken” in den öffentlichen Anstalten. Dennoch schützten die privaten Sanatorien die Angehörigen der Patienten vor dem Stigma, das mit den öffentlichen Anstalten verbunden war.[9]

Ambulante Versorgung

Vor mehr als fünfzig Jahren wurde die Öffentlichkeit durch eine Aufklärungskampagne der “Bewegung für psychische Hygiene” (mental hygiene movement) auf die Natur der psychischen Störungen aufmerksam gemacht. Mit zunehmendem Verständnis für solche Störungen wurde die Forderung nach medizinischen Fachkräften laut, die durch rechtzeitige Behandlung emotional gestörte Menschen vor der Einweisung in Kliniken bewahren sollten. Für das zwanzigste Jahrhundert wurde somit die ambulante Behandlung, angeregt durch neue Anschauungen und Behandlungsmethoden, genauso charakteristisch wie die “Irrenanstalt” für das 19. Jahrhundert. Clifford Beers[10], ein Bürger der Stadt, gründete 1908 die “Gesellschaft für psychische Hygiene” (Mental Hygiene Society), nachdem er selbst von einer langwierigen psychischen Erkrankung genesen war. Diese Gesellschaft hatte sich folgende Ziele gesteckt: 1. Information der Öffentlichkeit über Vorbeugung und Behandlung psychischer Krankheiten, 2. Verbesserung der Pflege in den psychiatrischen Krankenhäusern und Spitälern, 3. Reform der gesetzlichen Einweisungsbestimmungen, 4. Einrichtung von psychiatrischen Stationen in den allgemeinen Krankenhäusern und 5. Aufnahme von Krankenfällen im Frühstadium. Beers’ leidenschaftliches Engagement in dieser Angelegenheit wuchs zu einer machtvollen nationalen und internationalen Bewegung heran.

Die Einrichtung öffentlicher Kliniken kann man vor allem den Bemühungen der Mitglieder der “Society for Mental Hygiene” zuschreiben. Weitere Ergebnisse ihrer Aktivitäten sind gesetzliche Maßnahmen, öffentliche Umfragen, die Bildung des “Amtes für psychische Gesundheit” (Bureau of Mental Health) im Jahre 1920 und des “Ministeriums für psychische Gesundheit” (State Department of Mental Health) im Jahre 1955. Vor der Gründung der “Society for Mental Health” gab es im Bundesstaat Connecticut keine psychiatrischen Kliniken; nur einige wenige Neurologen unterhielten eine Praxis.

Die erste psychiatrische Klinik der Gemeinde wurde 1913 unter der Schirmherrschaft der “Society for Mental Health” eröffnet. Ein Psychiater des staatlichen Krankenhauses arbeitete einen halben Tag pro Woche in der Klinik. Die meisten Patienten waren “auf Bewährung” aus dem staatlichen Krankenhaus entlassen. Im Jahre 1915 suchten 96 Patienten die Klinik auf. Während des Ersten Weltkrieges wurden nur sehr wenige Patienten untersucht, doch nach Kriegsende stieg die Zahl der Konsultationen sprunghaft an. Die Klinik wurde zu Beginn der dreißiger Jahre geschlossen, nachdem die Geldmittel für ihren Unterhalt ausblieben.

Seit 1812 besteht an der Yale University eine medizinische Fakultät, aber bis zum Jahre 1927 wurden nur Elementarkurse in Psychiatrie angeboten. Ein Jahr später wurde

9 Einen guten Einblick in diese Einrichtungen des Bundesstaates vermittelt das Buch von Clifford Beers, *Eine Seele, die sich wiederfand*, Basel 1941.

10 Ibid., anschauliche Beschreibung der um 1900 herrschenden Verhältnisse in einer psychiatrischen Klinik, dem York-Sanatorium, und dem ersten staatlichen Krankenhaus.

der erste Professor für Psychiatrie berufen. Für amerikanische Universitäten war dies nicht ungewöhnlich; noch vor nicht allzu langer Zeit war Psychiatrie ein vernachlässigtes Fach.

Die private Versorgung auf psychiatrischem Gebiet setzte vor einem halben Jahrhundert ein, als ein bedeutender Neurologe und Psychiater in der Stadt eine Praxis eröffnete. Dieser Arzt erwarb sich in Fachkreisen Ansehen als Übersetzer und Herausgeber der Schriften und Theorien von Kraepelin. Vor dem Zweiten Weltkrieg gab es nur drei praktizierende Psychiater in der Stadt. Erst nach dem Zweiten Weltkrieg hatte sich die psychiatrische Praxis durchgesetzt.

In den Jahren nach dem Weltkrieg stieg die Zahl der privat praktizierenden Psychiater sprunghaft an. Die Bedeutung der Psychotherapie hatte sich während des Zweiten Weltkrieges bei den amerikanischen Streitkräften erwiesen. Folge war eine große Nachfrage nach Psychotherapeuten. 1950 gab es 16 psychiatrische Privatpraxen, in denen überwiegend psychotherapeutisch behandelt wurde. Sechs weitere Therapeuten verwandten andere psychiatrische Methoden. Im selben Zeitraum wandelte sich die therapeutische und theoretische Orientierung der privat praktizierenden Psychiater. Die wenigen Praktiker vor dem Zweiten Weltkrieg waren somatisch orientiert und übten, wenn überhaupt, eine Art direktive Psychotherapie aus. Heutzutage sind Psychoanalyse und psychoanalytisch orientierte Therapie *die* Heilmethoden; sie werden von den meisten privat praktizierenden Ärzten verordnet. Die Psychoanalytiker sind im Vergleich zu anders orientierten Psychiatern in der Überzahl. Besonders die jüngere Generation fühlt sich zu der psychoanalytischen Theorie und Praxis hingezogen. 1947 gab es nur einen einzigen anerkannten Psychoanalytiker, der allerdings nur einen Teil seiner Zeit der Praxis widmen konnte. 1950 unterhielten bereits elf Psychoanalytiker eine Privatpraxis. Darüberhinaus wurden in jener Zeit eine psychoanalytische Gesellschaft und ein psychoanalytisches Institut gegründet.

Hauptentwicklungen der psychiatrischen Therapie

Die Vorstellung, daß "Verrückte" krank und einer Behandlung zugänglich sind, wurde zu Beginn des neunzehnten Jahrhunderts in Medizinerkreisen allmählich akzeptiert.[11] Die Klassifizierung psychischer Krankheiten in besondere Störungsformen erhielt durch Kraepelins (1855-1926) systematische Arbeiten starke Impulse. Er beschrieb ausführlich Anzeichen und Symptome psychischer Störungen und klassifizierte sie nach Kategorien und Unterkategorien. Obwohl die Ätiologie der von ihm ausgearbeiteten wichtigsten Krankheitskategorien damals unbekannt war, glaubte er dennoch, daß sie in Zukunft durch die Methoden der Neuropathologie, der Endokrinologie und der Humangenetik geklärt würde. Vielleicht mehr als jeder andere vor ihm war Kraepelin an der Integration der psychischen Störungen in die Medizin beteiligt.[12] Seine feste Überzeugung von den konstitutionellen Grundlagen psychischer Störungen ließ ihn gegenüber der Therapie eine pessimistische Haltung einnehmen. Sein Zeitgenosse Eugen Bleuler (1857-1939) war hinsichtlich der Behandlungsmethoden optimistischer, aber auch er glaubte an das Übergewicht somatischer Faktoren bei der Entstehung psychischer Krankheiten.

11 Gregory Zilboorg, *A History of Medical Psychology*, W.W. Norton and Company, New York 1941; *s.* vor allem S. 319-341.
12 Ibid., S. 450-464.

Adolf Meyer (1866-1950) erweiterte den ätiologischen Blickwinkel und führte neue, pragmatisch ausgerichtete Methoden zur Behandlung psychischer Störungen ein; er drängte den Einfluß von Kraepelin und Bleuler zurück. Obwohl sich die meisten öffentlichen psychiatrischen Anstalten seit der Einführung der somatischen und psychologischen Behandlungsmethoden institutionell verändert haben, orientieren sie sich nach wie vor in ihren grundlegenden theoretischen Überzeugungen an Kraepelin.

Die wichtigsten Neuerungen in der Psychiatrie des vergangenen halben Jahrhunderts gehen unmittelbar auf Sigmund Freud (1856-1938) zurück. Obwohl Freud, von seiner Ausbildung her Neurologe, wie niemand vor ihm die Bedeutung der konstitutionellen Prädisposition relativierte, hielt er sein Leben lang bis zu einem gewissen Maße an deren Wichtigkeit für die Entstehung von Psychosen und, wenn auch in geringerem Ausmaß, von Neurosen fest. Seine überragenden Beiträge für die gegenwärtige Psychiatrie sind eine umfassende Theorie über die Entwicklung der Persönlichkeit und vor allem eine rational fundierte Behandlungsmethode für bis dahin unbehandelbare emotionale Störungen. Aus einem medizinischen Fachgebiet hauptsächlich für Psychosen wurde nun “eine Wissenschaft der interpersonalen Beziehungen” (Harry Stack Sullivan).

Die neuere Vorstellung vom Psychiater als einem Erforscher der psychischen, sozialen, kulturellen, konstitutionellen und somatischen Faktoren der Entstehung und Therapie psychischer Störungen führte zu einer erbitterten Kontroverse darüber, ob die psychiatrische Behandlung ein Vorrecht der Mediziner sein sollte. Daran entzündete sich die Streitfrage, ob Psychotherapie ein rein medizinisches Verfahren sei oder ihrem Wesen nach die Grenzen der Medizin überschreite. Es gibt viele sehr einflußreiche Psychiater, die Psychologen, Sozialarbeiter und ausgebildete Laienanalytiker von der Ausübung der Psychotherapie ausschließen möchten. Sind sich diese Psychotherapie praktizierenden Psychiater ihrer Mission so sicher? Allzu oft stimmen sie bei der Frage, wer wann und wie zu behandeln sei, nicht überein. Die Meinung der Experten über die Erfolgsaussichten der Therapie reichen von überschwenglichem Optimismus bis hin zu völligem Pessimismus. Wir werden diese Fragen im zwölften Kapitel ausführlich diskutieren.

Psychiatrische Einrichtungen

Das staatliche Krankenhaus

68 Prozent der in dieser Studie erfaßten Patienten sind in staatlichen Krankenhäusern [vom Bundesstaat getragene Institutionen, Anm.d.Übers.] untergebracht; davon leben 82 Prozent in der ältesten staatlichen Krankenanstalt. Grund dafür ist die Einteilung des Bundesstaates in drei geographische Distrikte mit annähernd gleichem Bevölkerungsanteil. Die älteste Anstalt (Baujahr 1866) ist so überfüllt, daß die Betten dicht an dicht stehen. Wirkliche Gesundheitspflege ist kaum gewährleistet. In allen Stationen mit chronisch kranken Patienten riecht es penetrant nach Schweiß, Urin, Paraldehyd und Tabak. Auf diesen Stationen begegnet der Besucher älteren Frauen und Männern, die apathisch in langen, dunklen Gängen herumsitzen, sinnlos mit Wischlappen hantieren oder wie eine Schar hungriger Kinder hinter dem Arzt herziehen, wenn er durch die Station geht. Besser sieht es auf den Stationen für akut Kranke aus. Hier bemühlt man sich ernsthaft um Diagnose und Behandlung eines jeden Patienten.

Zu den Aufgaben des staatlichen Krankenhauses gehören Behandlung und Versorgung der Neueinweisungen und chronischen Fälle. Über 90 Prozent der Patienten kommen mit einem vom Arzt unterschriebenen Dringlichkeitsbescheid ins Krankenhaus, der es der Anstaltsleitung gestattet, den Patienten für 30 Tage aufzunehmen. Wenn, wie das üblicherweise der Fall ist, ein längerer Aufenthalt notwendig ist, wird der Patient von einer gerichtlichen Instanz nach Vorlage von Gutachten zweier Ärzte ins Krankenhaus "überwiesen". Das staatliche Krankenhaus steht allen Bewohnern des Bundesstaates offen, die psychiatrische Behandlung benötigen.

Jedes staatliche Krankenhaus steht unter der Leitung eines aus ehrenamtlichen, gewöhnlich prominenten Bürgern zusammengesetzten Kuratoriums. Die Kuratorien, dessen Mitglieder gelegentlich vom Gouverneur ernannt werden, freilich eher aus politischen Gründen als aufgrund ihrer beruflichen Kompetenz, treten hauptsächlich als Berater und Vermittler auf, wenn die Verwaltung und das klinische Personal Unterstützung und Hilfe von der Gesetzgebung, der bundesstaatlichen Regierung oder der Presse brauchen. Bei den Entscheidungen über innere Belange des Krankenhauses spielt das Kuratorium keine wirksame Rolle. Allerdings kann es den Anstaltsleiter berufen oder entlassen.

Das medizinische Personal besteht aus dem Anstaltsleiter, seinem Assistenten, dem klinischen Direktor, den fest angestellten Psychiatern und den auszubildenden Psychiatern. Das nicht-medizinische Fachpersonal setzt sich aus Psychologen, psychiatrischen Sozialarbeitern, Beschäftigungstherapeuten und dem Pflegepersonal zusammen. Jede dieser Gruppen ist viel zu klein, um eine angemessene medizinische Betreuung zu gewährleisten. Das Pflegepersonal wird von einer großen Schar nicht ausgebildeter Hilfskräfte unterstützt, die gewöhnlich aus der "unteren" sozialen Schicht stammen. Bürokräfte, Handwerker, Pächter und Bewachungspersonal machen das nicht-klinische Personal aus. Die Patienten der Klinik verrichten einen beträchtlichen Teil der täglichen Reinigungsarbeiten wie Geschirrspülen, Arbeiten im Heizungskeller, in der Molkerei, in den Gärten usw.

Der Anstaltsleiter, ein Psychiater, ist der "Bürgermeister" der Krankenhausgemeinde. Er vertritt die Einrichtung gegenüber dem Gouverneur, dem Kuratorium, der Legislative und der Öffentlichkeit. Der Anstaltsleiter wird von seinem Assistenten, einem Geschäftsführer, und einem Klinikdirektor bei seiner Arbeit unterstützt. Der Klinikdirektor berät den Anstaltsleiter bei den Entscheidungen über Behandlungs- und Pflegemethoden, Forschungsvorhaben und medizinische Ausbildung. Ist einmal eine bestimmte medizinische Behandlungsstrategie eingeführt, dann obliegt es der Verantwortung des Klinikdirektors, deren Ausführung zu überwachen.

Da die meisten Fachkräfte und viele andere Angestellte auf dem Grundstück des Krankenhauses leben, bildet die Belegschaft einer jeden Anstalt eine eigene Gemeinde. Selbst nach längerer Tätigkeit nimmt sie kaum Anteil am Leben in der Stadt und hat wenig Kontakt zu den Menschen außerhalb der Krankenhausgemeinde, die oft mit einem gewissen Argwohn und Mangel an Verständnis von der "Irrenanstalt" sprechen. Diese Isolation führt oft zu psychischen Spannungen, vergrault gute Fachkräfte und ist ohne Frage ein wesentlicher Grund für den ständigen Personalmangel des Krankenhauses.

Obwohl einige Professoren der Yale-Universität regelmäßig Vorträge im Krankenhaus halten, ist der fachberufliche Kontakt zwischen der Anstalt und der medizinischen Fakultät unzureichend. Nach außen hin versuchen führende Persönlichkeiten beider Institutionen zusammenzuarbeiten, aber es mangelt an gegenseitigem Vertrauen. Einige Kuratoren haben das Gefühl, daß die Psychiater der medizinischen Fakultät dem Krankenhaus die Behandlungsweise vorschreiben und es für ihre eigenen Zwecke benutzen wollen, ohne dessen Schwierigkeiten zu verstehen. Die Psychiater von der Universität wiederum glauben, daß einige Psychiater des Krankenhauses die moderne Psychiatrie ablehnen und nicht bereit sind dazuzulernen. Gemeinsame Einrichtungen für Kranken-

Tabelle 3: *Zahl und Tätigkeit der im staatlichen Krankenhaus Beschäftigten, Verhältnis Patienten zu Personal und durchschnittlicher Jahresverdienst 1953*

Tätigkeit	Anzahl	Verhältniszahl	Durchschnittsjahresgehalt (in Dollar)
Verwalter	2	1.515	13.200
Psychiater, ganztags	18	168	8.000
Fachärztliche Berater, Teilzeitkraft	3	1.010	8.333
Andere medizinische Fachkräfte	31	98	4.192
Ausgebildetes Pflegepersonal	76	40	4.124
Hilfskräfte	450	7	2.567
Büroangestellte	38	80	2.413
Küchenpersonal etc.	88	34	2.586
Zusammen	736	4,1	2.580

haus- und Universitätsangehörige haben diese Gegensätze aufgelockert. Beispielhaft dafür ist die Durchführung eines gemeinsamen Fortbildungsseminars in Psychiatrie und Neurologie unter der Schirmherrschaft des *State Department of Mental Health* und der Yale-Universität. Wohlmeinende Kritiker geben zu, daß solche Ansätze zwar wichtig sind, daß aber ein kurzfristiger Fortschritt auf diese Weise nicht erreicht werden kann. Mehr noch, Isolation innerhalb der psychiatrisch-medizinischen Fachwelt, Arbeitsüberlastung, geringes Berufsprestige und niedrige Bezahlung bei ungünstigen Aufstiegschancen führen zu einer ständigen Frustration des im staatlichen Krankenhaus tätigen psychiatrischen Personals.[13] Trotz äußerster Anstrengungen einiger Angehöriger des Fachpersonals, mit diesen Problemen fertigzuwerden, wird sich an den geschilderten Zuständen nichts ändern, wenn die Öffentlichkeit nicht weitaus mehr Unterstützung gewährt. Was all dies für die Versorgung der Patienten bedeutet, werden wir später behandeln.

Veteranenkrankenhäuser

Ungefähr 4,2 Prozent der durch die psychiatrische Erhebung erfaßten Patienten sind in *Veterans Hospitals* (Krankenhäuser für ehemalige Militärangehörige) untergebracht. Davon werden über 75 Prozent in überwiegend mit Psychotikern belegten neuropsychiatrischen Kliniken behandelt. Die Veteranen beider Weltkriege sind jeweils getrennt in zwei Krankenhäusern auf den Territorien angrenzender Bundesstaaten untergebracht. Die zum Zeitpunkt der Erhebung hospitalisierten Neurotiker wurden in der neuropsychiatrischen Abteilung eines allgemeinen Krankenhauses versorgt.

Die *Veterans Hospitals* unterscheiden sich von den staatlichen Krankenhäusern durch neuere und bessere Ausstattung, mehr Personal (auf einen Psychiater kommen hier nicht 168, sondern nur acht Patienten), bessere Bezahlung und angenehmeres Arbeitsklima. Das *Veterans Hospital* von New Haven arbeitet in Forschung und Lehre eng mit der medizinischen Fakultät der Universität zusammen.

Die Unterstützung der Organisation der Veteranen durch die Öffentlichkeit ermöglicht den Ärzten den Ausbau einer fortschrittlichen psychiatrischen Versorgung. Wenn die öffentliche Unterstützung anhält, wird sich die in den *Veterans Hospitals* praktizierte Psychiatrie unter Umständen auch positiv auf das System der staatlichen Krankenhäuser

[13] Alfred H. Stanton and Morris S. Schwartz, *The Mental Hospital*, Basic Books, New York 1954, S. 342-362.

auswirken. Bisher jedoch zeigte die *General Assembly* keine Bereitschaft, die Verbesserung der psychiatrischen Versorgung in den staatlichen Krankenhäusern zu finanzieren. Zur Veranschaulichung der unterschiedlichen Qualität beider Institutionen mögen ihre Tagessätze für die psychiatrische Versorgung dienen: sie liegen im *Veterans Hospital* bei 20 Dollar gegenüber 3,70 Dollar in den staatlichen Krankenhäusern.

Psychiatrische Privatkliniken

Weniger als zwei Prozent der Patienten in dieser Untersuchung werden in Privatkliniken versorgt, von denen nur eine über mehr als 300 Betten verfügt. Mit einer Ausnahme liegen alle Kliniken außerhalb der Gemeinde. Ihre Ausstattung reicht von der luxuriöser Landhäuser inmitten sorgfältig gepflegter Gutsbesitzungen bis hin zu der trostlos verfallender alter Herrschaftshäuser, die fast ebenso ärmlich geführt werden wie die staatlichen Krankenhäuser. In den vornehmsten "Gästehäusern" belaufen sich die "Hotelkosten" einschließlich der Kosten für Therapie und Personal auf über 20000 Dollar pro Gast und Jahr. In den kleineren Sanatorien erreichen die jährlichen Kosten pro Patient 7000 Dollar.

Außer der übereinstimmenden Zielsetzung hinsichtlich Pflege und Heilung von Kranken haben die öffentlichen und privaten Institutionen wenig gemeinsam. Zum Beispiel erlischt bei den Privatkliniken die Verantwortung für den Patienten, wenn dieser oder seine Familie zahlungsunfähig werden.[14] In einem solchen Fall wird der Patient entweder entlassen oder in ein öffentliches Krankenhaus überwiesen. "Zahlen oder raus" lautet die Devise.

Die therapeutische Orientierung ist von Krankenhaus zu Krankenhaus verschieden. Ein exklusives und teures Sanatorium auf dem Lande praktiziert nur Psychoanalyse und psychoanalytische Therapie. In einer anderen, ebenso kostspieligen Einrichtung, die sich selbst gern als "Gästehaus" versteht, werden die "Gäste" mittels Suggestion, Beratung und bewußter Lebensplanung "rehabilitiert". Ein drittes Sanatorium hat sich auf Psychotiker spezialisiert und verbindet bis zu einem bestimmten Grad dynamische Psychotherapie mit somatischen Methoden. In einigen Kliniken dominieren somatische Behandlungsmethoden. Diese Einrichtungen halten Psychotherapien für wertlose und unpraktikable therapeutische Methoden, während man umgekehrt in Kreisen der dynamisch orientierten Psychiatrie solche Kliniken als "Schockmühlen" bezeichnet.

Das Zahlenverhältnis von Angestellten zu Patienten ist, wie aus einem Vergleich der Tabellen 3 und 4 hervorgeht, in den Privatkliniken wesentlich günstiger. Der gravierendste Unterschied zwischen privaten und staatlichen Institutionen liegt im Verhältnis von Psychiatern zu Patienten. Die Bezüge der Psychiater in den psychiatrischen Privatkliniken liegen mindestens doppelt so hoch wie in den staatlichen Anstalten.

Einige Privatkliniken werden ausschließlich gewinnorientiert betrieben, andere sind als "nicht-kommerzielle", aber von den Patienten mitgetragene Einrichtungen deklariert. Dabei ist es schwierig festzustellen, was man unter "nicht-kommerziell" zu verstehen hat. Der vorrangige praktische Nutzen scheint zu sein, daß die nicht-kommerziellen Anstalten Steuerfreiheit genießen, die ihnen sowohl aufgrund ihrer Öffentlichkeitsarbeit wie ihrer therapeutischen Tätigkeit gewährt wird. Bei einigen nicht-kommerziellen Krankenhäusern gehen Forschung und Ausbildung mit Pflege und Therapie der Patienten einher. In anderen Häusern existieren solche Zielsetzungen nur auf dem Papier.

[14] Eine Ausnahme bildet der höchst ungewöhnliche Fall, daß Stiftungs- oder Forschungsgelder zur Finanzierung eines Bettes beitragen. Häufiger werden bei finanziellen Schwierigkeiten Gebührenermäßigungen gewährt; wir werden das in Kapitel 10 ausführlicher besprechen.

Tabelle 4: *Zahl und Tätigkeit der in einer typischen psychiatrischen Privatklinik Beschäftigten, Verhältniszahl von Patienten zu Personal und durchschnittlicher Jahresverdienst 1953*

Tätigkeitsart	Anzahl	Verhältniszahl	Durchschnittsjahresgehalt (in Dollar)
Leiter	1	38	25.000
Psychiater, ganztägig*	5	8	16.000
Internist, ganztägig	1	40	7.000
Andere Fachkräfte	5	8	5.082
Ausgebildetes Pflegepersonal	9	4	3.515
Hilfskräfte	20	2	2.459
Küchenpersonal	11	3	1.530
Betriebspersonal	6	7	2.548
Bürokräfte	6	7	2.506
Fahrer und Handwerker	1	38	3.000
Buchhalter	1	38	4.800
Gärtner	6	7	2.309
Zusammen	72	2,1	2.507

* Mit begrenzter Möglichkeit zur Ausübung einer Privatpraxis

Die Anerkennung als Ausbildungsstätte ist bei den meisten Privatkliniken sehr begehrt. Aber die Durchführung eines Ausbildungsprogramms bringt ernsthafte Probleme mit sich. Anders als die staatlichen stehen die privaten psychiatrischen Kliniken vor folgendem Dilemma:

Einerseits sind sie angehalten, Psychiater in Theorie und Technik der Psychotherapie auszubilden; andererseits erschweren es die finanziellen Abhängigkeiten, vor allem von Patienten der Oberschicht, die angehenden Psychiater zu Ausbildungszwecken unmittelbar mit den psychisch Kranken zu konfrontieren. Zum Beispiel wurden in einer ausbildungsberechtigten Klinik Privatpatienten nur Ärzten mit einer dreijährigen Fachausbildung anvertraut, und selbst diese Ärzte blieben einer strengen Supervision unterworfen. Ein weiteres Problem besteht in der Abneigung leitender Ärzte, sich mit administrativen Angelegenheiten und dienstlichen Problemen zu befassen.

Die psychiatrische Behandlung in einer Privatklinik ist selbst in den unteren Kategorien so kostspielig, daß sich nur ein Bruchteil der Bevölkerung, und auch dann nur für wenige Monate, eine solche Therapie leisten kann. Trotzdem bringen die Familien große Opfer, damit ihre psychisch kranken Angehörigen so lange wie möglich in den Privatkliniken bleiben können. Leider nützen einige Anstalten dies aus, obwohl sie häufig nicht einmal eine bessere Behandlung bieten als staatliche Institutionen. Wenn Öffentlichkeit und Ärzteschaft dem Wert psychiatrischer Leistungen mehr Aufmerksamkeit widmeten, würde es den gewinnstrebenden Krankenhäusern wesentlich schwerer fallen, ihre Patienten von der Überlegenheit ihrer Dienstleistungen zu überzeugen. Aber auch das Privatkrankenhaus, das sich als rühmliche Ausnahme um bestmögliche psychiatrische Versorgung bemüht, gerät zunehmend in Schwierigkeiten, seinen "Leistungsstandard" zu halten, denn ein beträchtlicher Teil seiner Patienten wird inzwischen von privat praktizierenden Ärzten zu wesentlich geringeren Kosten behandelt.

Die Anwendung zweier gegensätzlicher psychiatrischer Methoden, das heißt der medikamentösen und der psychotherapeutischen Therapie, dürfte die "besseren" Kliniken zur Aufgabe ihrer "exklusiven" Praxis zwingen. Auf lange Sicht werden alle "guten" psychiatrischen Privatkliniken nicht ohne öffentliche Unterstützung auskommen, wenn sie echte "therapeutische Gemeinschaften" werden sollen.

Öffentliche Kliniken

Acht Prozent der in der psychiatrischen Erhebung erfaßten Patienten befinden sich in öffentlichen Kliniken, deren Bedeutung ständig zunimmt. Zwei dieser insgesamt sieben Kliniken liegen außerhalb der Stadt; sie werden durch die *Veterans Administration* unterstützt und von ehemaligen Militärangehörigen dieser Gegend als Diagnose- und Behandlungszentrum in Anspruch genommen. Die fünf innerhalb der Gemeinde liegenden Fachkliniken sind jeweils für die Versorgung bestimmter Bevölkerungsteile zuständig. Über die Hälfte aller Patienten, die jährlich Kliniken aufsuchen, durchlaufen die als Abteilung des städtischen Krankenhauses eingerichtete Klinik, an der die Universität auch ihre Psychiater ausbildet. Sie wird aus verschiedenen Quellen finanziert: vom Bundesstaat, vom Krankenhaus und von der Bundesregierung; die Stadt selbst stellt nur geringe Mittel bereit. Die therapeutische Orientierung dieser Klinik ist analytisch-psychologisch. Eine zweite Klinik ist einem allgemeinen Krankenhaus angegliedert, das von einer religiösen Sekte unterhalten wird. Hier werden jährlich 30 bis 40 Patienten mit Elektroschocks und anderen somatischen Behandlungsmethoden, mit Medikamenten und der kürzesten Form direktiver Psychotherapie behandelt. Die staatliche Kommission zur Bekämpfung des Alkoholismus unterhält eine Klinik für Alkoholiker. Hier liegt das therapeutische Schwergewicht auf einer Kombination von Psychotherapie und begleitenden somatischen Behandlungsmethoden. Ferner gibt es eine von Stadt und Staat gemeinsam getragene Kinderklinik mit nicht genau bestimmter therapeutischer Ausrichtung und eine von der Universität unterhaltene Kinderklinik, die sich an psychoanalytischen Methoden orientiert.

Die große Klinik im städtischen Krankenhaus ist mit einem leitenden Arzt, einem Assistenten und zwölf Medizinalassistenten besetzt.[15] Die Aufsicht führen ganz- oder auch nur halbtags tätige Psychiater mit abgeschlossener Ausbildung, die zum Teil aus universitären Mitteln bezahlt werden.

Alle anderen Kliniken verfügen über weniger Personal; die Klinik für psychisch gestörte Kinder zum Beispiel beschäftigt einen Psychiater, einen psychiatrischen Sozialarbeiter und einen Psychologen.

Die Yale-Universität beteiligt sich an der Unterhaltung des großen Ambulatoriums in erster Linie aus ihrem Interesse an Forschung und Lehre und erst in zweiter Linie aus Interesse an der Versorgung von Patienten. Dieser Interessenkonflikt führt zu einem permanenten Streit zwischen Universität und Stadt um die Finanzierung der Klinikdefizite. Dasselbe Problem stellt sich auch bei der von der Universität getragenen Kinderklinik. Trotz ständiger finanzieller Querelen arbeiten beide Einrichtungen eng mit den städtischen Sozialämtern zusammen.

Ein weiteres Problem stellen die beschränkten Aufnahmekapazitäten dar. Dadurch sehen sich die Kliniken gezwungen, die Patienten aus der Gemeinde bevorzugt zu behandeln.

Private Praxen

Neunzehn Prozent der von der Untersuchung erfaßten Patienten werden von 42 in der Gemeinde privat praktizierenden Psychiatern behandelt. Von den Psychiatern arbeiten 22 ganztägig in ihrer Praxis, weitere acht sind nur zeitweise in ihrer Praxis tätig. Die restlichen zwölf haben ihre Praxen in anderen Städten, hauptsächlich in New York.

[15] Dies sind die Zahlen zum Zeitpunkt der psychiatrischen Erhebung.

Die 30 in der Stadt praktizierenden Psychiater vertreten zwei völlig verschiedene therapeutische Schulen: die eine ist analytisch und psychologisch ausgerichtet (hier als A-P-Gruppe bezeichnet), die andere orientiert sich an direktiven und somatischen Methoden (D-S-Gruppe). Dem allgemeinen Sprachgebrauch folgend haben wir früher die D-S-Gruppe als eklektisch bezeichnet. Die meisten dieser Praktiker sind jedoch keine echten Eklektiker. Einer der zur D-S-Gruppe gehörenden Psychiater erklärte: "Um einem Patienten zu helfen, würde ich alles tun, wenn nötig, mich auf den Kopf stellen." Das würde er möglicherweise tun, aber ganz sicher führt er keine psychoanalytische Therapie durch, und zwar aus zwei Gründen: 1. lehnt er sie ab und 2. ist er in ihr nicht ausgebildet. Genaugenommen gibt es kaum noch wahre Eklektiker, die wirklich alle Methoden beherrschen. Die meisten Psychiater sind heute entweder somatisch oder psychoanalytisch orientiert. Im speziellen Fall dieser Stadt gehören die meisten Universitätspsychiater der A-P-, die meisten Psychiater der öffentlichen Kliniken der D-S-Gruppe an.

Unsere Einteilung beruht auf zwei Kriterien: Therapiemethode und Ausbildung. Wir sehen einen grundlegenden Unterschied in Theorie und Praxis zwischen dem analytisch-psychologischen und dem direktiv-somatischen Ansatz. Der analytische Ansatz beruht im wesentlichen auf der Analyse des Verhaltens, der Beziehungen, der bewußten und unbewußten Motivation. Die klassische psychoanalytische Methode besteht in der Analyse von Symptomen und Abwehrmechanismen, von Übertragung und Widerstand, mit dem Ziel, das Ich durch Einsicht in die unbewußten Kräfte zu stärken. Der sogenannte dynamische psychotherapeutische Ansatz folgt zwar auch diesen allgemeinen Gesichtspunkten, ist aber flexibler und weniger rigide. Dem Patienten soll vor allem innere Einsicht und deren Umsetzung ermöglicht werden. Außer im Falle einer Ich-Schwäche wird von manipulativen Eingriffen oder Lenkung abgesehen. Der Ansatz ist fast rein psychologisch; somatische Diagnose- und Behandlungsmethoden sind ihm wesensfremd und werden von den Psychiatern dieser Schule nur äußerst selten angewandt.

Der direktive Ansatz beruht auf gezielter Veränderung der Verhaltensweisen, Meinungen und Haltungen des Patienten durch anleitende und unterstützende Methoden wie Erklärung, Suggestion, Beruhigung, Ratschlag, Beeinflussung und notfalls Zwang. Die Methode stützt sich im allgemeinen nicht auf analytische Einsichten, sondern vielmehr auf das Urteil des Therapeuten, seine sogenannte klinische Erfahrung und seine Einschätzung der Situation und der Probleme des Patienten.

Der Therapeut wird zum Beispiel versuchen, einen Patienten mit Minderwertigkeitsgefühlen aufzurichten, ihn zu seiner Lebensphilosophie bekehren, ihm eine strenge Predigt halten, einen freundlichen Ratschlag geben, ihm sagen, er solle unter die Leute gehen, das Leben nicht so schwer nehmen oder mehr arbeiten, seine Frau gut behandeln oder sich scheiden lassen. Der Erfolg dieser Praktiken, und sie können in der Tat recht erfolgreich sein, hängt eher von der Klugheit und der Autorität des Therapeuten und auch von der Ich-Stärke und Suggestibilität des Patienten als vom technischen Fachwissen des Arztes ab. Der direktive Ansatz fordert außer klinischer Erfahrung und technischem Wissen vor allem große Menschenkenntnis und die Bereitschaft, Autorität zu übernehmen.

Die direktiven Methoden werden diagnostisch wie therapeutisch oft mit medizinisch-somatischen Techniken kombiniert. Die D-S-Praktiker nehmen vermutlich häufig medizinische und neurologische Untersuchungen vor, führen Labortests durch, verschreiben Medikamente, verabreichen Schockbehandlungen und überweisen ihre Patienten an Neurochirurgen oder führen sogar selbst "kleinere"neurochirurgische Eingriffe wie transorbitale Lobotomien durch. Obwohl sie ein allgemeines Interesse an Psychologie und Sozialwissenschaften haben, sind ihre Kenntnisse auf diesen Gebieten geringer als die ihrer Kollegen in der A-P-Gruppe. Ein wesentlicher Unterschied liegt darin, daß die A-P-Gruppe der festen Überzeugung ist, daß die Ätiologie der meisten psychischen Krankheiten, mit Ausnahme weniger somatischer Störungen, in erster Linie psychischer Natur ist und deshalb auch psychologisch behandelt werden sollte.

Die A-P-Gruppe durchläuft eine volle oder teilweise psychoanalytische Ausbildung und Ausrichtung; ihr Katalog von Grundsätzen stammt von Freud. Die Fortbildung in Grundlagen der Biologie und klinischen Fächern ist nach Abschluß der Studienzeit im allgemeinen gering. Die D-S-Gruppe dagegen tendiert stark zum somatisch-medizinischen Ansatz und ist im allgemeinen in Neurologie und in den biologischen Grundlagen besser ausgebildet.

Die A-P-Gruppe umfaßt Psychiater mit abgeschlossener psychoanalytischer Ausbildung und solche, die sich während ihrer Internatsjahre (klinische Pflichtjahre nach der Approbation) für die Psychoanalyse entschieden haben. Nicht vollausgebildete Mitglieder dieser Gruppe sprechen den vollausgebildeten Analytikern einen höheren beruflichen Status zu und fühlen sich selbst als Menschen zweiter Klasse innerhalb ihrer Berufshierarchie. In der A-P-Gruppe verweisen die Mitglieder der *American Psychoanalytic Association* (Amerikanische Psychoanalytische Vereinigung) gewöhnlich auf ihre intensive Ausbildung; sie halten sich selbst für die hervorragenden Vertreter der klassischen Psychoanalyse.

Die D-S-Gruppe bildet ebenfalls ein internes Spektrum. Auf der einen Seite stehen jene, die überwiegend psychotherapeutische und nur im Ausnahmefall somatische Methoden anwenden, auf der anderen Seite jene, die fast ausschließlich somatisch vorgehen.

Beim Vergleich der A-P- und D-S-Gruppe lassen wir individuelle Unterschiede beider therapeutischer Richtungen, außer bei der Untersuchung ganz spezieller Sachverhalte, unberücksichtigt.

Im Gegensatz zum A-P-Analytiker hat der D-S-Praktiker keine feste Arbeitszeit, macht Hausbesuche und nimmt auch dringende Fälle an.[16] Die psychoanalytische Sitzung kostet zwischen 20 und 35 Dollar, während die D-S-Praktiker einheitlich zehn bis 20 Dollar pro Besuch berechnen. Patienten in psychoanalytischer Behandlung suchen ihren Arzt vier- bis fünfmal wöchentlich zu einer 50minütigen Sitzung auf. Der D-S-Praktiker sieht seine Patienten 15 bis 30 Minuten pro Woche, vielleicht auch nur einmal im Monat, oder, wie es einer der Psychiater ausdrückte: "Wenn sie mal vorbeikommen, um sich eine Pille oder einen kleinen Rat abzuholen".

Das hiesige Institut für Psychoanalyse ist Anziehungspunkt für analytisch ausgerichtete Ärzte. Die Mitgliedschaft am Institut ist eine begehrte Auszeichnung. Das Institut ist straff organisiert; jeder Schüler untersteht mehrere Jahre lang der fachkundigen Anleitung älterer Ausbilder. Die wichtigsten Leute am Institut sind die Lehranalytiker. Der Titel Lehranalytiker wird unter allen analytisch orientierten Psychiatern als große Ehre angesehen. Die meisten Patienten der Lehranalytiker sind in der Ausbildung stehende Psychiater; dadurch bestimmen sie entscheidend die Entwicklung ihrer Schüler und nehmen indirekt Einfluß auf den ganzen Berufsstand.

Die analytisch orientierten Psychiater sind in einer örtlichen psychoanalytischen Gesellschaft organisiert, die nicht ganz so exklusiv ist wie das Psychoanalytische Institut; aber auch hier gelten strenge Aufnahmebedingungen, das heißt, in der Regel wird eine abgeschlossene analytische Ausbildung vorausgesetzt. Die meisten Mitglieder der Psychoanalytischen Gesellschaft gehören der *American Psychiatric Association*

[16] Henry A. Davidson, 'The Structure of Privat Practicy in Psychiatry', in *The American Journal of Psychiatry*, Bd. 113, Juli 1956, S. 41-44.

(Amerikanische Psychiatrische Vereinigung) und der *State Medical Society* (Staatliche Gesellschaft für Medizin) an. Die D-S-Praktiker gehören den hiesigen Gesellschaften für Medizin und der *State Society for Psychiatry and Neurology* (Staatliche Gesellschaft für Psychiatrie und Neurologie) an.

Unserer Einschätzung nach sind die Angehörigen der A-P-Gruppe "innen-orientierter", introspektiver und psychisch empfindsamer als ihre Kollegen der D-S-Gruppe. Die analytisch orientierten Psychiater glauben, durch Kindheits- und Jugenderfahrungen zu ihrer Berufswahl motiviert worden zu sein. Die D-S-Praktiker, obwohl kaum anders motiviert, sprechen mehr von "guten Möglichkeiten auf einem neuen Gebiet" und "der Möglichkeit zu helfen" als von ihren inneren Impulsen. Vom Interviewer nach ihrer beruflichen Zufriedenheit befragt, sprachen analytisch orientierte Ärzte von der persönlichen Befriedigung, die sie aus dem Verstehen der Komplexität menschlichen Verhaltens schöpften; für die direktiv-somatisch orientierten Ärzte dagegen lag das Hauptgewicht mehr auf der Möglichkeit, Menschen helfen zu können. Hinsichtlich beruflicher Enttäuschungen bedauerten die Analytiker, wie wenig sie über die individuellen Verhaltensmotivationen wüßten, während dagegen die andere Gruppe mehr über Probleme der Praxisführung und über finanzielle Schwierigkeiten der psychiatrische Hilfe suchenden Patienten klagte. Kurz gesagt, für Analytiker stehen ungelöste theoretische Probleme im Vordergrund, für D-S-Ärzte praktische Schwierigkeiten.

Zu theoretischen und praktischen Unterschieden kommen beruflicher Neid und Rivalitäten unter den Gruppen. Darüberhinaus kennt jede Gruppe sehr genau die Mängel und Schwächen der anderen. Die Vorwürfe der D-S-Gruppe reichen von "doktrinärer Haltung" und "unmedizinischen" Verhaltensweisen bis "Schaumschlägerei". Die Analytiker titulieren die andere Gruppe als "Ignoranten", "Spießer" und sogar als "Schockartisten".

Solche Differenzen werden gewöhnlich durch die Fassade "berufsständischer Würde" verdeckt. Vielleicht nimmt das Ausmaß dieser Streitigkeiten mit zunehmendem Wissen um die Natur der psychischen Krankheiten ab. Aber noch sind sie hervorstechende, vor der Öffentlichkeit allerdings sorgfältig verborgene Elemente der heutigen Psychiatrie.

Alle privat praktizierenden Ärzte haben ihren Doktortitel an anerkannten medizinischen Fakultäten erworben; die meisten haben als Assistenzärzte im Krankenhaus gearbeitet. Zusätzlich haben viele die vom fachärztlichen Prüfungsausschuß geforderte Facharztausbildung absolviert; über die Hälfte von ihnen erhielt ihre Anerkennung. Die Psychiatrie ist hinsichtlich ihrer Vielseitigkeit und ihrer internen Organisation durchaus mit den anderen medizinischen Fachrichtungen zu vergleichen. Als Mitglieder einer neuen Fachrichtung sind die Psychiater beider Gruppen im allgemeinen sehr selbstbewußt. Sie glauben an die Bedeutung ihrer Arbeit und halten sich für die gebildetsten und intellektuellsten Vertreter des Medizinerstandes, obwohl sie als solche keineswegs anerkannt werden. Mit Stolz verweisen sie auf die eindrucksvolle Entwicklung ihres Spezialgebietes innerhalb der letzten Jahrzehnte.

Psychiater und Sozialstruktur

95 Prozent der in der Stadt wohnenden Psychiater wurden in Schicht I, fünf Prozent in Schicht II eingestuft.[17] Über die Zuordnung entscheidet die Wertschätzung der

[17] Die Psychiater der staatlichen Krankenanstalt, des Krankenhauses der *Veterans Administration* und der meisten Privatkliniken wohnen in anderen Städten.

Wohngegend. Psychiater, die in den "besten" Vierteln wohnen, erhalten eine höhere Punktzahl für ihre soziale Position als Kollegen, die in "guten" Wohngegenden leben. Obwohl praktisch alle Psychiater in "exklusiven" und "guten" Stadtteilen wohnen, die beste Ausbildung genossen haben und zu einer Berufsgruppe mit hohem Prestige gehören, ist keiner von ihnen Mitglied der Kerngruppe innerhalb der Schicht I.

Die A-P-Gruppe ist sich der sozialen Schichtung der Gesellschaft völlig bewußt. Die D-S-Gruppe leugnet die Existenz von sozialen Schichten und reagiert im allgemeinen verlegen, wenn diese Frage aufgeworfen wird. Nach der Existenz sozialer Schichten in der Gemeinde befragt, antworten sie: "Ich denke nicht gerne über solche Sachen nach" und "Es gibt da Vorurteile und vorgefaßte Meinungen aus vergangenen Zeiten". Im Gegensatz dazu halten die Psychiater der Universität soziale Schichtung für eine Tatsache, die man bei seiner Arbeit berücksichtigen müsse. Diese Reaktion läßt sich wahrscheinlich auf häufige Kontakte mit Sozialwissenschaftlern zurückführen. Über 80 Prozent der Psychiater rechnen sich zur oberen Mittelschicht, einige fühlen sich der Mittelschicht zugehörig, und fünf Prozent halten sich für Mitglieder der Oberschicht. Diese Selbsteinschätzungen sind für die Schicht I typisch.

Das mittlere Einkommen der Psychiater liegt beträchtlich höher als das einer typischen Familie der Schicht I. Das Nettoeinkommen aller vollausgebildeten Psychiater schwankt zwischen 10000 und 40000 Dollar pro Jahr. Das Nettoeinkommen der privat praktizierenden Ärzte liegt in der D-S-Gruppe bei 25000 und in der A-P-Gruppe bei 22000 Dollar jährlich.[18]

Untersucht man den sozialen und kulturellen Hintergrund der einzelnen Ärzte, stößt man erneut auf Unterschiede zwischen der A-P-Gruppe und der D-S-Gruppe. Während 44 Prozent der direktiv-somatisch orientierten Ärzte Nachfahren der alteingesessenen amerikanischen Familien sind, stammen nur acht Prozent der analytisch-psychologisch ausgerichteten Ärzte aus dieser Bevölkerungsgruppe. Es besteht also ein Zusammenhang zwischen theoretischer Orientierung der Angehörigen beider Gruppen und der Anzahl der in Amerika lebenden Generationen ihrer Familien. 58 Prozent der analytisch orientierten Gruppe sind Amerikaner der ersten oder zweiten Generation; der vergleichbare Prozentsatz der D-S-Gruppe beträgt 38.

Wie bei den anderen Einwohnern der Stadt ist auch bei den Psychiatern der religiöse Hintergrund eng mit nationalem Ursprung und ethnischer Zugehörigkeit verbunden. So ist es nicht weiter erstaunlich, daß zwar 83 Prozent der analytisch orientierten Gruppe, aber nur 19 Prozent der D-S-Gruppe aus jüdischem Hause stammen. Zwölf Prozent der analytischen Gruppe und 75 Prozent der D-S-Gruppe kommen aus protestantischen Verhältnissen. Insgesamt zeigen die Psychiater, welcher Glaubensrichtung sie auch angehören, nur selten aktive Teilnahme am religiösen Leben. Das geringe Engagement in religiösen Fragen der heutigen Generation steht im scharfen Widerspruch zu dem, was die Psychiater über das religiöse Verhalten ihrer Eltern erzählen. Fast alle Analytiker berichten, daß ihre Mütter und Väter aktiv am religiösen Leben in ihrer Stadt partizipiert hätten. Über die Motive des Rückzugs der heutigen Generation aus dem Religionsleben lassen sich nur Spekulationen anstellen.

Die bereits diskutierten ethnischen Unterschiede lassen auf eine größere geographische Mobilität der analytisch orientierten Psychiater gegenüber der D-S-Gruppe schließen. Auch hinsichtlich der sozialen Mobilität unterscheiden sich die beiden Gruppen:

[18] Die ganztags an der Universität beschäftigten Psychiater hatten ein durchschnittliches Nettoeinkommen von 12000 Dollar. Diese Angaben gelten für das Jahr 1954. Die im Kapitel 4 besprochenen gelten für das Jahr 1950.

73 Prozent der A-P-Gruppe sind im Vergleich zum Status des Vaters in die nächst höhere Schicht aufgestiegen, während dies nur 42 Prozent der anderen Gruppe gelang.[19]

Alle Psychiater in unserer Untersuchung waren verheiratet. Etwa 64 Prozent der Analytiker, gegenüber nur 38 Prozent der direktiv-somatisch ausgerichteten Psychiater, schlossen religiöse Mischehen. In der ersten Gruppe liegen die Scheidungsziffern deutlich über denen der zweiten Gruppe.

Alle Psychiater haben hohe Erwartungen an ihre Kinder. Die analytisch ausgerichteten Ärzte praktizieren einen intellektuell-liberalen Erziehungsstil, der nicht frei ist von Leistungsansprüchen. Beide Gruppen wollen ihre Kinder auf Privatschulen und "namhafte" Colleges schicken. Nach dem College, so hoffen sie, werden ihre Kinder standesgemäß heiraten und die Söhne ertragreiche und gesellschaftlich anerkannte Berufe ausüben.

Wir haben die möglichen psychologischen und soziologischen, die bewußten und die unbewußten Motive für die Berufswahl beider Gruppen bereits erwähnt. Andere, oft übersehene Motive sind ihre stark ausgeprägten Aufstiegsambitionen und die damit verbundenen Gratifikationen. Wie alle schnellen sozialen Aufsteiger haben diejenigen, die ihre gegenwärtige Position durch eigene Anstrengung erlangt haben, einen sozialen und wahrscheinlich auch psychischen Wandel durchgemacht. Ihr Streben nach den amerikanischen Idealen von persönlichem Erfolg und "Selbst-ist-der-Mann" hat sie ihren ursprünglichen Subkulturen entfremdet. Ein hoher Prozentsatz dieser Männer lehnten sich als Kinder und Jugendliche gegen ihre Familien, später gegen das gesellschaftlich Anerkannte und gegen die Tradition auf. Um sich von ihrer inneren Unruhe abzulenken, beschäftigten sie sich mit Dingen, die ihren Familien fremd waren. Sie fanden Orientierungshilfen in den Theorien der dynamischen Psychiatrie. Die Ideen Freuds und seiner Schüler gaben ihnen persönlichen Trost, eine neue Lebensform und die Möglichkeit, sich ihren Lebensunterhalt zu verdienen. Ihr Studium der Freudschen Schriften ließ sie zu einer eng verwobenen Gruppe von Schülern zusammenwachsen. Doch die Übernahme rein psychodynamischer Deutungen menschlicher Beweggründe kann leicht zu einer gesellschaftlichen Isolation führen. Ironischerweise hat beruflicher Erfolg sie in einigen Fällen in Kontakt mit Personen von hohem Status gebracht, die ihnen soziale Ablehnung entgegenbringen.

Zusammenfassung und Schlußfolgerungen

Die Behandlung psychisch Kranker in unserer Gemeinde hat mindestens drei historische Phasen durchgemacht. Von der Gründung der Stadt an bis nach der Unabhängigkeitserklärung wurden die "Verrückten" und "Besessenen" nicht als Kranke angesehen. Während dieser Jahre verkaufte man sie zusammen mit Kriminellen und Bettlern auf öffentlichen Versteigerungen, wenn sich ihre Familien oder Freunde nicht um sie kümmern konnten.

Vom Ende des 18. bis Mitte des 19. Jahrhunderts entwickelten sich parallel zu den auch weiterhin praktizierten Versteigerungen die ersten Arbeitshäuser für mittellose und behördlicher Aufsicht übergebene "Wahnsinnige". Im zweiten Viertel des 19. Jahrhunderts setzte sich allmählich die Auffassung durch, daß es sich bei "Irren"

19 Für diesen Vergleich wurden die Sozialpositionen der Psychiater und ihrer Väter von A.B. Hollingshead bestimmt, in *Two Factor Index of Social Position* (Privatdruck), New Haven 1957, S. 1-12.

um kranke Menschen handelt und daß deren Heilung nur durch bessere Fürsorge zu erreichen ist. Zumindest sollten sie eine andere Behandlung erfahren als Kriminelle und Bettler. Infolgedessen wurde 1821 das erste Krankenhaus für "Geisteskranke" eingerichtet und von der Gesetzgebung als nicht-gewinnorientierte private Anstalt genehmigt. Ein halbes Jahrhundert später war die Anstalt für die große Zahl der psychisch Kranken im Bundesstaat Connecticut zu klein geworden, und man entschloß sich zur Gründung des ersten staatlichen Krankenhauses. Auch das staatliche Krankenhaus war bald überbelegt; so mußte man zwei weitere bauen. Der gegenwärtige Bedarf kann nur durch die Einrichtung mehrerer modern ausgestatteter öffentlicher Institutionen gedeckt werden. Im letzten Viertel des 19. Jahrhunderts wurden eine Reihe kleiner psychiatrischer Privatkliniken gegründet.

Kurz vor dem Ersten Weltkrieg gewann die "Bewegung für psychische Hygiene" an Einfluß. Aus dieser Bewegung heraus entstanden Kliniken, in denen psychisch gestörte Patienten ambulant behandelt werden konnten, ehe ihre Erkrankung eine Hospitalisierung nötig machte. Seit dem Zweiten Weltkrieg haben die psychiatrischen Privatpraxen schnell an Zahl und Bedeutung zugenommen. Diese Entwicklung wurde durch die Hinwendung von einer direktiv-somatischen Psychiatrie zu einer analytisch-psychologischen und einer allmählich beide Ansätze umfassenden psychiatrischen Therapie sowie aufgrund steigender therapeutischer Effektivität erheblich beschleunigt.

In den letzten Jahren hat sich eine wachsende Zahl von Psychiatern für Tätigkeiten in Privatpraxen und Kliniken entschieden, während die Psychiatrie in den öffentlichen psychiatrischen Anstalten, vor allem unter den jüngeren Psychiatern, immer weniger Interesse fand. Gleichzeitig stieg die Nachfrage nach fachärztlicher Ausbildung in Psychodynamik, intensiver Psychotherapie und Psychoanalyse. Die große Mehrheit dieser Ärzte beabsichtigt, nach Abschluß ihrer Ausbildung eine eigene Praxis zu eröffnen.

Vor fünfzig Jahren verkörperte der Leiter des staatlichen Krankenhauses den typischen Psychiater; heute ist es der privat praktizierende Arzt. Der privat praktizierende Psychiater ist ein Mann öffentlichen Interesses geworden, den man auch bei Problemen der Erziehung und der Kriminalität sowie bei sozialen Fragen konsultiert. Dennoch hat sich seine Rolle noch nicht gefestigt, da der soziale Auftrag an die Psychiatrie noch ungeklärt ist. Seine Stellung innerhalb der Gemeinde ist oft Gegenstand ernster wie auch spaßiger Kommentare und manchmal Zielscheibe für nicht gerade humorvolle Angriffe. Obwohl sie durchschnittlich genauso viel verdienen wie andere Fachärzte, besitzen sie ein geringeres Sozialprestige. Sie sind daher Gegenstand mißgünstiger Bemerkungen seitens ihrer nicht so gut verdienenden Kollegen in akademischen Stellungen und öffentlichen psychiatrischen Kliniken sowie seitens der Öffentlichkeit. Die Kritik am "hohen Einkommen" der privat praktizierenden Psychiater ist vielleicht Ausdruck gesellschaftlichen Mißtrauens. Die Leute sind bereit, für chirurgische und andere medizinische Fertigkeiten zu bezahlen, während die technischen Fähigkeiten der Psychiater nicht so ohne weiteres verstanden und akzeptiert werden.

Teil III
Sozialstatus und psychische Krankheit

6. Stationen auf dem Wege zum Psychiater[1]

Einführung

Der Weg zum Psychiater führt über vier Stationen: 1. Das *Auftreten* "abnormen" Verhaltens; 2. Die *Einschätzung* dieses Verhaltens als "gestört" im psychiatrischen Sinne; 3. *Entscheidung* für eine psychiatrische Behandlung; und 4. *Realisierung* dieser Entscheidung. Aufgrund des beschränkt verfügbaren Datenmaterials werden die letzten beiden Stationen in aller Ausführlichkeit behandelt, während wir die ersten zwei nur exemplarisch anhand von typischen Fällen verdeutlichen können. Bei allen Erörterungen richtet sich unser Hauptinteresse auf die Frage: Besteht ein Zusammenhang zwischen Sozialstatus und der Art des Weges zum Psychiater?

"Abnormes" Verhalten

"Abnormes" Verhalten steht für Handlungen, die Erwartungen in bestimmten sozialen Situationen nicht entsprechen. Daher können abnorme Verhaltensweisen nur innerhalb ihres kulturellen und psychosozialen Kontexts bewertet werden. Psychiatrisch betrachtet, reicht abnormes Verhalten von leichter Neurose bis zur schweren Psychose, von akuten, vorübergehenden "Störungen" bis zu chronischen Reaktionen. Es umfaßt so klar definierte Phänomene wie verschiedene Arten der Schizophrenie als auch viele Formen psychosozialer Fehlanpassungen, welche die meisten Personen niemals veranlassen würden, einen Psychiater zu konsultieren.[2]

"Einschätzung"

Mit Einschätzung meinen wir die Bewertung von Verhalten als abnorm durch Familienangehörige oder nahestehende Gruppen. Die Beurteilung des Verhaltens als psychisch abnorm geht der Entscheidung über eine therapeutische Intervention voraus. Sie ergibt sich aus bewußten, vorbewußten oder unbewußten Interpretationen – gewöhnlich allen dreien – der sozialen Interaktion. Die Beurteilung von Verhalten ist sowohl inter- als auch intrapersonal. Als laienhafter Reaktion entspricht die Einschätzung der professionellen Diagnose. Als intrapsychischer Prozeß bestimmt sie, wie der zukünftige Patient seine Verhaltensweisen, vor allem die "gestörten" wahrnimmt. Die Einschätzung als interpersonaler Prozeß entscheidet darüber, ob ein Verhalten als Vergehen, schlechtes Benehmen oder psychische Störung betrachtet wird.

1 Wir sind Dr. J. Clausen, dem Leiter des *Socio-Environmental Laboratory* vom *National Institute of Mental Health,* für diesen Satz zu Dank verpflichtet.
2 Diese Frage wird ausführlich erörtert in F.C. Redlich, 'The Concept of Normality', *American Journal of Psychotherapy,* Bd. 3, Juli 1952, S. 551-576.

Sozialstatus und Einschätzung

Aus der klinischen Praxis, den Tonbandinterviews, der Fünf-Prozent-Stichprobe, der kontrollierten Fallstudie und der psychiatrischen Erhebung ziehen wir den Schluß, daß Personen aus Schicht I und II persönliche Frustration, Fehlschläge und intrapsychische Konflikte deutlicher wahrnehmen als Angehörige der Schichten IV und V. Wir folgern daraus, daß Personen der untern Schichten, vornehmlich der Schicht V, abnormes Verhalten weit eher tolerieren, ohne sich klarzumachen, daß die Motivation für das Verhalten pathologisch ist, selbst wenn es den Normen der eigenen Schicht widerspricht. Zur Verdeutlichung dieses Punktes wollen wir die klinischen Berichte mehrerer Patienten heranziehen.

Der erste Patient ist ein 25jähriger Doktorand, Sohn eines mittleren Angestellten aus einer etablierten Familie der Schicht II. Der Patient leidet vor allem unter dem Gefühl, beim Arbeiten nicht voll leistungsfähig zu sein. Er bemerkte diese Schwierigkeiten zum erstenmal als Student an einer staatlichen Universität in der Nähe seiner Heimatstadt. Er besprach dieses Problem mit einem Freund vom College, der sich in psychotherapeutischer Behandlung befand, und konsultierte dann auf dessen Rat hin den Psychiater der Psychohygiene-Klinik des Colleges. Doch zu dieser Zeit nahm er noch keine Behandlung auf. Er wußte wenig über Psychiatrie, aber er begann, Freud, Horney und andere zu lesen; nach einer Periode bewußter Aversion begann ihn der Stoff zu interessieren. Nachdem er einige Informationen gesammelt hatte, besprach er seine Gefühle mit einem Freund. Kurz darauf begab er sich in Behandlung. Während der ersten Wochen der Therapie betrachtete er die psychiatrische Hilfe mit Skepsis, aber er überzeugte sich davon, daß aufgrund psychotherapeutischer Behandlung niemand als "verrückt" abgestempelt wird. Von nun an vermochte er aus der Psychotherapie Nutzen zu ziehen. Nach einigen Monaten war er imstande, mit dem Therapeuten über seine Beziehungen zu einem strengen, fordernden Vater und zu einem Bruder zu sprechen, der seiner Familie angeblich häufig Schande bereitet hätte. Mit Hilfe der Gespräche erkannte er, daß er von sich selbst zuviel forderte und übermäßig ehrgeizig war; unbewußt identifizierte er sich mit seinem strengen Vater, während er mit dem "schlechten" Bruder wetteiferte und ihn zu übertreffen trachtete. Allmählich wurde ihm klar, daß zwischen seinen unbewußten Motivationen und seiner Depression, Angst und verminderten Arbeitsfähigkeit ein Zusammenhang bestand.

Der Patient, der die fehlende Sensibilität für psychopathologisches Verhalten in den unteren Schichten illustrieren soll, ist ein älterer Mann aus der Schicht IV. Seine Krankengeschichte zeigt, daß er sich während seines ganzen Lebens psychopathologisch verhalten hatte, ohne daß es von seiner Familie oder Bekannten als solches interpretiert worden wäre. Einige Zwischenfälle sollen die fehlende Einschätzung seiner Familie verdeutlichen. 1940 brachte er seine Thermosflasche zu einem Chemiker, der prüfen sollte, ob seine Frau ihn vergiften wollte. Zuvor hatte seine Frau jede Nacht Fleischmesser und andere scharfe Gegenstände vor ihm versteckt. Er mißtraute seiner Tochter; sie durfte die von einem Apotheker "verschriebene" Medizin nicht dosieren, denn er beschuldigte sie, sie wollte ihn wegen seines Geldes vergiften. Er betrat die Schlafzimmer seiner Töchter, während sie sich an- oder auszogen, bis sie ihre Türen verriegelten. Er verwahrte ein rasiermesserscharfes Jagdmesser im Keller. Eine Tochter und der Schwiegersohn wußten von dieser Waffe, die er ständig schärfte, doch sie unternahmen nichts. Wenn ihn jemand aufforderte, sein Fluchen einzustellen, oder etwas sein zu lassen, wurde er gewalttätig, brüllte laut und schlug gegen die Wände, wobei gelegentlich der Putz absprang. Die Familie vermied es, alkoholhaltige Getränke mit nach Hause zu bringen, denn in betrunkenem Zustand war der Vater unkontrollierbar. Am Tag vor

Weihnachten jedoch verlangte er eine Flasche für die Feiertage. Seine älteste Tochter und der Schwiegersohn kauften ihm eine kleine Flasche Whisky. Zu Heiligabend trank er zuviel, wurde wütend und bedachte seine Familie mit allen möglichen Obszönitäten und Flüchen. Die Tochter und der Schwiegersohn brachten ihn ins Bett und entfernten seine Waffen aus dem Zimmer. Als man ihm am nächsten Morgen auf sein Verlangen erzählte, was geschehen war, brachte er mit seinem Schreien und Fluchen das ganze Haus in Aufruhr. In ihrer Verzweiflung rief die Tochter die Polizei an, die ihn vorläufig festnahm und in eine Gefängniszelle sperrte. Er blieb dort bis nach Neujahr, dann wurde er vor Gericht gestellt, des Hausfriedensbruchs für schuldig befunden und zu 60 Tagen Gefängnis verurteilt. Nach seiner Überführung ins Gefängnis wurde er gewalttätig, so daß der zuständige Aufseher einen Psychiater rufen ließ. Dieser empfahl die Einweisung ins staatliche Krankenhaus.

Zum Zeitpunkt der psychiatrischen Erhebung befand sich dieser Mann bereits seit zwei Jahren im Krankenhaus. Obwohl seine Familie es nicht für richtig hielt, daß er ins Krankenhaus eingewiesen worden war, kümmerte sie sich weder um bessere psychiatrische Versorgung noch um seine Entlassung. Während der Untersuchung starb der Mann im Krankenhaus.

Obwohl der Patient während seines ganzen Lebens Feindseligkeit und Argwohn an den Tag gelegt und nie Rücksicht auf andere genommen hatte, hielten ihn weder seine Familienangehörigen – jedenfalls soweit wir feststellen konnten – noch andere Menschen seiner Umgebung für ein "psychiatrisches Problem", selbst dann nicht, wenn er gewalttätig geworden war. Eine solche Verhaltenseinschätzung ist typischer für Schicht V als für Schicht IV. Ein Patient mit niederem Sozialstatus schreibt seine Beschwerden eher dem Unglück, seinem schweren Schicksal, der erfahrenen Gemeinheit oder einer physischen Krankheit zu als Faktoren psychischen Ursprungs. Das Schlimmste, was einer Person aus Schicht V widerfahren kann, ist als "defekt", "verrückt" oder "idiotisch" etikettiert zu werden. Solche Urteile gelten als genauso schlimm wie lebenslänglich ins "Irrenhaus" eingesperrt zu werden.[3]

Die Fallgeschichten zweier zwanghaft in Promiskuität lebender junger Frauen soll den Zusammenhang zwischen Schichtzugehörigkeit und der Wahrnehmung und Einschätzung ähnlicher Verhaltensweisen durch Laien und Psychiater zeigen. Beide Mädchen erregten ungefähr zur gleichen Zeit die Aufmerksamkeit der Polizei. Die eine stammte aus einer Familie der Schicht I, die andere aus einer zerrütteten Familie der Schicht V. Das Mädchen aus Schicht I wurde in betrunkenem Zustand in einen Autounfall verwickelt, nachdem es sich am Wochenende außerhalb ihrer exklusiven Internatsschule einer ihrer häufigen Trink- und Sexeskapaden hingegegeben hatte. Ihre Familie ließ sofort durch ein bekanntes Anwaltsbüro eine Kaution erstellen. Durch die Beziehungen eines einflußreichen Freundes konnte die Veröffentlichung des Unfallberichtes verhindert werden. Innerhalb von 24 Stunden wurde das Mädchen zur Schule zurückgebracht. Nach einigen Wochen bemerkten die Lehrer, daß das Mädchen schwanger war, und benachrichtigten die Eltern. Diese konsultierten einen Psychiater, in der Erwartung, daß er einen Schwangerschaftsabbruch befürworten werde. Er sah sich dazu nicht in der Lage, sondern empfahl statt dessen Hospitalisierung in einer psychiatrischen Klinik, um eine Psychotherapie einleiten zu können.

Obwohl die Eltern über diese Entscheidung enttäuscht waren, stimmten sie schließlich der Hospitalisierung zu. Nach einer normal verlaufenen Geburt gab man das Baby

3 Dieses Laienurteil aus Schicht V wird durch statistische Daten gestützt, die wir in Kapitel 9 bei der Erörterung des Zusammenhangs von Behandlungsdauer und Schichtzugehörigkeit anführen.

zur Adoption frei. Das Mädchen erhielt während seines Aufenthaltes im Krankenhaus eine intensive psychotherapeutische Behandlung, die nach ihrer Entlassung von einem angesehenen Psychoanalytiker fortgesetzt wurde.

Das Mädchen aus Schicht V wurde wegen Sexualverkehrs mit mehreren Seeleuten verhaftet. Nach einem kurzen, oberflächlich geführten Prozeß wurde es in ein Erziehungsheim eingewiesen. Nach zweijährigem Aufenthalt entließ man es auf Bewährung. Während der Bewährungszeit gab es seinem Hang zur Promiskuität nach, wurde von der Polizei aufgegriffen und in die staatliche Besserungsanstalt für Frauen eingewiesen. Es akzeptierte sein Urteil als verdiente "Strafe", stiftete aber in der Anstalt eine derartige Unruhe, daß ein Aufsichtsbeamter die Konsultation eines Psychiaters empfahl. Der Psychiater war über seine Unreife und Unfähigkeit, mit ihm zu kommunizieren, überrascht und fand es befremdlich, daß sie Masturbation für "schlecht", Geschlechtsverkehr mit vielen Männern hingegen für "gut" hielt. Er empfahl, das Mädchen weiterhin in der üblichen Weise zu behandeln, da es "von einer Psychotherapie nicht profitieren könne".

Dieses Urteil eines Fachmanns ist nicht atypisch, wie wir in Kapitel 11 zeigen werden. Denn einerseits haben viel Psychiater kein Verständnis für die kulturellen Wertvorstellungen der Schicht V, während andererseits die Patienten und deren Familien kaum die allgemeinen Begriffe aus dem Vokabular eines Psychiaters wie Neurose, Konflikt usw. verstehen. Diese Kommunikationsbarrieren steigern die Feindseligkeit gegenüber Psychiatern und die Furcht vor dem, was mit dem Familienmitglied geschieht, wenn es "weggebracht" wird. Das mangelnde Verständnis für die Zielvorstellungen eines Psychiaters ist zum Teil Folge unzureichender Bildung der Angehörigen unterer Schichten; außerdem unterscheidet sich ihre Einschätzung dessen, was als gestörtes Verhalten gilt, erheblich von der psychiatrischen.

In Schicht V, deren Angehörigen den schwierigsten Lebensbedingungen ausgesetzt sind, wird der Leidensdruck weniger deutlich wahrgenommen als in den oberen Schichten. Das Verleugnen oder teilweise Verleugnen des Auftretens psychischer Leiden scheint ein mit niederem Status verknüpfter Abwehrmechanismus zu sein. Außerdem scheinen Angehörige der Schicht V körperliches Leiden in größerem Maße als Personen in höheren Schichtpositionen zu akzeptieren. Das mag in den oft hoffnungslosen Situationen, denen diese Menschen Tag für Tag ausgesetzt sind, realistisch und angebracht sein. Im Gegensatz dazu sind Angehörige der Schicht I und II weniger gewillt, das Leben als unveränderlich hinzunehmen. Folglich nehmen sie mehr psychiatrische Hilfe in Anspruch, um subjektives Unwohlsein und Krankheit zu lindern. Dennoch versucht der einzelne gewöhnlich, die damit verbundene "Schande" selbst vor den nächsten Familienangehörigen zu verbergen. Eine Jüdin aus Schicht II zum Beispiel vertraute nur ihrer Lieblingsschwester an, daß sie als Patientin in psychiatrischer Behandlung war. Die Schwester, die sie gewöhnlich zur Praxis brachte, bestand darauf, daß die Patientin vor der Elektroschocktherapie narkotisiert wurde. Sie wollte nicht, daß die Patientin von ihrer "beschämenden" Behandlung erfuhr.

Soziale Faktoren und Einschätzung

Die Einschätzung wird hauptsächlich von zwei sozialen Faktoren beeinflußt: 1. Zugang zu technischem Wissen und 2. soziokulturelle Wertvorstellungen. Über den ersten Punkt bestehen kaum Zweifel; ohne Kenntnis der Psychotherapie kann es keine Therapie geben, aber Verordnung und Anwendung der Therapie sind vom Wissenszugang einer Gruppe, besonders von einem Wissen in populärer Form abhängig. Doch die Bedeutung dieser Tatsache ist nicht verstanden worden. Erst in jüngster Zeit ist die Aufklärung über psychische Erkrankungen von den Massenkommunikationsmitteln aufgegriffen worden. Wir erwähnten in Kapitel 5, daß vor 300 Jahren Psychotiker für Hexen und Zauberer gehalten wurden. Auch heute noch glauben viele Italiener aus Schicht V dieser Gemeinde, daß neurotische und psychotische Symptome vom "bösen Blick" hervorgerufen werden. Natürlich ist eine solche kulturell bedingte Einschätzung mit moderner psychiatrischer Behandlung nicht vereinbar. Mit unserem Verständnis des Einschätzungsprozesses und seiner Auswirkungen auf die Auswahl von Patienten und Behandlungsmethoden stehen wir noch am Anfang.

Einer weiteren Klärung bedarf die Abhängigkeit des Einschätzungsprozesses von individuellen Faktoren spezifischer Persönlichkeitsentwicklung und -erfahrung, von den Wertvorstellungen unserer Kultur und verschiedenen Subkulturen sowie vom Wissen und den Methoden, die den Fachleuten und anderen bei der Wahrnehmung und Bewertung von Verhaltensweisen in bestimmten sozialen Situationen zur Verfügung stehen.

Die inter- und intrapersonellen Einschätzungen werden von psychosozialen und soziokulturellen Faktoren beeinflußt. Beispielsweise wird sich eine Person aus Schicht I oder II, die sich über Diagnose und Behandlung sowie über die fortschrittlichsten medizinischen Lehrauffassungen informieren kann, anders einschätzen als eine schlecht informierte Person aus der Schicht IV oder V. Die Gründe für solche Unterschiede in der Selbsteinschätzung mögen "schwerwiegend" oder "oberflächlich" sein. An dieser Stelle interessieren wir uns allerdings weniger für individuelle Unterschiede als für Reaktionen auf Abnormität, die integraler Bestandteil der Lebensweise einer Gruppe sind. Vereinfacht formuliert, kann eine Gemeinschaft nur dann adäquat funktionieren, wenn sie jene Mitglieder kontrolliert, die auf irgendeine Weise sich selbst oder anderen Schwierigkeiten bereiten. Seit Jahren werden spezielle Institutionen eingerichtet, die sich mit besonderen Formen chronisch auftretender Störungen oder Dysfunktionen wie Delinquenz, Armut und Krankheit befassen. Polizei, Rechtsanwälte, Richter, Bewährungshelfer und andere juristische Amtspersonen nehmen sich der Delinquenz an. Armut wird von öffentlichen und privaten Wohlfahrtsorganisationen gelindert. Medizinischen Einrichtungen wurde die Aufgabe zugewiesen, sich um persönliche Krisen zu kümmern, die die Gesellschaft als Krankheit definiert. Solange die Gesellschaft eindeutige Entscheidungen darüber fällt, welche Einrichtung sich um welche Dysfunktionen kümmern soll, ist diese klare Dreiteilung brauchbar. Doch wenn die Verantwortlichkeit unklar ist, wie heutzutage, dann tauchen Probleme auf. Ziele und Verantwortlichkeiten der psychiatrischen Institutionen überlappen sich häufig mit denen der älteren Institutionen. Die Tendenz, alle Fälle, die nicht in einen klar definierten Zuständigkeitsbereich fallen, dem Psychiater zu überweisen, hat ihre Ursachen einerseits in den mannigfaltigen Wurzeln abweichenden Verhaltens, andererseits in der begrenzten Kompetenz der juristischen, medizinischen und Wohlfahrtseinrichtungen. In diesem Sinne ist der Psychiater eine Art Friedensstifter der Gemeinde ohne klar definierte Rolle.

Allgemein akzeptiertes Verhalten wird kaum die Aufmerksamkeit von Behörden erregen, sehr wohl aber Verhalten, das als abnorm und gemeinschaftsbedrohend angesehen wird. Ein erwachsener Mann zum Beispiel, der sich in der Öffentlichkeit auszieht, wird von der Gemeinschaft nicht toleriert; zur Zeit ist es aber fraglich, ob er ein psychiatrischer Patient oder ein Fall fürs Gericht wird. Für eine andere Verhaltensweise, etwa die einer hysterischen Frau aus Schicht I oder II, wird der Arzt psychiatrische Behandlung empfehlen, doch der Widerstand gegen Psychiater ist in unserer Gesellschaft so stark, daß sie diesem Ratschlag wahrscheinlich nicht folgen wird. Sollte sie aber einen Selbstmordversuch unternehmen, wird sie voraussichtlich zwangsweise in psychiatrische Behandlung gebracht, denn die Subkulturen der Schicht I und II bewerten selbstdestruktive Handlungen als Folge einer psychischen Erkrankung des Individuums. Kurz, *abnormes Verhalten, das als psychopathologisch motiviert eingeschätzt wird, gilt als Aufgabengebiet des Psychiaters.*

Die Personen, die Verhalten wahrnehmen und einschätzen, können in mehrere Kategorien eingeteilt werden: 1. der potentielle Patient, 2. Familienmitglieder des künftigen Patienten, 3. Freunde, Mitarbeiter, Nachbarn, Geschäftsleute, Vereinsfunktionäre, 4. Fachleute aus dem Gesundheitssektor (Ärzte, Pfleger, medizinisch und psychiatrisch ausgebildete Sozialarbeiter, Krankenhauspsychologen), 5. Fachleute außerhalb des Gesundheitswesens (Geistliche, Rechtsanwälte, Lehrer, Sozialhelfer), 6. Gemeindebeamte (Polizei, Staatsanwälte, Richter und verschiedene andere). Mit dieser Einteilung haben wir alle die Personengruppen erfaßt, die Verhalten als normal oder abnorm bewerten, die entscheiden, ob abnormes Verhalten kriminell oder krankhaft ist und die Überweisungen in psychiatrische Anstalten empfehlen und durchführen.

Einschätzung und Handlungsentscheidung

Reaktionen auf abnormes Verhalten, das als psychisch verursacht eingeschätzt wird, hängen von einer Reihe von Faktoren ab. Dazu zählen die Annahme, daß dieses Verhalten sowohl für das gestörte Individuum als auch für die anderen Mitglieder der Gesellschaft gefährlich ist, die unbewußten und bewußten Einstellungen des Betreffenden und seiner Familie zur psychiatrischen Behandlung und die verfügbaren Behandlungsmöglichkeiten. Die auf die Einschätzung folgenden Aktionen sind zum größten Teil sozialbestimmt, da das Verhalten der betroffenen Personen, Patienten, Therapeuten oder anderer von kulturellen Normen geprägt wird.

Personen, die beruflich mit abnormem Verhalten zu tun haben, unterscheiden sich erheblich in ihrer Wahrnehmung und Einschätzung. Zum Beispiel dürften Konflikte immer dann auftreten, wenn Psychiater für Jugendgerichte delinquentes Verhalten von Kindern und Jugendlichen bewerten sollen. Der Richter mag der Meinung sein, das Kind solle für seine Taten bestraft werden, während der Psychiater den Standpunkt vertreten dürfte, das Kind sei gestört und brauche nicht Strafe, sondern Behandlung. Solche beruflichen Meinungsverschiedenheiten führen zur Verzögerung oder gar Blockierung der für psychiatrische Hilfe notwendigen Entscheidungen. Das ist vor allem dann der Fall, wenn die Bewertung des Experten mit der Meinung des "gesunden Menschenverstands" nicht übereinstimmt.[4] Selbst geringere Meinungsverschiedenheiten könnten die Entscheidung eines kompetenten Fachmanns blockieren. Diese Meinungsverschiedenheiten werden durch die nicht festgelegte Rolle des Psychiaters in unserer Gesellschaft verschärft. Gesetz, Sitte und Tradition haben die Versorgung offenkundig psychotischer Personen dem ärztlichen Stand zugewiesen, aber das viel weitere Gebiet des devianten und schlecht angepaßten Verhaltens wird von der Öffentlichkeit nur widerwillig als angemessenes Tätigkeitsfeld psychiatrischer Behandlung akzeptiert. Psychiater, vor allem psychodynamisch orientierte, betrachten diesen Bereich nicht nur als legitimes, sondern als das wichtigste ihrer fachlichen Tätigkeitsfelder.

Wenn sich ein Psychiater mit fehlangepaßtem Verhalten beschäftigt, dann hat er es mit Problemen zu tun, die außerhalb des traditionellen medizinischen Bereichs liegen. Als "sozialer" Arzt teilt der Psychiater die Einschätzung abnormen Verhaltens auf der

[4] In seiner Arbeit 'The Concept of Health in Psychiatry' in Leighten, Clausen u. Wilson (Hrsg.), *Explorations in Social Psychiatry*, Basic Books, 1957, zitiert Redlich ein eindrucksvolles Beispiel aus den Passagen über die Kriegsgerichtsverhandlung in Herman Wouks *Die Caine war ihr Schicksal.*

beruflichen Ebene mit Juristen, Geistlichen, Lehrern, Sozialarbeitern sowie Psychologen und auf der Laienebene mit Eltern und freiwilligen Helfern. Die Rolle des Psychiaters als Therapeut wird weiterhin dadurch erschwert, daß nur vage definiert ist, welche Aspekte abnormen Verhaltens von welchen Institutionen der Gesellschaft behandelt werden sollen. Beispielsweise gehört Delinquenz als juristisches Problem in den Bereich der Gerichte und des Strafgesetzes. Der Komplex Sucht fällt in den Zuständigkeitsbereich öffentlicher und privater Wohlfahrtseinrichtungen. Dennoch können Delinquenz wie Sucht Symptome emotionaler Störungen und deshalb psychiatrischer Behandlung zugänglich sein. Das ist einer jener gesellschaftlichen Bereiche, in dem Rolle und Funktion des Psychiaters am wenigsten geklärt sind.

Mit diesem Thema stellt sich unweigerlich die Frage: Soll ein sexuell Abweichender gerichtlich verfolgt oder als krank angesehen und psychiatrisch behandelt werden? Früher wurden sexuell abweichende Personen als juristischer Fall betrachtet und durch das Rechtssystem bestraft. Seit einigen Jahren vertritt eine Minderheit von Juristen, Sozialarbeitern und Bewährungshelfern die Ansicht, sexuell abweichendes Verhalten sei ein psychiatrisches Problem. Das tatsächliche Schicksal eines sexuell Devianten hängt jedoch eher von seiner Schichtzugehörigkeit als von rechtlichen Überlegungen, von überzeugenden sozialwissenschaftlichen Theorien oder von "progressiven" dynamisch orientierten Psychiatern ab.

Dieser Umstand wird besonders deutlich bei der polizeilichen und gerichtlichen Verfolgung abnormen Verhaltens. In solchen Fällen werden Rechtsbrecher aus Schicht I und II weit eher einen Psychiater heranziehen, der sie vor den juristischen Konsequenzen ihrer Handlungen schützen soll, als Rechtsbrecher aus Schicht IV und V. Im Verlauf dieser Untersuchung wurde zum Beispiel ein verheirateter Mann aus Schicht I, dessen Frau schwanger war, verhaftet, weil er sich einem kleinen Mädchen entblößt gezeigt hatte. Er wurde an einen Psychiater überwiesen, um einem möglichen Gefängnisurteil zu entgehen. Der Angeschuldigte nahm sich einen erfahrenen Anwalt, der zu einflußreichen Persönlichkeiten aus politischen Kreisen und zu dem zuständigen weißen Richter, einem Anwärter auf ein politisches Amt, gute Beziehungen unterhielt. Der Rechtsanwalt erwartete von dem Psychiater, daß vor Gericht eine Erklärung abgegeben würde, die, so der Anwalt, seinen Mandanten "aus der Klemme ziehen" sollte. Der Angeklagte wurde der Erregung öffentlichen Ärgernisses für schuldig befunden und zu zwei Jahren Psychotherapie "verurteilt". Vom psychiatrischen Standpunkt aus ist das kein Justizirrtum, sondern ein fortschrittlicher Urteilsspruch. Der entscheidende Punkt ist nur, daß sexuell Deviante, Alkoholiker und Drogensüchtige aus Schicht IV und V selten auf der Couch des Psychoanalytikers, sondern in der Regel im Gefängnis landen; bestenfalls werden sie in öffentliche psychiatrische Anstalten überwiesen.

Die allgemein negative Einstellung zu Psychiatern und psychiatrischen Einrichtungen in allen sozialen Schichten führt dazu, daß etwa Betroffene erst alle möglichen anderen Stellen um Hilfe angehen, bevor sie einen Psychiater aufsuchen. Oft ist der Gang zum Psychiater der letzte Ausweg, sozusagen "ein Schrei nach Hilfe". [5] Er wird nur widerwillig und erst dann unternommen, wenn alle anderen Hilfs- und Ausgleichsmöglichkeiten erschöpft sind, und die betreffende Person "mit ihrem Latein am Ende ist". Selbst dann müssen Patient und ihm Nahestehende verschiedene Widerstände, individuelle und familiäre, überwinden, häufig schichtspezifische Widerstände. Auch wenn der Patient einer Psychotherapie zustimmt, kann seine Familie eine Behandlung nachdrücklich ablehnen, weil sie soziale Kritik fürchtet, sich von der Psychotherapie keinen Erfolg verspricht oder mit psychiatrischen Praktiken nicht vertraut ist. Auf der anderen

[5] Mündliche Mitteilung von J. Rakusin.

Seite wünschen sie unter Umständen die Überweisung des Patienten in eine psychiatrische Klinik, um ihn aus der Familie zu entfernen, auch wenn sie die daraus resultierende Stigmatisierung fürchten. In den meisten Fällen sind mit dem Wunsch, psychiatrische Hilfe zu suchen, ambivalente Gefühle und widerstreitende Einstellungen unter den verschiedenen betroffenen Personen verbunden.

Die Entscheidung, sich an einen Psychiater zu wenden, wird allgemein erst dann getroffen, nachdem ein schwerwiegender Zusammenbruch sozialer Beziehungen eingetreten ist. Selbst wenn jemand Hilfe für ein sehr begrenztes Problem sucht, ist die Desintegration der Persönlichkeit gewöhnlich fortgeschrittener, als an der Oberfläche sichtbar wird. Natürlich gibt es individuelle Unterschiede der Belastbarkeit, was Art und Stärke der Spannungen angeht, die Verzweiflung auslösen. Ebenso finden wir schichtspezifisch unterschiedliche Möglichkeiten, sich klarzumachen, was man tun kann, um sich von bewußten und unbewußten Gefühlen des Unbehagens, des Krankseins oder des Leidens zu befreien. Dementsprechend gibt es bei neurotischen wie psychotischen Patienten aller Schichten viele Fälle offener Kooperationsverweigerung bis hin zu physischer Gewaltanwendung.

Bewußtsein und psychosoziale Sensibilität für Krankheit und Leiden sowie die Fähigkeit, über seine Leidensgefühle reden zu können, sind Voraussetzungen für den Entschluß, mit den Ursachen seiner Not fertigzuwerden. Um die weiteren Schritte verstehen zu können, muß man die Einstellung gegenüber psychischen Leiden in den verschiedenen Schichten kennen. Es ist ein Unterschied, ob das Leiden als schicksalhaftes Verhängnis betrachtet wird, wie das in Schicht V der Fall ist, oder als der Heilung zugänglich, wie in den höheren Schichten. Nur im letzteren Falle sind Leiden und therapeutische Intervention miteinander vereinbar. Solange der Psychiater vom Patienten als jemand akzeptiert wird, der zu helfen vermag, spielt tatsächliches Wissen um die ursächlichen Faktoren des Leidens keine entscheidende Rolle.

Hält ein Arzt jemanden für psychisch krank, kann er ihm raten, einen Psychiater zu konsultieren oder mit Hilfe einer Noteinweisung seine Behandlung in einer psychiatrischen Klinik erzwingen.

Vielleicht entspricht die letztere Entscheidung sogar unbewußt dem Wunsch des Kranken, sich einer schwierigen, bedrohlichen oder frustrierenden Situation zu entziehen. Diesem Wunsch können folgende Motivationen zugrunde liegen: Gedanken an Flucht aus einer unerträglichen Situation, ein vager Wunsch nach Liebe und Unterstützung und, wahrscheinlich weniger häufig, ein konstruktives Verlangen, ein Problem mit Hilfe eines fachkundigen Arztes zu bewältigen.

Verwirklichung der Entscheidung für psychiatrische Hilfe

Die Entscheidung einer Person, psychiatrische Hilfe zu suchen, ist nicht identisch mit ihrer Verwirklichung. Die Verwirklichung kann deshalb unmöglich sein, weil die gesuchte Hilfe nicht immer verfügbar ist. Viele Hilfesuchende sind tief enttäuscht, wenn sie erfahren, daß ihnen aus geographischen, sozialen und ökonomischen Gründen keine Behandlung gewährt werden kann. In diesem Kapitel haben wir jedoch nur behandelte Fälle aufgenommen.

Einweisungsinstanzen

Jedwede Entscheidung, daß eine Person, die anschließend von unserer Erhebung erfaßt wurde, psychiatrische Hilfe benötigt, nennen wir für unsere Zwecke *Einweisung.* Der Name der für die Einweisung verantwortlichen Person wurde aus den klinischen Unterlagen ermittelt und in den Fragebogen der psychiatrischen Erhebung aufgenommen. In einem vorangegangenen Abschnitt haben wir nachgewiesen, daß gewöhnlich sechs Personengruppen an der Entscheidung für psychiatrische Behandlung beteiligt sind. Jede Einweisungsform wird kurz charakterisiert, ehe wir dann untersuchen, ob der Status einen signifikanten Faktor bei der Frage darstellt, *wer* die Entscheidung trifft, gestörte Personen an Psychiater zu überweisen.

1. *Selbst-Einweisung.* Eine Person, die über genügend Einsicht und psychiatrisches Wissen verfügt, um merken zu können, daß sie emotional gestört ist, kann sich zur Konsultation eines Psychiaters entschließen. Selbst-Einweisungen sind in erster Linie bei Personen anzutreffen, die später als Psychoneurotiker diagnostiziert werden.

2. *Einweisung durch die Familie.* Der Einweisungsprozeß beginnt damit, daß unmittelbare Familienangehörige dem Kranken aufgrund seiner Symptome psychiatrische Hilfe empfehlen. Der Kranke kann die Entscheidung der Familie akzeptieren oder nicht. Verhält er sich ablehnend, kann die Familie einen Psychiater ins Haus kommen oder den Kranken zwangsweise in die Praxis des Psychiaters bringen lassen. Häufig reagiert die Familie erst dann, wenn das Verhalten des Kranken unerträglich geworden ist. Auch Freunde und Bekannte können die emotionale Störung einer Person erkennen; für unsere Zwecke werden solche Fälle unter Einweisungen durch die Familie aufgeführt.

3. *Ärztliche Einweisungen.* Wenn der Patient und seine Familie sich über die Art der Erkrankung nicht im klaren sind, suchen sie wahrscheinlich einen Arzt für Allgemeinmedizin oder einen Facharzt auf, der psychiatrische Hilfe empfiehlt, nachdem er festgestellt hat, daß die Schwierigkeiten des Patienten nicht in seinen Fachbereich fallen. Diese Ärzte spielen gewöhnlich eine Vermittlerrolle zwischen Patient und Psychiater. Medizinisch und psychiatrisch ausgebildete Sozialarbeiter und Pfleger verweisen häufig Patienten aus den unteren Schichten an psychiatrische Einrichtungen.

4. *Einweisung durch nicht-ärztliche Fachkräfte.* Nicht-ärztliche Fachkräfte können aufgrund ihres Wissens über emotionale Schwierigkeiten die Notwendigkeit psychiatrischer Hilfe erkennen. Unter den Nicht-Ärzten veranlassen Lehrer und Familienfürsorger am häufigsten psychiatrische Einweisungen. Auch Geistliche und Juristen werden mit gestörtem Verhalten konfrontiert, doch Juristen sprechen sich nur selten für psychiatrische Hilfe aus.

5. *Behördliche Einweisungen.* Von allen Gemeindebeamten erkennen die Polizisten am ehesten, daß eine psychotische Person psychisch gestört ist oder psychiatrische Hilfe benötigt. Das mag dann geschehen, wenn ein Polizeibeamter in ein Haus gerufen wird, um eine gewalttätige Person zu beruhigen oder festzunehmen, oder wenn sich eine gestörte Person in der Öffentlichkeit auffällig benimmt. Wenn Polizisten es mit einem Gestörten aus Schicht IV und V zu tun haben, nehmen sie ihn gewöhnlich fest, bis er von einem Psychiater untersucht wird; schwer gestörte Personen werden gelegentlich in die Notstation eines Krankenhauses eingeliefert. Gewöhnlich erkennt die Polizei bei der Festnahme eines psychisch Gestörten die Art seiner Störung eher als dessen Familie. Die Familie mag sich darüber im klaren sein, daß der Betreffende "schwierig", "streitsüchtig", "übellaunig", "ausfallend", "vulgär" oder "gemein" ist, aber sie erkennt selten, daß der Betreffende psychisch krank ist. Wahrnehmung und Bewertung von Verhalten durch die Polizeibeamten sind von ausschlaggebender Bedeutung für die Entschei-

dung, ob jemand ins Gefängnis oder ins Krankenhaus eingeliefert werden soll. Wenn die Polizei bei ihren Nachforschungen zu der Erkenntnis kommt, daß der Patient für sein Verhalten verantwortlich ist, wird er vor Gericht gestellt und aller Wahrscheinlichkeit nach zu Gefängnis- oder Zuchthausstrafen verurteilt. Wenn die Polizei jedoch zu dem Schluß kommt, daß die Person ihre Verhaltensweisen nicht versteht und deshalb für ihr Tun nicht verantwortlich ist, dann bestehen große Aussichten, daß sie an einen Psychiater überwiesen wird. Polizeibeamte spielen eine höchst wichtige Rolle bei der "Diagnose" schwer gestörten und antisozialen Verhaltens. Polizeibeamte sollten nach unserer Meinung vor allem bei ihrer Ausbildung systematisch über Wesen und Erkennen psychischer Störungen unterrichtet werden. Auch sollten sie über mögliche Reaktionen ängstlicher Verwandter und über den Umgang mit gestörten Personen Bescheid wissen.

Wir wollen nun die Frage nach dem Zusammenhang zwischen Schichtzugehörigkeit und Einweisung in psychiatrische Institutionen untersuchen. Dazu benötigen wir Informationen über Personen, die die Einweisungen veranlaßt haben. Da bei den meisten vor dem Untersuchungszeitraum behandelten Patienten die Einweisungsinstanz nicht mehr feststellbar ist, beschränken wir unsere Erörterung auf *Erstbehandlungen* zum Zeitpunkt der psychiatrischen Erhebung. Die Einweisungsdaten der Erstbehandlungen werden nach zwei Hauptgruppen, Neurotiker und Psychotiker, unterteilt. Unter den Psychotikern werden die Schizophrenen wegen der Größe der Gruppe und der besonderen Einweisungsverfahren gesondert behandelt.

Nach Sozialschicht differenzierte Einweisungsinstanzen für Neurotiker

Die Instanzen der Ersteinweisungen neurotischer Patienten teilen wir in medizinische und nicht-medizinische auf. Ärztliche Einweisungen ihrerseits werden unterteilt in die von Privatärzten und die von Krankenhausärzten veranlaßten Einweisungen. Die nichtärztlichen Einweisungen werden entsprechend der im vorigen Abschnitt beschriebenen Typologie aufgeführt. Alle Ersteinweisungen von Neurotikern sind in Tabelle 5 zusammengefaßt. Die Auswertung der in dieser Tabelle aufgeführten Daten läßt eine unmittelbare Beziehung zwischen Schichtzugehörigkeit und dem Prozentsatz an Überweisungen durch Privatärzte erkennen. Überweisungen von Krankenhausärzten zeigen eine umgekehrte Beziehung zur Schichtzugehörigkeit. Die von Privat- und Krankenhausärzten veranlaßten Überweisungen bilden also schichtspezifische Gradienten, die in entgegengesetzter Richtung verlaufen. Die Prozentsätze der Überweisungen durch Krankenhausärzte zeigen für die Schichten I, II und III keine auffälligen Unterschiede, doch in der Schicht IV steigen sie sprunghaft an, nämlich von 9,2 Prozent in Schicht III auf 29,1 Prozent in Schicht IV. Überweisungen von Krankenhausärzten für Schicht V haben im wesentlichen das gleiche Ausmaß wie für Schicht IV. Die Anteile der Überweisungen durch Privatärzte verlaufen deutlich anders, wie ein Blick auf Tabelle 5 zeigt. Der Leser sollte jedenfalls im Gedächtnis behalten, daß Krankenhäuser mit den Angehörigen der beiden unteren Schichten, Privatpraxen dagegen mit Personen aus den oberen Schichten korrelieren.

Einweisungen von Nicht-Medizinern zeigen eine Reihe interessanter Veränderungen von Schicht zu Schicht. Wir erkennen einen deutlich schichtenspezifischen Anstieg bei Polizei- und Gerichtseinweisungen; je niedriger die Schicht, desto höher der Einweisungsanteil, bei starker Konzentration in Schicht V. Wenige Einweisungen von Personen aus den Schichten I bis IV werden von Familie, Sozialarbeitern, Wohlfahrtsorganisationen und Lehrern veranlaßt. Institutionen und Mitarbeiter des öffentlichen Gesundheitswesens weisen mehr Angehörige aus Schicht V ein als alle anderen nicht-medizini-

Tabelle 5: *Ersteinweisungen von Neurotikern differenziert nach Einweisungsinstanz und Schicht (in Prozent)*

	Schicht			
Einweisungsinstanz	I-II	III	IV	V
Medizinisch				
Privatärzte	52,2	47,4	30,8	13,9
Krankenhausärzte	7,2	9,2	29,1	27,8
Nicht-Medizinisch				
Polizei und Gericht*	0,0	1,3	5,1	13,9
Soziale Institutionen	1,4	5,3	4,3	36,1
Andere Fachleute	2,9	5,3	6,8	2,8
Familie und Freunde	20,3	13,2	17,1	0,0
Selbst	15,9	18,4	6,8	5,5
n =	69	76	117	36

χ^2 = 74,26, 9*df*, *pn* < 0,001

* Bei der Berechnung von χ^2 wurden die ersten drei und die letzten zwei nicht-medizinischen Gruppen zu je einer Gruppe zusammengefaßt.

schen Personen zusammen. Nur Krankenhausärzte überweisen annähernd so viele Angehörige der Schicht V an Psychiater. Wenn wir den Krankenhausarzt zusammen mit Lehrern, Sozialarbeitern und Pflegepersonal als "Gemeinde-Fachkraft" betrachten, dann stellen wir fest, daß fast zwei von drei Einweisungen in Schicht V von Angestellten der Gemeindeinstitutionen angeordnet werden. Berücksichtigen wir die behördlichen Einweisungen durch Polizei und Gericht, steigt der Anteil auf ungefähr vier zu fünf. In allen Schichten veranlassen Juristen und Geistliche nur wenige Einweisungen. Einweisungen von Familienangehörigen und Freunden kommen fast nur in den vier höheren Schichten vor. Selbst-Einweisungen sind in den Schichten I - II und III fast genauso häufig wie Einweisungen von Familienangehörigen und Freunden, doch in Schicht IV finden wir deutlich weniger Selbst- als Familieneinweisungen; in Schicht V gibt es genauso viele Selbst-Einweisungen wie in Schicht IV. Der in Tabelle 5 angeführte Chi-Quadrat-Test zeigt einen deutlich signifikanten Zusammenhang zwischen Einweisungsinstanz und Schichtzugehörigkeit bei Neurotikern.

Nach Schicht differenzierte Einweisungsinstanzen bei Psychotikern

Der Zusammenhang zwischen Einweisungsinstanz und Schichtzugehörigkeit ist bei Psychotikern stärker als bei Neurotikern. Darüberhinaus sind die Anteile der von den einzelnen Instanzen vorgenommenen Einweisungen ganz unterschiedlich. Sowohl Privatärzte als auch Krankenhausärzte überweisen relativ weniger Patienten, die später als psychotisch diagnostiziert werden, als Patienten, die sich später als neurotisch herausstellen. In Schicht III und IV ist der Anteil der von Privatärzten überwiesenen Patienten am größten. In Schicht I - II werden etwa vier von fünf Einweisungen vom Patienten selbst, von seiner Familie oder seinen Freunden veranlaßt. In Schicht III finden wir nur wenig Selbst-Einweisungen. Die Familien veranlassen ungefähr eine von sechs, Hausärzte ungefähr drei von fünf Einweisungen. Einige wenige Einweisungen werden von anderen Fachleuten und der Polizei empfohlen. In Schicht IV veranlassen Krankenhausärzte, Polizei und Gerichte mehr Einweisungen; soziale Institutionen spielen hier eine geringere Rolle. Psychotiker aus Schicht V werden im allgemeinen auf die gleiche Art wie die Neurotiker dieser Schicht eingewiesen, allerdings ist der Prozentsatz der Einweisungen von Krankenhausärzten und sozialen Einrichtungen geringer, während der Anteil der Polizei- und Gerichtseinweisungen dreimal größer ist.

Tabelle 6: *Ersteinweisungen von Psychotikern differenziert nach Einweisungsinstanz und Schicht (in Prozent)*

	Schicht			
Einweisungsinstanz	I-II*	III	IV	V
Medizinisch				
Privatärzte	21,4	59,4	44,1	9,0
Krankenhausärzte	...	6,2	16,3	13,0
Nicht-medizinisch				
Soziale Institutionen	...	...	7,4	19,6
Polizei und Gericht	...	4,8	18,9	52,2
Familie und Freunde	42,9	17,2	8,1	2,0
Selbst	35,7	6,2	2,6	...
Andere Fachleute	...	6,2	2,6	4,2
n =	14	64	270	378

$\chi^2 = 243{,}16$, $12 df$, $p < 0{,}001$

* Bei der Berechnung von χ^2 wurden Schicht I, II und III wegen geringer Anteilsraten in Schicht I und II zu einer Gruppe zusammengefaßt.

Bei genauerer Betrachtung von Tabelle 6 erkennen wir, daß sich in jeder Schicht die Einweisungen auf ein oder zwei Instanzen konzentrieren. Patient und Familie sind die Haupteinweisungsinstanzen in Schicht I-II; in Schicht III sind es Privatärzte und die Familie. In Schicht IV verteilen sich die Einweisungen auf Familie, Krankenhausärzte und Polizei. In Schicht V werden praktisch alle Einweisungen von der Polizei und den Gerichten, von sozialen Institutionen und Krankenhausärzten veranlaßt.

Die schichtspezifischen Gradienten der Selbst-Einweisung sowie Einweisung durch Familienangehörige und Freunde in Tabelle 5 und 6 bestätigt unsere weiter oben getroffene allgemeine Feststellung, daß Angehörige der oberen Schichten ein feineres Gespür für gestörtes Verhalten und mögliche psychiatrische Hilfe haben als Personen der unteren Schichten. Zum Beispiel haben nur 24 Prozent der neurotischen und elf Prozent der psychotischen Patienten aus Schicht IV aufgrund ihrer Selbsteinschätzung oder der Einschätzung anderer Personen ihrer Primärgruppe eine Behandlung aufgenommen. Die vergleichbaren Zahlen für Schicht III belaufen sich auf 32 Prozent bei Neurotikern und 23 Prozent bei Psychotikern. Wenn wir die von verschiedenen Angehörigen der Primärgruppe veranlaßten Einweisungen aus Schicht V mit den Einweisungen aus Schicht IV vergleichen, stellen wir einen größeren Unterschied fest, als wenn wir Schicht III mit Schicht IV vergleichen. In Schicht V finden wir bei Neurotikern keine, bei Psychotikern nur zwei Prozent Einweisungen auf Veranlassung von Familienangehörigen. Mit gestörtem Verhalten in dieser Schicht befassen sich fast ausschließlich die zuständigen Gemeindebeamten; folglich gehen die meisten Einweisungen auf sie zurück.

Nach Schicht differenzierte Einweisungsinstanzen für Schizophrene

Wir haben die Einweisungsinstanzen für Schizophrene gesondert untersucht, weil wir feststellen wollten, ob sie sich von denen der Gesamtgruppe der Psychotiker unterscheiden. Nach unserem Befund werden schizophrene Personen aus jeder Schicht in annähernd der gleichen Weise an psychiatrische Institutionen überwiesen wie die Gesamtpopulation psychiatrischer Patienten. Dieses Ergebnis war zu erwarten, da die Schizophrenen etwa 53 Prozent aller erstbehandelten Psychotiker ausmachen. Die Einweisungsinstanzen schizophrener Patienten sind in Tabelle 7 aufgeführt. Vielleicht am überraschendsten an den Zahlen ist, daß Selbst-Einweisungen in den Schichten I und II fehlen. In diesen Schichten hätte man eigentlich genügend Einsicht erwarten dürfen, die eine gestörte Person, die später als schizophren diagnostiziert wird, zwingt, einen Psychiater aufzusuchen; doch das ist nicht der Fall. In den Schichten I und II werden die meisten Einweisungen von der Familie veranlaßt.

Tabelle 7: *Ersteinweisungen von Schizophrenen differenziert nach Einweisungsinstanz und Schicht (in Prozent)*

	Schicht			
Einweisungsinstanz*	I-II	III**	IV	V
Medizinisch				
Privatärzte	45,5	66,7	35,3	10,6
Krankenhausärzte	...	3,7	23,3	12,5
Nicht-medizinisch				
Polizei und Gericht	...	7,4	24,8	52,3
Soziale Institutionen	...	...	3,8	17,6
Andere Fachleute	...	3,7	1,5	3,7
Familie und Freunde	54,4	11,1	9,8	3,2
Selbst	...	7,4	1,5	...
n =	11	27	133	216

$\chi^2 = 129{,}68$, 8 *df*, $p < 0{,}001$

* Bei der Berechnung von χ^2 wurden soziale Institutionen und andere Fachleute sowie Selbsteinweisung und Einweisung durch Familie und Freunde zu einer Gruppe zusammengefaßt.
** Bei dieser Analyse wurden Fälle aus den Schichten I, II und III zusammengefaßt.

Wenn eine Familie aus Schicht I-II das Verhalten eines Familienmitgliedes für gestört hält, läßt sie den Patienten zum Psychiater bringen oder ruft den Psychiater ins Haus. Gewöhnlich werden Personen aus Schicht I und II von ihren Familien nach heftigen Diskussionen psychiatrischer Behandlung zugeführt. In der Regel weiß der Patient, daß er zu einem Psychiater oder in eine psychiatrische Klinik gebracht werden soll; gewalttätiger Widerstand gegen die Behandlung ist die Ausnahme.

Fünf schizophrene Patienten aus Schicht I und II wurden von Privatärzten an Psychiater überwiesen. In einem Fall hatte sich eine Frau wegen Nervosität und Magenbeschwerden bei ihrem Hausarzt in Behandlung begeben. Nach drei Wochen kam der Arzt zu dem Schluß, daß sie psychisch gestört sei, und überwies sie an einen privat praktizierenden Psychiater. Die Frau lehnte die Überweisung zunächst ab, suchte aber nach Gesprächen mit ihrem Mann, ihrer Schwester und befreundeten Medizinern doch den ihr empfohlenen Psychiater auf. Zwei weitere Personen hatten Selbstmordversuche unternommen. Die Familien benachrichtigten ihre Hausärzte, die die Patienten an privat praktizierende Psychiater überwiesen. In den oberen Schichten führen Selbstmordversuche zu ziemlich drastischen, häufig auch dramatischen Aktionen.

Schizophrene aus Schicht III wurden von allen Instanzen außer von sozialen Institutionen eingewiesen. Zwei Studenten gingen aus eigenem Antrieb zum Psychiater. Einer von ihnen, ein Medizinstudent, der selbst eingesehen hatte, daß er den Kontakt zur Realität verloren hatte, ließ sich sofort hospitalisieren. Bei drei Patienten erkannten Familie und Freunde die Störungen. Eine Patientin wurde von ihrem Mann, den ein

Freund davon überzeugt hatte, daß seine Frau krank war, zu einem Psychiater gebracht, der zuvor auch den Freund behandelt hatte. Den meisten Einweisungen aus Schicht III gingen Situationen voraus, in denen die Familien mit ihren gestörten Mitgliedern nicht mehr fertig wurden und einen Arzt zu Rate zogen. Zwei Einweisungen kamen auf Empfehlung der Polizei zustande. Der eine Patient wurde von der Polizei morgens um drei Uhr auf der Straße aufgegriffen. Die Polizei erkannte, daß er nicht wußte, was er tat, und fuhr ihn nach Hause. Der Vater ließ den jungen Mann von einem Arzt untersuchen, der ihn zu einem privaten Psychiater überwies. Dieser Fall ist deshalb interessant, weil der Mann nicht festgenommen, sondern von der Polizei nach Hause gefahren wurde. Wir nehmen an, daß die Polizeibeamten die Zugehörigkeit des Patienten zur Mittelschicht erkannt hatten.

Angehörige der Schicht IV werden von allen Instanzen, in der überwiegenden Mehrheit aber von Privatärzten an Psychiater überwiesen. Krankenhausärzte und Behörden sind in etwa der gleichen Zahl vertreten. Instanzen außerhalb der Familie spielen für Schicht IV keine besondere Rolle.

In Schicht V veranlassen Polizei und Gerichte, soziale Institutionen und Krankenhausärzte vier von fünf Einweisungen, davon entfallen auf Polizei und Gerichte über die Hälfte. Bei diesen Fällen kommt es häufig vor, daß die gestörte Person durch Ruhestörung oder Belästigung anderer Personen die Aufmerksamkeit der Polizei auf sich zieht. Aufgrund einer Anzeige nimmt die Polizei die Betreffenden fest und behält sie gewöhnlich so lange in Gewahrsam, bis ein Psychiater in den Fall eingeschaltet wird. Wenn der Häftling offensichtlich psychotisch ist, kann die Polizei ihn auch gleich zur Notfallstation des Gemeindekrankenhauses schaffen, wo er dann vom diensthabenden Psychiater untersucht wird. Auch Sozialarbeiter und ausgebildetes Pflegepersonal des öffentlichen Gesundheitswesens können Einweisungen veranlassen. Solchen Einweisungen widersetzen sich die Patienten häufig. Ärzte werden häufig auf Schizophrene aus Schicht V aufmerksam, wenn sie wegen eines physischen Leidens die Station für Mittellose im Gemeindekrankenhaus aufsuchen. Aufgrund seiner Untersuchung kann der Arzt psychiatrische Hilfe als notwendig erachten und den Patienten persönlich in die psychiatrische Klinik bringen; die Erfahrung hat gelehrt, daß der Patient sonst einfach wieder weggeht. Bei systematischen Beobachtungen in der Notfallstation des Gemeindekrankenhauses haben wir festgestellt, daß bei Selbstmordversuchen von Angehörigen der Schicht V die Möglichkeit psychischer Störungen selten in Betracht gezogen wird. Solche Fälle werden häufig medizinisch oder chirurgisch behandelt, ohne daß man eine Überweisung in die psychiatrische Abteilung veranlaßt. Wenn ein Patient nach versuchtem Selbstmord in akuter Lebensgefahr ins Krankenhaus aufgenommen werden muß, kann es geschehen, daß er in die psychiatrische Abteilung überwiesen wird. Doch zuvor muß ein Verantwortlicher des Krankenhauses den Selbstmordversuch als die Handlung einer psychisch gestörten Person bewerten.

Zusammenfassung und Schlußfolgerungen

In diesem Kapitel haben wir die Stationen abgehandelt, die eine Person auf dem Wege zum Psychiater passieren muß. Die ersten drei Stationen illustrierten wir mit klinischem Material der Untersuchung. Wir wiesen darauf hin, daß die *Einschätzung* abnormen Verhaltens als im psychiatrischen Sinne gestört von vier Variablen abhängt: 1. der Toleranz der jeweiligen Person und der Gesellschaft gegenüber bestimmten Verhaltensweisen, 2. der allgemeinen Sensibilität von Personen und Gruppen für psychische Komponenten des Verhaltens, 3. den Einstellungen verschiedener verantwortlicher Personen gegenüber der Psychiatrie (das gilt auch für die Behandlungsformen, die dem einzelnen und der Gesellschaft seitens der Psychiatrie zur Bewältigung von psycho- und soziogenetisch bedingten Störungen angeboten werden) und 4. der Schichtzugehörigkeit der psychisch gestört eingeschätzten Person.

Die Folgeschritte der Entscheidung, eine Person aufgrund ihres gestörten Verhaltens von einem Psychiater behandeln zu lassen, hängen von der Schichtzugehörigkeit ab. Wir erkennen eine deutliche Tendenz, gestörte Personen aus Schicht I und II auf "verständnisvollere" Art zur Konsultation eines Psychiaters zu bewegen, als Personen aus Schicht IV und vor allem Schicht V, gegen die mit direkten, autoritären, mit Zwang verbundenen und gelegentlich auch brutalen Methoden vorgegangen wird. Wir beobachten diesen Unterschied am häufigsten bei Gerichtsverhandlungen gegen psychisch Gestörte, die oft nach ihrer Schichtzugehörigkeit behandelt werden. Die Göttin der Gerechtigkeit mag blind sein, aber sie wittert Unterschiede, vor allem Schichtunterschiede. Kurz, Erkennen von Störungen, ihre Beurteilung und die Entscheidung darüber, als was sie betrachtet werden sollen, sind Variablen, die in hoch signifikanter Weise von Schichtzugehörigkeit abhängig sind.

Es ist allgemein bekannt, daß es nicht genügend Psychiater gibt, um alle psychiatrischen Patienten zu behandeln, und daß es viel zu wenig Psychiater gibt, um allen Neurotikern und Psychotikern fachkundige psychotherapeutische Behandlung zuteil werden zu lassen. Psychiater wissen auch, daß sie eine seltene Vergünstigung anbieten, und sie versuchen deshalb, sogenannte gute Patienten auszuwählen. Wir sind nicht sicher, welche Eigenschaften ein guter Patient insgesamt haben muß, aber dazu gehören Sensibilität, Intelligenz, soziale und intellektuelle Standards, die denen des Psychiaters gleichen, der Wille, sein Bestes zu leisten, der Wunsch, seine Persönlichkeit und seine Position im Leben zu verbessern, Jugend, Attraktivität und Charme. Psychiater werden kaum zugeben, daß sie sich an solchen Standards orientieren. Ganz im Gegenteil, sie berufen sich vielmehr darauf, daß ihre Auswahl zur Behandlung auf rein psychiatrischen Kriterien beruht. Aber die Zahlen im nächsten Kapitel beweisen, wie wichtig soziale Kriterien sind.

7. Schicht und Prävalenz psychischer Störungen

Einführung

Dieses Kapitel konzentriert sich auf die systematische Darstellung der Daten und statistischen Tests, mit denen wir die Gültigkeit von *Hypothese 1* überprüften. Nach dieser Hypothese besteht für die Gemeinde von New Haven ein signifikanter Zusammenhang zwischen der Schichtzugehörigkeit und der Prävalenz behandelter psychischer Störungen. Bevor wir uns der Analyse des zur Überprüfung von *Hypothese 1* erhobenen Datenmaterials zuwenden, werden wir einige damit zusammenhängende methodische Probleme erörtern.

Der Begriff der Prävalenz wurde von der Epidemiologie in die medizinische Wissenschaft eingebracht. Auf eine kurze Formel gebracht, kann Epidemiologie als das Studium von Krankheiten und damit verbundener Phänomene innerhalb ganz bestimmter Populationen definiert werden. Epidemiologie ist eine der drei Hauptmethoden der medizinischen Wissenschaft, die zum Verständnis und zur Behandlung von Krankheiten beitragen soll. Die beiden anderen wichtigen Methoden sind die klinische und die experimentelle. Die klinische Methode basiert auf unmittelbarer Beobachtung des kranken Individuums. Die experimentelle konzentriert sich auf die Untersuchung und Beeinflussung aller mit Krankheit in Zusammenhang stehenden Daten. Die epidemiologische Methode untersucht Krankheit und ihre Bedingungen in ganzen Bevölkerungsgruppen.[1] Alle drei Methoden sind eng miteinander verknüpft; die Fachleute einer Disziplin greifen auf die jeweiligen Vorstellungen und Techniken der beiden anderen zurück. So ist zum Beispiel der klinische Fall mit seinen Symptomen für alle drei Richtungen Ausgangspunkt der theoretischen und praktischen Überlegungen.[2]

Der erste Schritt der epidemiologischen Untersuchung “ist die Bestimmung der allgemeinen Natur und des Ausmaßes des Problems”[3], das heißt, die Zahl der “aktiven” oder “klinischen” Fälle einer gegebenen Population zu einem bestimmten Zeitpunkt.[4] Wenn eine Bevölkerungsgruppe während eines genau angegebenen Zeitintervalls untersucht wird, “können die festgestellten Krankheitsfälle in folgender Weise klassifiziert werden:

1. Eine Krankheit, die bereits vor Beginn des Zeitintervalls besteht, während des Zeitintervalls andauert und am Ende immer noch existiert.
2. Eine Krankheit, die vor Beginn des Zeitintervalls besteht und während des Intervalls verschwindet.
3. Eine Krankheit, die während des Zeitintervalls auftritt und am Ende des Intervalls immer noch besteht.
4. Eine Krankheit, die während des Zeitintervalls auftritt und vor dessen Ende verschwindet.[5]

[1] John E. Gordon, Edward O'Rourke, F.L.W. Richardson und Erich Lindemann, 'The Biological and Social Sciences in an Epidemiology of Mental Disorders', in *American Journal of the Medical Sciences,* Bd. 223, März 1952, S. 316-343.
[2] Erich Lindemann, John E. Gordon, Warren T. Vaughan, Jr., und Johann Ipsen, 'Minor Disorders', in *Epidemiology of Mental Disorders,* Milbank Memorial Fund, New York 1950, S. 12.
[3] John E. Gordon et al., op.cit., S. 320.
[4] Harold F. Dorn, 'Methods of Measuring Incidence and Prevalence of Disease', in *American Journal of Public Health,* März 1951, S. 271-278.
[5] Ibid., S. 272.

Diese Kategorien repräsentieren zusammengefaßt die Gesamtzahl von Personen, die während eines Beobachtungszeitraumes in einer bestimmten Bevölkerungsgruppe als krank bekannt sind. Sie sind nötig zur Bestimmung der Prävalenz.

Prävalenz wird definiert als die Anzahl der Fälle einer bestimmten Krankheit, die in einer Bevölkerungsgruppe während eines bestimmten Zeitraumes anzutreffen ist. In einer epidemiologischen Untersuchung müssen die einen *Fall* definierenden Kriterien sowie Größe und charakteristische Merkmale der Population exakt angegeben werden. Schließlich muß das Zeitintervall, das sich über einen Tag, eine Woche, einen Monat, ein Jahr oder einen beliebigen anderen Zeitraum erstrecken kann, festgelegt werden.[6]

Wenn wir die Kategorien 3 und 4 zusammenfassen, können wir angeben, wieviel Fälle zu der Gruppe der kranken Personen während des Beobachtungszeitraumes neu hinzugekommen sind. Die Anzahl der Neuerkrankungen in einer Population während eines bestimmten Zeitraumes wird als *Inzidenz* definiert.

Prävalenz und *Inzidenz* sind *aufeinander bezogene* Begriffe. Die Prävalenz unterscheidet sich von der Inzidenz dadurch, daß alle Fälle einer gegebenen akuten Krankheit in einer bestimmten Bevölkerungsgruppe während eines bestimmten Zeitraumes berücksichtigt werden, wohingegen die Inzidenz nur die neu auftretenden Fälle umfaßt. Prävalenz und Inzidenz sind Grundbegriffe der epidemiologischen Theorie, die jedoch auf verschiedene Aspekte des Problems der Krankheitsverteilung in einer Population angewendet werden. Man könnte sagen, daß Prävalenz ein Maß für das Ausmaß an Leiden ist, unabhängig von der Zeitdauer. Inzidenz ist ein Maß für die Art und Weise, in der Krankheit jene befällt, die vorher nicht unter ihr zu leiden hatten.

Prävalenz psychischer Störungen

Der erste notwendige Schritt einer sinnvollen epidemiologischen Untersuchung besteht in der Feststellung der Zahl der psychisch Erkrankten in einer gegebenen Bevölkerungsgruppe.[7] Zu diesem Zweck versuchte man in verschiedenen Ländern, durch staatliche Erhebungen statistische Daten über psychisch kranke Bewohner zu gewinnen. Keine dieser Bemühungen war erfolgreich. Die Untersuchungen über Prävalenz und Inzidenz psychischer Erkrankungen in bestimmten Bevölkerungsgruppen sind nicht sorgfältig genug durchgeführt worden oder sind nicht miteinander vergleichbar.[8] Mit einem Wort, in keiner Gesellschaft liegt befriedigendes Datenmaterial über das Ausmaß psychischer Erkrankungen vor.

Die Berechnung von Prävalenz- und Inzidenzraten psychischer Erkrankungen ist aus verschiedenen Gründen sehr schwierig. Es besteht unter anderem einerseits Furcht vor psychischen Erkrankungen, andererseits mangelt es an Abgrenzungskriterien für psychische Gesundheit und psychische Krankheit. Trotz vielfältiger Anstrengungen der Psychiatrie ist die Grenze zwischen psychischer Gesundheit und Krankheit nach wie

6 Morton Kramer, 'A Discussion of the Concepts of Incidence und Prevalence as Related to Epidemiological Studies of Mental Disorders', unveröffentlichter Diskussionsbeitrag, gehalten auf der *Joint Session of the Mental Health and Epidemiology Sections of the American Public Health Association* in Atlantic City, New Jersey, 15. November 1956.

7 Paul V. Lemkau, 'Prevention of Psychiatric Illness', in *The Journal of the American Medical Association*, Bd. 162, Oktober 1956, S. 854-857.

8 Paul V. Lemkau, Christopher Tietze und Marcia Cooper, 'A Summary of Statistical Studies on the Prevalence and Incidence of Mental Disorder in Sample Populations', in *Public Health Reports*, Bd. 5, Nr. 53, Dezember 1943, S. 1909-1927.

vor fließend.[9] Es fehlt ein Standardmaß für Normalität und Anormalität, das es den Forschern ermöglichen würde, Vorhandensein oder Nichtvorhandensein psychischer Krankheiten in einer Bevölkerung zu bestimmen und möglicherweise auch Aussagen über die Krankheitsanfälligkeit einiger Personen zu treffen. Das Fehlen geeigneter Abgrenzungskriterien ist also ein großes Hindernis bei der Erforschung von Inzidenz und Prävalenz psychischer Krankheiten. Mit diesen Überlegungen wollen wir uns der Darstellung des Datenmaterials zuwenden, das sich auf *Hypothese 1* bezieht.

Die Problemstellung

Die in *Hypothese 1* angeschnittenen Fragen sind: 1. Wie viele *behandelte* Fälle psychischer Krankheiten gibt es in der Bevölkerung der Gemeinde von New Haven? 2. Ist die Verteilung psychischer Krankheiten von der Schichtzugehörigkeit abhängig? Zur Beantwortung dieser Frage müßten wir im Idealfall sowohl über Daten behandelter als auch unbehandelter Krankheiten verfügen. Wie wir jedoch oben betont haben, ist die Bestimmung des Ausmaßes psychischer Krankheiten von der Entwicklung standardisierter Kriterien abhängig. Nur dann könnte eine Gesamtpopulation oder eine adäquate Stichprobe untersucht werden. Das nächste Problem wäre die Entscheidung, ob Prävalenz, Inzidenz oder beide Maße zur Lösung des vorliegenden Problems nötig sind.

Bei der Erforschung der wahren Prävalenz müßten unmittelbare psychiatrische Untersuchungen durchgeführt werden. Die Bevölkerung müßte sich den notwendigen Untersuchungen und Tests unterziehen. Würde auch noch die Inzidenz in das Forschungsdesign aufgenommen, müßte die Bevölkerung mindestens zweimal untersucht werden, nämlich am Anfang und am Ende des Beobachtungszeitraumes, um sicherzustellen, daß alle neuen Fälle und nicht nur die in den Behandlungszentren aufgenommenen berücksichtigt werden. Soweit wir wissen, konnten diese Bedingungen bisher von keinem Forschungsteam, auch von unserem nicht, erfüllt werden.

Angesichts der großen praktischen Schwierigkeiten der empirischen Forschung und angesichts der Notwendigkeit, Informationen über das Ausmaß psychischer Krankheiten zu bekommen, beschränken wir uns auf Fälle, die von Psychiatern oder von psychiatrischen Institutionen behandelt wurden. Der behandelte psychiatrische Fall ist die Primäreinheit, auf der unsere Tests zur Prüfung der *Hypothese 1* basieren. Zur Klärung des Zusammenhanges zwischen Prävalenz behandelter psychischer Störungen und Schichtzugehörigkeit in New Haven vergleichen wir in jeder Sozialschicht die Gruppe der psychisch "Kranken" mit der Gruppe der "Gesunden".

Die Zahlen über die Prävalenz behandelter Störungen werden entweder als Prozentzahlen oder Verhältniszahlen angegeben. Prozentzahlen werden in den Anfangsabschnitten dieses Kapitels benutzt, weil es uns sowohl um die Darstellung als auch um die Analyse der Daten aus der psychiatrischen Erhebung und der Fünf-Prozent-Stichprobe geht. Die Verwendung von Prozentzahlen versetzt uns in die Lage, beide Operationen gleichzeitig durchzuführen. Verhältniszahlen werden im späteren Teil des Kapitels verwendet und erläutert. Bei allen Tests zur Überprüfung der *Hypothese 1* vergleichen wir die allgemeine Population jeder Schicht mit der Zahl ihrer psychiatrischen Patienten. Sozialstatus wird dabei als unabhängiger, behandelte psychische Krankheit als abhängiger Faktor betrachtet.

Sechs verschiedene Faktoren werden bei der Untersuchung möglicher Beziehungen

[9] Detaillierte Literaturangaben zu diesem Punkt siehe Fredrick C. Redlich, 'The Concept of Health in Psychiatry', in Leighton, Clausen und Wilson (Hrsg.), *Explorations in Social Psychiatry*, Basic Books, Inc., 1957.

zwischen Schichtzugehörigkeit und Prävalenz psychischer Krankheiten berücksichtigt. Drei sind ihrem Wesen nach biologischer Natur – Geschlecht, Alter und Rasse – und drei sozialer Natur – soziale Schicht, Religion und Familienstand –; doch wir werden für unsere Zwecke alle Faktoren als soziale ansehen. Um festzustellen, ob Schichtzugehörigkeit, wie wir vermuten, den Hauptfaktor der Prävalenz darstellt oder ob die Kombination verschiedener biologischer und sozialer Faktoren die von uns angenommene Beziehung zwischen Schichtzugehörigkeit und behandelter psychischer Krankheit beeinflußt, haben wir auch Alter, Geschlecht, Rasse, Religion und Familienstand in die Untersuchung aufgenommen. Die sechs Faktoren werden erst einzeln und dann in Kombinationen untersucht, um deutlich zu machen, welche Wirkung sie einzeln oder zusammen auf die von uns angenommene wechselseitige Abhängigkeit zwischen Schichtzugehörigkeit und psychischer Krankheit ausüben.

Schichtzugehörigkeit und behandelte psychische Krankheit

Als erstes wollen wir eine mögliche Beziehung zwischen Schichtzugehörigkeit und psychischer Krankheit in Tabelle 8 darstellen.[10] Ein Blick auf die Prozentzahlen zeigt, daß der Anteil der Patientenpopulation an der Schicht I dreimal kleiner ist, als aufgrund des Anteils der Schicht I an der Gesamtbevölkerung zu erwarten wäre. Angehörige der Schichten II, III und IV sind ebenfalls in der Patientenspalte unterrepräsentiert, wenn auch nicht in dem gleichen Maß wie Angehörige der Schicht I. Andererseits ist der Prozentsatz der Patienten in Schicht V mehr als doppelt so groß wie der Anteil der Angehörigen dieser Schicht an der Gesamtbevölkerung. Die Verteilung von Patienten im Vergleich zur Bevölkerung nach sozialer Schicht ist mithin signifikant.

Tabelle 8: *Differenzierung der Patientenpopulation und der Bevölkerung nach Schicht*

	Population, in Prozent	
Schicht	Patienten	Bevölkerung
I	1,0	3,0
II	7,0	8,4
III	13,7	20,4
IV	40,1	49,8
V	38,2	18,4
n =	1891	236,940
$\chi^2 = 509{,}81$, 4 *df*, $p < 0{,}001$		

Dieses Ergebnis erhärtet unsere erste Hypothese. Dennoch, wir begnügen uns nicht mit dieser Feststellung, sondern wollen systematisch den Einfluß von Alter, Geschlecht, Rasse, Religion und Familienstand auf das Datenmaterial untersuchen. Wenn sich aufgrund dieser Faktoren die signifikante Beziehung zwischen Schichtzugehörigkeit und Prävalenz behandelter Störungen auflösen sollte, dann müßten wir die bisherigen theoretischen Positionen modifizieren. Wenn sich durch diese Faktoren an dem bisherigen Ergebnis nichts ändert, können wir *Hypothese 1* annehmen.

10 72 der 1963 in der psychiatrischen Erhebung erfaßten Patienten wurden aus einem der beiden folgenden Gründe nicht in die detaillierte Analyse aufgenommen: 1. Bei besonderen Fällen fehlen wesentliche klinische oder soziale Daten oder 2. die Person wurde nur diagnostiziert. Für die übrigen 1891 Patienten sind die für die Untersuchung dieses und aller folgenden Kapitel notwendigen Daten relativ vollständig.

Kontrolle der einzelnen Faktoren

Schicht und Geschlecht

Wir wollen folgende Frage untersuchen: Bleibt die Signifikanz zwischen Schichtzugehörigkeit und Prävalenz behandelter Störungen erhalten, wenn wir die Patienten und die Gesamtpopulation nach Geschlecht differenzieren? Die zur Beantwortung dieser Frage aufbereiteten Daten werden in Tabelle 9 dargestellt. Eine Untersuchung der Prozentsätze jeder Schicht zeigt, daß sowohl männliche als auch weibliche Patienten ganz ähnliche Verteilungen zeigen wie in Tabelle 8. In den Schichten I[11] bis IV ist der Prozentsatz der Patienten, ob männlich oder weiblich, merklich geringer als der Prozentsatz der Bevölkerung.

Tabelle 9: *Differenzierung der Patientenpopulation und der Bevölkerung nach Schicht und Geschlecht (in Prozent)*

	Männer	
Schicht	Patienten	Bevölkerung
I-II	7,3	11,1
III	11,1	20,5
IV	38,6	50,5
V	43,0	17,9
n =	969	114,100
$\chi^2 = 425{,}76$, 3 *df*, $p < 0{,}001$		

	Frauen	
Schicht	Patienten	Bevölkerung
I-II	8,6	11,7
III	16,6	20,3
IV	41,6	49,1
V	33,2	18,9
n =	922	122,840
$\chi^2 = 126{,}95$, 3 *df*, $p < 0{,}001$		

In Schicht V ist der Anteil der männlichen Patienten mehr als zweimal so groß wie der Anteil der Bevölkerung. Das gleiche gilt, wenn auch in geringerem Maße, für Frauen der Schicht V. Der Zusammenhang zwischen Schichtzugehörigkeit und dem Ausmaß psychischer Krankheiten wirkt sich in unterschiedlicher Intensität auf die Geschlechter der verschiedenen Schichten aus. Zum Beispiel gibt es in Schicht III proportional mehr weibliche Patienten als männliche. Andererseits sind in Schicht V die Männer in der Patientengruppe stärker vertreten. Auch bei der Differenzierung nach Geschlechtern bleibt der Zusammenhang von Prävalenz behandelter Fälle und Schichtzugehörigkeit signifikant; er ist allerdings in der Gruppe der Männer stärker ausgeprägt.

Schicht und Alter

Das Alter wurde konstant gehalten, um festzustellen, ob psychische Krankheit innerhalb bestimmter Altersgruppen von der Schichtzugehörigkeit abhängig ist. Für diese Analyse werden die Patienten und die Gesamtbevölkerung in sechs Altersgruppen aufgeteilt: unter 15 Jahren, 15-24, 25-34, 35-44, 45-54 sowie 55 Jahre und darüber.

Jeder dieser Altersbereiche spiegelt wichtige, altersabhängige soziale und psychiatrische Phänomene wider. Individuen unter 15 Jahren werden allgemein als Kinder betrachtet. Die Jahrgänge von 15 bis 24 umspannen die Zeit der Adoleszenz und des jungen Erwachsenen; es ist die Phase der Reifung, während der die meisten jungen Leute

[11] Die Schichten I und II wurden zusammengefaßt, da die Patientenzahl aus Schicht I zu statistischen Manipulationen zu klein war.

die Schule verlassen, ihre Berufslaufbahn beginnen, Ehen eingehen und im allgemeinen das Verhaltensmuster Erwachsener übernehmen. In den Jahrgängen von 25 bis 34 und von 35 bis 44 treten zwar keine gravierenden sozialen und physiologischen Veränderungen auf, doch sie sind von sozialem Wachstum und emotionalem Streß geprägt; für den Durchschnittsmenschen ist die Jugend vorbei, das mittlere Alter hat begonnen. Die Involutionsperiode fällt normalerweise in das Jahrzehnt von 45 bis 54; in diesen Jahren treten deutlich endokrine Veränderungen bei Frauen wie wahrscheinlich auch bei Männern auf. Während dieser Zeit verändert sich die Familie aufgrund des Heranwachsens der Kinder; der Haushaltsvorstand erreicht in der Regel sein Höchsteinkommen. Personen im Alter von 55 und darüber bewegen sich dem Ende des mittleren Alters zu; viele stehen am Rande körperlich-geistigen Verfalls, der zu den Beeinträchtigungen hohen Lebensalters und zum Rückzug von der aktiven Teilnahme am gesellschaftlichen Leben führt. Vom psychiatrischen Standpunkt aus gesehen, sind die Mittfünfziger jene Jahre, in denen Altersstörungen klinisch in Erscheinung treten.

Auch bei der Differenzierung von Patienten und Gesamtpopulation in verschiedenen Altersgruppen bleibt Schichtzugehörigkeit, außer in der Gruppe der 15- bis 24jährigen, ein signifikanter Faktor.[12] Die Schichten I und II haben in der Gruppe der 15jährigen genauso viele Patienten, wie wir aufgrund des Anteils dieser Schichten an der Altersgruppe erwarten würden. Schicht III hat 60 Prozent mehr Patienten im Kindesalter, als ihr Anteil an dieser Altersgruppe erwarten läßt, Schicht IV nur halb so viele und Schicht V fast doppelt so viele. Ab 25 Lebensjahren wird Schichtzugehörigkeit immer entscheidender. Dieses Ergebnis zeigt, daß sich Alter zusammen mit Schicht auf die Entscheidung auswirkt, wer psychiatrische Hilfe erhält oder nicht. Deshalb kann man sagen, daß Alter ein unabhängiger Faktor ist, der die Wirkung der Schichtzugehörigkeit auf psychische Krankheit beeinflußt. Folglich müssen wir das Alter in späteren Analysen unter Kontrolle halten. Hier interessiert uns nur, daß Schichtzugehörigkeit in fünf von sechs Altersgruppen in einem signifikanten Verhältnis zum Patientsein steht und daß ihre Auswirkungen mit zunehmendem Alter stärker werden.

Schicht und Rasse

Differenziert man das Datenmaterial nach Rassen, dann lassen sich deutliche Beziehungen zwischen Schichtzugehörigkeit und psychischer Krankheit feststellen.[13] Die Daten der Tabelle 10 zeigen, daß außer in Schicht V der Prozentsatz der weißen Patienten in jeder Schicht kleiner ist als ihr prozentualer Anteil an der Bevölkerung. In Schicht V ist der Patientenanteil zweimal so groß wie der Anteil an der Bevölkerung. Interessant ist, daß die Daten bei Negern und Weißen etwa die gleichen Muster aufweisen.

12 Die einzelnen Zahlen für alle nach Geschlecht differenzierten Altersgruppen sind in Tabelle 1, Anhang 4, S. 265, aufgeführt. Der Leser kann anhand der nach Alter und Geschlecht unterschiedenen Populationen die nach Alter differenzierten Gesamtzahlen berechnen. Hier wollen wir nur die Chi-Quadrate für jede Altersgruppe und ihre Signifikanzniveaus für drei Freiheitsgrade aufzeigen:

0-14	χ^2 =	18,4, $p < 0{,}001$
15-24	χ^2 =	5,03, $p > 0{,}05$
25-34	χ^2 =	43,98, $p < 0{,}001$
35-44	χ^2 =	136,67, $p < 0{,}001$
45-54	χ^2 =	164,82, $p < 0{,}001$
55 und darüber	χ^2 =	223,26, $p < 0{,}001$

13 Weiße und Neger sind die beiden einzigen in der Studie repräsentierten Rassen.

Tabelle 10: *Differenzierung der Patientenpopulation und der Bevölkerung nach Rasse und Schicht (in Prozent)*

	Weiße	
Schicht	Patienten	Bevölkerung
I-II	8,3	11,7
III	14,2	20,8
IV	41,1	50,1
V	36,4	17,4
n =	1795	226,400
x^2 = 438,49 p < 0,001		

	Neger	
Schicht	Patienten	Bevölkerung
I-II	0,0	1,0
III	6,3	4,0
IV	14,6	36,9
V	79,1	58,1
n =	96	10,540
x^2 = 19,91 p < 0,001		

Schicht und Familienstand

Die Analyse möglicher Auswirkungen des Familienstandes auf die Verteilung der Patienten in jeder Schicht beschränkt sich aufgrund der Tatsache, daß nur wenige Personen unter 20 Jahren verheiratet sind, auf die Gruppe der über 20jährigen. Diese Gruppe wird in drei Kategorien aufgeteilt: 1. verheiratet, 2. getrennt lebend, verwitwet oder geschieden und 3. unverheiratet. Die Daten für jede dieser Gruppen in Tabelle 11 zeigen, daß in jeder Familienstandskategorie die vier höheren Schichten merklich niedrigere Patientenraten aufweisen, als es ihrem Anteil an der Gesamtbevölkerung entspricht. In Schicht V ist der Prozentsatz der Patienten in jeder Kategorie fast doppelt so groß wie der der Bevölkerung.

Tabelle 11: *Differenzierung der Patientenpopulation und der Bevölkerung nach Familienstand und Schicht (in Prozent)*

	Verheiratet	
Schicht	Patienten	Bevölkerung
I-II	10,8	12,6
III	15,3	22,1
IV	42,3	48,9
V	31,6	16,3
n =	662	117,060
x^2 = 115,87, 3 *df*, *p* < 0,001		

	Getrennt lebend, geschieden, verwitwet	
Schicht	Patienten	Bevölkerung
I-II	5,1	8,6
III	12,9	16,7
IV	35,7	48,6
V	46,3	26,1
n =	356	25,940
x^2 = 76,71, 3 *df*, *p* < 0,001		

	Unverheiratet	
Schicht	Patienten	Bevölkerung
I-II	6,4	9,9
III	12,7	17,9
IV	40,6	50,1
V	40,3	23,0
n =	791	24,740
x^2 = 135,20, 3 *df*, *p* < 0,001		

Schicht und Religionszugehörigkeit

Religionszugehörigkeit hat einen derart starken Einfluß in der Gemeinde, daß wir sie als Sozialfaktor zur Kontrolle mit berücksichtigen. Außerdem ist die Verteilung der Personen, die den drei religiösen Hauptgruppen angehören – römisch-katholisch, protestantisch, jüdisch – in der Schichtungsstruktur sehr unterschiedlich. Allein diese Tatsache könnte die signifikante Beziehung zwischen Schichtzugehörigkeit und Prävalenz behandelter psychischer Störungen beeinflussen, vor allem wenn Religion ein bedingender Faktor bei der Entscheidung ist, ob psychisch Kranke psychiatrische Behandlung erhalten sollen oder nicht.[14] Wenn Religionszugehörigkeit und nicht Schichtzugehörigkeit der dem Prävalenzmuster zugrunde liegende Hauptfaktor ist, dann müßte die vorher aufgezeigte Beziehung zwischen Schichtzugehörigkeit und Prävalenz sich aufheben.

Tabelle 12: ***Differenzierung der Patientenpopulation und der Bevölkerung nach Religion und Schicht (in Prozent)***

	Protestanten	
Schicht	Patienten	Bevölkerung
I-II	15,4	17,3
III	18,6	24,6
IV	34,1	45,1
V	31,9	13,0
n =	558	77,380
$\chi^2 = 177{,}80$, 3 *df*, $p < 0{,}001$		

	Katholiken	
Schicht	Patienten	Bevölkerung
I-II	2,3	5,4
III	8,2	16,8
IV	42,6	54,6
V	46,9	23,2
n =	1021	134,720
$\chi^2 = 335{,}86$, 3 *df*, $p < 0{,}001$		

	Juden	
Schicht	Patienten	Bevölkerung
I-II	14,4	25,1
III	27,0	28,8
IV	45,6	38,9
V	13,0	7,2
n =	215	22,160
$\chi^2 = 22{,}55$, 3 *df*, $p < 0{,}001$		

Tabelle 12 zeigt für die Gruppe der Protestanten, daß die Anteile der Patienten an den Schichten I bis IV geringer sind, als wir aufgrund der Schichtverteilung der Protestanten erwarten würden. Wieder ist in Schicht V die Anzahl der Patienten ungefähr zweieinhalbmal größer als die Vergleichszahl für die Gesamtgruppe. Die Daten für Katholiken weisen ein ähnliches Muster auf, nur daß die Prozentzahlen für die Patienten in den Schichten I bis IV auffallend niedriger sind. Die Daten für die Juden weisen im Vergleich zu den beiden christlichen Gruppen ein anderes Muster auf. In den Schichten I und II ist die Diskrepanz viel größer als bei den Protestanten, aber nicht so groß wie bei den Katholiken. In Schicht III gibt es, im Gegensatz zu den Protestanten und Katholiken, keinen wesentlichen Unterschied zwischen den Zahlen der jüdischen Patienten und der Bevölkerung. In Schicht IV ist der Anteil der Patienten viel höher, in Schicht V fast

14 Bertram H. Roberts und Jerome K. Myers untersuchten die Daten der psychiatrischen Erhebung nach dem religiösen Faktor. Genaue Informationen enthält ihr Bericht 'Religion, National Origin, Immigration, and Mental Illness', *American Journal of Psychiatry*, Bd. 110, Nr. 10, April 1954, S. 759-764.

doppelt so hoch wie der Bevölkerungsanteil. Als wesentliches Resultat können wir festhalten, daß Schichtzugehörigkeit ein wichtiger Faktor in jeder religiösen Gruppe ist. Die beiden oberen Schichten sind in der Patientenpopulation aller religiösen Gruppen unterrepräsentiert, während Schicht V in jeder Religionsgruppe mindestens zweimal so viele Patienten stellt, als ihrem Anteil an der Bevölkerung entspricht.

Gleichzeitige Kontrolle zweier Faktoren

Alle bisherigen Vergleiche weisen darauf hin, daß behandelte psychische Störungen ein schichtspezifisches Muster aufweisen. Wir wollen nun die Frage untersuchen: Ist Schicht im Falle psychischer Krankheit auch dann ein wichtiger Einflußfaktor, wenn zwei Faktoren gleichzeitig kontrolliert werden? Diese Frage scheint einfach zu sein, doch der Schein trügt. Um sie beantworten zu können, müssen acht verschiedene Faktoren statistisch manipuliert werden: 1. Schicht, 2. Patienten, 3. Nichtpatienten, 4. Geschlecht, 5. Alter, 6. Rasse, 7. Familienstand, 8. Religion. Wenn wir nur drei Faktoren gleichzeitig untersuchen, ohne daß sie kontrolliert werden, zum Beispiel Schichtzugehörigkeit, Patienten und Nichtpatienten, dann können wir ihre Beziehungen in einer einzigen Matrix untersuchen. (Dieses Verfahren haben wir bei der Analyse der Daten in Tabelle 8, S. 123, angewendet.) Wenn vier Faktoren untersucht werden, wobei einer konstant gehalten wird, sind wenigstens drei Matrizes nötig (wie in Tabelle 12, S. 127); wenn der Patient und die Gesamtbevölkerung verglichen werden, wobei das Alter kontrolliert wird, braucht man sogar sechs Matrizes. Wenn fünf Faktoren untersucht und zwei gleichzeitig kontrolliert werden, müssen wenigstens sechs Matrizes analysiert werden, möglicherweise sogar zwölf. Um es kurz zu machen: Wir führten 192 Datenanalysen durch, ehe wir die Frage nach der Signifikanz der Schichtzugehörigkeit bei gleichzeitiger Kontrolle von zwei Faktoren befriedigend beantworten konnten.[15] Zehn Prozent dieser Analysen zeigen keinen signifikanten Zusammenhang zwischen Schichtzugehörigkeit und dem Prävalenzmuster. Die anderen 90 Prozent sind signifikant. Kurz, neun von zehn Analysen zeigen eine signifikante Beziehung zwischen Schichtzugehörigkeit und der Prävalenz behandelter psychischer Krankheit, wenn gleichzeitig zwei Faktoren konstant gehalten werden. Wir wollen hier nur die Ergebnisse von zwei Analysen diskutieren: Die Abhängigkeit zwischen Schichtzugehörigkeit und psychischer Erkrankung, wenn 1. Geschlecht und Alter sowie 2. Geschlecht und Rasse kontrolliert werden.

Schicht, Geschlecht und Alter

Es bestehen signifikante Beziehungen zwischen Schichtzugehörigkeit und psychischer Krankheit beider Geschlechter und aller Altersgruppen der Erwachsenen. Die Beziehung zwischen Schicht und psychischer Krankheit ist auch für Männer im Alter unter 15 Jahren signifikant, nicht aber für Frauen. Während in Schicht III der Anteil der unter 14jährigen Jungen an der Patientenpopulation größer ist, als wir aufgrund ihres Anteils an der Altersgruppe vermuten würden, ist der Prozentsatz der Jungen aus Schicht IV nur halb so groß, wie zu erwarten wäre.[16] Schicht V jedoch hat über doppelt so viel

[15] Die entsprechenden Arbeitstabellen befinden sich in Hollingsheads Verwahrung. Sie wurden aufgrund der in ihnen enthaltenen Details nicht veröffentlicht.

[16] Zahlen über die Patienten und Bevölkerungsverteilung nach Schicht, Geschlecht und Alter sind im Anhang 4, Tabelle 1, S. 265, aufgeführt.

Jungen in Behandlung, als es ihrem Anteil an dieser Altersgruppe entspricht. Wir sollten auch noch darauf hinweisen, daß die jungen Patienten aus Schicht III meistens jüdischer Herkunft sind und sich vor allem in Privatkliniken aufhalten, während sich die Jungen aus Schicht V, alle Protestanten oder Katholiken, in staatlichen Kliniken befinden. Sie wurden entweder vom Jugendgericht oder von sozialen Institutionen in die staatlichen Kliniken eingewiesen. Offensichtlich besteht im Alter von 15 bis 24 sowohl für Männer als auch für Frauen keine Beziehung zwischen Schichtzugehörigkeit und psychischer Krankheit.

Zwischen 25 und 34 Jahren ist in den Schichten I und II der Anteil der Männer an der Patientenpopulation etwas größer, als es ihrem Anteil an der Altersgruppe entspricht, während er in Schicht III nur zwei Drittel beträgt. In Schicht IV gibt es kaum Diskrepanzen zwischen Patienten und Bevölkerung; in Schicht V ist der Anteil der Patienten zweimal so groß wie der Anteil dieser Schicht an dieser Altersgruppe. Der Prozentsatz der weiblichen Patienten in Schicht V ist doppelt so groß wie ihr Anteil an der Altersgruppe, doch in den Schichten I und II verschiebt sich das Gleichgewicht leicht zur Seite der Patientinnengruppe, das heißt, 13,6 Prozent weibliche Patienten in den Schichten I und II gegenüber einem Anteil von 11,9 Prozent der Bevölkerung in diesen Schichten.

In jeder höheren Altersgruppe ist der Zusammenhang zwischen Krankheit und Schicht relativ stabil. Die oberen Schichten weisen einen unproportional niedrigeren Anteil an Patienten auf, doch die Unterschiede nehmen von Schicht I zu Schicht IV ab. Schicht V unterscheidet sich von den oberen Schichten auf jeder Altersstufe und bei beiden Geschlechtern ganz deutlich. In Schicht V ist der Prozentsatz der Patienten mindestens zweimal, im Alter von 35 bis 44 sogar dreimal so groß wie der Prozentsatz der Bevölkerung.

Die hier erörterten Daten weisen auf zwei Dinge hin: 1. Bei gleichzeitiger Konstanthaltung von Geschlecht und Alter bestehen signifikante Beziehungen zwischen Schichtzugehörigkeit und der Prävalenz psychischer Erkrankungen, mit Ausnahme der jüngeren Altersgruppen, und 2. haben die Unterschiede zwischen den Schichten die gleiche Struktur, als wenn man nur einen Faktor konstant hält, das heißt, je niedriger die Schicht, um so größer der Anteil der psychiatrischen Patienten. In Schicht V gibt es in jeder Altersgruppe unter 15 und über 24 eine unverhältnismäßig starke Konzentration psychisch kranker Personen.

Schicht, Geschlecht und Rasse

Signifikante Beziehungen zwischen Schicht und psychischer Krankheit konnten für männliche Weiße und Neger, aber nur für weibliche Weiße nachgewiesen werden. Dieses Ergebnis muß vorsichtig interpretiert werden, da in die Untersuchung nur 39 behandelte Negerinnen einbezogen wurden. Diese Frauen verteilen sich wie folgt: Schicht III drei, Schicht IV neun und Schicht V siebenundzwanzig. Die Tatsache, daß wir in Schicht III und IV nur so wenige behandelte Negerinnen antrafen, mindert die Verläßlichkeit unseres Ergebnisses. Diesselbe Vorsicht ist bei den Ergebnissen für männliche Neger angebracht. Obwohl für die Neger eine signifikante Beziehung zwischen Schicht und psychischer Krankheit nachgewiesen werden konnte, ist Vorsicht geboten, da in der psychiatrischen Erhebung nur 57 Neger – drei aus Schicht III, fünf aus Schicht IV und 49 aus Schicht V – erfaßt wurden.[17]

[17] $\chi^2 = 18{,}18$, 2 df, $p < 0{,}001$.

Wenn Schicht und Geschlecht kontrolliert werden und wir die Zahl der psychisch kranken Weißen und Neger miteinander vergleichen, läßt sich nur für die Schicht III ein signifikanter Unterschied zwischen den beiden Rassen nachweisen.[18] Die Anzahl der Neger in den Schichten III und IV ist zu klein, als daß wir das Geschlecht zusammen mit anderen Variablen wie Alter und Familienstand konstant halten könnten. *Deshalb werden wir bei den noch folgenden Tests zu* Hypothese 1 *und allen anderen Diskussionen Neger und Weiße gemeinsam untersuchen.*

Gleichzeitige Kontrolle dreier Faktoren

Die gleichzeitige Kontrolle dreier Faktoren ermöglicht es uns, mit sechs Variablen zu arbeiten; sie reduziert die Anzahl der möglichen Kombinationen, weil mehr Variablen in einer einzigen Matrix aufgeführt werden können. Wenn wir uns fragen, ob psychische Krankheit von Schichtzugehörigkeit signifikant abhängig ist, und wenn wir Geschlecht, Alter und Familienstand gleichzeitig kontrollieren, dann stehen wir vor der schwierigen Aufgabe, die Daten auf zwölf komplizierte Tabellen aufzuteilen. Im Falle eines positiven Resultats erhöht sich die Wahrscheinlichkeit, daß der untersuchte Zusammenhang eine reale Beziehung wiedergibt und keine pure Spekulation ist.

Die mit drei Faktoren durchgeführten Analysen zeigten, daß in zehn der zwölf benötigten Matrizes eine signifikante Beziehung zwischen Schichtzugehörigkeit und psychischer Krankheit besteht. Die zwei Matrizes, die keine signifikante Beziehung aufweisen, betreffen getrennt lebende, verwitwete oder geschiedene Männer und unverheiratete Frauen im Alter von 20 bis 49 Jahren. Die Personen dieser beiden Gruppen umfassen zusammen nur 12,7 Prozent der Patienten. Für jede Geschlechts- und Familienstandskategorie von einem Alter über 50 Jahren an ist die untersuchte Beziehung signifikant.[19] In jeder signifikanten Matrix taucht das charakteristische Muster einer extremen Patientenkonzentration in Schicht V wieder auf.

Vorläufige Schlußfolgerungen

Unsere Vorgehensweise hat gezeigt, daß die Sozialschicht ein signifikanter Faktor bei der Prävalenz behandelter psychischer Erkrankung ist. Auch wenn wir die ausgewählten Faktoren kontrollierten, blieb diese Beziehung weiterhin signifikant. Aufgrund der vorangegangenen Analysen entschließen wir uns zur Annahme der *Hypothese 1*. Der Leser sollte daraus jedoch nicht folgern, daß nicht auch die kontrollierten Faktoren zur Prävalenz psychischer Krankheiten in Beziehung stehen. Das mag der Fall sein, aber uns interessiert *nur*, ob eine signifikante Beziehung zwischen Schicht und psychischer Krankheit besteht. Mit unserem bisherigen Vorgehen konnten wir unsere Hypothesen bestätigen.

18 Für Schicht III: $\chi^2 = 10{,}78$, $p < 0{,}01$; Schicht IV: $\chi^2 = 0{,}08$; Schicht V: $\chi^2 = 2{,}47$; 1 df, $p < 0{,}05$, bei allen Analysen.

19 Die Daten dieser Untersuchungen sind in Anhang 4, Tabelle 2, S. 266, aufgeführt.

Schicht und Verhältniszahlen psychischer Krankheit

Der Begriff der Verhältniszahlen

Das Verhältnis von Krankheitsfällen in einer Bevölkerung während eines bestimmten Zeitintervalls in Relation zur Größe der Bevölkerung wird gewöhnlich als *Verhältniszahl* oder *Rate* bezeichnet. Man berechnet eine Verhältniszahl, indem man die Anzahl der Krankheitsfälle durch die Bevölkerungszahl teilt. Der Hauptvorteil der Verhältniszahlen besteht in der Möglichkeit, die Beziehung zwischen Schichtzugehörigkeit und psychischer Krankheit bei Kontrolle verschiedener Faktoren in einer *Einzel*analyse zusammenzufassen.[20]

Bei dieser Vorgehensweise kann der Leser feststellen, wie viele Patienten in einer Bevölkerung oder Untergruppe zu erwarten wären, wenn man den Patientenanteil der Bevölkerung oder einer Untergruppe auf eine standardisierte Bevölkerungsgröße bezöge. Wir werden 100000 als standardisierte Basis zugrunde legen. Wenn wir unsere Ergebnisse mittels dieser standardisierten Bezugsgröße angeben, können wir leicht die Anzahl der Patienten in verschieden großen Bevölkerungsgruppen vergleichen.

Verhältniszahlen sind leicht zu errechnen und zu verstehen. Zum Beispiel gehören 27 000 Einwohner der Gemeinde von New Haven zur Schicht I und II; unter ihnen sind 150 Patienten. Die daraus berechnete Verhältniszahl pro 100000 der Bevölkerung ergibt 556. In Schicht III gibt es 260 Patienten bei einer Bevölkerungszahl von 48 360; also beträgt die Verhältniszahl 538.[21] Genauso werden Verhältniszahlen für die anderen Schichten oder für Alters- und Geschlechtsgruppen berechnet. (Sie können auch für Untergruppen berechnet werden, deren Basis aus mehr als einem Faktor besteht; zum Beispiel gibt es bei den Männern aus Schicht V im Alter von 15 bis 24 Jahren 19 Patienten und 3 780 Nicht-Patienten, was eine Verhältniszahl von 503 pro 100000 ergibt.)

Allgemeine und bereinigte Verhältniszahlen

Die bisher angegebenen Verhältniszahlen sind *allgemeine Verhältniszahlen.* Diese Verhältniszahlen für die verschiedenen Schichten berücksichtigen nicht, daß Faktoren wie Geschlecht und Alter, bei denen wir feststellten, daß sie mit der Prävalenz psychischer Krankheiten zusammenhängen, sich mit Schichtzugehörigkeit vermischen können. Es ist aber möglich, allgemeine Verhältniszahlen auf der Basis von Alter und Geschlecht oder beider Faktoren zu bereinigen, indem man einen oder beide Faktoren statistisch konstant hält.[22] Die *bereinigten* Verhältniszahlen können dann verglichen und in Signifikanztests benutzt werden, ohne daß die Unterschiede in der Alters- und Geschlechtsverteilung der verschiedenen Schichten die Analyse erschweren. Gegenüber der getrennten Untersuchung jeder Geschlechts- und Altersgruppe ist diese Art und Weise, an das

20 Da es uns vor allem um den Faktor Schicht geht, interessieren wir uns nicht weiter für andere soziale Faktoren wie zum Beispiel Familienstand oder Religion. Die Vorgehensweise des kontrollierten Vergleichs zeigt, daß Schicht und nicht Religion oder Familienstand der dominante Faktor bei der Prävalenz psychischer Krankheiten ist. Auch Rasse mußte in den meisten Untersuchungen unberücksichtigt bleiben, weil die Zahl der farbigen Patienten zu klein war. Die basalen biologischen Faktoren Alter und Geschlecht werden jedoch berücksichtigt und, wo immer möglich, kontrolliert.

21 Die detaillierte Berechnung der Verhältniszahlen findet sich im Anhang 4, Tabelle 3, S. 267.

22 Hier handelt es sich um eine weitere Anwendung des im vorangegangenen Abschnitt verwendeten Kontrollprinzips.

Problem der Vermischung in Wechselbeziehung stehender Variablen heranzugehen, bedeutend effizienter, da sie uns in die Lage versetzt, anhand von Einzelanalysen zu prüfen, ob Schicht ein realer Faktor ist. Man kann diese Bereinigung von Verhältniszahlen kurz dadurch kennzeichnen, daß allgemeine Verhältniszahlen für Alters- und Geschlechtsgruppen innerhalb jeder Schicht im selben Verhältnis gewichtet werden, wie es der Verteilung dieser Untergruppen in der Gesamtbevölkerung entspricht.[23]

Die Unterschiede zwischen allgemeinen und bereinigten Verhältniszahlen werden in der folgenden Tabelle dargestellt. Die allgemeinen Verhältniszahlen für behandelte psychische Störungen in der Bevölkerung sind:

Schicht	Allgemeine Verhältniszahlen pro 100 000
I-II	556
III	538
IV	642
V	1 659
Gesamtbevölkerung	798

Wenn diese Verhältniszahlen nach Alter und Geschlecht bereinigt werden, ergeben sich etwas andere Zahlen:

Schicht	Bereinigte Verhältniszahlen pro 100 000
I-II	553
III	528
IV	665
V	1 668
Gesamtbevölkerung	808

Die bereinigten Verhältniszahlen weichen nicht sehr stark von den allgemeinen Verhältniszahlen ab, weil die Geschlechts- und Altersverteilung der verschiedenen Schichten ähnlich sind. Der Hauptvorteil bei der Verwendung allgemeiner und bereinigter standardisierter Verhältniszahlen liegt darin, daß wir die Beziehung zwischen Schichtzugehörigkeit und der Prävalenz psychischer Störungen mit einer einzigen Tabelle erfassen können. Die *bereinigten* Verhältniszahlen werden zur Berechnung der Signifikanz verwendet.[24] Sowohl die oben angegebenen allgemeinen als auch die bereinigten Verhältniszahlen pro 100 000 Einwohner stehen in signifikanter Beziehung zur Schichtzugehörigkeit.[25] Die Unterschiede zwischen den Schichten werden größer, je mehr wir von dem unteren Ende der Schichtskala nähern; wiederum besteht zwischen Schicht IV und Schicht V der größte Unterschied. Dies entspricht genau dem Muster, das wir im vorigen Abschnitt mit Hilfe von Vergleichsverfahren gefunden haben. Beide Vorgehensweisen zeigen, daß *Schichtzugehörigkeit ein realer oder echter Faktor bei der Prävalenz behandelter psychischer Krankheiten in dieser Gemeinde ist.*

23 Das Verfahren der Bereinigung von Verhältniszahlen wird im Anhang 4, Tabelle 4, S. 267 f., beschrieben und dargestellt.

24 Dieses Verfahren wird im Anhang 4, Tabelle 5, S. 269, beschrieben.

25 Das Chi-Quadrat beträgt für den Vergleich der allgemeinen Verhältniszahlen 509, 81, df 3, $p < 0{,}001$; für den Vergleich der bereinigten Verhältniszahlen $\chi^2 = 497{,}16$, df 3, $p < 0{,}001$.

Komponenten der Prävalenz

In der Einführung zu diesem Kapitel haben wir darauf hingewiesen, daß Prävalenz ein Maß für die Verbreitung einer bestimmten Krankheit innerhalb einer Bevölkerung ist. Sie umfaßt Krankheitsfälle, die 1. vor und während des Beobachtungszeitraumes bestehen; die 2. vor dem Beginn des Intervalls bestehen, aber während des Intervalls enden; 3. neue Fälle, die während des Intervalls auftreten und am Ende noch andauern; und 4. neue Fälle, die während des Beobachtungszeitraumes auftreten, aber vor Ende des Intervalls enden.

Im Gegensatz zur Prävalenz, die als umfassender Begriff nicht zwischen den vier Krankheitskategorien unterscheidet, ist die Inzidenz ein Maß für die Neuerkrankungen in einer genau definierten Bevölkerung innerhalb eines bestimmten Beobachtungszeitraumes.

Bei der Erörterung der Prävalenz in den beiden vorhergehenden Abschnitten wurde nicht zwischen Patienten differenziert, die nur eine Woche, und solchen, die jahrelang in psychiatrischer Behandlung waren. Wenn wir die Daten hinsichtlich der Behandlungsdauer betrachten, finden wir Patienten, die sich kurz vor der psychiatrischen Erhebung zum erstenmal in psychiatrische Behandlung begeben hatten, andere, die sich bereits früher einer Therapie unterzogen hatten, diese aber wieder aufnehmen mußten, sowie solche, die bereits jahrelang ununterbrochen in Behandlung waren. Der Beobachtungszeitraum für diese Studie erstreckte sich vom 1. Juni bis zum 1. Dezember 1950, dem Zeitpunkt der psychiatrischen Erhebung. Alle am 1. Juni 1950 in Behandlung befindlichen Patienten wurden nach Beginn, Dauer, Wiederaufnahme und Beendigung ihrer Behandlung gefragt. Aufgrund dieser Informationen konnten wir die Patienten hinsichtlich ihrer Behandlungsdauer unterscheiden.

Patienten, die vom 31. Mai bis zum 1. Dezember 1950 ohne Unterbrechung in Behandlung waren, werden als Fälle in Dauerbehandlung aufgeführt. Personen, die sich im selben Zeitraum zum erstenmal einer Therapie unterzogen, fallen unter die Kategorie der neuen Fälle (Inzidenz); Personen, die früher schon einmal in psychiatrischer Behandlung gewesen waren und in der Zeit vom 31. Mai bis 1. Dezember 1950 die Behandlung wiederaufnahmen, gelten als Wiederaufnahmefälle. Dauerbehandlung, Inzidenz und Wiederaufnahme bilden die Gesamtheit der Fälle, die uns bisher beschäftigt haben.

Inzidenz psychischer Krankheiten und Schicht

Besteht eine Beziehung zwischen Schichtzugehörigkeit und der Inzidenz behandelter psychischer Krankheiten? Um diese Frage beantworten zu können, untersuchten wir die Patienten, die sich in der Zeit vom 1. Juni bis zum 1. Dezember 1950 zum erstenmal einer Behandlung unterzogen, und alle übrigen Patienten gesondert. Bei den erstgenannten Fällen handelt es sich um Neuerkrankungen, die vermutlich während des Beobachtungszeitraumes auftraten. Für die neuen Fälle wurden dann nach Alter und Geschlecht bereinigte Verhältniszahlen errechnet. Die nach Schicht differenzierten Inzidenzraten betragen pro 100 000:

Schicht	Verhältniszahl
I-II	97
III	114
IV	89
V	139
Gesamt	104

$\chi^2 = 8{,}41, 3\,df, p < 0{,}05$

Diese Zahlen zeigen, daß Schichtzugehörigkeit ein signifikanter Faktor bei der Inzidenz behandelter psychischer Störungen ist.

Wiederaufnahme der Behandlung

Alle Patienten, die vor dem 1. Juni 1950 von einer psychiatrischen Institution betreut worden waren und sich während des Erhebungszeitraumes erneut in Behandlung begeben mußten, bildeten eine weitere Komponente der hier erörterten Prävalenzraten. Uns interessiert, ob zwischen Wiederaufnahme der Behandlung und Schichtzugehörigkeit ein Zusammenhang besteht. Deshalb berechnen wir auch für diese Gruppe nach Alter und Geschlecht bereinigte Verhältniszahlen. Die nach Schicht differenzierten Raten pro 100 000 ergeben:

Schicht	Verhältniszahl[26]
I-II	88
III	68
IV	59
V	123
Gesamt	76

$\chi^2 = 17{,}84, 3\,df, p < 0{,}01$

Diese Zahlen zeigen, daß zwischen Schichtzugehörigkeit und Wiederaufnahme der Behandlung eine signifikante Beziehung besteht. In den Schichten I und II haben mehr, in den Schichten III und IV weniger Patienten die Behandlung wiederaufgenommen, als man erwarten könnte. Für die Schicht V ist die Rate, gemessen an ihrem Anteil an der Bevölkerung, ungefähr um zwei Drittel größer.

Dauerbehandlung

Patienten, deren Behandlung vor dem Erhebungszeitraum eingesetzt hatte und am Ende der Untersuchung noch andauerte, repräsentieren die dritte Komponente der Prävalenz. Dies ist die zahlenmäßig stärkste Patientengruppe. Die nach Alter und Geschlecht bereinigten Verhältniszahlen betragen:

[26] Der Zähler der hier aufgeführten Verhältniszahlen gibt die Zahl der Patienten in jeder Schicht wieder, die während des Beobachtungszeitraumes die Behandlung wiederaufnahmen. Im Nenner steht die Gesamtbevölkerung jeder Schicht. Genaugenommen hätten wir die *Anzahl* der Patienten, die *früher* in psychiatrischer Behandlung waren, als Nenner nehmen müssen. Da dies aber eine unbekannte Größe ist, wurde die Gesamtbevölkerung als Ersatz gewählt. Die Verhältniszahlen wären zweifelsfrei viel höher, wären die richtigen Zahlen verfügbar gewesen.

Schicht	Verhältniszahl
I-II	368
III	346
IV	516
V	1406
Gesamt	638

$\chi^2 = 533{,}72$, 3 *df*, $p < 0{,}001$

Diese Raten zeigen, daß auch zwischen Dauerbehandlung und Schichtzugehörigkeit ein Zusammenhang besteht.

Wechselbeziehungen zwischen den Prävalenzkomponenten

Die obigen Analysen beweisen, daß eine signifikante Beziehung besteht zwischen Schicht und den einzelnen Komponenten der Prävalenz: Inzidenz, Wiederaufnahme und Dauer-

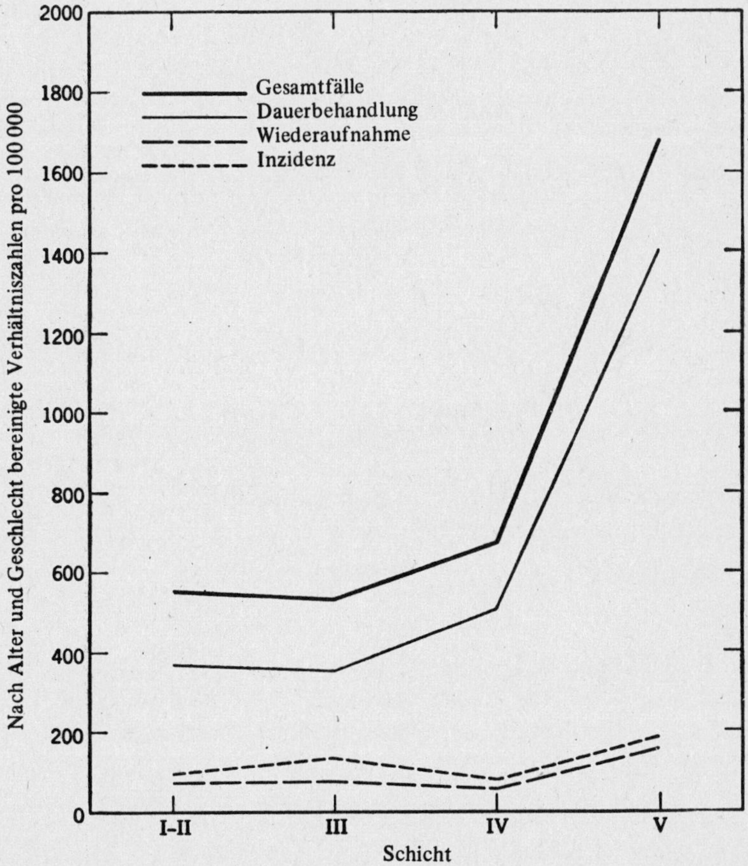

Abbildung 1. Nach Alter und Geschlecht bereinigte Verhältniszahlen differenziert nach Schicht und den Komponenten des Prävalenzmusters

behandlung. Die Summe dieser Komponenten ergibt die nach Schicht differenzierte Gesamtprävalenz. Nun wollen wir die Wechselbeziehungen dieser Verhältniszahlen während des sechsmonatigen Beobachtungszeitraumes untersuchen. Die Abhängigkeit der drei Komponenten und der Prävalenz von Schichtzugehörigkeit veranschaulicht Abbildung 1.[27]

Ein Blick auf die Kurven in Abbildung 1 zeigt deutliche Unterschiede in der Beziehung der einzelnen Komponenten zueinander. Die Kurve der Gesamtfälle gleicht der für die Dauerbehandlung, wobei der Abstand zwischen den Kurven bei Schicht IV geringer ist als bei den Schichten I, II und III.

Dies bedeutet, daß es in der Schicht IV proportional weniger Patienten in den Kategorien Wiederaufnahme und Inzidenz gibt. Die Kluft zwischen den Gesamtfällen und den Fällen in Dauerbehandlung ist bei Schicht V größer als bei den höheren Schichten. Die Raten für Schicht V sind fast zweieinhalbmal so groß wie für Schicht IV. Wie wir schon früher festgestellt haben, besteht zwischen den Gesamtfällen und der Schichtzugehörigkeit eine enge Beziehung, die bei den Fällen in Dauerbehandlung noch stärker ausgeprägt ist.[28]

Sowohl die Kurve für die Wiederaufnahme als auch die für Inzidenz unterscheiden sich wesentlich von denen für Gesamtfälle und Fälle in Dauerbehandlung. Die Inzidenzkurve und die Kurve für Wiederaufnahme verlaufen von Schicht zu Schicht weitgehend parallel, bis auf Schicht III, wo die Inzidenzrate fast doppelt so groß ist wie die Rate für Wiederaufnahme. Obwohl die Schwankungen der Inzidenzraten und der Raten für Wiederaufnahme nicht so ausgeprägt sind wie bei den Raten für die Dauerbehandlung, sind die Unterschiede signifikant.

Die Schichten I und II weisen ungefähr so viel neue Fälle (Inzidenz) auf, wie man aufgrund ihres Bevölkerungsanteils erwarten konnte. Schicht IV hat proportional weniger neue Fälle, während sie in Schicht V 36 Prozent über den Erwartungswerten liegen. Schicht V ist sowohl in der Kategorie der Gesamtfälle als auch in allen Komponenten der Prävalenz unverhältnismäßig stark vertreten. So liegt die Verhältniszahl von Schicht V für Wiederbehandlungsfälle 61 Prozent über dem Erwartungswert, in Schicht IV 15 Prozent darunter, und in den Schichten I und II entspricht sie dem Erwartungswert. Diese Zahlen beziehen sich auf einen Zeitraum von sechs Monaten vor der psychiatrischen Erhebung.

Wenn man die drei Komponenten sowohl in Relation zueinander wie zur Schichtzugehörigkeit betrachtet, erkennt man zwischen Schicht I-II zu Schicht V klare Unterschiede. Die Rate der Dauerbehandlung für Schicht V ist 3,8 mal größer als die für Schicht I und II, nämlich 1406 zu 369 pro 100 000. Der Unterschied in den Verhältniszahlen der Inzidenz zwischen Schicht I und II und Schicht V ist geringer (97 Fälle in Schicht I und II im Vergleich zu 139 Fällen pro 100 000); das ist ein Zuwachs von 43 Prozent. Der Unterschied in den Wiederaufnahmeraten zwischen Schicht I und II und Schicht V weist eine ähnliche Höhe auf (88 und 123 pro 100 000); das entspricht einem Zuwachs von 39 Prozent. Während die nach Alter und Geschlecht bereinigten Raten jeder Komponente in signifikanter Beziehung zur Schichtzugehörigkeit stehen, treten die dramatischen Unterschiede zwischen den höheren und niederen Schichten besonders deutlich in der Gruppe der Fälle in Dauerbehandlung hervor. *Die Ergebnisse sind ein Beweis dafür, daß Angehörige der unteren Schichten als psychiatrische Patienten eine besondere Behandlung erfahren, die sich unter anderem auch in der Behandlungsdauer ausdrückt.*[29]

[27] Die Anzahl der Fälle und die Raten pro 100 000 in jeder Kategorie werden im Anhang 4, Tabelle 6, S. 269, angegeben.

[28] Für alle Fälle gilt: $\chi^2 = 497{,}16$, 3 df; für Fälle in Dauerbehandlung $\chi^2 = 533{,}72$, 3 df. In beiden Untersuchungen ist $p < 0{,}001$.

[29] Die besondere Bedeutung der Fälle in Dauerbehandlung für die unteren Schichten wird in Kapitel 9 ausführlich erörtert.

Zusammenfassung und Schlußfolgerungen

In diesem Kapitel überprüften wir in sechs zunehmend schwierigeren Schritten die Haltbarkeit unserer ersten Hypothese, die einen signifikanten Zusammenhang zwischen Prävalenz behandelter psychischer Krankheiten und Schichtzugehörigkeit behauptet. Der erste Schritt, ein unmittelbarer Vergleich zwischen Patientenpopulation und Gesamtbevölkerung, zeigte dreierlei:

1. Es besteht eine deutliche Beziehung zwischen Schichtposition und behandelter psychischer Erkrankung.
2. Je niedriger die Schicht, um so größer ist der Anteil der Patienten in der Population.
3. Der größte Unterschied besteht zwischen den Schichten IV und V; in Schicht V ist das Verhältnis von Patienten zur Population erheblich größer.

Um sicherzugehen, daß sich die enge Beziehung zwischen Schichtzugehörigkeit und psychischer Krankheit nicht auf andere Variablen zurückführen läßt, wurden in einem zweiten Schritt einzelne Faktoren wie Geschlecht, Alter, Rasse, Religion und Familienstruktur kontrolliert. In allen diesen Fällen zeigte sich erneut die Beziehung zwischen Schichtzugehörigkeit und psychischer Krankheit. Auch bei Konstanthaltung zweier Faktoren kamen wir zu dem gleichen Ergebnis, mit einer Ausnahme: in der Gruppe der 15- bis 24jährigen konnten wir keinen signifikanten Zusammenhang zwischen psychischen Störungen und Schichtzugehörigkeit feststellen. Der vierte Schritt bestand in der Konstanthaltung dreier Faktoren; auch dabei bestätigten sich die bisherigen Ergebnisse bis auf wenige Ausnahmen. Als nächstes gaben wir die Beziehung zwischen Schicht und behandelter Prävalenz mit Hilfe von Verhältniszahlen wieder. Im sechsten Schritt untersuchten wir den Zusammenhang zwischen Schicht und den einzelnen Komponenten der Prävalenz: Inzidenz, Wiederaufnahme und Dauerbehandlung. Die Anteilszahlen korrelieren signifikant mit Schichtzugehörigkeit.

Aufgrund dieser Ergebnisse schließen wir, daß *Hypothese 1* zutrifft. Anders ausgedrückt, es besteht eine deutlich inverse Beziehung zwischen Schicht und psychischen Krankheiten. Das nach Schichten differenzierte Verhältnis von Patientenpopulation zur Gesamtpopulation folgt einem charakteristischen Muster: Schicht V stellt fast immer mehr Patienten, als ihrem Anteil an der Gesamtbevölkerung entspricht, während in den oberen Schichten die Diskrepanz nicht so stark ausgeprägt ist.

8. Sozialschicht und Störungsformen

Einführung

In diesem Kapitel geht es um die Überprüfung der *Hypothese 2,* die eine signifikante Beziehung zwischen den verschiedenen Formen psychischer Störungen und der Schichtzugehörigkeit des Patienten postuliert. Dazu verwendeten wir zwei verschiedene Testarten: Bei der ersten verglichen wir die nach Schicht und Diagnose differenzierte Patientenpopulation *intern*, bei der zweiten führten wir Vergleiche *zwischen* den Patienten und der allgemeinen Bevölkerung durch. Bei beiden Testarten werden die Unterschiede nach Alter und Geschlecht durch das in Kapitel 7 beschriebene Verfahren bereinigt. Die Beziehung zwischen Schichtzugehörigkeit und den einzelnen Formen psychischer Störungen wird auf ihre Signifikanz hin geprüft.

Das Diagnoseschema

Entscheidend für die *Hypothese 2* ist die Validität und die Reliabilität der psychiatrischen Diagnose. Psychiater legen großen Wert auf Diagnose, über die sie sich allerdings oft nicht einigen können. Daher entschlossen wir uns, wie bereits gesagt, das Diagnoseschema der *Veterans Administration,* das zum Zeitpunkt dieser Untersuchung beste nosologische System, zu verwenden.[1]

Aus drei Gründen unterteilten wir das aus vielen spezifischen Diagnosen bestehende System der *Veterans Administration* in die Kategorien Reaktionen und Störungen: Erstens hielten die Psychiater unseres Teams die einzelnen Diagnosen nicht für verbindlich, da sie die Patienten nicht selbst untersucht hatten und die Durchsicht der klinischen Unterlagen und des therapeutischen Materials Fragen bei ihnen ausgelöst hatte. Dennoch glaubten sie, daß man die Patienten in diagnostische Gruppen unterteilen kann, die einigermaßen genau die Art ihrer Störungen wiedergeben. Zum Beispiel ist es wahrscheinlich, daß die meisten als neurotisch eingestuften Personen tatsächlich neurotisch und nicht psychotisch sind, während die Wahrscheinlichkeit geringer ist, einen neurotischen Patienten genauso zutreffend in eine bestimmte Subkategorie neurotischer Störungen einordnen zu können. Zweitens ist es fraglich, ob Diagnosen verläßlich sind, die für einen Patienten von mehreren Psychiatern unterschiedlicher Institutionen über einen längeren Zeitraum erstellt wurden. Zwei Psychiater mit jeweils unterschiedlicher theoretischer Orientierung dürften die Symptome desselben Patienten auch unterschiedlich diagnostizieren. Wir versuchten das Problem zu entschärfen, indem wir die Diagnose von zwei und mehr Psychiatern unseres Teams stellen ließen. Aber es blieb immer noch das Problem, ob die in den Unterlagen angeführten oder von den Psychiatern im Interview geschilderten Symptome ein genaues Bild von den Schwierigkeiten des Patienten ergaben. Deshalb erschien es uns vernünftig, die einzelnen Diagnosen in relativ wenige Kategorien zu unterteilen, um dadurch die Verläßlichkeit zu erhöhen. Das dritte Problem bildete die große Anzahl der Diagnosekategorien. Für einige der Diagnosekategorien der *Veterans Administration* fanden wir in der psychiatrischen

[1] Eine vollständige Beschreibung des Diagnoseschemas findet sich in: *Veterans Administration Technical Bulletin TB 10A-78, Nomenclature of Psychiatric Disorders and Reactions,* 1. Oktober 1957, Washington 25, D.C.

Erhebung keinen einzigen, für andere nur zwei, fünf oder sechs Patienten. Natürlich war es unmöglich, eine so geringe Anzahl von Fällen, die zudem noch nach Geschlecht, Alter und Schicht hätte differenziert werden müssen, zu analysieren. Aber durch Zusammenfassen der Diagnosekategorien in Gruppen können sinnvolle Aussagen über die Art der Störungen von Patienten gemacht werden. Als Ergebnis unserer Entscheidung wurden die Krankheiten der Patienten in zwei Hauptgruppen zusammengefaßt: *Neurosen* und *Psychosen.* Die Neurosen wiederum werden in sieben, die Psychosen in fünf Untergruppen unterteilt. Die jeweiligen Hauptcharakteristika einer jeden Untergruppe wollen wir bei der Darstellung der entsprechenden Analyse von *Hypothese 2* beschreiben.

Schicht und Art der psychischen Krankheit

Neurose versus Psychose

Wir möchten nicht die undankbare Aufgabe übernehmen, Neurose und Psychose zu definieren, sondern in den folgenden Abschnitten lediglich die Unterkategorien beschreiben. Der Prozentsatz der diagnostizierten Neurotiker und Psychotiker in jeder Schicht wird in Abbildung 2 dargestellt. Die Graphik zeigt die schichtspezifische Verteilung von Neurosen und Psychosen. In Schicht I und II sind ungefähr 65 Prozent als neurotisch diagnostiziert worden; in Schicht III fällt der Anteil auf 45 Prozent, in Schicht IV auf annähernd 20 Prozent und in Schicht V auf zehn Prozent. Die unterschiedliche Verteilung neurotischer und psychotischer Patienten in den einzelnen Schichten ist hochsignifikant.

Die gravierenden Unterschiede zwischen den Prozentanteilen neurotischer und psychotischer Patienten bei den verschiedenen Schichten lassen sich vielleicht auf die unterschiedliche Inanspruchnahme psychiatrischer Einrichtungen durch die Bevölkerung der Gemeinde New Haven zurückführen. Wir wissen, daß viele neurotische Patienten mit ihren Schwierigkeiten fertigzuwerden versuchen, ohne einen Psychiater aufzusuchen. So mag sich der größere Prozentsatz von Patienten mit neurotischen Störungen in den höheren Schichten vielleicht aus einer anderen Einstellung gegenüber Psychiatern als zum Beispiel in Schicht IV erklären. Angehörige der Schicht I und II konsultieren den Psychiater vielleicht schon bei weniger starken Störungen als Personen aus Schicht IV. Wenn das richtig ist, müßte der Prozentsatz von psychiatrischen Patienten der Schichten I und II größer sein als in den unteren Schichten. Insgesamt könnten die Unterschiede in der Abbildung 2 etwas über die Art und Weise aussagen, wie die verschiedenen Schichten die Dienste der Psychiater in Anspruch nehmen. Wenn wir aber einen signifikanten Unterschied *zwischen* der nach Schicht differenzierten Neurotiker- und Psychotikerpopulation finden, haben wir einen empirischen Beweis für die tatsächliche Beziehung zwischen Schichtzugehörigkeit und der *Form* der Störungen, die Patienten den Psychiatern präsentieren, oder der *Art,* in der die Psychiater die Störungen ihrer Patienten diagnostizieren. In jedem Fall ist *Hypothese 2* verifiziert, wenn wir signifikante Unterschiede zwischen Schicht und Art der Störung finden.

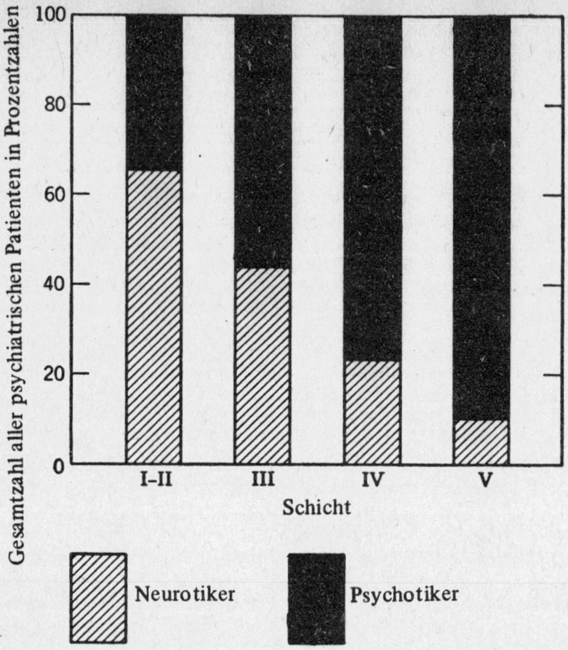

Abbildung 2. Differenzierung der Neurotiker und Psychotiker nach Schicht (nach Alter und Geschlecht bereinigt, in Prozent)

Die neurotischen Störungen

Bevor wir die Daten über die Verteilung der sieben Gruppen neurotischer Störungen in der Patientenpopulation darstellen, wollen wir sie kurz beschreiben:

1. *Antisoziale und unreife Reaktionen.* Diese Krankheitsgruppe ist gekennzeichnet durch sozial nicht gebilligtes und unerträgliches Verhalten, das im Patienten nur geringen oder nicht sichtbaren Leidensdruck auslöst. In den meisten Fällen äußert sich die Störung durch ein als “Ausagieren” bekanntes Verhaltensmuster. Diese gestörten Personen sind nicht in der Lage, das emotionale Gleichgewicht und die Unabhängigkeit eines unter normalen Umständen lebenden Erwachsenen zu erreichen, da es in der “emotionalen Entwicklung” zu Störungen gekommen ist. Die Untergruppe umfaßt infantile Personen, Menschen mit abweichendem Sexualverhalten, Süchtige ohne Psychosen und Personen, die sozial und emotional nicht angemessen reagieren. Viele dieser Menschen sind sich ihrer Probleme kaum bewußt.

Es ist eine strittige Frage, ob antisoziale Reaktionen unter den Neurosen aufgeführt werden sollten. Viele antisoziale Reaktionen sind Borderlinefälle auf der Grenze zwischen Neurosen und Psychosen. Als wir die antisozialen Reaktionen von den anderen sechs Gruppen neurotischer Störungen isolierten, ergab sich kein signifikanter Unterschied zwischen ihnen und den anderen neurotischen Subgruppen. Deshalb wurden sie als Neurosen betrachtet.

2. *Charakterneurosen.* Dieses diagnostische Etikett dient zur Beschreibung von Patienten, die unter keiner der spezifischen Reaktionsarten im Klassifikationssystem der Kriegsopferfürsorge eingeordnet werden konnten. Wir sind uns bewußt, daß eigentlich

alle Neurosen als "Charakterneurosen" angesehen werden könnten und wahrscheinlich sollten. Die in diese Kategorie aufgenommenen Patienten zeigen Mischformen von Symptomen, relativ milde Charakter- und bisweilen auch Verhaltensstörungen.

3. *Phobien und Angstreaktionen.* Diese Gruppe umfaßt akute und chronische Angst-, Furcht-, asthenische und phobische Reaktionen. Die Symptomatologie scheint mit Ereignissen der frühen Lebenserfahrung verknüpft zu sein, die sich häufig nur schwer ermitteln lassen. Bei einem phobischen Patienten ist die Angst gewöhnlich auf eine spezifische Situation konzentriert, zum Beispiel Furcht vor Menschenmassen, Dunkelheit etc. Reaktionen, bei denen in der Symptomatologie Angst dominiert, sind eindeutig. Angst kann in verschiedenen Formen auftreten, zum Beispiel als phobische Reaktion mit ihren somatischen Begleiterscheinungen oder als bestimmter charakterlich verankerter oder symptomatischer Abwehrmechanismus; einige Abwehrmechanismen kann man kaum von Charakterneurosen unterscheiden.

4. *Depressive Reaktionen.* Diese Kategorie umfaßt Patienten, die auf spezifische Weise Trauer, Angst, Schuld- und Schamgefühle internalisiert haben. Wir benutzen diese Kategorie hauptsächlich im spezifischen Sinne des Diagnoseschemas der *Veterans Administration.*

5. *Zwanghafte Reaktionen.* Diese Kategorie erfaßt Patienten mit zwanghaftem Verhalten und Wahnvorstellungen. Der zwanghafte Patient vermag sich sein Verhalten nicht zu erklären, obwohl ihm bewußt sein kann, daß es unvernünftig und sinnlos ist. Trotz allem hält er systematisch an seinen Verhaltensritualen fest.

6. *Psychosomatische Reaktionen.* In diese Gruppe wurden sechs Reaktionsweisen aufgenommen: psychogene gastrointestinale Reaktionen, psychogene kardiovaskuläre Reaktionen, psychogene Reaktionen im Urogenitalbereich, psychogene Reaktionen der Atmungsorgane, psychogene Hautreaktionen und unspezifische psychogene Reaktionen mit somatischen Symptomen. Die Unterscheidung dieser Reaktionen von hysterischen Konversionsreaktionen und Angstreaktionen ist oft schwierig, manchmal wird sie willkürlich getroffen.

7. *Hysterische Reaktionen.* Unter dieser Rubrik werden dissoziative und Konversionsreaktionen aufgeführt. Diese Reaktionsweisen sind zwar nicht identisch, aber in allen Fällen hat Angst die Persönlichkeit des Patienten derartig desorganisiert, daß er ständig versucht, sich vom Ursprung seiner Angst zu lösen. In einigen Fällen, vor allem bei dissoziativen Reaktionen, kann es zu Gedächtnisstörungen kommen. Bei der hysterischen Konversion verwandelt der Patient seine Angst in sensomotorische Reaktionen und zieht aus seinen Symptomen einen sekundären Krankheitsgewinn. Was die Symptome angeht, so äußert sich Angst bei hypochondrischen Reaktionen in häufigen Klagen des Patienten über seinen Gesundheitszustand. Die Angst kann sich auf eine Reihe verschiedener Organe oder organischer Symptome konzentrieren. Bei allen hysterischen Reaktionen scheint sich die Angst in ein für den Patienten bedeutsames symbolisches Verhalten verwandelt zu haben.

Schichtzugehörigkeit und Neurosen

Wir können nun den entscheidenden *internen* Test zur Überprüfung der *Hypothese 2* durchführen. Die entsprechenden Daten sind in Tabelle 13 zusammengefaßt.

Die Daten in Tabelle 13 zeigen eine signifikante Beziehung zwischen Schichtposition und Diagnoseart. Antisoziale und unreife Reaktionen treten konzentriert in den Schichten III und IV auf, Phobien und Angstreaktionen häufen sich in Schicht IV. Charakter-

Tabelle 13: *Schichtspezifische Verteilung der neurotischen Patienten auf die verschiedenen Diagnosekategorien (nach Alter und Geschlecht bereinigt, in Prozent)*

	Schicht			
Diagnosekategorie für Neurose	I-II	III	IV	V
Antisoziale und unreife Reaktionen	21	32	23	37
Phobie-Angst-Reaktionen	16	18	30	16
Charakterneurosen	36	23	13	16
Depressive Reaktionen	12	12	10	8
Psychosomatische Reaktionen	7	9	13	11
Zwanghafte Reaktionen	7	5	5	0
Hysterische Reaktionen	1	1	6	12
n =	98	119	182	65

$\chi^2 = 53{,}62$, df 18, $p < 0{,}001$

neurosen konzentrieren sich auf Schicht I und II. Depressive Reaktionen finden sich in allen Schichten, aber die Schichten I und II weisen 50 Prozent mehr depressive Patienten auf als Schicht V.

Psychosomatische Reaktionen hingegen haben eine inverse Beziehung zur Schicht. Patienten aus den Schichten IV und V somatisieren ihre Beschwerden in stärkerem Maße als Patienten der Schichten I-II und III. Andererseits stehen die zwanghaften Reaktionen in direkter Beziehung zur Schichtzugehörigkeit. Sie konzentrieren sich in den Schichten I und II. Der Gradient für hysterische Reaktionen verläuft in entgegengesetzter Richtung; diese Krankheitsform tritt gehäuft in Schicht V auf.

Psychotische Störungen

Die schweren psychotischen Störungen werden für unsere Analyse in fünf Formen unterteilt.

1. *Affektive Psychosen.* Da die Ätiologie dieser Krankheitsgruppe unbekannt ist, wird die Diagnose im wesentlichen aufgrund der Symptome des Patienten gestellt. Die jeweilige Diagnose basiert auf den zu einer bestimmten Zeit festgestellten Symptomen. Das Verhalten des Patienten kann während einer Phase manisch sein, in einer anderen hingegen schwer depressiv. Die Depression kann aufgrund starker Schuld- und Minderwertigkeitsgefühle zu einer derartigen Verzerrung der Realität führen, daß keine Verbindung mehr zwischen Gefühlen und Gedanken des Patienten und der tatsächlichen Situation besteht. Involutionsmelancholie ist eine Form depressiver Reaktion, verbunden mit Wahnvorstellungen und schweren Angst- und Schuldgefühlen.

2. *Alkohol- und Suchtpsychosen.* Die Symptomatologie dieser Diagnosegruppe läßt sich in fünf Subkategorien aufteilen: 1. chronischer Alkoholismus mit psychotischen Reaktionen, Konfusionstyp; 2. chronischer Alkoholismus mit psychotischen Reaktionen, Zerfallstyp; 3. chronischer Alkoholismus mit psychotischen Reaktionen, Typ mit Vergiftungserscheinungen; 4. chronischer Alkoholismus mit unspezifischen psychotischen Reaktionen; 5. psychotische Reaktionen, die hauptsächlich durch exogene Drogen und Gifte verursacht sind.[2] Diese Einteilung weicht vom Schema der *Veterans Administration* ab. Für die Zwecke dieser Studie wurden alle chronischen Alkoholiker und Drogenabhängige wie psychotische Patienten behandelt.

[2] Diese Probleme werden systematisch diskutiert in: A.H. Leighton, 'Psychiatric Disorders and Social Environment', *Psychiatry*, Bd. 18, Nr. 4, November 1955, S. 367-383. F.C. Redlich, 'The Concept of Normality', *American Journal of Psychotherapy*, Bd. VI, Nr. 3, Juli 1952, S. 551-576.

3. *Organische Psychosen.* Diese Psychosen umfassen eine Gruppe vielfältiger Störungen mit organischer Ätiologie: psychische Retardierung mit psychotischen Reaktionen; Psychosen, die auf ein Trauma zurückgehen; Psychosen infolge von Infektionskrankheiten (syphilitische und metasyphilitische Infektionen, tuberkulöse Infektionen wie tuberkulöse Hirnhautentzündung, unspezifische Hirnhautentzündung, Gehirnentzündung und andere Infektionskrankheiten, die psychotische Reaktionen zur Folge haben). Epileptiker mit psychotischen Reaktionen, die von psychiatrischen Einrichtungen behandelt werden, zählen ebenfalls zu dieser Gruppe.

4. *Schizophrene Psychosen.* Diese Kategorie umfaßt sechs schizophrene Reaktionstypen: die latenten, einfachen, hebephrenen, katatonen, paranoiden sowie die unklassifizierten und dazu zwei paranoide Störungen, Paranoia und paranoides Stadium. Diese Psychosen haben eine derart ähnliche Symptomatologie, daß sie für unsere Zwekke zusammengefaßt werden können. Bei diesen Erkrankungen finden wir fundamentale Störungen der Gedanken- und Willenstätigkeit sowie der Emotionen, aber es ist nicht immer einfach, einen bestimmten Patienten als paranoid, hebephren oder kataton zu diagnostizieren, da die unspezifischen Schizophrenien vorherrschend sind. Wir glauben, daß es nur in außergewöhnlichen Fällen gelingt, präzise und valide diagnostische Subkategorien aufzustellen. Bei Überprüfung der Unterlagen von Patienten, die sich über mehrere Jahre in Behandlung befanden, stellte sich heraus, daß sich die Symptome und in Übereinstimmung damit die gestellten Diagnosen häufig änderten. Aus diesen Gründen werden alle Schizophrenen in einer Diagnosekategorie aufgeführt.

5. *Alterspsychosen.* Senile Störungen treten in den späten Lebensjahren auf und werden in den meisten Fällen durch Kreislauf- und Stoffwechselstörungen des Gehirns verursacht. Damit wollen wir nicht sagen, daß psychologische und soziale Faktoren bei der Ätiologie dieser Störungen unwichtig sind.

Schichtposition und Psychosen

Nachdem wir die fünf Diagnosekriterien für Psychosen beschrieben haben, können wir die Anwendbarkeit von *Hypothese 2* auf diese schweren Störungen prüfen. Die wesentlichen Daten für die Untersuchung sind in Tabelle 14 zusammengefaßt.

Aus den Werten der Tabelle 14 läßt sich eine signifikante Beziehung zwischen den fünf Typen psychotischer Störungen und Schichtposition ablesen. Die affektiven Störungen sind unmittelbar mit der Schichtposition verknüpft. Je höher die Schicht, um so größer der Patientenanteil mit affektiven Psychosen: In den Schichten I und II ist er dreimal größer als in Schicht V, während er in den Schichten III und IV gleich groß

Tabelle 14: ***Schichtspezifische Verteilung der psychiatrischen Patienten auf die verschiedenen Diagnosegruppen der Psychosen (nach Alter und Geschlecht bereinigt, in Prozent)***

	Schicht			
Diagnosekategorie	I-II	III	IV	V
Affektive Psychosen	21	14	14	7
Alkohol- und Suchtpsychosen	8	10	4	8
Organische Psychosen	5	8	9	16
Schizophrene Psychosen	55	57	61	58
Alterspsychosen	11	11	12	11
n =	53	142	584	672

$\chi^2 = 48{,}23$, *df* 12, $p < 0{,}001$

ist. Die Alkohol- und Suchtpsychotiker sind in Schicht IV nur halb so häufig vertreten wie in den Schichten I, II und V. Die organischen Psychosen weisen eine gegenläufige Verteilung zu der bei affektiven Psychosen beobachteten auf. Nur fünf Prozent der Patienten aus Schicht I und II gegenüber sechzehn aus Schicht V leiden an organischen Störungen. Die schizophrenen und senilen Psychotiker zeigen keine merklichen Unterschiede in ihrer Verteilung. Wir glauben, daß das ein wichtiges Ergebnis ist. In allen Schichten sind mehr als die Hälfte der Patienten schizophren. Der Anteil der senilen Psychotiker ist relativ klein und von Schicht zu Schicht konstant.

In allen Schichten bildet Schizophrenie die häufigste psychotische Störung; die nächstgrößte Gruppe ist die der affektiven Psychosen, die sich in den Schichten I und II konzentrieren. Die beiden funktionell psychotischen Gruppen, affektive und schizophrene Psychosen, ergeben zusammen über zwei Drittel der Patienten in den vier oberen Schichten; in Schicht V leiden 65 Prozent an diesen Störungen.

Die drei *internen* Tests zur *Hypothese 2*, nämlich 1. die Aufteilung der Patienten in Neurotiker und Psychotiker, 2. die Unterteilung der Neurosen in sieben Untergruppen und 3. die Unterteilung der Psychosen in fünf Untergruppen, ergaben einen signifikanten Zusammenhang zwischen Sozialschicht und Formen psychischer Störungen, wie sie sich den Psychiatern darbieten. Die vorgelegten Daten lassen den Schluß zu, daß *Hypothese 2* richtig ist.

Obwohl wir zu diesem Schluß durch *interne* Analysen gelangten, ist es theoretisch möglich, daß wir bei einem schichtspezifischen Vergleich der Neurotiker und Psychotiker mit der Gesamtbevölkerung keinen signifikanten Zusammenhang zwischen Schichtstatus und Formen psychischer Störung finden.

Formen psychischer Krankheit in der Bevölkerung

In diesem Abschnitt beschäftigt uns die Frage, ob unsere zweite Hypothese auch bei einem *externen* Vergleich zwischen Patienten und Gesamtbevölkerung ihre Gültigkeit behält. Die wesentlichen Daten zur Beantwortung dieser Frage werden wir wie folgt aufbereiten und analysieren: Zuerst vergleichen wir die schichtspezifischen Verhältniszahlen für Neurosen und Psychosen; zweitens untersuchen wir die Verteilung der sieben neurotischen Reaktionen in jeder Schicht; drittens beschäftigen wir uns mit der Schichtabhängigkeit der fünf psychotischen Störungen. Die unterschiedliche Verteilung der Neurotiker und Psychotiker in der Schichtungsstruktur veranschaulicht Abbildung 3.

Die Kurve der Prävalenz neurotischer Patienten in der Bevölkerung in Abbildung 3 zeigt eine unmittelbare Beziehung zwischen Schichtposition und neurotischer Erkrankung bei den Schichten I-II bis IV; von Schicht IV zu Schicht V ändert sich die Richtung der Kurve. Andererseits nimmt die Prävalenz der Psychosen von Schicht I bis V ständig zu. Der stärkste Zuwachs ist von Schicht IV zu Schicht V festzustellen. Zwischen diesen beiden Schichten verdreifacht sich die Rate beinahe, nämlich von 518 auf 1504 pro 100 000.

Der Vergleich der Verhältniszahlen von Neurotikern mit denen von Psychotikern deckt einige interessante Unterschiede auf. Die Differenz zwischen der Neurosen- und der Psychosenrate ist in Schicht I-II größer als in Schicht III. In Schicht III gibt es weniger Neurotiker als Psychotiker, nämlich 237 gegenüber 291 pro 100 000. Dieser Unterschied vergrößert sich in Schicht IV; hier beträgt die Rate 146 für Neurotiker und 518 für Psychotiker. In Schicht V gibt es neunmal so viele psychotische wie neurotische Patienten, in Verhältniszahlen ausgedrückt: 1504 Psychotiker gegenüber 163

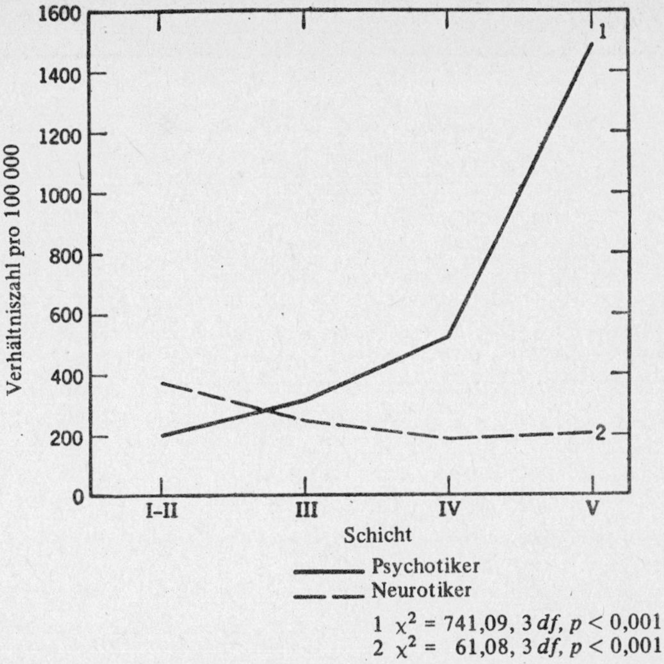

Abbildung 3. Nach Schichten differenzierte Prävalenz von neurotischen und psychotischen Störungen pro 100000 (nach Alter und Geschlecht bereinigt)

Neurotikern. Die deutlichen Größenunterschiede der Verhältniszahlen für Neurosen und Psychosen legen separate Analysen für jede der zwölf Diagnosegruppen nahe. Sollten wir für die diagnostischen Untergruppen bei Neurosen und Psychosen schichtspezifische signifikante Unterschiede finden, haben wir einen Beweis für den Einfluß der Schichtzugehörigkeit auf die verschiedenen Formen psychischer Erkrankungen.

Schicht und Neurosen

Die Beziehung zwischen Schichtzugehörigkeit und dem Anteil an Erkrankungen an jeder der sieben Neurosenkategorien veranschaulicht Abbildung 4.

Die Beziehung zwischen Schichtzugehörigkeit und der Verteilung behandelter Neurosen in der Bevölkerung ist für jede Diagnosegruppe signifikant. Aber der Schichteinfluß variiert von einer Störungsform zur anderen. Es besteht eine starke unmittelbare Beziehung zwischen Schichtposition und der Prävalenz von Charakterneurosen. Die Verhältniszahl für diese Störungen fällt von 130 in Schicht I-II auf 21 in Schicht IV und bleibt dann konstant. Die Rate für phobische Angstreaktionen fällt von Schicht I-II stark nach Schicht III ab, bleibt bis Schicht IV konstant und fällt anschließend steil nach Schicht V ab. Bei dieser Neurosenform finden wir den größten Unterschied zwischen benachbarten Schichten am Ende der Statusstruktur, wie ein Blick auf die Kurve in Abbildung 4 deutlich macht. Die Rate für depressive Reaktionen nimmt fast gradlinig von den Schichten I-II bis hin zur Schicht V ab. Aber die depressiven Reaktionen treten nicht so häufig auf wie die zwei bereits diskutierten neurotischen Reak-

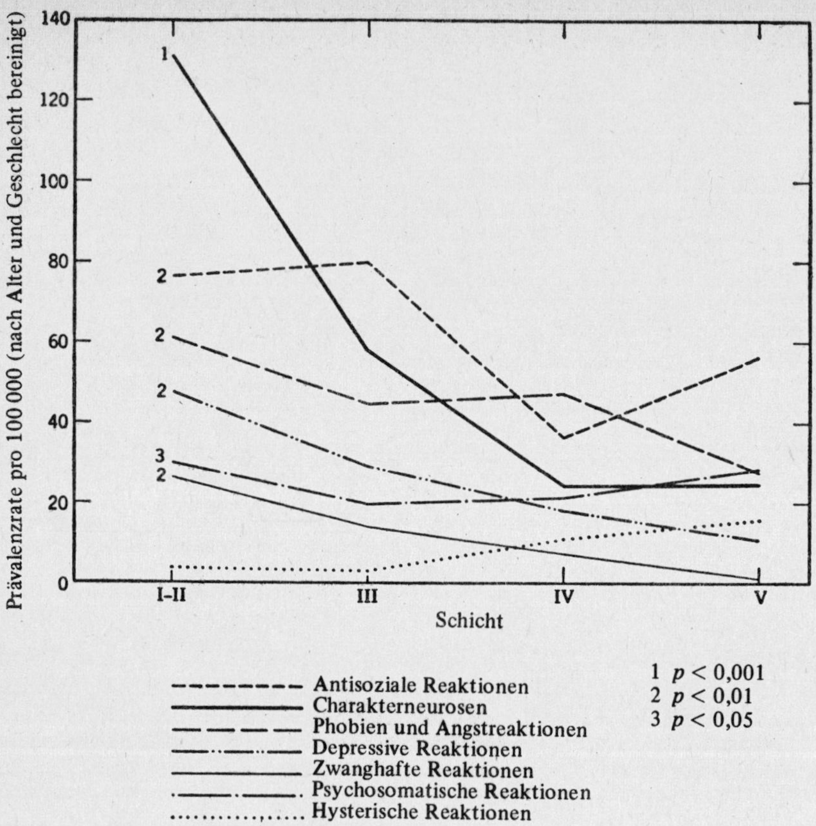

Abbildung 4. Schichtzugehörigkeit und Prävalenz von Neurosen

tionen. Die zwanghaften Reaktionen sind in allen Schichten selten; aber in Schicht V sind sie praktisch gleich Null. Im Gegensatz zu anderen neurotischen Störungen weisen hysterische Reaktionen eine inverse Beziehung zur Schichtzugehörigkeit auf. Wir treffen sie überwiegend in den Schichten IV und V an. Die geringste Beziehung zwischen Schichtposition und Art der Erkrankung lassen die psychosomatischen Reaktionen erkennen, obwohl wir auch für sie einen signifikanten Zusammenhang aufdecken konnten.

Schicht und Psychosen

Die Verteilung der fünf Untergruppen in den verschiedenen Schichten ist in Tabelle 15 wiedergegeben. Eine Untersuchung der nach Alter und Geschlecht bereinigten Verhältniszahlen pro 100 000 wird zeigen, daß Schichtzugehörigkeit ein signifikanter Faktor für die Verteilung jeder Psychoseform in der Gemeindebevölkerung ist.

Jede Psychoseform steht in inverser Beziehung zur Schichtzugehörigkeit, doch das Ausmaß der Störungen ist von Psychoseform zu Psychoseform unterschiedlich. Bei den affektiven Störungen ist die Variationsbreite von Schicht zu Schicht am geringsten, aber selbst in dieser Gruppe ist der Anteil in Schicht V mehr als zweieinhalbmal

Tabelle 15: *Schichtzugehörigkeit und Rate der verschiedenen Psychoseformen pro 100 000 der Population (nach Alter und Geschlecht bereinigt)*

	Schicht			
Art der Störung	I-II	III	IV	V
Affektive Psychosen*	40	41	68	105
Alkohol- und Suchtpsychosen**	15	29	32	116
Organische Psychosen***	9	24	46	254
Schizophrene Psychosen****	111	168	300	895
Alterspsychosen*****	22	32	60	175
n =	53	142	585	672

* χ^2 = 17,49, 3 *df*, $p < 0{,}001$
** χ^2 =. 77,14, 3 *df*, $p < 0{,}001$
*** χ^2 = 231,87, 3 *df*, $p < 0{,}001$
**** χ^2 = 452,68, 3 *df*, $p < 0{,}001$
***** χ^2 = 88,36, 3 *df*, $p < 0{,}001$

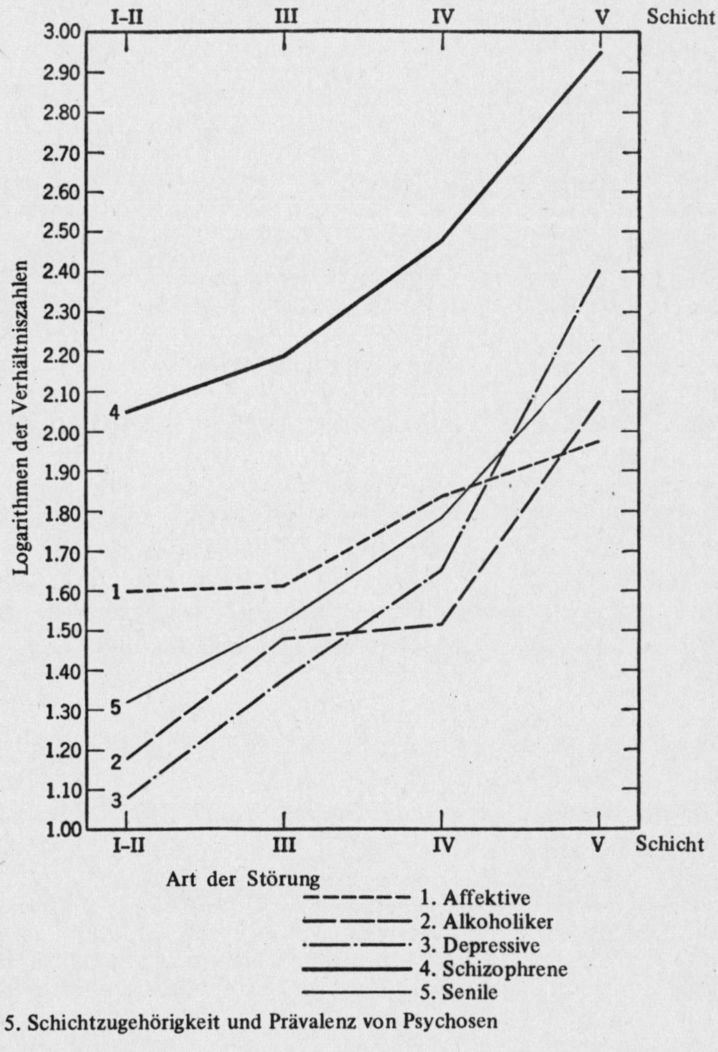

Abbildung 5. Schichtzugehörigkeit und Prävalenz von Psychosen

so groß wie in Schicht I-II. Organische Störungen steigen von den oberen zu den unteren Schichten am stärksten an. In dieser Erkrankungsgruppe ist der Anteil in Schicht V achtundzwanzigmal größer als in Schicht I-II. Die Abweichungen bei alkoholischen, schizophrenen und senilen Psychosen liegen zwischen den Werten der affektiven und organischen Störungen.

Die nach Alter und Geschlecht bereinigten Daten aus Tabelle 15 sind in Abbildung 5 graphisch dargestellt. Die Kurven in Abbildung 5 basieren auf den Logarithmen der in Tabelle 15 angegebenen Verhältniszahlen. Aufgrund dieser Umrechnung können wir die Beziehungen zwischen den verschiedenen Schichten und den Gruppen psychischer Störungen in einem einzigen Schaubild darstellen.

Die Kurven in Abbildung 5 zeigen eine relativ einheitliche Beziehung zwischen Schichtzugehörigkeit und Prävalenz der jeweiligen Störungsform in der Bevölkerung. Die Kurven für schizophrene, senile und organische Erkrankungen steigen fast gerade an. Da die Linie für die organischen Psychosen am steilsten verläuft, dürfte der Schichteinfluß bei diesen Störungen am größten sein. Den geringsten Aufstieg finden wir bei den affektiven Störungen. Unter den Psychosen ist Schizophrenie die in allen Schichten am weitesten verbreitete psychische Krankheit. Ihr folgen die affektiven Störungen. Die Prävalenzraten für alkoholische, organische und senile Störungen sind in jeder Schicht ungefähr gleich, während zwischen den Schichten starke proportionale Unterschiede in der Verteilung bestehen.

Komponenten der Prävalenz und Erkrankungsformen

Die bisher durchgeführten Vergleiche zeigen, daß Schichtzugehörigkeit ein echter Einflußfaktor ist. Aber bevor wir weitere Schlußfolgerungen ziehen, werden wir die Daten noch einmal untersuchen, um herauszufinden, ob die Beziehungen zwischen Schicht und den Erkrankungsformen mit den in Kapitel 7 erörterten Komponenten der Prävalenz zusammenhängen: Inzidenz, Wiederaufnahme und Dauerbehandlung.

Die entsprechenden Verhältniszahlen sowie die Prävalenz von Neurosen und Psychosen (siehe Tabelle 16) werden nicht in Diagnosegruppen unterteilt, da die Anzahl der neuen und Wiederaufnahmefälle für eine statistische Auswertung zu gering ist. Die einzige Ausnahme bildet die Gruppe der Schizophrenen; sie werden gesondert untersucht.

Tabelle 16 zeigt, daß *keine signifikante Beziehung zwischen Inzidenz von Neurosen und Schicht besteht.* Die Verhältniszahlen für Wiederaufnahme der Behandlung und Prävalenz dagegen stehen in signifikanter Beziehung zur Schichtzugehörigkeit. Es sollte

Tabelle 16: *Nach Schicht differenzierte Rate für Inzidenz, Wiederaufnahme, Dauerbehandlung und Prävalenz bei Neurosen und Psychosen pro 100 000 (nach Alter und Geschlecht bereinigt)*

	Neurosen			
Schicht	Inzidenz	Wiederaufnahme	Dauerbehandlung	Prävalenz
I-II	69	44	251	349
III	78	30	137	250
IV	52	17	82	114
V	66	35	65	97
x^2 =	4,40	8,64	69,01	56,05
df	3	3	3	3
p	< 0,05	< 0,05	< 0,001	< 0,001

	Psychosen			
Schicht	Inzidenz	Wiederaufnahme	Dauerbehandlung	Prävalenz
I-II	28	44	117	188
III	36	38	217	291
IV	37	42	439	518
V	73	88	1344	1505
χ^2 =	12,37	15,73	748,47	741,09
df	3	3	3	3
p	< 0,01	< 0,01	< 0,001	< 0,001

hier erwähnt werden, daß die unmittelbare Beziehung zwischen Schicht und der Prävalenz von Neurosen vor allem für die vor und während des Untersuchungszeitraumes behandelten Fälle nachgewiesen werden konnte. Dieses Ergebnis gilt vor allem für die Schichten I, II und III.

Bei den psychotischen Störungen ist jede Prävalenzkomponente signifikant schichtbezogen. Die *Inzidenz* der Psychosen ist in Schicht V fast dreimal so groß wie in den Schichten I und II und doppelt so groß wie in Schicht IV. Der gleiche unvermittelte Aufstieg auf der Stufe von Schicht V findet sich bei den Wiederaufnahmefällen; die Verhältniszahl für Schicht V ist mehr als doppelt so groß wie für Schicht IV. Die Raten für Dauerbehandlung steigen sehr stark an, das heißt, sie stehen in inverser Beziehung zur Schichtzugehörigkeit: je niedriger die Schicht, um so höher die Rate. Die Fälle in Dauerbehandlung bilden auf jeder Schichtstufe die stärkste Komponente der *Prävalenz*, vor allem aber bei Schicht V.

Jede Verhältniszahl in Tabelle 17 ist schichtbezogen. Das bedeutet, daß Inzidenz, Wiederaufnahme und Dauerbehandlung bei Schizophrenie von Schichtzugehörigkeit abhängig ist. Jede dieser Prävalenzkomponenten steht in inverser Beziehung zur Schichtposition. Die Stärke der Beziehung bei Inzidenz und Wiederaufnahme ist von Schicht I-II bis Schicht V ungefähr gleich, das heißt im Verhältnis von eins zu drei.

Tabelle 17: ***Nach Schicht differenzierte Rate pro 100 000 für Inzidenz, Wiederaufnahme, Dauerbehandlung und Prävalenz bei Schizophrenie (nach Alter und Geschlecht bereinigt)***

	Art der Raten pro 100 000			
Schicht	Inzidenz	Wiederaufnahme	Dauerbehandlung	Prävalenz
I-II	6	14	97	111
III	8	20	148	168
IV	10	21	269	300
V	20	46	729	895
χ^2 =	8,50	13,46	355,62	452,68
df	3	3	3	3
p	< 0,05	< 0,01	< 0,001	< 0,001

Aber die Inzidenz unterscheidet sich von der Wiederaufnahme der Behandlung dadurch, daß sie vom oberen Ende der Schichtungsskala nach unten gleichmäßig zunimmt. Der größte Unterschied – mit einem Verhältnis von eins zu zwei – besteht jedoch zwischen den Schichten IV und V. Das gleiche gilt für die Wiederaufnahmefälle. Die Raten für Dauerbehandlung folgen demselben Muster wie die für Inzidenz, nur daß sie viel höher liegen. Sie unterscheiden sich sowohl von den Inzidenz- als auch von den Wiederaufnahmeraten dadurch, daß die Rate für Dauerbehandlung in Schicht V dreimal höher ist als die Rate für Schicht IV.

Die Vergleiche zwischen den Komponenten des Prävalenzmusters für Neurosen, Psychosen und schizophrene Erkrankungen lassen erkennen, daß die Schichtzugehörigkeit durchgängig alle Verhältniszahlen, mit Ausnahme der Inzidenz bei Neurosen, beeinflußt. Damit haben wir die Gültigkeit der *Hypothesen 1* und *2* nachgewiesen. Zur Spezifizierung der Bedingungen der von uns festgestellten Tatbestände und Zusammenhänge sind weitere Untersuchungen notwendig.

Einige weitere Fragen

Die Neurosen

Die *internen* und *externen* Analysen zeigen die Schichtabhängigkeit der mit Neurose verbundenen psychischen interpersonalen Manifestationen. Den Begriff der Neurose benutzen wir hier zur Beschreibung subjektiver Krankheit und gestörter sozialer Interaktionen. Wir sind der Meinung, daß Neurose einen Geisteszustand nicht nur des Patienten, sondern auch des Therapeuten darstellt und mit der Schichtposition beider zusammenhängt. Eine Diagnose ist das Ergebnis einer Reihe bedingender Faktoren: den Erfahrungen des Patienten, der Ausbildung und den Methoden des Arztes sowie der sozialen Wertvorstellungen der Gemeinde. Anders ausgedrückt, ist die Diagnose "Neurose" Resultat eines sozialen Interaktionsprozesses, der den Patienten, den Arzt und die Position des Patienten in der Schichtungsstruktur der Gemeinde einbezieht.

Wahrscheinlich spielt der Patient bei der Diagnose "Neurose" die wichtigste Rolle. Wie und warum er das Etikett "Neurose" akzeptiert, ist eine faszinierende Frage. Gewöhnlich entscheidet der Betreffende buchstäblich selbst, ob er neurotisch ist. Bis zu welchem Maße er seine eigene oder die ihm im sozialen Milieu zugewiesene Rolle akzeptiert oder ablehnt, entscheidet oft genug darüber, ob er sich selbst als neurotisch sieht oder das Urteil anderer annimmt oder nicht. Man wird sogar vermuten dürfen, daß ein adäquates Verständnis des Gegensatzes zwischen individueller und sozialer Definition von Neurosen uns nicht nur zu einem besseren Verständnis der vorherrschenden Einstellungen innerhalb einer sozialen Gruppe gegenüber psychischer Krankheit und Gesundheit verhelfen, sondern auch zu offensichtlich moralischen Fragen wie der nach Sünde und Tugend sowie zu politischen Fragen wie der nach dem möglichen Ausmaß individueller Selbstverwirklichung unter einer bestimmten Regierungsform führen würde. Kurz, wir glauben, daß sich bestimmte unterscheidende Charakteristika der Sozialschichten in der Neurose selbst widerspiegeln. Wir haben in Kapitel 6 darauf hingewiesen, daß das Risiko, ein psychiatrischer Fall zu werden, vor allem wenn neurotisches Verhalten im Spiel ist, in ganz erheblichem Maße von der Position innerhalb der Schichtungsstruktur abhängt.

Die Kriterien für die Übernahme der Neurotiker-Rolle unterscheiden sich wahrscheinlich signifikant von Schicht zu Schicht; ebenso variieren vermutlich die Gruppeneinstellungen und werden von der alle Schichten erfassenden Akkulturation beeinflußt. Aus unseren Daten könnte man schließen, daß es offenbar Unterschiede in der Selbsteinschätzung gibt, wenn Angehörige der verschiedenen Schichten a. sich unbehaglich fühlen, b. körperliche Schmerzen oder Beeinträchtigungen verspüren, c. nicht fähig sind, ihre Arbeit effektiv auszuführen, d. Schwierigkeiten mit Familie oder Freunden haben oder e. mit den Gesetzen in Konflikt geraten.

In gewisser Weise kann man die Arzt-Patient-Beziehung als symbolische Interaktion auffassen. Die Frage, welcher Patient welchen Psychiater und welcher Psychiater welchen Patienten auswählt, ist nicht leicht zu beantworten. Jede der beiden Seiten der therapeutischen Transaktion ist aller Wahrscheinlichkeit nach auf die positive Haltung, zumindest auf die Zustimmung der anderen Seite angewiesen, um das Verfahren durchführen zu können, wenn schon nicht zur gegenseitigen Zufriedenheit, so doch zumindest um Gefühle der Nähe, Behaglichkeit und "Sinnhaftigkeit" der Behandlung verspüren zu können. Kurz, für Psychiater und Patient muß der gleiche Bezugsrahmen gelten, oder einer wird den anderen indoktrinieren.

Weder unsere Daten noch unsere Überzeugung lassen uns an der Annahme zweifeln, daß in allen Schichten gemeinsame unbewußte Mechanismen am Werk sind. Wir zweifeln auch nicht daran, daß psychogenetische Entwicklungselemente wie Identifikation, ödipale Konflikte und Geschwisterrivalität sowie psychosexuelle Entwicklungsmuster für Angehörige aller Schichten von basaler Bedeutung sind. Gewiß ist das vage mit dem Begriff "Angst" bezeichnete Phänomen auch in der nicht psychiatrisch behandelten Population anzutreffen. Aufgrund neuerer Forschungen wissen wir, daß Angst unterschiedslos in allen Schichten gleich häufig vorkommt.[3] Auch bezweifeln wir nicht ernsthaft die Möglichkeit, daß unterschiedliche Resultate herauskämen, wenn Psychoanalytiker unsere Patienten der Schicht V untersuchten und direktiv-organisch arbeitende Ärzte Personen aus Schicht I behandelten. Doch der Punkt ist, daß *sie es nicht tun.* Die behandelte Neurose ist eine begriffliche Abstraktion bestimmter Verhaltens- und Gefühlselemente; sie wird von denen definiert, die den Begriff anwenden.

Unsere Daten zeigen, daß Ärzte ganz unterschiedlich auf ähnliche Verhaltensweisen reagieren. Zum Beispiel kann es durchaus sein, daß Ärzte Angehörige der Schichten IV und V, die von der Polizei wegen asozialem Verhalten festgenommen werden, aufgrund ihrer Klagen über körperliche Beschwerden mit organischer Therapie behandeln und niemals als neurotisch diagnostizieren; dagegen werden Personen aus Schicht I, die unter innerem Leidensdruck psychiatrische Hilfe suchen und mittels unendlich subtiler und langwieriger verbaler Kommunikation behandelt werden, weit eher als Neurotiker diagnostiziert. Wenn wir feststellen, daß gewisse Psychiater durchweg einen charakteristischen Symptomkomplex angeben und ihn mit derselben methodischen Gleichförmigkeit behandeln und andere Psychiater beharrlich andere Symptome beschreiben und mit ganz anderen Techniken zu behandeln versuchen, und wenn wir außerdem feststellen, daß ihre Patienten in definierbare Gruppen aufgeteilt werden, die gemeinsame Sozial- und Verhaltenscharakteristika aufweisen, dann vermissen wir jede Ähnlichkeit mit der Beschreibung und Behandlung von organischen Krankheiten, wie wir sie traditionellerweise verstehen.

Wir haben in Kapitel 6 gezeigt, daß für öffentliche Ordnung und Moral zuständige Behörden, die Gerichte und die Polizei, als Schaltstellen für psychiatrische Behandlung sozial Abweichender (Devianter) aus Schicht IV und V dienen. Damit wird das Problem der Konformität oder Nichtkonformität in eine besondere Subkultur der Gesellschaft abgeschoben, das heißt, aus einer rechtlichen Frage wird ein psychologisches Problem. Auf ähnliche Weise verwandeln Geistliche durch ihre Empfehlungen das Problem der Sündhaftigkeit auf begriffliche Weise in ein Problem der Neurose, machen Ärzte aus physischem Schmerz einen psychischen Konflikt. Die Bedeutung der Neurose als Konzept einer bestimmten Kultur zu einer gegebenen Zeit kann man schwerlich überschätzen. Die Sündhaftigkeit, von der die Bibel spricht, die Angst der Kierkegaardianer, die

[3] Thomas A.C. Rennie und Leo Srole, 'Social Class Prevalence and Distribution of Psychosomatic Conditions in an Urban Population', *Psychosomatic Medicine,* Bd. 18, November/Dezember 1956, S. 449-456.

"nausea" der Existentialisten und der "Streß" als Formel von Internisten, sie sind allesamt Syndrome, die von einigen Fachleuten unter dem Begriff der Neurose subsumiert werden können und worden sind.

Die unterschiedlichen Neuroseformen in den einzelnen Sozialschichten können als Resultat selektiver Wahrnehmung und einseitigen Interesses von Therapeuten verstanden werden. Raines und Rohmer[4] haben auf die Bedeutung der psychologischen Ausstrahlung des Therapeuten hingewiesen. Sie verweisen auf "projektive" Elemente der Diagnose und beschreiben, wie der soziale Hintergrund, die technische Ausbildung und die persönlichen Neigungen des Arztes seine Interessenschwerpunkte beeinflussen. Unser Datenmaterial läßt erkennen, daß Psychiater dazu neigen, die Diagnose entsprechend ihrer beruflichen oder ideologischen Orientierung zu stellen. Es ist durchweg möglich, daß ein Psychoanalytiker Klagen über Unterleibsschmerzen nicht beachtet, weil er sexuelle Ängste vermutet, während hingegen ein direktiv-organisch orientierter Therapeut sein Interesse ausschließlich auf die körperlichen Schmerzen richtet. Es ist auch möglich, daß die von uns gefundenen Differenzen Widerspiegelungen der fundamentalen Schichtunterschiede sind. In diesem Sinne ist die Neurose Teil dessen, wie jede Person ihre Schichtposition definiert, ist eine Beschreibung der Internalisierung ihrer vergangenen sozialen Erfahrungen und Ausdruck ihres Umgangs mit sich selbst und ihrer sozialen Interaktion. Wenn diese Überlegung richtig ist, und wir sind der Auffassung, würde es ein schwerer Irrtum sein anzunehmen, verschiedene Neurosearten "korrelierten" mit Schichtposition, als wenn es sich um Phänomene handelt, die einer "Schicht" auferlegt seien. So scheint es signifikante *schichttypische Neurosen* zu geben, bei denen einige Merkmale hauptsächlich auf die Art der Einweisung und andere auf die soziologischen Merkmale der Schicht zurückzuführen sind. Anders ausgedrückt, wird der Neurotiker der Schicht V oft an einen Psychiater verwiesen, weil er äußerlich schlecht angepaßt ist (er agiert aus, ist alloplastisch), und der Patient aus Schicht I und II, weil er innerlich schlecht angepaßt (agiert "nach innen", ist autoplastisch) ist.

Wir möchten uns folgende Verallgemeinerungen aus der Sicht der Psychiater erlauben: Der Schicht-V-Neurotiker verhält sich schlecht, der Schicht-IV-Neurotiker leidet körperlich, der Schicht-III-Patient wehrt ängstlich ab und der Schicht-I-II-Patient ist mit sich selbst unzufrieden. Damit hätten wir ein psychosoziales Muster von Randständigkeit in der Gemeinde, eine "Körpersprache" des Leidens und der Dysfunktion, soziale Angst und verbal-symbolische Randständigkeit, die alle als Neurose bezeichnet werden.

Die Psychosen

Die von uns festgestellte inverse Beziehung zwischen Schichtzugehörigkeit und Inzidenz psychotischer Störungen stimmt mit den Ergebnissen anderer Untersuchungen überein.[5] Obwohl die zitierten Untersuchungen von einer inversen Beziehung zwischen

[4] G.N. Raines und J.H. Rohmer, 'The Operational Matrix of Psychiatric Practices I; Consistency and Variability in Interview Impressions of Different Psychiatrists', *American Journal of Psychiatry*, Bd. 111, Nr. 10, S. 721-733, April 1955.

[5] Robert E.L. Faris und H. Warren Dunham, *Mental Disorders in Urban Areas*, University of Chicago Press, Chicago 1939; Clarence W. Schroeder, 'Mental Disorders in Cities', *American Journal of Sociology*, 48, Juli 1942, S. 40-48; Robert W. Hyde und Lowell V. Kingley, 'Studies in Medical Sociology I; The Relation of Mental Disorders to Community Socio-Economic Level', *The New England Journal of Medicine*, 231, Oktober 1944, S. 543-548; Robert E. Clark, 'The Relationship of Schizophrenia to Occupational Income and Occupational Prestige', *American Sociological Review*, 13, Juni 1948, S. 325-330; Benjamin Malzberg, 'Mental Disease in Relation (Fortsetzung Seite 153)

sozioökonomischem Status und Inzidenz von Psychosen sprechen, können wir aufgrund der unterschiedlichen Definition psychischer Krankheiten und sozioökonomischer Gruppen keine unmittelbaren Vergleiche anstellen. Kaplan, Reed und Richardson stellten in einer Inzidenz-Untersuchung über die psychotischen Störungen in Boston eine Überrepräsentation dieser Störungen in ärmeren Wohngegenden fest. Das Leben in den unteren Schichten scheint also die Entwicklung psychotischer Störungen zu fördern. Dieser Punkt wurde von Myers und Roberts näher belegt.[6]

Gesamtprävalenz und Prävalenz behandelter Fälle

Die Frage nach möglichen Unterschieden zwischen den Ergebnissen dieser Untersuchung für Patienten in Behandlung und den Ergebnissen, die sich möglicherweise ergeben hätten, wenn wir Zahlen über die Gesamt- oder "wahre" Prävalenz von Psychosen in der Bevölkerung gehabt hätten, muß unbeantwortet bleiben. Wir können hier nur unsere Ergebnisse mit denen ähnlicher Untersuchungen vergleichen. Lemkau, Tietze und Cooper haben 1936 im östlichen Gesundheitsbezirk von Baltimore eine Untersuchung durchgeführt, die das Problem der bei den Prävalenzen, der "wahren" und der "behandelten" am deutlichsten aufzeigt.[7]

Die Wissenschaftler versuchten alle im Jahre 1936 psychisch Erkrankten ausfindig zu machen.[8] Die Studie umfaßte Neurotiker und Psychotiker in ambulanter Behandlung, in Krankenhäusern sowie neurotische oder psychotische Personen, von denen man wußte, daß sie in diesem Jahr erkrankt waren. Der östliche Gesundheitsbezirk ist, sozioökonomisch gesehen, ärmer als die Stadt Baltimore insgesamt und sicherlich ärmer als die durchschnittlichen Wohnverhältnisse der Gemeinde New Haven. Ungefähr 21,5 Prozent der erwachsenen Bevölkerung im östlichen Gesundheitsbezirk waren Neger; in New Haven liegt die vergleichbare Zahl etwas über vier Prozent. Beide Bevölkerungen sind jedoch städtisch und arbeiten überwiegend in der Industrie.

Lemkau, Tietze und Cooper versuchten alle während eines Jahres in ihrem Untersuchungsgebiet psychisch Erkrankten zu erfassen, wir hingegen nur die behandelten Patienten in einem Zeitraum von sechs Monaten. Die drei Autoren glauben, sie hätten fast alle psychisch kranken Einwohner registriert[9]; wir sind überzeugt, daß wir in unserer Erhebung keine wesentliche Zahl psychiatrisch behandelter *Psychotiker* übersehen haben. Wenn beide Behauptungen zutreffen, dürfen wir erwarten, daß die Prävalenz psychotischer Erkrankungen im östlichen Gesundheitsbezirk von Baltimore höher liegt als in der Gemeinde New Haven. Diese Hypothese geht natürlich davon aus, daß eine Gesamtzahl der wahren Prävalenz eine beträchtliche Anzahl von Personen enthält, die zwar psychotisch gestört, aber nicht in Behandlung sind.

Nach Lemkau, Tietze und Cooper betrug die nach Alter bereinigte Gesamtprävalenz der Psychotiker für den Zeitraum eines Tages 5,44 auf 1 000 der Bevölkerung im östli-

(Fortsetzung Fußnote 5)
to Economic Status', *The Journal of Nervous and Mental Disease*, Bd. 123, März 1956, S. 257-261; Bert Kaplan, Robert B. Reed und Wyman Richardson, 'A Comparison of the Incidence of Hospitalized and Non-Hospitalized Cases of Psychoses in Two Communities', *American Sociological Review*, 21, August 1956, S. 472-479.

6 Jerome K. Myers und Bertram H. Roberts, *Family and Class Dynamics in Mental Illness*, John Wiley and Sons, New York 1959.

7 Paul Lemkau, Christopher Tietze und Marcia Cooper, 'Mental Hygiene Problems in an Urban District', *Mental Hygiene*, Bd. 25, Oktober 1941, S. 624-646, auch Bd. 26, Januar 1942, S. 100-119.

8 Ibid., S. 100.

9 Ibid., S. 101.

chen Gesundheitsbezirk.[10] Die bereinigte Rate der *Prävalenz* für behandelte Fälle in der Gemeinde von New Haven betrug 6,09 auf 1000. Die nach Alter bereinigte Rate der Gesamtprävalenz an Psychosen im östlichen Gesundheitsbezirk von Baltimore ist mithin kleiner als die Prävalenzrate für behandelte Fälle der Gemeinde New Haven. Wenn man nur die weißen Psychotiker in den beiden Gemeinden vergleicht, stoßen wir auf ähnliche Verhältnisse. Die nach Alter bereinigte Rate der Gesamtprävalenz auf 1000 im östlichen Gesundheitsbezirk beträgt 5,78[11], in der Gemeinde New Haven 6,25. Diese Vergleiche lassen den Schluß zu, daß unserer Methoden ebenso gründlich, wenn nicht noch gründlicher waren als die in Baltimore angewandten.

Auch die von den drei Wissenschaftlern analysierten Wechselbeziehungen zwischen sozioökonomischem Status und psychotischen Erkrankungen sind für die hier zur Diskussion stehende Frage aufschlußreich. Sie errechneten Verhältniszahlen für die Familieneinkommen von 180 im Jahre 1936 hospitalisierten weißen Psychotikern. Die wichtigsten Ergebnisse sind in Tabelle 18 zusammengefaßt.

Tabelle 18*: *Familieneinkommen und Hospitalisierung bei Psychosen (nach Alter und Geschlecht bereinigte Rate pro 1000 der Bevölkerung), nur Weiße, im Jahre 1936*

Familieneinkommen	Anzahl der Fälle	Verhältniszahl
Fürsorgeempfänger	20	6,53
Unter 1000 Dollar	69	4,70
1000-1500 Dollar	52	3,85
1500-2000 Dollar	27	3,79
2000 Dollar und mehr	12	3,02

* Nach Lemkau, Tietze und Cooper, op.cit., Bd. 26, 1942, Tabelle 4, S. 106; mit Erlaubnis der Autoren

Ihr Datenmaterial erfaßt nur die unteren Stufen der Einkommensskala, doch die entscheidende Beziehung zwischen relativer Armut und Hospitalisierung bei Psychose wird deutlich. Die mit fallendem Einkommen steigende Psychoserate bei Weißen im östlichen Gesundheitsbezirk vom Jahre 1936 stimmt mit unseren Ergebnissen in New Haven für das Jahr 1950 überein. So sehen wir uns gezwungen anzunehmen, daß es eine subtile Beziehung zwischen Schichtzugehörigkeit und psychotischen Störungen gibt, die wir nicht mit der Frage nach der Gesamtprävalenz und der Prävalenz behandelter Fälle wegdiskutieren können.

Die Hypothese vom "sozialen Abstieg"

Wir wollen jetzt kurz eine dritte Frage in Zusammenhang mit unseren Ergebnissen erörtern: Sind die psychotischen Patienten aufgrund ihrer Erkrankung "sozial abgestiegen"? Wir werden die Diskussion aus zwei Gründen auf die Schizophrenen beschränken: 1. Diese diagnostische Gruppe war Gegenstand heftiger Auseinandersetzungen[12], und 2. sie umfaßt 58,7 Prozent der psychotischen Patienten unserer Untersuchung.

10 Ibid., S. 108, Tabelle 6 und Diskussion.
11 Ibid.
12 Morris S. Schwartz, 'The Economic and Spatial Mobility of Paranoid Schizophrenics and Manic-Depressives' (unveröffentlichte Dissertation, Chicago 1946); D.L. Gerard und L.G. Houston, 'Family Setting and the Social Ecology of Schizophrenia', *Psychiatric Quarterly*, Bd. 27, Januar 1953, S. 90-101; J.A. Clausen und M. Kohn, 'The Ecological Approach in Social Psychiatry', *The American Journal of Sociology*, Bd. 60, September 1954, S. 140-151.

Als erste wiesen Faris und Dunham auf mögliche Zusammenhänge zwischen geographischer sowie sozialer Mobilität und Schizophrenie hin. Sie zeigten, daß erstmalig hospitalisierte Schizophrene in erster Linie aus Elendsvierteln kommen.[13] Einige Kritiker wandten ein, daß diese Patienten erst infolge ihrer Störungen in diese Gebiete "absteigen"[14]; deswegen seien die hohen Raten der Krankenhauseinweisungen aus diesen Gebieten irreführend.[15] Diese Hypothese unterstellt erstens, daß Schizophrene so krank sind, daß sie nicht länger normale Beziehungen aufrechterhalten können und deshalb sozial und geographisch "absteigen". Die Hypothese vom "sozialen Abstieg" unterstellt zweitens, daß sich Schizophrene mehr oder weniger zufällig auf die Gesamtbevölkerung verteilen. Wenn diese Annahmen richtig sind, müßte man eine hohe Konzentration geographisch unbeständiger und sozial absteigender Personen in der Patientengruppe aus Schicht V finden.

Wir prüften beide Aspekte der Abstiegshypothese, sowohl die geographische als auch die soziale Mobilität. Zuerst verglichen wir die Geburtsorte der erwachsenen Patienten mit denen der gesamten erwachsenen Bevölkerung der Gemeinde, um auf diese Art herauszufinden, ob es eine Beziehung zwischen Herkunft und Schizophrenie gibt. Dieser Vergleich erschien uns notwendig, weil Immigration die größte geographische Bewegung darstellt. Man könnte sich vorstellen, daß auch irgendeine Beziehung zwischen dem mit der Immigration verbundenen "Kulturschock" und Schizophrenie besteht. Wir stellten in der Bevölkerung keine signifikante Beziehung zwischen Geburtsort und Schizophrenie fest.[16] Unser Datenmaterial stützt also nicht die Hypothese einer funktionalen Beziehung zwischen internationaler Migration und Prävalenz behandelter Schizophrenie.

Als zweites prüften wir die Mobilitätshypothese, indem wir untersuchten, wo jeder einheimische Patient geboren und aufgewachsen war. Damit wollten wir herausfinden, ob in den USA eine signifikante Beziehung zwischen Schichtzugehörigkeit und geographischer Mobilität besteht.

Tabelle 19: *Einheimische Schizophrene differenziert nach Herkunft und Sozialschicht (in Prozent)*

	Schicht			
Herkunft	I-II	III	IV	V
Gemeinde New Haven	44,4	63,7	70,9	61,2
Neu-England	25,9	17,5	15,8	18,4
USA	29,7	18,8	13,3	20,4
n =	27	80	301	250

$\chi^2 = 1{,}89$, 6 *df*, $p < 0{,}05$

Tabelle 19 zeigt, daß geographische Mobilität auch für die in Amerika geborenen Patienten kein signifikanter Faktor ist. Etwa 65 Prozent der einheimischen Patienten lebten von Geburt an in New Haven; 35 Prozent waren Zuwanderer. Träfe die Hypothese geographischer Unbeständigkeit zu, müßten diese Zuwanderer alle in der Schicht V

13 R.E.L. Faris und H. Warren Dunham, *Mental Disorders in Urban Areas*, University of Chicago Press, Chicago 1939.

14 Siehe die Rezension zu *Mental Disorders in Urban Areas* von A. Meyerson, *American Journal of Psychiatry*, Bd. 96, Januar 1940, S. 995-997.

15 A.J. Jaffe und E. Shanas, 'Economic Differentials in the Probability of Insanity', *American Journal of Sociology*, Bd. 44, Januar 1935, S. 534-539.

16 Die Zahlen betragen für Patienten: Einheimische 643, Einwanderer 193; und für die Gesamtbevölkerung: Einheimische 135 578, Einwanderer 34 900. $\chi^2 = 3{,}48$, $p < 0{,}05$.

konzentriert sein. Dem widersprechen die Tatsachen. Vergleicht man die in New Haven geborenen und aufgewachsenen Patienten aus den Schichten I und II mit den entsprechenden Patienten aus Schicht V, dann stellt sich heraus, daß nur 44,4 Prozent der Schizophrenen aus Schicht I-II gegenüber 61 Prozent aus Schicht V in New Haven geboren sind. Daraus kann man schließen, daß nur ein geringer Teil der Patienten aus Schicht V in die Gemeinde zugewandert ist.

Als nächstes untersuchten wir, ob die Patienten aus Schicht V im Laufe ihres Lebens in Slums abgestiegen sind. Die Frage ist entscheidend für die Überprüfung der Hypothese vom "sozialen Abstieg". Zu diesem Zweck besorgten wir uns die Anschriften der 428 Patienten, die von Geburt an in der Gemeinde lebten, und ordneten jedem Wohnsitz nach dem Verfahren von Davie[17] und Myers[18] einen ökologischen Wert zu. Nachdem wir den Wohnsitzwechsel jedes Patienten tabellarisch festgehalten und nach ökologischen Gebieten bewertet hatten, stellte sich heraus, daß die Angehörigen der Schicht I-II schon immer in den besten Wohngebieten gelebt und die Angehörigen der Schicht V ihr ganzes Leben in den Slums verbracht hatten. In den Schichten III und IV gibt es größere Unregelmäßigkeiten, aber auch hier läßt sich kein signifikanter Zusammenhang zwischen Auftreten von Schizophrenie und Abstieg in die Slums feststellen. Das vorliegende Material stützt also die Schlußfolgerung von Faris und Dunham[19], daß die hohen Einweisungsraten für schizophrene Patienten aus Elendsvierteln nicht auf sozialen Abstieg zurückzuführen sind.

Als letztes prüften wir die Mobilitätshypothese, indem wir Daten untersuchten, die andeuten, daß Schizophrene sozial absteigen. Zunächst sammelten wir Material über die Familiengeschichten der Patienten, um die Schichtposition ihrer Herkunftsfamilie festzustellen. Dann wurde der Patient im Schichtungssystem lokalisiert. Das Datenmaterial ist in Tabelle 20 zusammengefaßt. Die wichtigsten Ergebnisse sind: erstens lebten 91 Prozent der Patienten in derselben Schicht wie ihre Herkunftsfamilie; zweitens lebten nur 1,3 Prozent der Patienten in einer niedrigeren und nur vier Prozent in einer höheren Schicht als ihre Familien; drittens kamen 89 Prozent der Patienten der Schicht V aus Familien dieser Schicht, aber nur 69 Prozent der Patienten aus den Schichten I-II gehörten ihrer Herkunft nach zu Familien dieser Schicht. Kurz, nur wenige Schizophrene steigen sozial ab. Die Daten in den Tabellen 19 und 20 stützen den Schluß, daß weder geographische Mobilität noch sozialer Abstieg für die auffallend unterschiedliche Ver-

Tabelle 20: *Schizophrene differenziert nach intergenerationaler Mobilität und Schicht (in Prozent)*

	Schicht der Patienten			
Mobilität	I-II	III	IV	V
Patient und Familie gleich	69,0	65,1	91,4	88,9
Patient gegenüber seiner Familie aufgestiegen	24,3	22,9	1,7	...
Patient gegenüber seiner Familie abgestiegen	3,4	2,4	0,9	1,0
Familiengeschichte zu ungenau, um die Mobilität festzustellen	3,4	9,6	6,0	10,0
n =	29	83	352	383

17 M.R. Davie, 'The Pattern of Urban Growth', in G.P. Murdock (Hrsg.), *Studies in the Science of Society,* Yale University Press, New Haven 1937, S. 133-161.
18 J.K. Myers, 'Note on the Homogeneity of Census Tracts: A Methodological Problem in Urban Ecological Research', *Social Forces,* Bd. 32, Mai 1954, S. 364-366.
19 Robert E.L. Faris, *Social Disorganization,* The Ronald Press, New York 1948, S. 230-231.

teilung schizophrener Patienten in der Schichtungsstruktur verantwortlich sind. In einer Studie von LaPouse, Monk und Terris[20] werden die oben angeführten Ergebnisse bestätigt.

Zusammenfassung und Schlußfolgerungen

Die *internen* Tests zur *Hypothese 2* beweisen, daß eine signifikante Beziehung zwischen Schichtzugehörigkeit und dem Anteil der Patienten in den verschiedenen diagnostischen Gruppen besteht. Nach den *externen* Tests weist die Gruppe der Neurotiker eine direkte, die der Psychotiker eine inverse Beziehung zur Schichtzugehörigkeit auf. Getrennte Analysen der verschiedenen Untergruppen neurotischer Reaktionen ergaben für jede der sieben Subkategorien einen signifikanten Zusammenhang zwischen Schichtzugehörigkeit und der Verteilung der Patienten.

Bei der Untersuchung der verschiedenen psychotischen Störungen fanden wir eine indirekte signifikante Beziehung zwischen Schichtzugehörigkeit und der Verhältniszahl der behandelten Fälle in der Bevölkerung. Der Anstieg der Verhältniszahlen bei den alkoholischen, organischen und senilen Psychosen ist von Schicht I-II zu Schicht IV relativ gering. Von Schicht IV zu Schicht V läßt sich für jede dieser Störungen ein steiler Anstieg aller Raten – Inzidenz, Wiederaufnahme, Dauerbehandlung und Prävalenz – feststellen. Bei den affektiven Störungen finden sich von Schicht I bis Schicht III keine nennenswerten Unterschiede, doch von Schicht III bis Schicht V besteht eine gradlinige inverse Beziehung zwischen affektiven Psychosen und Schichtzugehörigkeit. Die starke Zunahme der Verhältniszahlen für alle psychotischen Störungen zwischen den Schichten IV und V zeigt deutlich an, daß gesellschaftliche Faktoren mit im Spiel sind. *Hypothese 2* ist gültig, doch das Datenmaterial erklärt nicht, warum diese Unterschiede bestehen. Das Problem der Interpretation dieser Unterschiede bleibt ungelöst.

20 Rama LaPouse, Mary A. Monk und Milton Terris, 'The Drift Hypothesis and Socio-Economic Differentials in Schizophrenia', *American Journal of Public Health*, Bd. 46, August 1956, S. 978-986.

Teil IV
Schichtzugehörigkeit und Behandlung

9. Der Behandlungsprozeß

Einleitung

Die drei vorausgegangenen Kapitel zeigten die Wege und Stationen auf, die angehende Patienten bis zu ihrer psychiatrischen Behandlung durchlaufen mußten. Nach dem dort dargestellten Datenmaterial besteht ein Zusammenhang zwischen psychischen Störungen und sozialer Position des Patienten. Dieses Kapitel wird sich mit der psychiatrischen Behandlung selbst beschäftigen. Das Material, das im folgenden vorgestellt und diskutiert werden soll, bezieht sich auf die Untersuchung der für diese Studie formulierten dritten Hypothese. *Hypothese 3* setzt einen Zusammenhang zwischen psychiatrischer Behandlungsmethode und Schichtzugehörigkeit des Patienten voraus. Wenn wir diese Annahme aufrechterhalten wollen, müssen wir signifikante Beziehungen zwischen den beiden Hauptdimensionen des Behandlungsprozesses nachweisen: 1. *Wo* werden die Patienten behandelt? 2. *Welche* Therapie wird ihnen verordnet? Die Tests der *Hypothese 3* beschränken sich auf die Patientenpopulation; es werden keine Vergleiche zwischen der Patientenpopulation und der Gesamtbevölkerung angestellt.

Die psychiatrischen Einrichtungen

Die wichtigsten psychiatrischen Einrichtungen wurden bereits im fünften Kapitel erläutert; es sind: 1. psychiatrische Privatpraxen, 2. psychiatrische Privatkrankenhäuser, 3. staatliche Krankenhäuser, 4. Veteranenkrankenhäuser und 5. psychiatrische Kliniken.

Privat praktizierende Psychiater und psychiatrische Privatkrankenhäuser behandeln, mit wenigen Ausnahmen, nur Personen, die ihre Honorare bezahlen können. Staatliche Krankenhäuser nehmen sowohl Patienten auf, die sich auf eigenen Wunsch behandeln lassen, als auch Patienten, die zwangseingewiesen werden; die Zahlungsfähigkeit spielt keine Rolle. Veteranenkrankenhäuser stehen lediglich ehemaligen Angehörigen der Streitkräfte offen, die allerdings einen beträchtlichen Teil der erwachsenen Bevölkerung ausmachen. Zwei Kliniken nehmen nur Jugendliche unter 18 Jahren auf, drei Kliniken vor allem Erwachsene, deren jährliches Familieneinkommen unter 500 Dollar liegt; eine Klinik beschränkt sich auf die Behandlung von Veteranen, eine weitere auf die Behandlung von Alkoholikern. Tabelle 21 gibt einen Überblick über die Anzahl der psychiatrischen Einrichtungen und den Anteil der dort behandelten Patienten.

Tabelle 21: *Art und Anzahl der psychiatrischen Einrichtungen und der jeweilige Prozentsatz an Patienten*

Art der Einrichtung	Anzahl	Prozentsatz der Patienten
Private Psychiater	42	19,0
Private Krankenhäuser	10	1,9
Öffentliche Kliniken	7	8,2
Staatliche Krankenhäuser	6	66,6
Veteranenkrankenhäuser	5	4,3
n =	70	1891

Zur Überprüfung von *Hypothese 3* brauchen wir zusätzliche Informationen. Wir haben zu fragen: *Besteht eine signifikante Beziehung zwischen der Schichtzugehörigkeit des Patienten und der jeweils behandelnden psychiatrischen Einrichtung?* Bevor wir uns dieser Fragestellung zuwenden, muß jedoch die zweite Dimension der *Hypothese 3*, die verschiedenen Arten psychiatrischer Behandlung, diskutiert werden.

Therapieformen

Wenn sich ein Psychiater für eine spezielle Therapieform entscheidet, berücksichtigt er folgende Faktoren: 1. Diagnose und Prognose, 2. somatische und psychische Eignung des Patienten für die jeweilige Therapieform sowie 3. das Alter des Patienten. Darüber hinaus muß in Betracht gezogen werden, welche Vorstellungen die Patienten und ihre Familien mit der Therapie verbinden; ob Therapeut und Patient regelmäßig zusammenkommen können; ob der Patient für seine Behandlung aufkommen kann oder ob der Patient für eine kostenlose Behandlung oder eine Honorarermäßigung in Frage kommt; wichtig sind auch Ausbildung und Behandlungspräferenzen des Psychiaters. All diese Faktoren werden von den Psychiatern genannt. Uns interessiert die Frage, ob auch die Schichtzugehörigkeit bei der Wahl der *Therapieform* eine Rolle spielt.

Es lassen sich bei den von uns untersuchten Patienten im wesentlichen drei Therapieformen unterscheiden: Psychotherapie, organische Therapie und pflegerische Verwahrung *(custodial care)*.

Psychotherapien. Zur Gruppe der *individuellen Psychotherapien* zählen Psychoanalyse, analytische Psychotherapie und direktive Psychotherapie. All diese Therapien basieren auf der Annahme, daß sich die Probleme des Patienten durch Gespräche und korrigierende Nacherziehung *(re-education)* bewältigen lassen.

Psychoanalyse ist die klassische Freudsche Methode, die von Mitgliedern oder fortgeschrittenen Ausbildungskandidaten eines anerkannten Instituts für Psychoanalyse praktiziert wird. Wesentliche Elemente der Psychoanalyse sind Freuds Konzept des Unbewußten sowie Übertragung und Widerstand. Ihr Ziel ist die Reintegration der Gesamtpersönlichkeit.

Die *analytische Psychotherapie* verwendet einige Grundsätze der Psychoanalyse, wie Einsicht in unbewußte Triebkräfte, Übertragung, Widerstand und Abwehrmechanismen. Zwar halten sich die Therapeuten weniger streng an dieses Konzept als in der klassischen Psychoanalyse, doch ihre Methoden sollten auf psychoanalytischen Prinzipien und Theorien basieren. Die Methoden beschränken sich nicht auf "bloße" Analyse, sondern können auch Elemente direktiver Verfahren enthalten. Das Mittel der Bestärkung *(reassurance)* zum Beispiel muß auf psychoanalytischen Einsichten in unbewußtes Verhalten basieren, die Bestärkung als wichtig für die Charakterstruktur des Patienten erscheinen lassen. Für die analytische Psychotherapie bedarf es nicht unbedingt einer psychoanalytischen Ausbildung. Ziel dieser Methode ist nicht die Reintegration der Gesamtpersönlichkeit; sie begnügt sich mit der Behandlung fokaler Probleme. Nach Felix Deutsch ist sie "zielgerichtete Psychotherapie"[1].

Direktive Psychotherapie stützt sich auf die Autorität des Therapeuten. Ihre Techniken sind: 1. Ichstärkung des Patienten, Angstreduzierung durch einfühlenden Zuspruch, Bestärkung und Suggestion; 2. Beratung bei Lebensproblemen, gelegentlich auch Anwendung von Zwangsmaßnahmen und schließlich 3. der Versuch, durch gezielte Umgestaltung seiner Umgebung auf den Patienten einzuwirken. Diese Verfahren

[1] Felix Deutsch, *Applied Psychoanalysis,* Grune and Stratton, New York 1949.

basieren nicht auf analytischer Einsicht des Patienten oder Therapeuten, sie ergeben sich vielmehr aus der autoritären Stellung des Therapeuten sowie seiner klinischen Erfahrungen ("Ich hatt' mal genauso einen Fall in Königsberg", pflegte der große Kraepelin zu sagen)[2] und aus der Abhängigkeit und dem Vertrauen des Patienten.

Eklektische Psychotherapie ist gewöhnlich eine Kombination der psychoanalytischen und direktiven Ansätze. Ein eklektischer Psychotherapeut verwendet Konzepte und Behandlungsmethoden verschiedener Schulen, zum Beispiel der psychoanalytischen, der psychobiologischen, der Individualpsychologie, der klientbezogenen Gesprächstherapie von Rogers und der direktiven (anleitenden) Therapie. Bei der eklektischen Psychotherapie, die gewöhnlich rein empirisch[3] vorgeht, läßt sich gewöhnlich schwer feststellen, von welchen theoretischen Überlegungen sie ausgeht. Diese Form der Psychotherapie wird heute kaum noch angewendet; deshalb führen wir sie nicht als besondere Kategorie auf.

Gruppenpsychotherapie beruht auf der Therapie und Technik der Individualpsychotherapie. Im allgemeinen werden Gruppen von sechs bis zehn Patienten gebildet, die von einem ausgebildeten Psychotherapeuten geleitet werden. Der Therapeut beschränkt sich auf Diskussionsvorschläge und übernimmt die Funktion eines Moderators. Er versucht, schweigende Gruppenmitglieder in die Diskussion einzubeziehen. Gelegentlich interpretiert er das Gruppengeschehen und beantwortet Fragen. Der Verlauf der Diskussion wird von den Patienten bestimmt; ihnen wird auch die Möglichkeit zur verbalen Aggression gegeben. Am Ende jeder Sitzung faßt der Therapeut den Gesprächsverlauf gewöhnlich zusammen. Die meisten Gruppentherapien sind im Grunde analytisch ausgerichtet. (Die Gruppentherapien, die bei dieser Untersuchung beobachtet wurden, waren "Meckerstunden" und Orientierungsgespräche kleinerer Gruppen von Patienten in staatlichen Krankenhäusern.)

Organische Behandlungsmethoden. Die organischen Behandlungsmethoden sind auf ein Organ oder ein Organsystem gerichtet. Ihnen liegt die Annahme zugrunde, daß die Symptome eines Patienten durch einen bestimmten chemischen oder chirurgischen Eingriff beseitigt oder zumindest unter Kontrolle gebracht werden können. Die Verfahren umfassen medizinische und chirurgische Eingriffe, Neurochirurgie, wie zum Beispiel Lobotomie und Topektomie, und verschiedene Schocktherapien, darunter die Elektroschock- und Insulinschocktherapie. Zu den organischen Behandlungsmethoden gehören auch Beruhigung durch Sedierung, Physio- und Hydrotherapie, obwohl diese Techniken genaugenommen nicht zur Rehabilitation des Patienten beitragen, sondern lediglich seine Ruhigstellung bezwecken. Zur Zeit unserer Studie wurden Tranquilizer kaum benutzt; die Psychiater verließen sich auf Sedativa und einige Alkaloide.

Pflegerische Verwahrung. Die pflegerische Verwahrung geht davon aus, daß man für einen psychisch Kranken wenig tun kann; er bekommt sein Essen sowie einen Platz zum Schlafen, und man kümmert sich um ihn, bis er entweder spontan gesund wird oder stirbt. Diese Behandlungskategorie bezieht sich ausschließlich auf hospitalisierte Patienten, die nach keiner der oben genannten Methoden behandelt werden, jedoch alle wesentlichen medizinischen, chirurgischen und pflegerischen Versorgungen erhalten. Sie schließt auch Patienten ein, die sich an der Krankenhausarbeit beteiligen, aber keine spezifische Therapie erhalten, obwohl man ihre Arbeit in der Küche, in der Molkerei, im Garten oder in den Läden durchaus als wertvolle therapeutische Erfahrung bezeichnen kann.

[2] Mündliche Mitteilung von Eugen Kahn.
[3] In der medizinischen Terminologie wird jede Therapie, die nicht auf einem Theoriesystem beruht, als "empirisch" bezeichnet.

Therapiekombinationen

Patienten mit zwei oder mehr Therapien gleichzeitig werden hier nach der Hauptbehandlungsmethode kategorisiert.

Die drei Haupttherapieformen sind fast gleichmäßig auf die Patientenpopulation verteilt; die spezifischen Psychotherapieformen variieren aber innerhalb jeder Gruppe, wie die folgende tabellarische Aufstellung zeigt:

Haupttherapieformen	Prozentanteil der Patienten
1. Psychotherapie	32,0
Psychoanalyse	1,0
Analytische Psychotherapie	3,8
Direkte Psychotherapie	20,6
Gruppentherapie	6,6
2. Organische Therapien	31,7
Elektroschocktherapie	18,7
Insulinschocktherapie	1,5
Lobotomien	6,2
Medikamentöse Behandlung*	4,3
Andere organische Behandlungen	1,0
3. Pflegerische Verwahrung**	36,3

* Vor der Ära der Tranquilizer.
**Nicht weiter aufgeschlüsselt.

Probleme beim Überprüfen der Hypothese 3

Theoretisch sollten die Symptome eines Patienten den Ausschlag dafür geben, *wo* und *wie* er behandelt wird. Wenn er seine zwischenmenschlichen Beziehungen aufrechterhalten und seinen Aufgaben in Familie und Gemeinde weiter nachkommen kann, bedarf es aller Wahrscheinlichkeit nach keiner Hospitalisierung. Das gilt auch für den Fall, daß man ihn als neurotisch diagnostiziert. Wenn jedoch der Patient so gestört ist, daß er seine Selbstkontrolle verliert oder als Psychotiker diagnostiziert wird, ist es sehr wahrscheinlich, daß er hospitalisiert wird. Wenn wir herausfinden wollen, ob ein Zusammenhang zwischen Diagnose und *Behandlungseinrichtung* einerseits und *Therapieform* andererseits besteht, müssen wir diese beiden Faktoren bei der Überprüfung der *Hypothese 3* kontrollieren.

Tabelle 22: *Neurotische und psychotische Patienten differenziert nach psychiatrischen Einrichtungen (in Prozent)*

	Diagnosegruppe	
Psychiatrische Einrichtung	Neurotiker	Psychotiker
Private Praxis	63,6	5,4
Privatkrankenhäuser	1,8	2,0
Kliniken	23,2	3,3
Staatliche Krankenhäuser	9,8	84,2
Veteranenkrankenhäuser	1,6	5,1
$n =$	449	1442

$\chi^2 = 1076{,}40$, 4 df, $p < 0{,}001$

Tabelle 22 zeigt, daß eine Beziehung zwischen Behandlungseinrichtung und Diagnose besteht. Die Tatsache, daß 87 Prozent der Neurotiker ambulant behandelt werden, dagegen 81 Prozent der Psychotiker hospitalisiert sind, deutet darauf hin, daß die jeweilige Diagnose, ob Neurose oder Psychose, wesentlich mit darüber entscheidet, wo der Patient behandelt wird. Der enge Zusammenhang zwischen Diagnose und Behandlungseinrichtung impliziert, daß der Faktor Diagnose beim Überprüfen der *Hypothese 3* kontrolliert werden muß.

Das Datenmaterial über den Zusammenhang zwischen Diagnostizierung von Neurosen oder Psychosen und der jeweils verordneten Therapieform ist in Tabelle 23 aufgeführt. Sie zeigt, daß 83 Prozent der neurotischen Patienten psychotherapeutisch behandelt werden; relativ wenige werden organisch therapiert, noch weniger lediglich pflegerisch versorgt. Andererseits werden psychotische Patienten vorwiegend pflegerisch verwahrt oder organisch behandelt; nur 16 Prozent der psychotischen Patienten erhalten eine Psychotherapie. Die starke Korrelation zwischen Diagnose und Hauptbehandlungsformen weist noch einmal auf die Notwendigkeit hin, den Einfluß der Diagnose beim Überprüfen der Gültigkeit von *Hypothese 3* konstant zu halten.

Tabelle 23: *Als neurotisch oder psychotisch diagnostizierte Patienten differenziert nach der am häufigsten verordneten Therapieform (in Prozent)*

	Diagnose der Patienten	
Verordnete Therapieform	Neurotiker	Psychotiker
Psychotherapie	82,9	16,4
Organische Behandlungsmethoden	11,1	38,8
Pflegerische Verwahrung	6,0	44,8
$n =$	449	1442
	$\chi^2 = 696{,}59$, 2 *df*, $p < 0{,}001$	

Die enge Beziehung zwischen psychiatrischer Einrichtung und Diagnose einerseits, Diagnose und Hauptbehandlungsform andererseits, macht es notwendig, den Behandlungsprozeß mit Hilfe einer Vier-Faktoren-Matrix zu analysieren. Die vier Faktoren sind: 1. psychiatrische Einrichtung, 2. Haupttherapieform, 3. Diagnose und 4. Schichtzugehörigkeit des Patienten. Dieses Verfahren setzt uns instand, die angenommene Beziehung zwischen Schichtzugehörigkeit und psychiatrischer Behandlung auf ihre Richtigkeit hin zu prüfen. Falls Patienten, die derselben Diagnosegruppe angehören, in einer bestimmten Einrichtung signifikant unterschiedlich behandelt werden und diese Unterschiede mit der Schichtzugehörigkeit zusammenhängen, läßt sich daraus schließen, daß *Hypothese 3* haltbar ist. Für den Fall, daß sich keine Beziehung finden ließe, müßten wir die Hypothese aufgeben.

Die Behandlung neurotischer Patienten

Diagnose und Therapie

Da Psychiater zum Zwecke einer angemessenen Behandlung des Patienten auf sorgfältige Diagnose Wert legen, haben wir die sieben verschiedenen Diagnosen mit den am häufigsten verordneten Therapieformen verglichen, um auf diese Weise herauszufinden, ob sich tatsächlich eine signifikante Beziehung nachweisen läßt. Das Material ist in Tabelle 24 zusammengefaßt.

Tabelle 24: *Neurotische Patienten differenziert nach spezifizierten Diagnosegruppen und speziellen Therapieformen (in Prozent)*

Diagnosegruppen	Psychotherapie	Organische Therapie	Pflegerische Verwahrung	n
Charakterstörungen	81,2	11,7	7,1	112
Phobische Angstreaktionen	85,3	8,8	5,9	102
Antisoziale Reaktionen	87,6	7,3	5,1	97
Depressive Reaktionen	77,6	16,3	6,1	50
Somatische Reaktionen	76,1	17,4	6,5	46
Zwanghafte Reaktionen*	81,8	13,6	4,6	21
Hysterische Reaktionen*	85,7	9,5	4,8	21

χ^2 = 5,96, 10 *df*, p < 0,05

*Die zwanghaften und die hysterischen Reaktionen wurden beim χ^2-Test zusammengefaßt.

Ein Blick auf den Wahrscheinlichkeitskoeffizienten p am Fuße der Tabelle zeigt, daß zwischen den Diagnosegruppen für Neurosen und den verschiedenen Therapieformen keine Beziehung besteht. Dies ist ein überraschendes Ergebnis, vor allem angesichts der Tatsache, daß die Psychiater die Formulierung der Diagnose für so wichtig halten.

Nachdem sich keine Beziehung zwischen Diagnose und Therapieform hatte feststellen lassen, haben wir das Material mit Hilfe sechs anderer Variablen untersucht, von denen wir annahmen, daß sie die verschiedenen Therapieformen beeinflussen könnten. Es handelt sich um die Variablen: Rasse, Alter, Geschlecht, Krankengeschichte, psychiatrische Einrichtung und Schichtzugehörigkeit.

Die Analysen ließen keine Beziehung zwischen der Art der Behandlung und Rasse, Geschlecht, Alter und vorangegangener psychiatrischer Behandlung erkennen[4]. Es zeigt sich aber ein hochsignifikanter Zusammenhang zwischen den wichtigsten Therapieformen und a. der behandelnden psychiatrischen Einrichtung und b. der sozialen Position des Patienten. Diesen beiden signifikanten Faktoren möchten wir nun unsere Aufmerksamkeit zuwenden.

Die Behandlungseinrichtungen

Theoretisch wäre zu erwarten, daß als neurotisch diagnostizierte Patienten von allen psychiatrischen Einrichtungen zur Behandlung aufgenommen werden. Praktisch jedoch stellt sich das Problem, daß nicht alle Einrichtungen für alle Patienten gleichermaßen zugänglich sind.

Wir haben weiter oben bereits auf die wichtigsten Aufnahmebeschränkungen hingewiesen. Trotzdem möchten wir die bedeutsamsten Auswahlkriterien noch einmal aufzählen. Veteranenkrankenhäuser und -kliniken nehmen nur ehemalige Angehörige der US-Streitkräfte auf. Die Leistungen privat praktizierender Psychiater und Privatkrankenhäuser sind auf zahlungskräftige Patienten beschränkt. Die Kliniken sind meistens auf bestimmte nach Alter, wirtschaftlichen Verhältnissen oder Diagnose zusammengesetzten Patientengruppen spezialisiert, zum Beispiel die Kinderkliniken, die psychiatrischen Polikliniken für Gruppen mit geringem Einkommen oder Kliniken für Alkoholi-

[4] Für Haupttherapieform und Rasse gilt: χ^2 = 2,743, 2 *df*, $p > 0{,}05$; für Haupttherapieform und Geschlecht: χ^2 = 4,731, 2 *df*, $p > 0{,}05$; für Haupttherapieform und Alter: χ^2 = 7,677, 8 *df*, $p > 0{,}05$; und schließlich für Haupttherapieform und frühere Krankengeschichte: χ^2 = 3,660, 2 *df*, $p > 0{,}05$.

ker. Die staatlichen Krankenhäuser stehen nur den Bürgern des jeweiligen Bundesstaates offen.

Die genaue Kenntnis der mannigfaltigen praktischen Erwägungen, die für die Entscheidung, einen psychisch gestörten Patienten an einen Psychiater zu überweisen, ausschlaggebend sind, legt die Annahme nahe, daß Schichtzugehörigkeit bei der Einweisung in diese oder jene psychiatrische Institution ein bedeutsamer Faktor ist. Um die Richtigkeit dieser Annahme nachweisen zu können, mußten wir die klinische Krankengeschichte jedes Patienten daraufhin überprüfen, *wo* er zum erstenmal psychiatrisch behandelt wurde. Die Ergebnisse dieser Phase des Projekts sind in der Tabelle 25 zusammengefaßt.

Tabelle 25: *Erstbehandlung neurotischer Patienten, differenziert nach Behandlungsinstanz und Schicht (in Prozent)*

Psychiatrische Einrichtung	I-II	III	IV	V
Private Psychiater	85,7	67,0	47,4	9,8
Privatkrankenhäuser	9,2	5,3	–	–
Öffentliche Kliniken	5,1	20,9	30,9	57,4
Militär- oder Veteranenkrankenhäuser	–	6,1	14,3	13,1
Staatliche Krankenhäuser	–	0,7	7,4	19,7
n =	98	115	175	61
$\chi^2 = 131{,}20$, 12 *df*, $p < 0{,}001$				

Ein Blick auf die Wahrscheinlichkeitsaussage dieser Tabelle zeigt, daß es deutlich von ihrer Schichtzugehörigkeit abhängt, wo Patienten zum erstenmal behandelt werden. Personen aus den Schichten I, II und III gehen zum größten Teil zu privat praktizierenden Psychiatern; Personen aus Schicht IV suchen etwa zu gleichen Teilen private oder öffentliche Einrichtungen auf; Personen aus Schicht V lassen sich größtenteils in öffentlichen Einrichtungen behandeln. Hospitalisierte Neurotiker bilden in allen Schichten eine Minderheit, doch je niedriger die Schicht, desto höher ist ihr prozentualer Anteil. Patienten aus den Schichten I und II fühlen sich zu Privatkrankenhäusern hingezogen; die Patienten aus Schicht III wenden sich gleichermaßen an private wie an öffentliche Krankenhäuser; zwei von drei Patienten aus Schicht IV kommen zuerst in ein militärisches oder ein Veteranenkrankenhaus; die Neurotiker der Schicht V wenden sich an staatliche oder Veteranenkrankenhäuser.

Einrichtungswechsel im Behandlungsverlauf

38 Prozent der Patienten werden zum zweiten oder dritten Male psychiatrisch behandelt; manche sogar noch häufiger. Als wir näher überprüften, wo diese Patienten zum erstenmal behandelt worden waren und wo sie derzeit behandelt werden, stellten wir eine signifikante Verschiebung bei der Inanspruchnahme psychiatrischer Einrichtungen quer durch alle Schichten hindurch fest. Die Schichten I und II wechseln im Verlauf der Behandlung die Einrichtung kaum, mit Ausnahme der Patienten, die ihre erste Behandlung in Privatkrankenhäusern erhalten hatten. Obwohl nur sechs Patienten zuerst in einem Privatkrankenhaus behandelt worden waren, wechselten fünf von ihnen zu anderen psychiatrischen Einrichtungen über. Zum Zeitpunkt der Untersuchung wurden zwei Patienten in öffentlichen Kliniken, einer in einem Veteranenkrankenhaus und zwei in staatlichen Krankenhäusern behandelt. Folglich waren seinerzeit 83 Prozent der Patienten aus den Schichten I und II, die zuerst in einem privaten Krankenhaus be-

handelt worden waren, nach Wiederaufnahme der Behandlung in einer öffentlichen Einrichtung untergebracht. Private Krankenhäuser scheinen von erstmals behandelten Patienten der Schichten I und II bevorzugt zu werden. Privat praktizierende Psychiater können mit ihren Patienten aus den Schichten I und II von der ersten bis zu allen weiteren Behandlungen rechnen.[5]

Angehörige der Schicht III lassen sich entweder privat oder in Kliniken behandeln. Wenn ein Patient zuerst von einem privat praktizierenden Psychiater behandelt worden ist, läßt er sich auch später von einem privat praktizierenden Psychiater behandeln, allerdings nicht unbedingt von ein und demselben. Ebenso wird jemand aus Schicht III, der zuerst in einer Klinik behandelt worden ist, zu einer Klinik zurückkehren, falls er das Gefühl hat, eine weitere psychiatrische Behandlung zu brauchen. Die Privatkrankenhäuser verlieren mehr als neun von zehn Patienten aus Schicht III, die es für nötig erachten, die psychiatrische Behandlung wiederaufzunehmen. Ungefähr 76 Prozent der Patienten aus Schicht III, die nicht in Privatkrankenhäuser zurückkehren, wechseln zu staatlichen Krankenhäusern über. Die übrigen werden hauptsächlich von privat praktizierenden Psychiatern, einige auch in Kliniken behandelt. Veteranen suchen nach einer ersten Behandlung in einem Militärkrankenhaus bei einer späteren Behandlung meistens einen privat praktizierenden Psychiater auf. Zur Zeit unserer Felduntersuchung lag kein neurotischer Patient aus Schicht III in einem Veteranenkrankenhaus. In Schicht III sind die beiden signifikanten Änderungen bei der Inanspruchnahme psychiatrischer Einrichtungen von der ersten zu weiteren Behandlungen der Wechsel von privaten zu staatlichen Krankenhäusern bei den Nicht-Veteranen und von Militärkrankenhäusern zu Privatpraktikern bei den Veteranen[6]. Privatbehandlung von Veteranen trägt die *Veterans Administration.*

In Schicht IV lassen sich zwei auffallende Verschiebungen erkennen. Erstens, fast jeder Veteran, der zuerst in einer militärischen Einrichtung behandelt worden ist, wird anschließend ambulant von einem privaten Psychiater behandelt, und zwar auf Kosten der *Veterans Administration;* zweitens, Patienten, die zuerst in Kliniken oder von privaten Psychiatern behandelt worden sind, suchen anschließend staatliche Krankenhäuser auf[7].

In Schicht V erkennen wir ähnliche Verschiebungen, allerdings in verstärktem Maße; so hatten sich 83 Prozent der Veteranen, die zur Zeit der Untersuchung auf Kosten der *Veterans Administration* von privat praktizierenden Psychiatern behandelt wurden, während ihres Militärdienstes der ersten psychiatrischen Behandlung unterzogen. Patienten aus Schicht V, die zuerst in einer Klinik behandelt worden sind, werden im Falle einer weiteren Behandlung entweder dorthin zurückkehren oder sich an staatliche Krankenhäuser wenden. Wenn keine Klinik sie versorgen kann, werden sie wahrscheinlich in staatliche Krankenhäuser eingewiesen.[8]

Dieses Datenmaterial läßt ganz allgemein erkennen, welche behandelnden psychiatrischen Einrichtungen welchen Patienten in welcher Phase ihrer psychischen Erkrankung zur Verfügung stehen. Die Schichten I, II und III wenden sich an private Kliniken und Krankenhäuser, wenn sie zum erstenmal behandelt werden. Wenn ihr Fall chronisch wird, mögen sie auch andere Institutionen "ausprobieren". Alle drei Schichten wenden sich in späteren Erkrankungsphasen an private Psychiater, nur Schicht I bevorzugt grundsätzlich psychiatrische Privatkrankenhäuser. In den Schichten II und III ist im Laufe der Behandlung eine Abwanderung von privaten zu staatlichen Krankenhäusern

[5] Ein Vergleich der ersten und der gegenwärtigen Behandlung in öffentlichen und privaten Einrichtungen in den Schichten I und II ergab einen χ^2-Wert von 5,46, 1 *df*, $p < 0{,}05$.

[6] $\chi^2 = 15{,}40$, $p < 0{,}01$, 4 *df*, für Schicht III.

[7] $\chi^2 = 42{,}34$, $p < 0{,}01$, 3 *df*, für Schicht IV.

[8] $\chi^2 = 9{,}38$, $p < 0{,}05$, 3 *df*, für Schicht V.

erkennbar. Schicht IV neigt anfänglich eher zu Kliniken und privaten Psychiatern als zu Privatkrankenhäusern. Später wenden sie sich gezwungenermaßen an staatliche Krankenhäuser. Die Angehörigen der Schicht V sind in allen Phasen ihrer psychischen Krankheit völlig von öffentlichen Einrichtungen abhängig.

Schicht und Behandlungseinrichtungen

Wir haben gesehen, daß bei allen fünf Arten von Behandlungseinrichtungen der Patientenanteil aus den verschiedenen Schichten deutlich verschieden ist. Wir werden jetzt untersuchen, auf welche Weise psychiatrische Institutionen sowohl von Patienten in Anspruch genommen werden, die sich zum erstenmal in Behandlung begeben, wie auch von Patienten, die schon des öfteren behandelt worden sind. Zunächst möchten wir feststellen, daß sich keiner der neurotischen Patienten aus Schicht I in einem staatlichen Krankenhaus, einer öffentlichen Klinik oder einem Veteranenkrankenhaus befand. Umgekehrt hielt sich kein Patient aus Schicht V in einem Privatkrankenhaus auf. Innerhalb dieser beiden Extreme besteht eine Reihe signifikanter Beziehungen zwischen der Schichtzugehörigkeit des Patienten und der Art und Weise, wie sie die verschiedenen psychiatrischen Institutionen in Anspruch nehmen.

Personen aus Schicht I werden ausschließlich von privat praktizierenden Psychiatern oder in Privatkrankenhäusern behandelt. Personen aus Schicht II werden zum größten Teil von privaten Psychiatern und in Privatkrankenhäusern behandelt. Personen aus Schicht III begeben sich zwar hauptsächlich (zu 71 Prozent) bei privat praktizierenden Psychiatern in Behandlung, doch werden auch 21 Prozent in Kliniken, zwei Prozent in privaten und sechs Prozent in staatlichen Krankenhäusern behandelt. Der Anteil der von privaten Psychiatern behandelten Patienten in Schicht IV ist niedriger als der in Schicht III, ebenso der Anteil der Patienten, die in Privatkrankenhäusern behandelt werden. Nur wenig mehr halten sich in Kliniken auf, hingegen finden sich in staatlichen Krankenhäusern doppel so viele Patienten wie aus Schicht III. Ungefähr 20 Prozent der Patienten aus Schicht V werden von privaten Psychiatern behandelt. Die übrigen sind in öffentlichen Institutionen in Behandlung, 52 Prozent in Kliniken, fünf Prozent in Veteranenkrankenhäusern und 24 Prozent in staatlichen Krankenhäusern.

Die Schichtprofile in Abbildung 6 zeigen, daß jede Behandlungseinrichtung ihre Patienten aus bestimmten Segmenten der Schichtungsstruktur bezieht. Patienten aus den unteren Schichten finden sich am häufigsten in staatlichen Krankenhäusern. Die Behandlung in Veteranenkrankenhäusern ist nicht so unmittelbar an die soziale Position gebunden wie die Behandlung in staatlichen Krankenhäusern; dennoch ist der Anteil der Patienten aus Schicht V in den Veteranenkrankenhäusern dreimal so hoch wie der aus Schicht IV. Die Veteranenkrankenhäuser werden proportional häufiger von Veteranen aus den unteren Schichten aufgesucht. Der Patientenzuwachs in den Veteranenkrankenhäusern von Schicht II bis hinunter zu Schicht V entspricht einem Verhältnis von eins zu fünf.

Das Schichtprofil für Patienten in Kliniken ähnelt dem für Patienten in staatlichen Krankenhäusern. Die Unterschiede zwischen den Schichten II und III sind jedoch nicht so erheblich. Der Zuwachs von Schicht II zu Schicht III und von Schicht IV zu Schicht V ist annähernd gleich groß. So befinden sich zum Beispiel zwei Prozent der Patienten aus Schicht II in staatlichen Krankenhäusern; während es in Schicht III sechs Prozent sind; somit ist Schicht III in den staatlichen Krankenhäusern dreimal so stark vertreten wie Schicht II. Ebenso befinden sich nur sieben Prozent der Patienten aus Schicht II in Kliniken, hingegen 21 Prozent aus Schicht III. Aus Schicht V kommen doppelt so viele Patienten in Kliniken und staatliche Krankenhäuser wie aus Schicht

IV. Kurz, der Anteil der Patienten in Kliniken und staatlichen Krankenhäusern steigt, je näher man dem unteren Ende der Schichtungsskala kommt. Der Anstieg ist, was die Veteranenkrankenhäuser betrifft, zwar nicht so steil, geht aber mit Ausnahme der Schicht III in die gleiche Richtung.

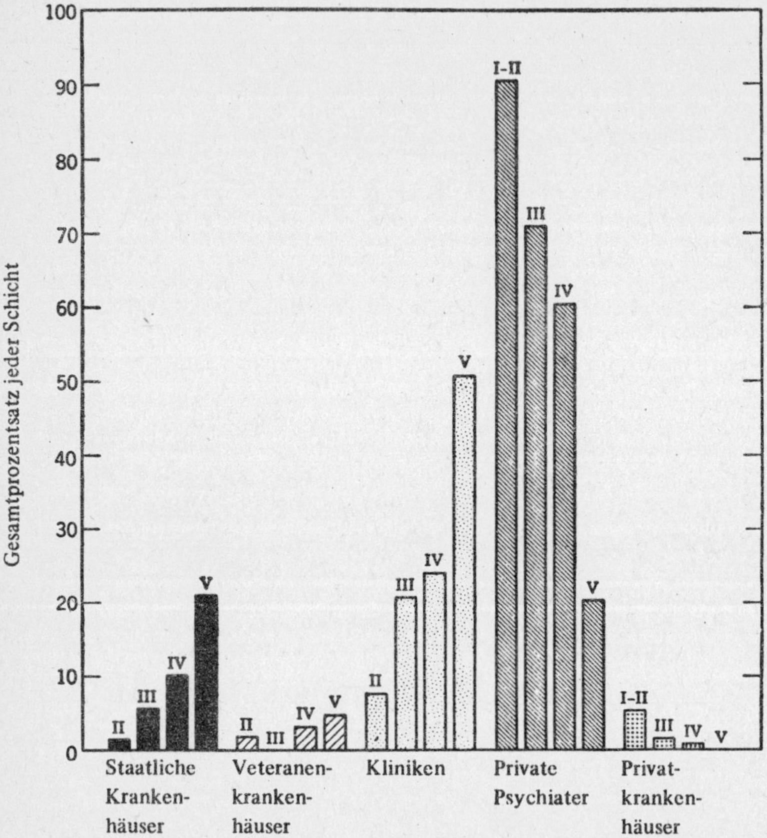

$\chi^2 = 87{,}98$, *df* 9, $p < 0{,}001$ (Die staatlichen Krankenhäuser wurden mit den Veteranenkrankenhäusern, die privat praktizierenden Psychiater mit den Privatkrankenhäusern beim χ^2-Test kombiniert.)

Abbildung 6: *Neurotische Patienten differenziert nach Behandlungsinstanz und Schicht (in Prozent)*

Das Schichtprofil von Patienten in privaten Institutionen ist dem der Patienten in öffentlichen Institutionen genau entgegengesetzt. 86 Prozent der Patienten aus den Schichten I und II lassen sich von privat praktizierenden Psychiatern behandeln; in Schicht III sind es 71 Prozent, in Schicht IV noch 62 Prozent, aber nur 20 Prozent in Schicht V. Es werden nur acht Neurotiker in Privatkrankenhäusern behandelt, die Hälfte davon aus den Schichten I und II und je zwei aus den Schichten III und IV.

Der Schichtgradient neurotischer Patienten in privaten Institutionen ist wesentlich steiler, wenn man die Inanspruchnahme dieser Einrichtungen im Hinblick auf den Kostenträger der Behandlung betrachtet. Alle Patienten der Schichten I und II kommen selbst für ihre Behandlung auf, aber nur 63 Prozent aus Schicht III, 39 Prozent aus Schicht IV und keiner aus Schicht V. Patienten aus den Schichten III und IV, die von privaten Psychiatern behandelt werden, aber selber die Kosten nicht tragen, erhalten Beihilfe von der *Veterans Administration.* In Schicht V werden die Rechnungen der Privatpatienten entweder von der *Veterans Administration* oder von Ersatzkassen beglichen, die von den Arbeitgebern getragen werden. Mit einem Wort, für die Behandlung eines Neurotikers aus Schicht V trägt die Allgemeinheit die Kosten. Diese Verallgemeinerung trifft auch auf 60 Prozent der neurotischen Patienten aus Schicht IV zu.

Haupttherapieformen und Schichtzugehörigkeit

Die Wechselbeziehungen zwischen den Hauptformen psychiatrischer Therapie und der Schichtzugehörigkeit des Patienten sollen nun aus zwei Perspektiven untersucht werden. Zuerst werden wir das Datenmaterial ohne Konstanthalten der Behandlungseinrichtung durchgehen. Danach werden wir die Einrichtung der Kontrolle unterziehen, um festzustellen, ob zwischen Schichtzugehörigkeit und der vom Psychiater gewählten Therapieform ein Zusammenhang besteht. Das für die erste Analyse relevante Material ist in Tabelle 26 zusammengefaßt.

Tabelle 26: *Neurotische Patienten differenziert nach wichtigster Therapieform und Schicht (in Prozent)*

Therapieform	Schicht I-II	III	IV	V
Klassische Analyse und analytische Psychotherapie	46,9	20,9	5,1	4,9
Direktive Psychotherapie*	50,0	62,6	69,7	54,1
Gruppenpsychotherapie	1,0	2,6	2,9	8,2
Organische Behandlungsmethode (Schocks, medikamentöse Behandlung, Operationen)	2,0	9,6	16,6	9,8
Pflegerische Verwahrung	0,0	4,3	5,7	23,0
$n =$	98	115	175	61

$\chi^2 = 128{,}72$, 9 *df*, $p < 0{,}001$

*Direktive und Gruppenpsychotherapie wurden beim χ^2-Test zusammengefaßt.

In jeder Schicht überwiegt eine Therapieform. Deutliche Unterschiede zeigen sich aber bei den Anteilen der Patienten aus verschiedenen Schichten, die eine besondere Psychotherapieform erhalten oder nicht. Psychoanalyse und analytische Psychotherapie werden hauptsächlich bei Angehörigen der Schichten I und II angewendet. Behandlung mit direktiver Psychotherapie findet sich unverhältnismäßig häufig bei den Schichten III und IV. Nur eine kleine Gruppe von Patienten bekommt eine Gruppenbehandlung; von diesen Patienten entfällt der höchste Anteil auf Schicht V. (Gruppentherapie wurde nur in einem staatlichen Krankenhaus praktiziert.) Wenn man alle Individualpsychotherapien zusammennimmt, ergibt sich eine deutliche schichtspezifische Verteilung: eine solche Therapie erhalten alle Patienten aus Schicht I, bei Schicht II sind es 97 Prozent, bei Schicht III 84 Prozent, bei Schicht IV 75 Prozent und bei Schicht V 59 Prozent der Patienten. Organische Behandlungsmethoden wie Schocktherapien, Operationen und medikamentöse Behandlung kommen bei allen Schichten relativ selten vor; doch Neurotiker aus Schicht V erhalten fünfmal so häufig eine Organtherapie wie Neurotiker aus den Schichten I und II. Pflegerische Verwahrung ist im wesentlichen auf Schicht V beschränkt

Wenn man Patienten, die eine Organtherapie erhalten, mit denen in pflegerischer Verwahrung zusammenfaßt, ergibt sich eine deutlich inverse Beziehung zwischen Schichtzugehörigkeit und einer dieser Behandlungsmethoden. So werden von Schicht II zwei Prozent, von Schicht III 14 Prozent, von Schicht IV 23 Prozent und von Schicht V 33 Prozent nach einer von beiden Methoden behandelt. Diese drastischen Unterschiede zeigen ganz deutlich, daß der Anteil der Patienten, die nach Methoden behandelt werden, die von dynamisch orientierten Psychiatern abgelehnt werden, um so größer wird, je weiter man in der Schichtung nach unten kommt. In Schicht V werden mindestens zwei von fünf Patienten nicht nach den psychotherapeutischen Behandlungsmethoden behandelt, die in diesem Jahrhundert entwickelt wurden und die bei der Lösung neurotischer Konflikte helfen sollen.

Institutionen und Therapieformen

Wir kommen jetzt zur Untersuchung der verschiedenen Therapien, die von den drei bereits genannten Behandlungseinrichtungen, also von privaten Psychiatern, von Kliniken und staatlichen Krankenhäusern, praktiziert werden. Dabei wollen wir herausfinden, ob die Schichtzugehörigkeit des Patienten als signifikanter Faktor in die Wahl der Therapieform eingeht, wenn die psychiatrische Einrichtung konstant gehalten wird.

Privat praktizierende Psychiater. 42 privat praktizierende Psychiater versorgen 65,5 Prozent der neurotischen Patienten und behandeln sie überwiegend in individueller Psychotherapie. Die Anwendung der besonderen Subformen, der analytischen und der direktiven Psychotherapie, steht in enger Beziehung zur Schichtzugehörigkeit des Patienten. Psychoanalyse wird ausschließlich bei Angehörigen der Schichten I und II angewendet; analytische Psychotherapie beschränkt sich ebenfalls zum großen Teil auf diese Schichten. Im Gegensatz dazu steht die Anwendung der direktiven Psychotherapie in umgekehrter Beziehung zur sozialen Position des Patienten. In Schicht II wird sie bei 53 Prozent der Patienten angewendet, in Schicht V bereits bei 86,4 Prozent. Für Personen aus Schicht V ist sie die einzige Form von Psychotherapie überhaupt, die sie bei privaten Psychiatern erhalten. Obwohl 90 Prozent der privatärztlich behandelten Patienten irgendeine individuelle Psychotherapie erhalten, zeigt sich bei den übrigen zehn Prozent, denen eine Organbehandlung verschrieben worden ist, ein schichtspezifisches Therapiemuster, wie ein Blick auf Tabelle 27 beweist: je niedriger die Schicht, desto höher der Anteil der Patienten, die organisch behandelt werden.

Die Überprüfung der Daten zu den verschiedenen Behandlungsmethoden läßt den Schluß zu, daß psychiatrische Privatpraxen in unserer Gemeinde hoch mit Schichtzugehörigkeit korrelieren. Wir unterteilten die privatärztlich behandelten Patienten je nach therapeutischer Orientierung ihres Arztes, um auf diese Weise feststellen zu können, welche Schichten in den verschiedenen Praxen vertreten sind. Mit diesem Verfahren konnten wir drei Gruppen von Psychiatern ermitteln: a. Psychoanalytiker (insgesamt 22), b. analytisch orientierte Psychiater, die keine Psychoanalyse durchführen (11), c. Psychiater, die entweder direktive, stützende, suggestive Techniken oder organische Behandlungsmethoden anwenden.

77 Prozent der Patienten, die zum Psychoanalytiker gehen, kommen aus den Schichten I und II, 17 Prozent aus Schicht III und sechs Prozent aus Schicht IV. 52 Prozent der Patienten analytisch orientierter Psychotherapeuten kommen aus den Schichten I und II, 39 Prozent aus Schicht III und neun Prozent aus Schicht IV. 48 Prozent der Patien-

Tabelle 27: *Privatärztlich behandelte Patienten differenziert nach Therapieform und Schicht* (in Prozent)*

Psychiatrische Therapie	Schicht I-II	III	IV	V**
Psychoanalyse und analytische Psychotherapie	45,4	19,0	1,8	–
Direktive Psychotherapie	53,4	72,7	88,7	86,4
Schocktherapie und Sedierung	1,1	8,3	9,5	13,6
n =	88	84	110	12

$\chi^2 = 89{,}33$, 4 *df*, $p < 0{,}001$

* Einschließlich der acht Patienten in Privatkrankenhäusern.
**Die Patienten aus Schicht V wurden beim χ^2-Test mit den Patienten aus Schicht IV kombiniert.

ten, die von direktiv oder organisch orientierten Psychiatern behandelt werden, stammen aus Schicht IV, 34 Prozent aus Schicht III und nur 15 Prozent entweder aus Schicht I oder II. Diese Zahlen[9] lassen erkennen, daß die privat praktizierenden Ärzte fast alle "Klassenpraxen" führen. Es ist deshalb nicht verwunderlich, daß die vom Psychiater verordnete Therapie mit der Schichtzugehörigkeit des Patienten korreliert.

Psychotherapeutische Behandlung strebt korrigierende Nacherziehung des Patienten an. Das soll dadurch erreicht werden, daß der Patient mit dem Therapeuten seine persönlichen Probleme "durcharbeitet" oder, wie bei der direktiven Psychotherapie, die Vorstellungen des Therapeuten akzeptiert und befolgt. Einen neurotischen Patienten durch individuelle Psychotherapie zu rehabilitieren kostet sowohl den Patienten als auch den Arzt viel Zeit. Die von ihnen tatsächlich zusammen verbrachte Zeit haben wir auf dreierlei Weise gemessen: 1. Anzahl der monatlichen Sitzungen eines Patienten mit seinem Therapeuten, 2. Dauer der therapeutischen Sitzungen und 3. Dauer der Behandlung bei dem derzeitigen Therapeuten.

Wie oft ein individuell psychotherapeutisch behandelter Patient seinen Psychiater monatlich aufsuchen kann, ist eindeutig von seiner sozialen Position abhängig. Als Regel kann gelten: je höher die Schicht, desto häufiger die therapeutischen Sitzungen. Der Schichtgradient stellt sich am krassesten bei den Patienten dar, die ihren Arzt neunmal und häufiger im Monat aufsuchen; diese Patienten erhalten eine intensive

Tabelle 28: *In Privatpraxen individualpsychotherapeutisch behandelte Patienten* differenziert nach Anzahl der monatlichen Sitzungen und Schicht (in Prozent)*

Anzahl der Sitzungen	Schicht I-II	III	IV-V
1	17,2	18,9	30,4
2	12,6	25,7	39,2
3-4	23,0	31,1	25,5
5-8	13,9	18,9	3,9
9 und mehr	33,3	5,4	1,0
n =	87	74	102

$\chi^2 = 69{,}39$, 12 *df*, $p < 0{,}001$

*Einschließlich der Patienten, die in Privatkrankenhäusern individuell psychotherapeutisch behandelt werden.

9 $\chi^2 = 86{,}075$, 4 *df*, $p < 0{,}001$.

Psychotherapie. Ein Blick auf Tabelle 28 zeigt, daß derart behandelte Patienten sich in den Schichten I und II konzentrieren. Genau dies konnte man aufgrund der weiter oben erörterten engen Beziehungen zwischen hohem sozialen Status und der Verordnung analytischer Psychotherapie oder Psychoanalyse erwarten. Patienten, die ihren Arzt weniger als einmal in der Woche sehen, kommen hauptsächlich aus den Schichten IV und V. Nacherziehung wird Patienten, die ihren Psychotherapeuten nur ein- oder zweimal im Monat sehen, sicherlich nicht in derselben Intensität zuteil wie jenen Patienten, die ihren Psychiater mehr als zweimal in der Woche aufsuchen.

Laut psychiatrischer Praxis gilt es als ausgemacht, daß die optimale Dauer einer psychotherapeutischen Sitzung "eine Stunde zu 50 Minuten" beträgt.[10] Uns liegt hier nicht daran festzustellen, wie lange eine therapeutische Sitzung dauern sollte. Unser Interesse ist vielmehr herauszufinden, ob die Zeit, die ein Psychiater für seine Patienten aufwendet, von deren Schichtzugehörigkeit abhängig ist. Die Antwort gibt Tabelle 29.

Tabelle 29: *Von privaten Psychiatern behandelte neurotische Patienten differenziert nach Schicht und Dauer der psychotherapeutischen Sitzung (in Prozent)*

	Schicht			
Dauer der Sitzung	I-II	III	IV	V
50-60 Minuten	94,3	81,3	75,8	45,4
30-49 Minuten	3,4	17,3	20,9	18,1
15-29 Minuten	2,3	1,4	3,3	36,4
n =	87	74	91	11

$\chi^2 = 87{,}09$, 6 *df*, $p < 0{,}001$

Diese Tabelle zeigt, daß Schichtzugehörigkeit entscheidenden Einfluß darauf hat, wieviel Zeit der privat praktizierende Arzt seinem Patienten widmet. Ungefähr 94 Prozent der Patienten aus den Schichten I und II sehen ihren Therapeuten länger als 50 Minuten. Am anderen Ende der Schichtungsstruktur erhalten nur 45 Prozent der Personen aus Schicht V eine 50 Minuten dauernde Behandlung. Nur sechs Prozent der Patienten aus den Schichten I und II müssen sich mit einer "Kurzbehandlung" (unter 30 Minuten) begnügen. Wir folgern daraus, daß sich hier einmal mehr die Schichtzugehörigkeit in subtiler Form in die psychiatrische Praxis einschleicht.

Die Anzahl der in psychiatrischer Behandlung verbrachten Monate ist unmittelbar von der Schichtzugehörigkeit des Patienten abhängig. In den Schichten I und II sind zwei von fünf Patienten von ihrem derzeitigen Psychiater mehr als drei Jahre lang ununterbrochen und intensiv behandelt worden. In Schicht V hat keiner der Patienten irgendeine psychiatrische Behandlung bekommen, die länger als zwei Jahre gedauert hätte. In Schicht IV hat nur jeder vierzehnte eine zweijährige ununterbrochene Behandlung erhalten[11]. Leider können wir daraus nicht schließen, daß Patienten aus unteren Schichten schneller geheilt würden oder daß sie keiner intensiven Langzeitbehandlung bedürften. Wir wissen auch nicht, ob sie in einer Langzeittherapie bleiben würden oder ob ihnen eine doppelt so lange Behandlungszeit je Sitzung helfen würde.

Die unterschiedliche Behandlungsdauer bei Patienten privat praktizierender Psychiater kann zumindest teilweise auf die Form der Psychotherapie zurückgeführt werden. Doch die Persönlichkeitsmerkmale der Patienten aus Schicht V wie Unfähigkeit zum

10 Die Gewohnheit, Sprechstunden auf den Beginn einer vollen Stunde zu legen, geht auf Freud zurück.

11 $\chi^2 = 25{,}523$, 4 *df*, $p < 0{,}001$.

Aufschub von Triebbefriedigung sowie Mangel an sprachlicher Artikulation und Konzentration spielen wahrscheinlich auch eine Rolle. Es bleibt aber dabei, daß die Entscheidung darüber, wer welche Therapie erhält, eine schichtspezifische Variable ist. Zum Beispiel kann ein Psychoanalytiker seinem Patienten entweder Psychoanalyse oder intensive analytische Psychotherapie verschreiben, doch diese Therapien sind weitgehend auf die Schichten I und II beschränkt. Andererseits könnte ein direktiv vorgehender Psychiater seinen Patienten eine stützende Therapie verschreiben. Es ist aber kein Zufall, daß Patienten, die diese Form der Behandlung erhalten, fast ausschließlich aus den Schichten IV und V kommen. Dies sind Patienten, die ihren Psychiater ein- oder zweimal im Monat für 15 bis 20 Minuten sehen und nach einigen Monaten die Behandlung abbrechen. Kurz, Schichtzugehörigkeit ist unauflöslich mit der Entscheidung über die Behandlungsform verknüpft.

Kliniken. Sieben verschiedene Kliniken behandelten die 104 Patienten, deren Behandlungserfahrungen wir nun untersuchen. Ungefähr zwei Drittel dieser Patienten wurden in der großen Gemeindeklinik behandelt. Dieser Umstand dürfte sich auf das statistische Bild auswirken. Fast alle übrigen Patienten erhielten ihre Behandlung in zwei weiteren Kliniken. Bevorzugte Behandlungsmethode in der Gemeindeklinik ist die analytisch orientierte Psychotherapie; auch drei der übrigen Kliniken haben sich auf analytische Psychotherapie spezialisiert, drei sind direktiv-organisch ausgerichtet; die Orientierung an einer weiteren Klinik war zur Zeit der Feldstudie noch unbestimmt. Leider ist die Anzahl der Patienten zu klein, als daß man die Kliniken hätte einzeln untersuchen können. Wir werden trotzdem in späteren Absätzen einiges Material aus der großen Klinik des Gemeindekrankenhauses vorlegen. Ein letztes Wort über die Klinikpatienten: unter ihnen befinden sich keine Personen aus Schicht I.

Die Schichtzugehörigkeit von Patienten in den Kliniken steht in signifikanter Beziehung zur jeweiligen Therapieform. Ein Blick auf Tabelle 30 zeigt: je höher die Schicht, desto größer der Anteil der Patienten, denen eine analytische Therapie verordnet wurde. Während direktive Psychotherapie ziemlich gleichmäßig auf die drei unteren Schichten verteilt ist, erhält nur ein kleiner Prozentsatz aus Schicht II eine solche Therapie.

Tabelle 30: *In Kliniken behandelte neurotische Patienten differenziert nach Haupttherapieform und Schicht (in Prozent)*

Psychiatrische Therapie	Schicht II*	III	IV	V
Analytische Psychotherapie	71,4	33,3	17,0	6,3
Direktive Psychotherapie	28,6	45,9	65,9	59,3
Schocktherapien**	–	4,2	7,3	3,1
Sedativa	–	16,7	9,8	31,2
$n =$	7	24	41	32

$\chi^2 = 18{,}03$, 4 *df*, $p < 0{,}01$

* Schicht II wurde mit Schicht III beim χ^2-Test kombiniert.
** Schocktherapie und Sedation wurden beim χ^2-Test kombiniert.

Relativ wenigen Patienten wird eine Organtherapie verordnet; in Schicht V allerdings werden mehr als ein Drittel der Patienten sediert oder bekommen Schocktherapien. Die signifikante Beziehung zwischen Schicht und Behandlungsmethoden in den Kliniken ist deshalb besonders interessant, weil die Patienten hier kostenlos behandelt werden oder nur geringe, jeweils von der Verwaltung festgelegte Honorare zu bezahlen haben. Das Verwaltungspersonal hat jedoch keinen unmittelbaren Einfluß auf die Therapie des Patienten. Wir können daraus schließen, daß die einem Patienten in einer Klinik verordnete Behandlungsmethode eher von sozialen als von ökonomischen Faktoren abhängt. Die Arzt-Patient-Beziehung und die Kommunikation zwischen Arzt und Patient scheinen ihrerseits in Beziehung zu beider Schichtzugehörigkeit zu stehen.

Zwischen der Intensität individueller Psychotherapie, bemessen nach der Häufigkeit der monatlichen Sitzungen, und Schichtzugehörigkeit besteht kein signifikanter Zusammenhang. Dennoch suchen Patienten aus Schicht V ihren Arzt gewöhnlich nur ein-, zwei- oder dreimal im Monat auf, während Patienten aus den Schichten II und III ihren Therapeuten einmal in der Woche sehen. Oder genauer: 71 Prozent der Klinikpatienten aus Schicht II, aber nur 57 Prozent der Patienten aus Schicht V wenden sich häufiger als einmal in der Woche an ihren Therapeuten; keiner von ihnen sieht ihn häufiger als zweimal wöchentlich.

Die Organisation der Kliniken basiert auf der 50-Minuten-Sitzung; daher besteht keine Verbindung zwischen Schichtzugehörigkeit und Dauer einer psychiatrischen Sitzung. Es werden nur vier Patienten weniger als 50 Minuten behandelt; drei davon kommen aus Schicht V, einer aus Schicht IV. Diese leichte Tendenz, den Patienten aus Schicht V weniger Zeit und Aufmerksamkeit zu schenken als den Patienten mit hohem sozialen Status, ist ein weiterer Beweis für die allgemeinen schichtspezifischen Unterschiede.

Die Dauer des Aufenthaltes in den Kliniken ist von der Schichtzugehörigkeit abhängig. Je höher die Schicht, desto länger waren die Patienten in ununterbrochener psychiatrischer Behandlung. So wurden zum Beispiel 62 Prozent der Patienten aus Schicht II länger als ein Jahr, dagegen 79 Prozent der Patienten aus Schicht V weniger als sechs Monate behandelt. Die Schichten III und IV nehmen die für sie charakteristische Zwischenstellung ein[12].

Zwei Mitglieder unseres Teams, Myers und Schaffer, untersuchten die große psychiatrische Klinik im Gemeindekrankenhaus, um möglichst viel über die Wechselbeziehungen zwischen sozialen Faktoren und psychiatrischer Praxis im Rahmen eines institutionalisierten Settings zu erfahren[13]. Sie fanden heraus, daß von den neurotischen Patienten aus Schicht II, die zum erstenmal und mit Hilfe analytischer Psychotherapie behandelt wurden, 59 Prozent länger als zehn Wochen in Behandlung waren, hingegen nur 14 Prozent der Patienten aus Schicht V[14]. Sie entdeckten weiter, daß die Schichtzugehörigkeit eines Patienten wesentliches Kriterium dafür ist, ob er von einem qualifizierten Arzt behandelt wird oder nicht. Patienten aus Schicht II werden von vollausgebildeten Psychiatern behandelt; Schicht III und IV betreuen noch in der Ausbildung stehende Psychiater; Patienten aus Schicht V erhalten ihre Behandlung von Medizinstudenten und psychiatrisch ausgebildeten Sozialarbeitern.

Behandlung in staatlichen Krankenhäusern. Die zwölf Prozent der Neurotiker, die sich in staatlichen oder Veteranenkrankenhäusern befinden, lassen im Gegensatz zu den von Psychiatern und in Kliniken behandelten Patienten keine schichtspezifischen Behandlungsmuster erkennen. Das Material zu Tabelle 31 offenbart jedoch eine interessante Behandlungspraxis in den öffentlichen Krankenhäusern. Nur zwei Patienten werden mit Hilfe analytischer Psychotherapie behandelt. Der eine kommt aus Schicht II, der andere aus Schicht V; beide liegen aber in Veteranenkrankenhäusern. Auf der anderen Seite wird Gruppentherapie nur in staatlichen Krankenhäusern praktiziert; sie konzentriert sich übermäßig stark auf Schicht III. Elektroschocktherapie ist gleichfalls auf staatliche Krankenhäuser beschränkt. Pflegerische Verwahrung und routine-

[12] $\chi^2 = 10{,}56$, 4 *df*, $p < 0{,}05$.

[13] Siehe Jerome K. Myers und Leslie Schaffer, "Social Stratification and Psychiatric Practice", *American Sociological Review*, Bd. 19, Juni 1954, S. 307-310.

[14] $\chi^2 = 17{,}503$, 6 *df*, $p < 0{,}01$.

mäßige Verabreichung von Beruhigungsmitteln sind selten; sie sind zu etwa den gleichen Anteilen bei den beiden unteren Schichten anzutreffen.

Tabelle 31: *In staatlichen und Veteranenkrankenhäusern behandelte neurotische Patienten differenziert nach Hauptbehandlungsform und Schicht (in Prozent)*

	Schicht			
Psychiatrische Therapie*	II	III	IV	V
Analytische Psychotherapie	66,7	0,0	0,0	5,9
Direktive Psychotherapie	0,0	14,3	12,7	17,6
Gruppenpsychotherapie	0,0	42,8	20,8	29,5
Schocktherapie u. Lobotomien	33,3	28,7	45,7	29,4
Pflegerische Verwahrung	0,0	14,3	20,8	17,6
n =	3	7	24	17

$\chi^2 = 6{,}52$, 6 *df*, $p > 0{,}05$

*Beim χ^2-Test wurden Schicht II mit Schicht III und die analytische mit der direktiven Psychotherapie kombiniert.

Wiederaufnahme der Behandlung

Ungefähr 32 Prozent der neurotischen Patienten haben schon eine oder mehrere psychiatrische Behandlungen hinter sich. Wiederaufnahme innerhalb eines Jahres nach Beendigung der vorangegangenen Behandlung ist nicht von Schichtzugehörigkeit abhängig, obwohl erkennbar ist, daß Patienten aus den Schichten IV und V in der genannten Zeitspanne die Behandlung häufiger wiederaufnehmen als Patienten aus den oberen Schichten. Wenn der Zeitraum zwischen zwei Behandlungen mehr als zwölf Monate beträgt, besteht eine deutlich umgekehrte Beziehung zwischen Schicht und Anteil der Patienten, die die Behandlung wiederaufnehmen. Aus den Schichten I und II kehren zwölf Prozent der Patienten nach mindestens einem Jahr in die Behandlung zurück, dagegen 28 Prozent aus Schicht V. Die mittleren Schichten nehmen wieder eine Zwischenstellung ein. Es sieht so aus, als ob eine funktionale Beziehung zwischen niedriger Schicht, kürzerer Behandlungszeit und periodischem Wiederauftreten behandlungsbedürftiger Störungen besteht.

Zusammenfassung

Zwischen psychiatrischer Einrichtung, die Neurotiker behandelt, und Schichtzugehörigkeit des jeweiligen Patienten besteht ein enger Zusammenhang; je höher die Schicht, desto mehr Patienten werden von privat praktizierenden Psychiatern behandelt. Die Behandlung in öffentlichen Einrichtungen steht in umgekehrter Beziehung zur Schichtzugehörigkeit: je niedriger die Schicht, desto mehr Patienten in öffentlichen psychiatrischen Einrichtungen. Auch die Therapieform ist von der Schichtzugehörigkeit abhängig. Die individuelle Psychotherapie ist in allen Schichten die am häufigsten angewandte Behandlungsmethode; es gilt aber: je niedriger die Schicht, desto stärker die Tendenz, den Patienten organische Behandlungsmethoden, Schocktherapien, Lobotomien oder medikamentöse Therapien zu verschreiben. Werden die psychiatrischen Institutionen konstant gehalten, bleibt der soziale Faktor weiterhin bedeutsam. Privat praktizierende Psychiater verordnen den höheren Schichten analytische Psychotherapie, den unteren

Schichten direktive Psychotherapie. In den Kliniken findet sich dieselbe schichtenspezifische Verteilung, allerdings nicht in den öffentlichen Krankenhäusern. Es bestehen signifikante Unterschiede zwischen den Schichten hinsichtlich der Häufigkeit und Zeitdauer monatlicher Therapiesitzungen. Die oberen Schichten erhalten häufigere und längere Behandlungen als die unteren Schichten. Die Ungleichheit ist am ausgeprägtesten zwischen Schicht IV und Schicht V.

Psychotische Patienten

Wir wenden uns nun den Krankengeschichten der 1442 in dieser Studie erfaßten psychotischen Patienten zu, um in Erfahrung zu bringen, ob ihre Schichtzugehörigkeit Behandlungseinrichtung und Therapieform determiniert. Als erstes wollen wir untersuchen, welche psychiatrischen Behandlungseinrichtungen von welchen Schichten in Anspruch genommen werden, wenn Psychotiker zum erstenmal in psychiatrische Behandlung kommen. Zweitens werden wir herauszufinden suchen, ob die 51 Prozent der psychotischen Patienten, die mindestens schon einmal psychiatrisch behandelt worden sind, derzeit noch von derselben psychiatrischen Einrichtung versorgt werden. Die Untersuchung soll eine Antwort darauf geben, ob bereits früher behandelte Patienten von einer Institution zur anderen überwechseln, wenn sie die Behandlung wiederaufnehmen. In einem dritten Schritt werden wir uns mit dem gegenwärtigen Behandlungsort der Patienten beschäftigen. Und schließlich werden wir viertens untersuchen, ob die Inanspruchnahme psychiatrischer Einrichtungen eher von der Art der psychischen Störungen als von der Schichtzugehörigkeit des Patienten bedingt wird.

Das hier verwendete statistische Verfahren ist im wesentlichen das gleiche wie das bei der Untersuchung neurotischer Patienten angewandte. Der Schwerpunkt liegt hier jedoch anders, weil in diesen Diagnosegruppen die psychiatrischen Behandlungseinrichtungen unterschiedlich in Anspruch genommen werden. So sind zum Beispiel 87 Prozent der Psychotiker in staatlichen und Veteranenkrankenhäusern hospitalisiert. Dies bedeutet, daß sich die strengeren Tests der *Hypothese 3* auf Psychotiker in öffentlichen Krankenhäusern konzentrieren werden. So ließ ja auch die starke Konzentration neurotischer Patienten in Behandlung von privat praktizierenden Psychiatern vermuten, daß wir die strengeren Tests der Behandlungshypothese auf diese Patientengruppe konzentrieren werden. Die Tatsache, daß so viele psychotische Patienten in staatlichen Krankenhäusern liegen, bietet uns die einmalige Gelegenheit, *Hypothese 3* einem kritischen Test zu unterziehen. Es gibt Hunderte von Patienten in staatlichen Krankenhäusern, die vermutlich aufgrund ihrer Krankheit relativ ähnlich behandelt werden. Wenn zwischen dem Faktor Schichtzugehörigkeit und der Therapieform eine Beziehung besteht, können wir daraus schließen, daß die zu überprüfende Hypothese gültig ist.

Erstbehandlung und Einrichtung

Die in Tabelle 32 aufbereiteten Daten beantworten die Frage, ob Schichtzugehörigkeit mit der Inanspruchnahme bestimmter therapeutischer Einrichtungen korreliert.

Tabelle 32 bestätigt eindrucksvoll unsere Erwartung, daß sich die höheren Schichten an private, die unteren Schichten an staatliche Krankenhäuser wenden. Zum Beispiel erhalten alle Psychotiker aus Schicht I ihre erste psychiatrische Behandlung in privaten Krankenhäusern oder von privat praktizierenden Psychiatern. Nur vier Patien-

Tabelle 32: *Psychotische Patienten differenziert nach Erstbehandlungsinstanz und Schicht (in Prozent)*

Psychiatrische Einrichtung	Schicht I-II	III	IV	V
Staatliche Krankenhäuser	7,7	39,7	77,5	89,0
Militär- oder Veteranenkrankenhäuser	–	5,5	6,2	3,2
Private Krankenhäuser	67,3	39,7	5,2	0,6
Öffentliche Kliniken	1,9	8,9	9,0	6,8
Private Psychiater	23,1	6,2	2,2	0,5
$n =$	52	146	581	663
	$\chi^2 = 610{,}43$, 12 df, $p < 0{,}01$			

ten aus Schicht II wurden zuerst in staatlichen Krankenhäusern behandelt. Einige kurze Angaben mögen verdeutlichen, unter welchen Umständen die Angehörigen der Schicht II in staatliche Krankenhäuser eingewiesen wurden; dabei wird sich herausstellen, daß diese psychiatrischen Einrichtungen als nicht angemessen für psychisch Kranke aus Familien mit hohem sozialen Status angesehen werden. Ein Patient, der an Krebs erkrankt war, entwickelte schwere psychische Störungen, nachdem die Krebsbehandlung zu keiner Besserung führte. Dem Patienten und seiner Familie war der Gedanke, sich an ein staatliches Krankenhaus zu wenden, zwar zuwider, doch aufgrund akuten Geldmangels sah sich die Familie gezwungen, das staatliche Krankenhaus, wenn auch widerwillig, zu akzeptieren. Die Familie hat bis heute noch nicht verwunden, daß eines ihrer Mitglieder in einem staatlichen Krankenhaus gestorben ist. Ein zweiter Patient wurde vor seiner psychischen Erkrankung über mehrere Jahre hinweg von Privatärzten wegen einer Syphilis behandelt. Seine Störung zeigte sich zuerst nach einer Prügelei mit mehreren Nachbarn. Seine Frau hielt die körperliche Krankheit ihres Mannes vor wie auch nach der Prügelei geheim. Sie empfand die Einweisung ihres Mannes in ein staatliches Krankenhaus als "schreckliche Schande".

Der dritte Patient aus Schicht II hatte sich von seiner Familie getrennt und wohnte in einem Hotel am Ort. Er wurde dort in einen Streit mit Gästen und Bediensteten verwickelt. Der Geschäftsführer des Hotels vermutete, daß sein Gast psychisch gestört war, und ließ einen Psychiater kommen. Die Frau des Patienten lehnte es ab, ihrem Mann zu helfen, worauf er in ein staatliches Krankenhaus eingeliefert wurde. Die Mutter des Mannes leugnete später, daß ihr Sohn Patient in einem staatlichen Krankenhaus war. Die vierte Person schließlich, Lehrer an einer Privatschule für Jungen, entwickelte psychotische Symptome. Ein vom Schuldirektor herangezogener Psychiater diagnostizierte das Verhalten des Mannes als schizophren. Der Patient hatte kein Geld; seine Eltern waren verstorben, und eine verheiratete Schwester weigerte sich, die Kosten für seine Behandlung zu übernehmen. Der Direktor und mehrere Lehrer waren bestürzt, als ihr Kollege in ein staatliches Krankenhaus eingewiesen wurde. Die vier Fälle zeigen, daß das staatliche Krankenhaus für die Schichten I und II eine tabuierte Institution darstellt, die man nur als "letzte Zuflucht" zu betrachten hat.

Schicht III zeigt ein deutlich unterschiedliches Verhalten bei der Wahl der erstbehandelnden Einrichtung für den Fall psychotischer Störungen ihrer Angehörigen. Zwei von fünf Patienten kommen in private und ebenso viele in staatliche Krankenhäuser. Eine dritte Reaktionsweise auf psychotische Erkrankungen läßt sich in Schicht IV beobachten, wo ungefähr drei Viertel der erkrankten Personen unmittelbar in staatliche oder private Krankenhäuser eingeliefert werden; nur zwei Prozent der Erkrankten werden von privaten Psychiatern versorgt. Schicht V wendet sich in neun von zehn Fällen an staatliche Krankenhäuser. Die Patienten dieser Schicht, die zuerst in privaten Krankenhäusern oder von privat praktizierenden Psychiatern behandelt werden, machen nur ein Prozent dieser Patientengruppe aus und bilden ebenso Ausnahmen wie die vier Personen aus Schicht II, die in ein staatliches Krankenhaus eingeliefert wurden. Es ist ein Zufall, daß vier Patienten aus Schicht V ihre ersten psychiatrischen Erfahrungen in ein und demselben Privatkrankenhaus machten, doch es ist kein Zufall, daß keiner von ihnen länger als sechs Tage blieb. Drei der vier Patienten waren Angestellte des Gemeindekrankenhauses. Sie wurden vom Personal des Krankenhauses zur psychiatrischen Universitätsklinik geschickt. Dort behielt man sie einige Tage und überwies sie dann an das staatliche Krankenhaus. Der vierte Patient, eine Frau, wurde auf Empfehlung eines Allgemeinpraktikers in das psychiatrische Krankenhaus aufgenommen, doch der Familie war die finanzielle Belastung zu groß, so daß die Patientin in ein staatliches Krankenhaus verlegt wurde.

Das in Tabelle 32 aufgearbeitete Datenmaterial läßt erkennen, daß die Schichtzugehörigkeit psychotisch gestörter Personen mit der Inanspruchnahme verschiedener Behandlungseinrichtungen korreliert. Die Aufnahme in private Krankenhäuser steht in unmittelbarer Beziehung zu den höheren Sozialpositionen, während die Inanspruchnahme staatlicher Krankenhäuser an die unteren Schichten gebunden ist.

Vergleich zwischen erster und derzeitiger Einrichtung

Wir werden uns jetzt mit den 743 Patienten (51 Prozent der Psychotiker) befassen, die zuvor bereits ein- oder mehrmals psychiatrisch behandelt worden sind. Die folgenden drei Fragen sollen mit Hilfe des vorliegenden Datenmaterials beantwortet werden: 1. Wenden sich die Patienten erneut an die Einrichtung, in der sie das erste Mal behandelt worden sind? 2. Hat Schichtzugehörigkeit einen Einfluß darauf, ob jemand zu einer Behandlungseinrichtung zurückkehrt oder nicht? 3. Besteht eine Beziehung zwischen der Diagnose des Psychiaters und der Wahl der Behandlungseinrichtung in den verschiedenen Phasen der psychotischen Erkrankung?

Ungefähr 82 Prozent der Patienten, die früher bereits psychiatrisch behandelt worden sind, waren zuerst in einer öffentlichen Einrichtung; die übrigen 18 Prozent wurden zuerst in privaten psychiatrischen Einrichtungen versorgt. Ihre derzeitige Behandlung erhalten 90 Prozent der Patienten in öffentlichen und zehn Prozent in privaten psychiatrischen Einrichtungen. Ein Blick auf Tabelle 33 zeigt, daß zwölf Prozent der Patienten zuerst in Kliniken behandelt worden sind, während es zur Zeit nur noch drei Prozent sind. Die Anzahl derer, die zuerst in Militärkrankenhäusern versorgt worden sind, jetzt aber in Krankenhäusern der *Veterans Administration* behandelt werden, ist ungefähr gleich geblieben. Sowohl in der ersten wie in der augenblicklichen Phase der Erkrankung tragen die staatlichen Krankenhäuser die Hauptlast. Private Psychiater behandelten lediglich einen äußerst geringen Teil der Patienten zu Beginn ihrer Krankheit; der Anteil bleibt auch bei späteren Behandlungen klein. Die privaten Krankenhäuser verlieren 82 Prozent ihrer Fälle zwischen erster und derzeitiger Behandlung. Hier erhebt sich die Frage: Sind die Verschiebungen bei der Inanspruchnahme psychiatrischer Einrichtungen durch die Schichtzugehörigkeit des Patienten bedingt?

Die Frage läßt sich beantworten, wenn man die Schichtzugehörigkeit konstant hält und dann die derzeitige mit der ersten Behandlungseinrichtung vergleicht.

Detaillierte Ergebnisse dieses Verfahrens finden sich in Tabelle 8, Anhang 4, S. 269 f. Aus ihr wird ersichtlich, daß signifikante Beziehungen zwischen Schichtzugehörigkeit und den in verschiedenen Phasen der psychotischen Erkrankung bevorzugten psychiatrischen Einrichtungen bestehen. Kein Patient aus Schicht I und nur ein Patient aus Schicht II wurde zuerst in einer Klinik behandelt; der letztgenannte Patient befindet

Tabelle 33: *Mehrfach behandelte psychotische Patienten differenziert nach Erst- und derzeitiger Behandlungsinstanz (in Prozent)*

Psychiatrische Einrichtung	Behandlung Erste	Derzeitige
Kliniken	12,1	3,4
Militär- oder Veteranenkrankenhäuser	6,3	7,5
Staatliche Krankenhäuser	63,5	79,0
Privatpraxis	2,1	7,2
Privatkrankenhäuser	15,9	2,9
$n =$	728*	734

$\chi^2 = 136{,}086$, 4 df, $p < 0{,}001$

* Bei sechs Patienten ist die erste psychiatrische Behandlungseinrichtung nicht bekannt.

sich zur Zeit noch dort in Behandlung. Kein psychotischer Patient aus Schicht I oder II hat zuerst eine Behandlung in einem Militärkrankenhaus erhalten. Etwa 23 Prozent der Patienten aus diesen Schichten wurden zum ersten Male von Privatärzten behandelt; 21 Prozent sind zur Zeit noch bei privat praktizierenden Psychiatern in Behandlung. Drei Viertel dieser Patienten kamen zuerst in ein Privatkrankenhaus, aber nur 35 Prozent werden zur Zeit noch dort behandelt. Psychotische Patienten aus den Schichten I und II, die nicht in Privatkrankenhäuser zurückkehren, werden entweder von staatlichen oder von Veteranenkrankenhäusern aufgenommen.

65 Prozent der Patienten aus Schicht III kamen zuerst in Privatkrankenhäuser, doch nur 5,7 Prozent von ihnen werden auch gegenwärtig noch in diesen Behandlungszentren versorgt. Für die Privatkrankenhäuser bedeutet das einen Verlust von 91 Prozent der Patienten. Die aus privaten Krankenhäusern kommenden Patienten der Schicht III werden entweder von staatlichen Krankenhäusern oder von privaten Psychiatern weiterbehandelt. Es läßt sich auch ein Wechsel von Kliniken zu staatlichen Krankenhäusern beobachten. Der Anteil der Patienten wiederum, die zuerst in einem Militärkrankenhaus lagen, gleicht etwa dem Anteil der Patienten, die jetzt in Veteranenkrankenhäusern behandelt werden.

In Schicht IV sind genau zwei von drei Patienten zuerst in staatlichen Krankenhäusern behandelt worden. Die Kliniken behandelten 15 Prozent; zehn Prozent wurden in Militärkrankenhäusern betreut, neun Prozent in Privatkrankenhäusern untergebracht. Von privaten Psychiatern wurden weniger als ein Prozent versorgt. Von den Patienten dieser Schicht werden zur Zeit 18 Prozent in staatlichen Krankenhäusern, vier Prozent in Kliniken, sechs Prozent in Veteranenkrankenhäusern, acht Prozent von privaten Psychiatern und 0,05 Prozent in Privatkrankenhäusern behandelt. In Schicht IV ist das Wechseln von 1. privaten zu staatlichen Krankenhäusern und von 2. Kliniken zu staatlichen Krankenhäusern am auffälligsten.

Schicht V nimmt sowohl bei der ersten als auch bei der derzeitigen Behandlung staatliche Krankenhäuser in Anspruch. Es zeigt sich dennoch eine signifikante Abwanderung von Kliniken und militärischen Krankenhäusern zu staatlichen und Veteranenkrankenhäusern. Nur ein Prozent der Patienten dieser Schicht suchten zuerst ein Privatkrankenhaus auf. Zur Zeit werden zwei Prozent von privaten Psychiatern behandelt; man muß aber hinzufügen, daß es sich dabei um Veteranen handelt, für deren Arztrechnung die *Veterans Administration* aufkommt. Unser Datenmaterial zeigt, daß sich jede Schicht beim Wechsel der psychiatrischen Einrichtung nach einem bestimmten Muster verhält. Diese Muster sind für die einzelnen Schichten so charakteristisch, daß sie nach unserer Meinung ebenfalls Aspekt der jeweiligen Schichtkultur sind.

Behandlungseinrichtungen, Diagnose und Schicht

Erstbehandlung. Wir möchten die Analyse der psychiatrischen Einrichtungen, von denen die Patienten zuerst versorgt wurden, noch einen Schritt weiterführen. Dabei halten wir die Diagnose konstant, um auf diese Weise feststellen zu können, ob Schichtzugehörigkeit oder Diagnose der entscheidende Faktor bei der Ersteinweisung ist. Kontrolliert man die Diagnose, zeigt sich, daß Patienten aus den Schichten I und II unabhängig von der Diagnose Privatkrankenhäuser bevorzugen. Alle Patienten aus diesen Schichten mit affektiven oder senilen Störungen wurden zuerst in Privatkrankenhäusern behandelt; das gleiche gilt für 67 Prozent der Alkoholiker und 64 Prozent der Schizophrenen. Die übrigen Fälle waren bei privat praktizierenden Psychiatern in Erstbehandlung.

In Schicht III waren 80 Prozent der psychotischen Patienten mit affektiven Störungen, 83 Prozent der Alkoholiker, alle senilen Psychotiker, aber nur 17 Prozent der organisch kranken Psychotiker zuerst in Privatkrankenhäusern untergebracht. Die übrigen Fälle in jeder Diagnosegruppe verteilten sich auf private Psychiater und öffentliche Einrichtungen. Schizophrene bildeten die größte Gruppe von Patienten (58) mit psychiatrischer Vorgeschichte. 62 Prozent der Patienten dieser Diagnosegruppe erhielten ihre Erstbehandlung in einem Privatkrankenhaus. Von den restlichen 38 Prozent waren drei Prozent bei privaten Psychiatern, 16 Prozent in staatlichen Krankenhäusern, zehn Prozent in militärischen Einrichtungen und neun Prozent in Kliniken zur Behandlung.

Einige der affektiv gestörten, schizophrenen und senilen Psychotiker aus Schicht IV wurden einige Wochen lang in Privatkrankenhäusern behandelt. Diese Patienten machen aber nur neun Prozent der Psychotiker der Schicht IV aus. In dieser Schicht ist das staatliche Krankenhaus, unabhängig von der Diagnose, die am häufigsten aufgesuchte erste Behandlungseinrichtung.

Für alle Diagnosegruppen der Schicht V sind staatliche Krankenhäuser die Hauptbehandlungseinrichtung. Mehr als 80 Prozent der Patienten aller Diagnosegruppen, mit Ausnahme der Alkoholiker, kamen zuerst in ein staatliches Krankenhaus; von den Alkoholikern erhielten 65 Prozent ihre Erstbehandlung in einem solchen Krankenhaus. Öffentliche Kliniken versorgen die übrigen Patienten aller Diagnosegruppen.

Die oben genannten Zahlen zeigen ganz deutlich, daß Schichtzugehörigkeit festlegt, welche Behandlungseinrichtung Patienten mit psychotischen Störungen aufsuchen, sofern man die Erkrankungsart kontrolliert. Privater Krankenhäuser bedienen sich vorwiegend die Schichten I und II, Patienten aus Schicht III wenden sich an staatliche oder Veteranenkrankenhäuser, und die Schichten IV und V suchen in der Regel staatliche Einrichtungen auf.

Derzeitige Behandlung. Betrachten wir das Datenmaterial unter dem Aspekt der derzeitigen Behandlung, wobei Diagnose und Schichtzugehörigkeit konstant gehalten werden, so stellen wir fest, daß Privatkrankenhäuser und privat praktizierende Psychiater weiterhin von Angehörigen der Schichten I und II bevorzugt werden. Ein Wechsel von diesen Institutionen zu staatlichen und Veteranenkrankenhäusern ist jedoch unverkennbar. Das gilt vor allem für Schizophrene, die schon lange Zeit in Behandlung sind und deren Familien die Kosten ihrer Behandlung nicht länger aufzubringen vermögen. Der Einfluß von Schichtzugehörigkeit auf Familien mit psychotischen Mitgliedern, die erneut hospitalisiert werden müssen, zeigt sich auf höchst dramatische Weise bei Schicht III. Hier wechseln 83 bis 100 Prozent der Patienten aller Diagnosegruppen, die anfänglich in privaten Institutionen untergebracht waren, im Verlaufe ihrer Behandlung zu anderen psychiatrischen Einrichtungen über. Fast alle diese Patienten haben jetzt in staatlichen oder Veteranenkrankenhäusern Aufnahme gefunden; nur wenige sind in Kliniken untergebracht. Psychotiker dieser Schicht werden ungeachtet der Diagnose zur Erstbehandlung vorwiegend in Privatkrankenhäuser eingewiesen.

Die affektiv gestörten Psychotiker der Schicht IV wandern im Verlauf ihrer Behandlung von den Kliniken zu den staatlichen Krankenhäusern ab. Patienten mit organischen Erkrankungen wechseln von Kliniken zu militärischen und später zu staatlichen Krankenhäusern über. Bei schizophrenen Patienten zeigen sich zwei Verhaltensmuster: erstens ein Wechsel von Kliniken zu staatlichen Krankenhäusern, zweitens von privaten zu staatlichen Krankenhäusern. Die Privatkrankenhäuser verlieren zwischen erster und jetziger Behandlung 95 Prozent ihrer schizophrenen Patienten aus Schicht IV. Alle zuerst in Privatkrankenhäusern behandelten senilen Patienten befinden sich jetzt in staatlichen Krankenhäusern.

In Schicht V zeigt sich für Patienten mit affektiven, organischen, schizophrenen und senilen Psychosen ein auffallender Wechsel von Kliniken zu staatlichen Krankenhäusern. Die staatlichen Krankenhäuser sind zu jedem Zeitpunkt die vorherrschende Behandlungseinrichtung für Alkoholiker; allerdings werden 40 Prozent bei Wiederaufnahme der Behandlung in öffentlichen Kliniken untergebracht.

Die oben genannten Zahlen zeigen deutlich, daß für einen Patienten mit chronischer psychotischer Störung seine soziale Schicht als entscheidender Faktor bei der Wahl der Behandlungseinrichtung in Erscheinung tritt. Die staatlichen Krankenhäuser sind für alle Diagnosegruppen der Schichten III, IV und V die vorrangigen Behandlungseinrichtungen; in den Schichten I und II werden private Psychiater und Krankenhäuser von der ersten bis zur derzeitigen Behandlung bevorzugt. Dennoch läßt sich auch in diesen Schichten ein mehr oder minder deutlicher Wechsel von privaten zu öffentlichen psychiatrischen Einrichtungen beobachten.

Derzeitige Behandlungseinrichtungen

Bei der Erörterung der Frage, wo die psychotischen Patienten derzeit behandelt werden, haben wir nicht zwischen Mehrfach- und Erstbehandlung unterschieden, weil alle Patienten in Behandlung stehen. Abbildung 7 zeigt die schichtspezifische Verteilung der Patienten auf die einzelnen Behandlungseinrichtungen. Zweierlei wird deutlich: Erstens, die große Mehrheit der psychotischen Patienten wird von staatlichen Krankenhäusern versorgt, und zweitens, die einzelnen Schichten sind anteilmäßig höchst unterschiedlich in den verschiedenen psychiatrischen Einrichtungen vertreten.

Ungefähr 33 Prozent der Psychotiker aus den Schichten I und II, 70 Prozent aus Schicht III, 80 Prozent aus Schicht IV und über 90 Prozent aus Schicht V sind in staatlichen Krankenhäusern untergebracht. Ganz deutlich ist eine ausgeprägte inverse Beziehung zwischen der Schichtzugehörigkeit eines Patienten und seiner Behandlung in einem staatlichen Krankenhaus erkennbar. Zwischen Schichtzugehörigkeit und dem Patientenanteil in Kliniken und Veteranenkrankenhäusern besteht keine signifikante Beziehung. Doch es läßt sich eine direkte Beziehung zwischen sozialer Position und Patientenverteilung auf privat praktizierende Psychiater oder Privatkrankenhäuser ablesen.

Psychotische Patienten einer bestimmten Schicht verteilen sich ungleichmäßig auf die verschiedenen Behandlungseinrichtungen. Privatkrankenhäuser sind stärker von Patienten aus den Schichten I und II belegt als alle anderen Institutionen (38 Prozent); es folgen staatliche Krankenhäuser mit 33 Prozent, private Psychiater mit 21 Prozent, Krankenhäuser der *Veterans Administration* mit sechs Prozent und schließlich Kliniken mit zwei Prozent. In Schicht III findet sich eine völlig andere Verteilung. Etwa 71 Prozent der Patienten aus dieser Schicht werden in staatlichen Krankenhäusern

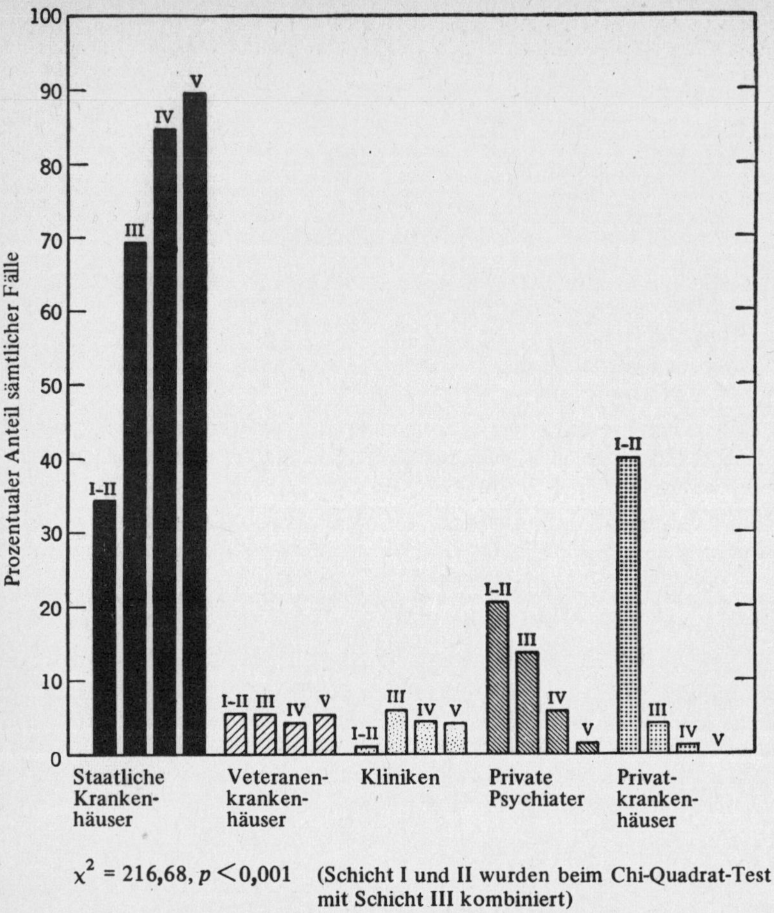

Abbildung 7: *Psychotische Patienten differenziert nach Behandlungsinstanz und Schicht (in Prozent)*

behandelt; 14 Prozent gehen zu privaten Psychiatern, vier Prozent wenden sich an Privatkrankenhäuser, fünf Prozent sind in Kliniken und fünf Prozent in Krankenhäusern der *Veterans Administration* zur Behandlung. Aus Schicht IV werden 85 Prozent der Patienten in staatlichen Krankenhäusern behandelt; sechs Prozent lassen sich bei privaten Psychiatern, vier Prozent in Krankenhäusern der *Veterans Administration*, drei Prozent in Kliniken und weniger als ein Prozent in Privatkrankenhäusern behandeln. Aus Schicht V sind 90 Prozent der psychotischen Patienten in staatlichen Krankenhäusern, ein Prozent bei privaten Psychiatern, sechs Prozent in Veteranenkrankenhäusern und drei Prozent in Kliniken in Behandlung. Keiner von ihnen befindet sich in einem Privatkrankenhaus.

Das in Abbildung 7 aufbereitete Material zeigt, daß jede Behandlungseinrichtung ihre Patienten weitgehend aus bestimmten Bevölkerungsschichten bezieht. Die Patienten der Schichten I und II zieht es zu Privatkrankenhäusern und zu privat praktizierenden Psychiatern. Angehörige der Schicht III gehen weit häufiger in staatliche Krankenhäuser als Angehörige der Schicht II, doch bei ihnen ist eine stärkere Neigung sichtbar, sich an private Psychiater und Krankenhäuser zu wenden. Schicht IV nimmt vorwiegend staatliche Krankenhäuser in Anspruch, doch eine beträchtliche Zahl sucht private Psychiater, Veteranenkrankenhäuser und Kliniken auf. Einige wenige finden den Weg zu Privatkrankenhäusern. Patienten aus Schicht V bieten sich praktisch nur zwei Möglichkeiten: staatliche oder Veteranenkrankenhäuser. Nur ein relativ kleiner Teil dieser Schicht findet Aufnahme in Krankenhäusern der *Veterans Administration,* und so wendet sich die große Mehrheit im Falle einer schweren psychischen Störung an staatliche Krankenhäuser[15].

Behandlungseinrichtung, Schicht und Diagnose

Wir wenden uns nun den psychiatrischen Einrichtungen zu. Bei der folgenden Untersuchung des Materials halten wir die Diagnose konstant, um auf diese Weise feststellen zu können, ob Schichtzugehörigkeit als entscheidender Faktor bei der Verteilung der Patienten auf die verschiedenen psychiatrischen Einrichtungen auftritt. Die zur Untersuchung dieser Beziehung durchgeführten Tests innerhalb jeder der fünf Diagnosegruppen sind in Tabelle 34 zusammengefaßt. Alle fünf Gruppen sollen einzeln besprochen werden.

Tabelle 34: *Psychotische Patienten differenziert nach Diagnose, Behandlungsinstanz und Schicht (in Prozent)*

	Affektive Psychotiker			
	Schicht			
Psychiatrische Einrichtung	I-II	III	IV	V
Öffentliche Einrichtungen				
Kliniken	–	–	–	2,1
Veteranenkrankenhäuser	9,1	–	1,2	–
Staatliche Krankenhäuser	45,4	71,4	87,6	93,6
Private Einrichtungen				
Psychiater	18,2	23,8	9,9	4,2
Krankenhäuser	27,3	4,8	1,2	–
n =	11	21	81	47

	Alkoholiker			
	Schicht			
Psychiatrische Einrichtung	I-II	III	IV	V
Öffentliche Einrichtungen				
Kliniken	25,0	50,0	52,0	31,2
Veteranenkrankenhäuser	–	7,1	–	–
Staatliche Krankenhäuser	–	28,6	40,0	66,7
Private Einrichtungen				
Psychiater	75,0	14,3	8,0	2,1
Krankenhäuser	–	–	–	–
n =	4	14	25	48

Fortsetzung Tabelle 34 auf der nächsten Seite.

[15] Die in Abbildung 7 dargestellte Verteilung psychotischer Patienten auf die verschiedenen psychiatrischen Einrichtungen ist aus Tabelle 7, Anhang 4, S. 269, zu ersehen.

Tabelle 34 (Forts.)

Psychiatrische Einrichtung		Organisch kranke Psychotiker Schicht I-II	III	IV	V
Öffentliche Einrichtungen					
Kliniken		–	–	–	–
Veteranenkrankenhäuser		–	–	2,0	2,8
Staatliche Krankenhäuser		50,0	83,3	92,1	95,4
Private Einrichtungen					
Psychiater		–	16,7	5,9	1,8
Krankenhäuser		50,0	–	–	–
	n =	2	12	51	109

Psychiatrische Einrichtung		Schizophrene Schicht I-II	III	IV	V
Öffentliche Einrichtungen					
Kliniken		–	1,2	1,7	1,0
Veteranenkrankenhäuser		6,9	8,4	6,8	8,9
Staatliche Krankenhäuser		34,5	71,1	84,6	89,3
Private Einrichtungen					
Psychiater		20,7	14,5	5,7	0,8
Krankenhäuser		37,9	4,8	1,1	–
	n =	29	83	352	383

Psychiatrische Einrichtung		Senile Psychotiker Schicht I-II	III	IV	V
Öffentliche Einrichtungen					
Kliniken		–	–	–	–
Veteranenkrankenhäuser		–	–	–	–
Staatliche Krankenhäuser		16,7	93,8	97,2	100,0
Private Einrichtungen					
Psychiater		–	–	2,8	–
Krankenhäuser		83,3	6,2	–	–
	n =	6	16	72	76

Affektive Störungen. Die 160 als affektiv gestörte Psychotiker eingestuften Patienten verteilen sich ungleichmäßig auf die verschiedenen Behandlungseinrichtungen. Es zeigen sich zwei deutlich unterschiedene Schichtgradienten: Erstens, je niedriger die Schicht, desto höher ist der Patientenanteil in staatlichen Krankenhäusern; zweitens, je höher die Schicht, desto höher der Patientenanteil in privaten Einrichtungen. In Kliniken oder Veteranenkrankenhäusern werden nur wenige affektiv gestörte Psychotiker behandelt.

Alkoholiker. Bei Alkoholikern zeigt sich eine deutliche Beziehung zwischen Schichtzugehörigkeit und Behandlungseinrichtung: je niedriger die Schicht, desto höher die Wahrscheinlichkeit, daß ein Alkoholiker in einem staatlichen Krankenhaus versorgt wird; je höher die Schicht, desto größer die Wahrscheinlichkeit, daß ein Alkoholiker von einem privaten Psychiater behandelt wird[16]. In Kliniken behandelte Patienten

[16] Der einzige Patient aus Schicht II in Behandlung der staatlichen Klinik für Alkoholiker war zuvor einige Jahre von einem privat praktizierenden Psychiater behandelt worden, bis seine Mittel erschöpft waren und er sich an die Klinik wenden mußte.

gehören hauptsächlich zu den Schichten III und IV. Ein Drittel der Patienten aus Schicht V wird in Kliniken behandelt. Kein einziger Alkoholiker hält sich in einem Privatkrankenhaus auf.

Organische Störungen. Psychotische Patienten, für deren Störungen organische Erkrankungen verantwortlich gemacht werden, sind zum großen Teil in staatlichen Krankenhäusern untergebracht. Wo das nicht der Fall ist, steht zu erwarten, daß der Betreffende von einem privaten Psychiater behandelt wird. Je niedriger die Schicht, desto geringer der Anteil der Patienten, die von privaten Psychiatern behandelt werden.

Schizophrene. Zwischen Schichtzugehörigkeit und Anteil der in Kliniken oder Veteranenkrankenhäusern behandelten schizophrenen Patienten besteht kein Zusammenhang. Die anderen psychiatrischen Einrichtungen weisen aber deutlich Schichtgradienten auf. Staatliche Krankenhäuser lassen eine stark inverse Beziehung zwischen Schichtzugehörigkeit und Anteil behandelter Schizophrener erkennen. Bei privaten Psychiatern und privaten Krankenhäusern zeigt sich auf der anderen Seite eine unmittelbare Beziehung zwischen Schicht und Anteil der von ihnen behandelten schizophrenen Patienten.

Senile Psychotiker. Diese Diagnosegruppe zeigt die charakteristische inverse Beziehung zwischen Schichtzugehörigkeit und Einweisung in staatliche Krankenhäuser. Etwa sechs von sieben senilen Psychotikern aus den Schichten I und II werden in Privatkrankenhäusern versorgt; in Schicht III ist es dagegen nur einer von 16. In staatlichen Krankenhäusern sind 97 Prozent der Patienten aus Schicht IV und alle Patienten aus Schicht V untergebracht.

Die in Tabelle 34 zusammengefaßten Analysen beweisen deutlich, daß unabhängig von der Art der psychotischen Störung die Schichtzugehörigkeit bei den meisten Psychotikern ein determinierender Faktor bei der Wahl der Behandlungseinrichtung ist. Allgemeiner formuliert, je niedriger die Schicht, desto größer die Wahrscheinlichkeit, daß ein psychotischer Patient in einem staatlichen Krankenhaus (oder allenfalls in einer Klinik) behandelt wird, und zwar unabhängig von der Diagnose, die der Psychiater stellt. Hier bestätigt sich, was wir aufgrund theoretischer Überlegungen erwartet haben, daß nämlich psychisch gestörte Individuen immer in Behandlungseinrichtungen unterkommen, die sie sich leisten könne. Personen aus den Schichten I und II suchen privat praktizierende Psychiater und Privatkrankenhäuser auf. Personen aus Schicht III ziehen nach Möglichkeit auch solche Einrichtungen vor, doch ihre finanziellen Mittel sind häufig so beschränkt, daß sie sich sehr bald an öffentliche Einrichtungen wenden müssen. Psychisch Kranke aus Schicht V müssen sich an öffentliche Einrichtungen wenden; sie sind im Falle einer psychischen Erkrankung auf die staatliche Anstalt angewiesen. Sie fürchten und hassen zwar die “Klapsmühle”, doch es bleibt ihnen keine andere Wahl.

Psychiatrische Therapien und Psychosen

Wir untersuchen nun die Therapien, das heißt die *Art und Weise* des Behandlungsprozesses, ohne den Sozialstatus des Patienten zu berücksichtigen. Zunächst beschäftigen wir uns mit Diagnose und psychiatrischen Therapien, um festzustellen, ob sie miteinander in Beziehung stehen. Falls dies der Fall sein sollte, müßte bei der Analyse der Beziehungen zwischen Schichtzugehörigkeit und psychiatrischer Therapie die Diagnose kontrolliert werden. Andernfalls würden mögliche Zusammenhänge zwischen Schichtzugehörigkeit und Therapieformen durch die Diagnose verwischt.

Das Material in Tabelle 35 zeigt, daß eine hochsignifikante Beziehung zwischen Diagnose und der bei psychotischen Patienten angewandten Therapieform besteht. Psychotherapie wird nur wenigen Patienten verschrieben, mit Ausnahme der Alkoholiker. Organtherapie wird am häufigsten bei affektiven und organisch verursachten Psycho-

Tabelle 35: *Psychotische Patienten differenziert nach Diagnosegruppe und Haupttherapieform (in Prozent)*

Diagnostische Gruppe	Psychotherapie	Organtherapie	Pflegerische Verwahrung	n
Affektive Psychosen	18,8	63,8	17,5	160
Alkoholische Psychosen	52,7	25,3	22,0	91
Organische Psychosen	10,9	46,0	43,1	174
Schizophrene Psychosen	14,3	40,6	45,1	847
Senile Psychosen	10,6	6,5	82,9	170

$x^2 = 228{,}53, p < 0{,}001$

sen angewandt. Die große Mehrheit der Patienten mit senilen Psychosen steht unter pflegerischer Verwahrung, die auch schizophrenen Patienten häufiger als andere Therapieformen auferlegt wird. Wir dürfen allerdings nicht vergessen, daß wir die Prävalenz der Behandlungen bei einer großen Zahl chronisch kranker Patienten untersuchten. Die enge Beziehung zwischen Diagnose und hauptsächlicher Therapieform deutet darauf hin, daß wir die Diagnose kontrollieren müssen, wenn wir Beziehungen zwischen Schichtzugehörigkeit und den hauptsächlichen Therapieformen herausfinden wollen. Das zur Überprüfung dieser Annahme erforderliche Datenmaterial ist in Tabelle 36 aufbereitet.

Tabelle 36: *Psychotische Patienten differenziert nach Diagnosegruppe, Haupttherapieform und Schicht (in Prozent)*

	Affektiv Gestörte			
	Schicht			
Therapieform	I-II*	III	IV	V
Psychotherapie	18,2	23,6	19,8	12,8
Organtherapie	72,7	66,7	63,0	61,7
Pflegerische Verwahrung	9,1	9,7	17,3	25,5
n =	11	21	81	47

$x^2 = 5{,}83, 4\ df, p > 0{,}05$

	Alkoholiker			
	Schicht			
Therapieform	I-II*	III	IV	V
Psychotherapie	100,0	71,4	72,0	33,0
Organtherapie	0,0	21,4	24,0	29,2
Pflegerische Verwahrung	0,0	7,1	4,0	37,8
n =	4	14	25	48

$x^2 = 19{,}20, 4\ df, p < 0{,}001$

	Organisch Kranke			
	Schicht			
Therapieform	I-II*	III	IV	V
Psychotherapie	0,0	27,3	11,3	9,2
Organtherapie	50,0	36,4	47,2	46,3
Pflegerische Verwahrung	50,0	36,4	41,5	44,4
n =	2	11	53	108

$x^2 = 2{,}43, 4\ df, p > 0{,}05$

Fortsetzung Tabelle 36 auf der nächsten Seite.

Therapieform	Schizophrene Psychotiker Schicht I-II	III	IV	V
Psychotherapie	51,7	20,5	15,3	9,1
Organtherapie	24,1	48,2	47,7	33,7
Pflegerische Verwahrung	24,1	31,3	36,9	57,2
$n =$	29	83	352	383
	$\chi^2 = 74{,}53$, 6 *df*, $p < 0{,}001$			

Therapieform	Senile Psychotiker Schicht I-II*	III	IV	V
Psychotherapie	50,0	18,8	8,3	7,9
Organtherapie	0,0	12,5	4,2	7,9
Pflegerische Verwahrung	50,0	68,8	87,5	84,2
$n =$	6	16	72	76
	$\chi^2 = 9{,}08$, 4 *df*, $p > 0{,}05$			

*Die Schichten I und II wurden bei dem χ^2-Test mit Schicht III kombiniert.

Affektive gestörte Psychotiker lassen keine signifikante Beziehung zwischen Schichtzugehörigkeit und den hauptsächlichen Therapieformen erkennen. Individual- oder Gruppentherapie wird bei ihnen nur selten angewandt. Die Mehrheit der Patienten aller Schichten wird organisch behandelt. Bei pflegerischer Verwahrung zeigt sich zwar ein Schichtgradient, doch die Zahl der Patienten ist zu klein, als daß das Ergebnis signifikant sein könnte.

Alkoholiker zeigen eine signifikante Beziehung zwischen Schichtzugehörigkeit und verordneter Therapieform. In den Schichten I und II erhalten alle Patienten eine individuelle Psychotherapie. Zwischen den Schichten III und IV sind keine grundsätzlichen Unterschiede festzustellen. Nur ein Drittel der Patienten aus Schicht V wird psychotherapeutisch behandelt. Organische Behandlungsmethoden werden zu ungefähr gleichen Teilen den Patienten der Schichten III, IV und V verordnet. Die pflegerische Verwahrung konzentriert sich weitgehend auf Patienten der Schicht V.

Patienten mit organischen Psychosen lassen keine Beziehung zwischen Schichtzugehörigkeit und verordneter Therapie erkennen.

Schizophrene Patienten zeigen eine deutliche Beziehung zwischen Schichtzugehörigkeit und Therapieformen. Bei den Schichten I und II sind Psychotherapie oder pflegerische Verwahrung üblich, bei den Schichten III und IV Organtherapie und bei Schicht V pflegerische Verwahrung.

Senile Psychotiker lassen keine signifikante Beziehung zwischen Schichtzugehörigkeit und Behandlungsmethoden erkennen. Patienten aus den Schichten I und II werden jedoch eher psychotherapeutisch behandelt als Patienten aus den unteren Schichten. Pflegerische Verwahrung ist das Los der meisten alten Patienten aus den Schichten IV und V.

Die hochsignifikante Beziehung zwischen Schichtzugehörigkeit und den Therapieformen bei Alkoholikern und schizophrenen Patienten kann sowohl durch die psychiatrischen Einrichtungen als auch durch die Schichtzugehörigkeit bedingt sein. Um feststellen zu können, welcher dieser beiden möglichen Faktoren verantwortlich ist, werden wir beim nächsten Test zur *Hypothese 3* sowohl Diagnose wie Behandlungseinrichtung konstant halten; *Hypothese 3* besagt, daß die *Art der psychiatrischen Behandlung* mit der sozialen Position des Patienten zusammenhängt.

Behandlungseinrichtung, Diagnose, Therapieform und Schicht

Aus statistischer Sicht ist die Anzahl der Patienten in jeder Rubrik der Tabelle leider zu klein, als daß die Analyse des Datenmaterials hinsichtlich der Wechselbeziehungen zwischen Behandlungseinrichtung, Diagnose, Therapieform und Schichtzugehörigkeit hinreichend verläßlich sein könnte[17]. Um dieses Problem lösen zu können, haben wir die psychiatrischen Einrichtungen in drei Kategorien zusammengefaßt: 1. privat praktizierende Psychiater und Privatkrankenhäuser, 2. Kliniken und 3. öffentliche Krankenhäuser. Sodann haben wir das Material über die Patienten in jeder dieser drei Kategorien analysiert und dabei die Diagnose konstant gehalten. Die Ergebnisse dieser Analysereihen wollen wir in den nächsten Abschnitten erörtern.

Private Psychiater und Privatkrankenhäuser

In keiner Diagnosegruppe ist eine signifikante Beziehung zwischen Schichtzugehörigkeit und den von privaten Institutionen verordneten hauptsächlichen Therapieformen festzustellen. Dieses Ergebnis ist auf drei Faktorengruppen zurückzuführen: erstens, kaum ein Psychotiker aus Schicht V wird von privaten Psychiatern oder in Privatkrankenhäusern behandelt; zweitens, Patienten von privaten Psychiatern erhalten unabhängig von ihrer Schichtzugehörigkeit tendenziell individuelle Psychotherapie; pflegerische Verwahrung läßt sich bei privatärztlich behandelten Patienten nicht anwenden; drittens, von privaten Psychiatern oder in Privatkrankenhäusern behandelte Patienten repräsentieren eine relativ kleine Spannbreite von Sozialpositionen. Diese Überlegungen schließen die Möglichkeit einer signifikanten Beziehung zwischen Schichtzugehörigkeit, Diagnosegruppe und Therapieform praktisch aus. Wenn also ein psychotischer Patient aus den Schichten I, II oder III privat behandelt wird, erhält er unabhängig von seiner Diagnose höchstwahrscheinlich eine Individualpsychotherapie. Dennoch werden 14 Prozent der affektiv gestörten und 27 Prozent der schizophrenen Psychotiker in privaten psychiatrischen Einrichtungen organtherapeutisch behandelt. Das ist interessant, weil in der Psychiatrie zur Zeit die Meinung verbreitet ist, organische Behandlungsmethoden, vor allem die Elektroschocktherapie, seien bei vielen affektiven Störungen von großem Nutzen; nach dieser Lehrmeinung vermag keine andere bekannte Therapie vergleichbare Erfolge nachzuweisen, außer vielleicht die langwierige psychotherapeutische Intensivbehandlung bei schizophrenen Psychosen. Übrigens werden nur zwei Drittel der Schizophrenen, aber 76 Prozent der affektiv gestörten Psychotiker, die in privaten Einrichtungen untergebracht sind, psychotherapeutisch behandelt. Bei allen psychischen Störungen konzentriert sich Psychotherapie auf die Schichten I, II und III; sowohl Diagnose wie therapeutische Theorie sind der sozialen Position nachgeordnet.

Kliniken

In den Kliniken werden so wenig Patienten behandelt, daß wir über den Zusammenhang zwischen Diagnosegruppen, Therapie und sozialer Position keine verläßlichen Aussagen machen können. Außerdem werden in den Kliniken weder organisch bedingte noch senile Psychosen, sondern nur affektive Psychosen behandelt. Die elf Schizophre-

[17] Das hier angeführte Material ist in Tabelle 9, Anhang 4, S. 270 f., aufbereitet.

nen, die sich in Kliniken befinden, erhalten allesamt eine psychotherapeutische Behandlung. Von den 36 Alkoholikern werden 34 individualpsychotherapeutisch, die übrigen zwei organtherapeutisch behandelt.

Öffentliche Krankenhäuser

Schizophrene Patienten bilden die einzige Gruppe von Psychotikern, die hinreichend umfangreich ist, um eine Überprüfung der *Hypothese 3* unter Konstanthaltung von Diagnose und Behandlungseinrichtung zu ermöglichen (sie umfaßt 60 Prozent aller Psychotiker in den öffentlichen Krankenhäusern). In den Schichten I und II fanden wir jedoch so wenig schizophrene Patienten (1,5 Prozent), daß sie für den Chi-Quadrat-Test mit Patienten aus Schicht III kombiniert werden mußten. Dieser Umstand erhöht die Genauigkeit des Tests der angenommenen Beziehung zwischen Schichtzugehörigkeit und Therapieform. Falls eine signifikante Beziehung zwischen Schichtzugehörigkeit und den hauptsächlichen psychiatrischen Therapien bestehen sollte, ließe sich daraus schließen, daß die soziale Position eine sich in der Behandlungspraxis öffentlicher Krankenhäuser auswirkende Variable ist.

Tabelle 37: *Von staatlichen und Veteranenkrankenhäusern behandelte schizophrene Patienten differenziert nach Haupttherapieform und Schicht (in Prozent)*

Therapieform	Schicht I-II*	III	IV	V
Psychotherapie	16,7	12,1	9,6	8,5
Organtherapie	25,0	53,6	50,6	33,8
Pflegerische Verwahrung	58,3	34,3	39,8	57,7
n =	12	66	322	376

$\chi^2 = 27{,}14$, 4 *df*, $p < 0{,}001$

*Die Schichten I und II wurden beim Chi-Quadrat-Test mit Schicht III kombiniert.

Tabelle 37 zeigt eine signifikante Beziehung zwischen sozialer Position und Therapieform, die schizophrenen Patienten in öffentlichen Krankenhäusern verschrieben wird. Nur ein geringer Anteil der schizophrenen Patienten wird psychotherapeutisch behandelt; allerdings erhalten die Patienten der Schichten I und II eine solche Therapie doppelt so häufig wie Patienten aus Schicht V. Der Anteil der organtherapeutisch behandelten Patienten variiert von Schicht II zu Schicht V; allerdings werden Patienten aus den Schichten III und IV häufiger nach dieser Methode behandelt als Patienten der beiden angrenzenden Schichten. Andererseits wird pflegerische Verwahrung proportional am häufigsten in den Schichten I und II und in Schicht V verordnet. Der Leser sollte sich jedoch in Erinnerung rufen, daß nur sieben Patienten in den Schichten I und II, hingegen 217 in Schicht V davon betroffen waren. Außerdem sind alle Patienten aus den Schichten I und II schon seit längerer Zeit krank und zuvor schon mindestens zweimal hospitalisiert worden. All diese Patienten sind "ausgebrannt". Die staatlichen Krankenhäuser bedeuten für sie eine Art "Endstation". Im Gegensatz dazu sind 64 Prozent der pflegerisch verwahrten Patienten aus Schicht V vorher noch nicht in psychiatrischer Behandlung gewesen.

Zusatztests

Nachdem wir eine signifikante Beziehung zwischen sozialer Position und den Therapieformen festgestellt hatten, die schizophrenen Patienten in öffentlichen Krankenhäusern verordnet werden, führten wir eine Reihe zusätzlicher Analysen durch, um herauszufinden, ob die für die gesamte Diagnosegruppe ermittelte Beziehung zwischen sozialer Position und hauptsächlicher Therapieform sich auch bei ausgewählten Untergruppen nachweisen läßt. In den Analysen kontrollierten wir Geschlecht, Alter, psychiatrische Vorgeschichte und die Anzahl der seit dem ersten psychiatrischen Kontakt verstrichenen Jahre.

Es stellte sich heraus, daß der signifikante Zusammenhang zwischen Schichtzugehörigkeit und Therapieform sowohl für Frauen und Männer getrennt als auch für die verschiedenen Altersstufen beiderlei Geschlechts zutraf; eine besonders signifikante Beziehung bestand zwischen Sozialposition und Therapie bei Frauen und Männern im Alter von 35 bis 54 Jahren. Auch bei Patienten, die sich einer Erstbehandlung unterzogen, wie bei Patienten, die schon ein- oder mehrmals psychiatrisch behandelt worden waren, sind ähnlich signifikante Beziehungen erkennbar, wie schließlich auch bei Patienten, die von weniger als ein Jahr bis zu 15 Jahre lang in Behandlung waren. Nach 15 Behandlungsjahren sind signifikante Unterschiede zwischen den Schichten nicht mehr festzustellen. Praktisch alle Patienten mit derart langer Behandlungsdauer sind auf Stationen für chronische Fälle untergebracht; dort ist pflegerische Verwahrung die vorherrschende Behandlungsform.

Interessant ist, daß in den Schichten III, IV und V erstbehandelte Patienten häufiger pflegerisch verwahrt werden als Patienten, die schon einmal hospitalisiert waren. Die Analysen untermauern den Befund, daß Schichtzugehörigkeit tatsächlich die den schizophrenen Patienten in öffentlichen Krankenhäusern verschriebenen psychiatrischen Therapien beeinflußt[18].

Behandlungsdauer

Es ist schwierig, wenn nicht unmöglich, den zeitlichen Beginn einer psychischen Erkrankung zu bestimmen, selbst wenn eine detaillierte psychiatrische Krankengeschichte vorliegt. Dies gilt besonders für Neurosen. Im Falle von Psychosen mögen dem dramati-

[18] $\chi^2 = 8{,}61$, 2 *df*, $p < 0{,}05$. In dem vorherigen Chi-Quadrat-Test wurden die Schichten III und IV kombiniert und mit Schicht V verglichen. 1. Affektiv gestörte Psychotiker: die Therapieform ist nicht von Schichtzugehörigkeit abhängig. Bei der Auswertung dieses Ergebnisses müssen wir aber zweierlei berücksichtigen: erstens, organische Therapie ist die wichtigste Behandlungsmethode, und es gibt nur sieben affektiv gestörte Patienten in den Schichten I und II; zweitens, pflegerische Verwahrung nimmt in den Schichten IV und V an Häufigkeit zu, doch die Anzahl der Patienten ist zu klein, um signifikante Ergebnisse liefern zu können. 2. Organisch kranke Psychotiker: die verordnete Therapie ist nicht von Schichtzugehörigkeit abhängig, doch es sind nur zwei Patienten aus Schicht II und neun aus Schicht III in öffentlichen Krankenhäusern. Daher sind Vergleiche der Therapieformen nur bei den Schichten IV und V zulässig. 3. Senile Psychotiker: bei senilen Patienten besteht keine Beziehung zwischen Schichtzugehörigkeit und hauptsächlicher Therapieform, weil die große Mehrheit der senilen Psychotiker nur pflegerische Verwahrung erhält, das heißt, ihre körperlichen Bedürfnisse werden befriedigt, während sie darauf warten, daß der Tod sie erlöst.
4. Alkoholiker: bei ihnen läßt sich eine signifikante Beziehung zwischen Schichtzugehörigkeit und Therapie nachweisen, auch wenn nur die Schichten III, IV und V vertreten sind. 40 Prozent der Patienten aus Schicht III, doch nur neun Prozent aus Schicht V werden psychotherapeutisch behandelt. Andererseits werden nur 20 Prozent der Patienten aus Schicht III pflegerisch verwahrt, dagegen 56 Prozent aus Schicht V.

schen, Aufmerksamkeit erregenden Ausbruch der psychischen Störung viele auffällige Verhaltensweisen und Symptome vorausgehen. Diese Anzeichen einer psychischen Störung können sich über Jahre erstrecken, doch das Faktum einer Erkrankung läßt sich erst dann feststellen, wenn eine hinreichend detaillierte Anamnese und detailliertes klinisches Material über den Patienten vorliegen. Das für diese psychiatrische Erhebung zusammengetragene Datenmaterial reicht nicht aus, um abschätzen zu können, wie lange die Patienten bereits krank waren, ehe sie in Behandlung kamen. Wir sammelten dennoch Informationen über 1. die Anzahl der bereits durchgeführten Behandlungen, 2. Dauer der jeweiligen Behandlungen, 3. ambulante oder stationäre Behandlungen und schließlich 4. die Zeitdauer zwischen zwei psychiatrischen Behandlungen. Wir werden uns auf diese Informationen stützen, um in Erfahrung zu bringen, ob ein Zusammenhang zwischen Schichtzugehörigkeit und 1. Wiederaufnahme der Behandlung und 2. der Behandlungsdauer bei psychiatrischen Patienten besteht.

Behandlung und Schicht

Die hier verwandten Definitionen unterscheiden sich von denen in den Kapiteln 7 und 8. Es gilt zwar weiterhin, daß einer Behandlungswiederaufnahme eine Entlassung aus früherer Behandlung vorausgeht, doch jetzt wollen wir den Begriff Behandlungswiederaufnahme auf jeden Patienten mit psychiatrischer Vorgeschichte anwenden, der länger als ein Jahr ein Abklingen der Symptome verspürt hatte, ehe er die Behandlung wiederaufnahm. Die Remissionsphase kann Jahre zurückliegen, jedenfalls länger als der in Kapitel 7 und 8 erörterte Beobachtungszeitraum von sechs Monaten. Patienten, die seit ihrem ersten Kontakt mit einem Psychiater ohne Unterbrechnung behandelt worden sind, gehören *per definitionem* in die Kategorie Dauerpatienten, wie lange sie auch in psychiatrischer Behandlung sein mögen. Liegt zwischen zwei oder mehreren Behandlungen weniger als ein Jahr, dann handelt es sich um eine "kurze Remissionsphase".

Nachdem wir die Erfahrungen psychotischer Patienten mit Behandlungseinrichtungen in die genannten drei Kategorien eingeteilt und dann nach Diagnosegruppen unterteilt hatten, zeigte sich nur bei schizophrenen Psychotikern eine signifikante Beziehung zwischen Schichtzugehörigkeit und Wiederaufnahme der Behandlung. Die Ergebnisse für die Gruppe der Schizophrenen sind in Tabelle 38 aufbereitet. Danach besteht eine stark inverse Beziehung zwischen Schichtzugehörigkeit und Dauerversorgung seit Behandlungsbeginn bis zur Gegenwart. Sowohl Fälle mit kurzer Remissionsphase als auch Fälle mit Behandlungswiederaufnahme weisen entgegengesetzt verlaufende Gradienten auf.

Tabelle 38: *Schizophrene Patienten in jeder Schicht mit oder ohne Behandlungswiederaufnahme (in Prozent)**

	Schicht			
Krankengeschichte	I-II	III	IV	V
Dauerfall	15,4	32,0	37,9	56,3
Kurze Remissionsphase (eine oder mehrere)	46,2	35,9	35,0	20,4
Wiederaufnahme der Behandlung (eine oder mehrere)	38,4	32,0	27,1	23,3
n =	26	78	343	378
	$\chi^2 = 44{,}48$, 6 *df*, $p < 0{,}001$			

*Es werden nur Patienten mit bekannter Krankengeschichte berücksichtigt.

Der Prozentsatz schizophrener Patienten aus den Schichten I und II mit mindestens einer kurzen Remissionsphase ist doppelt so groß wie der aus Schicht V. Derselbe Trend zeigt sich auch bei den Wiederaufnahmefällen, doch hier sind die Unterschiede zwischen den Schichten nicht so groß.

Aus den Daten der Tabelle 38 können wir schließen, daß schizophrene Patienten aus den höheren Schichten häufiger die Behandlung aufgeben und wiederaufnehmen als Patienten aus den unteren Schichten. Diese Schlußfolgerung wird durch eine Überprüfung der Anzahl von Behandlungen bei schizophrenen Patienten aus den verschiedenen Schichten bestätigt. Der Durchschnitt für jede Schicht liegt bei:

Schicht	Wiederaufnahme der Behandlung
I-II	3,9
III	2,6
IV	2,1
V	0,6

Diese tabellarische Übersicht zeigt: je niedriger die Schicht, desto größer die Wahrscheinlichkeit, daß schizophrene Patienten ohne Symptomremission in psychiatrischer Behandlung verbleiben. Für Patienten aus Schicht V heißt das Versorgung in staatlichen Krankenhäusern weitgehend auf Kosten der Allgemeinheit. Ein schizophrener Patient der Schicht V wird möglicherweise einmal aus der psychiatrischen Behandlung entlassen – und das ist bei ungefähr 50 Prozent der Patienten der Fall –, doch wenn er erneut ins Krankenhaus eingeliefert wird, dann wird er mit großer Wahrscheinlichkeit auf unbegrenzte Zeit dort bleiben. Nach unserer Meinung ist dies eines der wichtigsten Ergebnisse unserer Untersuchung. Wenn wir diesen Befund zu dem Datenmaterial über die Prävalenzkomponenten bei Psychosen (siehe Kapitel 8) und zu dem Material über die *derzeitige Dauer* der Behandlung (siehe nächsten Abschnitt) in Beziehung setzen, dann verstehen wir allmählich, warum die Zahl der Kranken in den öffentlichen psychiatrischen Anstalten in den letzten Jahren ständig zugenommen hat.

Behandlungsdauer und Schicht

Die Zeitdauer ununterbrochener psychiatrischer Versorgung von psychotischen Patienten steht in Beziehung zur Schichtzugehörigkeit. Diese allgemeine Aussage gilt für alle Diagnosegruppen. Die affektiv gestörten Psychotiker unterschieden sich jedoch in zweierlei Hinsicht deutlich von den anderen Diagnosegruppen: 1. Patienten aus den Schichten I und II sind älter als die Patienten aus den unteren Schichten, und 2. variiert ihre Behandlungsdauer erheblich. Nachdem wir die Durchschnittswerte der einzelnen Schichten hinsichtlich der Altersunterschiede mit Hilfe einer Kovarianzanalyse bereinigt hatten[19], ergab sich eine durchschnittliche Verweildauer von 7,3 Jahren in den Schichten I und II und von 4,2 Jahren in Schicht V. Bei den anderen psychotischen Diagnosegruppen zeigt sich eine deutlich inverse Beziehung zwischen Schichtzugehörigkeit und psychiatrischer Behandlungsdauer. Diese Beziehungen sind in Abbildung 8 graphisch dargestellt. Alkoholiker aus den Schichten I und II sind durchschnittlich

[19] Varianz- und Kovarianzanalyse sind angemessenere Testverfahren zur Signifikanzermittlung der Behandlungsdauer als der Chi-Quadrat-Test; sie gestatten uns, die Behandlungsdauer als Variable zu behandeln, die wir mittels Kovarianz immer dann kontrollieren können, wenn 1. deutliche schichtspezifische Unterschiede in der derzeitigen Altersverteilung, und 2. deutliche Korrelationen innerhalb der Schichten zwischen Alter und Behandlungsdauer feststellbar sind.

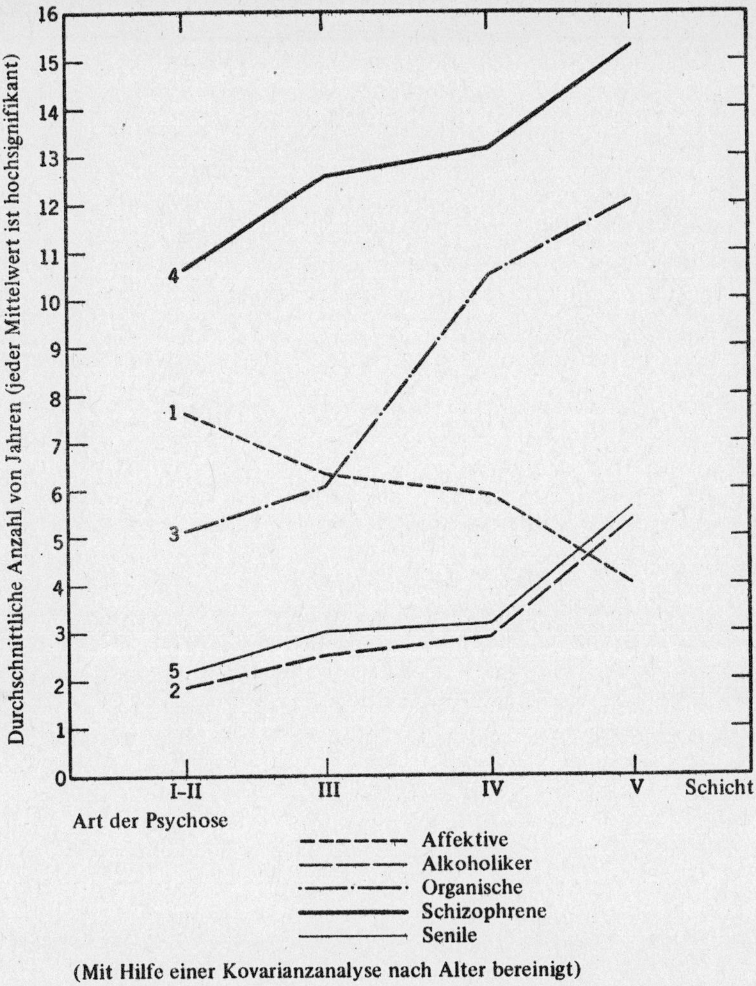

Abbildung 8: Durchschnittliche Anzahl der Jahre derzeitiger Behandlung von Patienten mit verschiedenen psychotischen Störungen

zwei Jahre, Alkoholiker aus Schicht V durchschnittlich fünf Jahre in Behandlung gewesen. Das ist im Durchschnitt ein Unterschied von drei Jahren. Wenngleich Schizophrene allgemein länger als irgendeine andere Diagnosegruppe behandelt werden, sind Schizophrene aus Schicht V weitaus länger in psychiatrischer Behandlung als Schizophrene aus den oberen Schichten. Die Mittelwerte, die mit Hilfe einer Kovarianzanalyse nach Altersunterschieden bereinigt wurden, liegen zwischen 10,5 Jahren in den Schichten I und II und 15,2 Jahren in Schicht V. Das ist ein Unterschied von fast fünf Jahren. Die Mittelwerte der Schichten III und V liegen zwischen diesen beiden Extremen. Die konsistenten Unterschiede zwischen den Mittelwerten der verschiedenen Diagnosegruppen sind möglicherweise unabhängig von der Diagnose der jeweiligen Störungen auf die soziale Position der Patienten zurückzuführen.

Schicht und Behandlungsdauer

Der unterschiedliche Einfluß der Schichtzugehörigkeit bei psychisch kranken Mitgliedern der Gemeinde, die erstmals psychiatrisch versorgt werden, ist in Abbildung 9 graphisch dargestellt. Die Kurven der Abbildung lassen eine Beziehung zwischen Anzahl der Jahre der derzeitigen Behandlung neurotischer und psychotischer Patienten und ihrer Schichtzugehörigkeit erkennen. Die Kurven verlaufen aber bei den beiden Diagnosegruppen in entgegengesetzter Richtung. Für neurotische Patienten gilt: je höher die Schicht, desto länger sind die Patienten in psychiatrischer Behandlung. Bei Psychotikern ist das Verhältnis genau umgekehrt, das heißt, je niedriger die Schicht, desto länger ist die psychiatrische Behandlung. Ein Blick auf die Kurven der Mittel- und der Medianwerte der Jahre ununterbrochener Behandlung bei neurotischen und psychotischen Patienten läßt erkennen, daß der Einfluß der Schichtzugehörigkeit in der Tat beträchtlich ist, gleichgültig ob der Mittel- oder der Medianwert berücksichtigt wird. Doch die verschiedenen Werte sagen Unterschiedliches über die Patienten der Untersuchung aus.

Psychotiker

Der Medianwert für Psychotiker zeigt an, daß in den Schichten I und II 50 Prozent der Patienten weniger als drei Jahre behandelt worden sind. In Schicht III hingegen beträgt die vergleichbare Zahl vier Jahre, in Schicht IV sechseinhalb und in Schicht V zehn Jahre. Die Hälfte aller Patienten aus Schicht V ist also viermal so lange in psychiatrischer Behandlung gewesen wie die gleiche Zahl von Patienten aus den Schichten I und II; dabei handelt es sich um die unteren 50 Prozent jeder Schicht. Die anderen 50 Prozent der psychotischen Patienten sind länger in ununterbrochener Behandlung gewesen, als der Medianwert in Abbildung 9 ausweist. Dies ergibt sich auch aus den höheren Mittelwerten in allen Schichten. Ein Beispiel: der Mittelwert für Psychotiker der Schichten I und II beträgt sieben Jahre. Dieser Wert ist ungefähr doppelt so groß wie der Medianwert für diese Schichten. Der Unterschied deutet darauf hin, daß ein bestimmter Anteil der psychotischen Patienten aus den Schichten I und II viele Jahre lang, der Rest aber nur relativ kurze Zeit in Behandlung gewesen ist.

Der unterschiedliche Kurvenanstieg der Mittel- und Medianwerte unterhalb der Schichten I und II läßt deutlich erkennen, daß Patienten aus den unteren Schichten, vor allem aber aus Schicht V, gewöhnlich im Krankenhaus bleiben, wenn sie erst einmal eingewiesen worden sind. Diese Tatsache hat die hohen Mittel- und Medianwerte für die Schichten IV und V zur Folge.

Manche Leser werden sich zu dem Schluß verleiten lassen, daß die Kurven über die Behandlungsdauer in staatlichen Krankenhäusern heute nicht mehr gültig sind, weil die psychiatrische Erhebung vor der Zeit der Tranquilizer durchgeführt worden sei. Der Öffentlichkeit ist leider die Ansicht nahegelegt worden, aufgrund von Beruhigungsmitteln würden die staatlichen Krankenhäuser sich allmählich leeren. Kurz nach der psychiatrischen Erhebung führten wir eine Anschlußstudie durch und wählten dazu nach dem Zufallsverfahren 100 Patienten aus staatlichen Krankenhäusern aus, die zum erstenmal behandelt wurden. Diese Patienten wurden bis zum 1. März 1956 beobachtet, das heißt, fünf Jahre und vier Monate nach der psychiatrischen Erhebung. Nach Abschluß der Feldstudie waren von den 100 Patienten noch 54 im Krankenhaus, 30 waren gestorben und 16 Patienten entlassen worden. Die 54 Patienten, die fünf Jahre und vier Monate nach der psychiatrischen Erhebung immer noch im Krankenhaus lagen, hatten dort bereits eine lange Zeit zugebracht. Die durchschnittliche Verweildauer der Patienten in Dauerbehandlung betrug für die Schichten I, II und III 14 Jahre, für die Schicht IV 18 Jahre und für Schicht V 22,5 Jahre. Erfahrungen dieser Patienten während der derzeitigen "Beruhigungsära" legen weder den Schluß nahe, daß sich die staatlichen Krankenhäuser aufgrund neuer Medikamente leeren, noch daß die schichtspezifischen Unterschiede in der Behandlungsdauer sich im Laufe der Jahre verringern werden.

Neurotiker

Die Kurven für die Behandlungsdauer neurotischer Patienten sind nicht so auffällig wie die Kurven für psychotische Patienten. Die Unterschiede in der Behandlungsdauer sind dennoch hochsignifikant. Die durchschnittliche Behandlungsdauer in den Schichten I und II beträgt 33 Monate. Sie sinkt stetig bis auf 18 Monate in Schicht V. Der Medianwert zeigt deutlichere Unterschiede von Schicht zu Schicht: er beträgt 23 Monate in den Schichten I und II, aber nur sechs Monate in Schicht V. Die Unterschiede zwischen Median- und Mittelwerten sagen etwas aus über die Bereitschaft von Patienten, die Behandlung fortzusetzen oder abzubrechen. Neurotische Patienten aus den Schichten

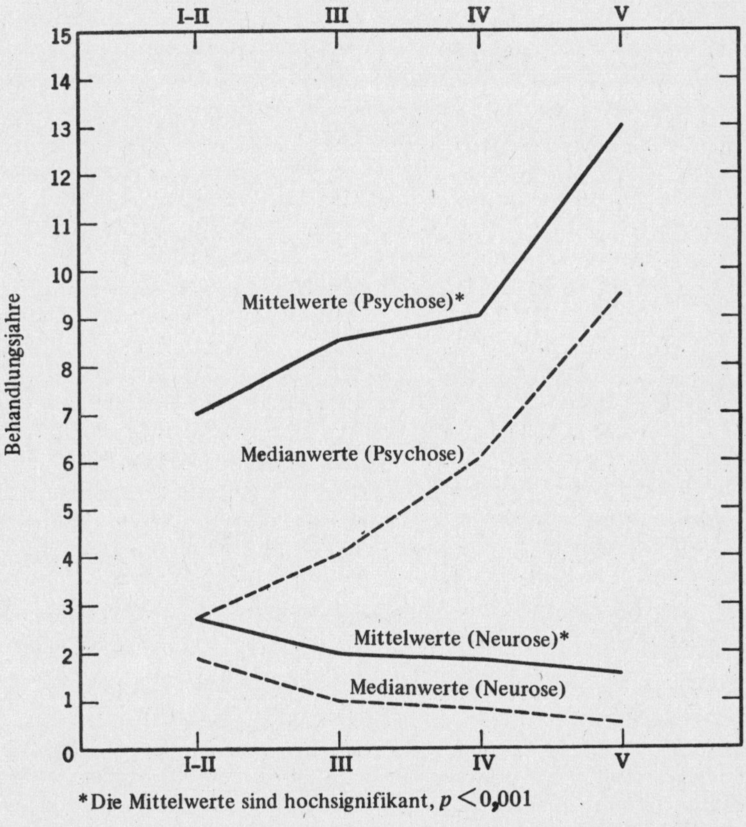

Abbildung 9: *Nach Schicht differenzierte Mittel- und Medianwerte der Dauer derzeitiger Behandlung von neurotischen und psychotischen Patienten (in Jahren)*

I und II bleiben weit länger in Behandlung als Neurotiker aus den Schichten III und IV. Die große Mehrheit der Neurotiker aus den Schichten I und II ist bei privat praktizierenden Psychiatern in ambulanter Behandlung. Auf der anderen Seite sind Neurotiker aus Schicht V entweder Klinikpatienten oder sie sind ins staatliche Krankenhaus eingewiesen worden. Neurotische Patienten in Kliniken brechen die Behandlung gewöhnlich kurz nach Beginn ab, während Neurotiker in staatlichen Krankenhäusern für unbestimmte Zeit festgehalten werden. Die Tatsache, daß Patienten aus Schicht V eine zeitlich kürzere Behandlung erhalten, bedeutet leider nicht, daß sie als geheilt entlassen werden.

Zusammenfassung und Schlußfolgerung

Dieses Kapitel beschäftigte sich mit einer Reihe von Tests zur Prüfung der Annahme, daß Schichtzugehörigkeit als signifikanter Faktor die Behandlung psychisch Kranker beeinflußt. Wir haben echte Unterschiede hinsichtlich Behandlungseinrichtung, Therapieform und Behandlungsdauer bei den verschiedenen Schichten festgestellt. Die zahlreichen statistischen Tests beweisen trotz strengster Kontrollen die Validität von *Hypothese 3*. Das in diesem Kapitel aufbereitete Datenmaterial führte uns zu dem Schluß, daß die Behandlung psychischer Störungen nicht nur von medizinischen oder psychologischen Erwägungen abhängt, sondern auch von gewichtigen sozialen Variablen, denen die Psychiater bislang nur geringe Aufmerksamkeit gewidmet haben. Zweifellos ist es richtig, daß nicht genügend Psychiater ausgebildet werden, die mit den Patienten so umzugehen verstehen, wie es eine gute Psychotherapie erfordert, und daß der Therapieprozeß besonders komplex, nicht leicht zu beherrschen und unausweichlich teuer ist.

Die Behandlungskosten werden – wie wir im Kapitel 10 zeigen – mit Ausnahme von einigen wenigen Kliniken nur selten von Dritten getragen, wenn die Betroffenen selbst nicht dafür aufkommen können. Wir möchten aber hervorheben, daß wir trotz Kontrolle der ökonomischen Faktoren durch gesonderte Untersuchung der verschiedenen psychiatrischen Einrichtungen klare schichtspezifische Unterschiede innerhalb der Einrichtungen festgestellt haben. Psychotherapeutische Methoden und vor allem Einsichtstherapie kommen in unverhältnismäßig großem Maße privat behandelten neurotischen Patienten der oberen Schichten zugute. Organische Behandlungsmethoden werden meistens bei Neurotikern aus den Schichten III und IV angewendet. Unter den psychotischen Patienten finden wir schichtspezifische Unterschiede der Behandlung am ausgeprägtesten bei Schizophrenen, die zu einem nicht geringen Teil zu der großen Anzahl chronisch kranker Patienten aus Schicht V beitragen, die jahrelang in staatlichen Krankenhäusern verbleiben. Schichtzugehörigkeit beeinflußt auch die Behandlungsdauer bei affektiven Störungen. Die Mehrzahl dieser Patienten erhält eine organische Therapie, das heißt Elektroschockbehandlung. Selbst wenn es gegen bestimmte Störungen relativ effektive, billige und technisch einfach zu handhabende therapeutische Techniken gäbe, würden schichtspezifische Unterschiede allenfalls verringert, aber nicht beseitigt. Die Möglichkeit, eine Behandlung zu bekommen, verschlechtert sich noch, wenn das soziale und kulturelle Milieu des Patienten sich von dem des Psychiaters unterscheidet. Das sollte nicht dahingehend interpretiert werden, daß Patienten aus den unteren Schichten nicht in der Lage wären, an einer Psychotherapie teilzunehmen oder Nutzen aus ihr zu ziehen; doch sie stoßen nach unserer Meinung auf fast unüberwindliche Hindernisse, die in ganz bestimmten Aspekten der sozialen Struktur begründet liegen. Solch eine Praxis ist nicht einfach als soziale Ungerechtigkeit anzusehen. Selbst wenn Patienten aus den unteren Schichten die gleichen Möglichkeiten geboten würden, bedürfte es noch vieler Bemühungen in Forschung und Therapie, ehe die Situation sich änderte.

Die herrschende Praxis ist mit bestimmten Gewohnheiten von Psychiatern und Patienten und mit ihren sozialen Wertsystemen eng verflochten. Eine Anzahl von Patienten aus den unteren Schichten erhält ihre Behandlung in Kliniken der Psychohygiene und in Veteranenkrankenhäusern. Doch wir hegen starke Zweifel, daß die Anwendung introspektiver Therapien effektiv ist, solange die therapeutischen Techniken nicht wesentlich modifiziert werden. Alle Änderungen in Technik und Orientierung müssen die Phänomene und die Dynamik der sozialen Schichtung berücksichtigen. Schließlich glauben wir aufgrund unseres Datenmaterials, daß neue Ansätze notwendig sind, um Unterschichtpatienten mit psychischen und emotionalen Störungen eine Psychotherapie zu ermöglichen. Angezeigt wären möglicherweise Gruppentherapie, neue Techniken für bestimmte Gruppen wie Jugendliche und Kinder und der Einsatz weniger kostspieligen Personals wie psychiatrisch ausgebildete Sozialarbeiter und klinische Psychologen bei der Realisierung bestimmter Aspekte der psychologischen Intervention, zu der sie aufgrund ihrer Ausbildung befähigt sind.

Wir möchten wiederholen, daß Unterschiede in den Wertvorstellungen von Psychiatern mit hohem und Patienten mit niedrigem Sozialstatus schwerwiegende Hindernisse für die Psychotherapie darstellen, auch wenn die Psychiater ihren sozialen und kulturellen Horizont erweitern und für Patienten aus den Schichten IV und V Verständnis aufbringen sollten. Die bloße Erwähnung von sozialen Vorurteilen schreckt Psychiater ab; wie die meisten praktischen Ärzte vermögen sie sich mit dem Gedanken an soziale Unterschiede nicht zu befreunden. Dennoch wirken eine Reihe sozialer und kultureller Faktoren auf Psychiater, Patienten, deren Familie und auf die Gemeinde ein und führen zu Verhältnissen, wie wir sie dargestellt haben. Relevante Faktoren sind die unterschiedliche Einschätzung von Psychiatern durch die verschiedenen Schichten, die Einstellungen von Patienten gegenüber Psychiatern und die finanziellen Möglichkeiten von Angehörigen der verschiedenen Schichten. Hinzu kommt, daß Angehörige der verschiedenen Schichten unterschiedliche Vorstellungen über Wesen und Behandlung psychischer Störungen haben. Schließlich führen unterschiedliche Wahrnehmungsweisen zu Kommunikationsproblemen bei Arzt und Patient. Überflüssig zu sagen, daß die von uns beleuchtete Behandlungspraxis nicht Ergebnis bewußter Politik, sondern unvorhergesehene Konsequenz komplexer und untergründiger soziokultureller und psychosozialer Erwartungs- und Rollenzuweisungsprozesse ist. Aufgrund mächtiger sozialer Prozesse bleiben viele psychotische Patienten, vor allem schizophrene, in öffentlichen Krankenhäusern; weder Familie, Gemeinde noch Krankenhaus sorgen für die Rehabilitation. Damit wird die unserem Forschungsplan zugrunde liegende Annahme bestätigt, daß neben medizinischen Kriterien latente soziale Faktoren einen bestimmenden Einfluß dahingehend ausüben, wer *wo, auf welche Weise* und *wie lange* behandelt wird. Wir werden in Kapitel 11 auf die soziokulturellen Faktoren zurückkommen.

10. Behandlungskosten

Einleitung

In diesen Kapitel wollen wir versuchen, eine Antwort auf zwei allgemeine Fragen zu finden: 1. Wieviel kostet eine psychiatrische Behandlung? 2. Stehen die Kosten einer psychiatrischen Behandlung mit der Schichtzugehörigkeit des Patienten in Beziehung? Wer einmal eine schwere Krankheit durchgemacht hat, weiß, daß medizinische Behandlung teuer ist. Psychische Krankheiten sind besonders kostspielig, weil psychische und emotionale Störungen häufig chronisch sind. Trotz der Wichtigkeit des Problems herrscht weitgehend Unkenntnis über die ökonomische Belastung durch psychische Störungen für die Allgemeinheit wie auch für Individuen und Familien. Mehr noch, es sind bislang keine systematischen Untersuchungen durchgeführt worden, um die Beziehung zwischen Schichtzugehörigkeit und Behandlungskosten für psychisch Kranke zu klären.

Zur Berechnung der Gesamtkosten psychischer Störungen sollten zumindest zehn verschiedene Kostenarten zugrunde gelegt werden, die entweder von der Familie des Patienten oder von öffentlichen oder privaten Einrichtungen getragen werden müssen. Diese direkten und indirekten Kosten umfassen:

1. *Beträge, die für Ärzte, Behandlung und Medikamente während der vorklinischen Phase* ausgegeben werden, wie etwa der Betrag, den eine neurotische Frau einem Gynäkologen bezahlt, damit er eine Störung behandelt, die emotional und nicht organisch bedingt ist.
2. *Gerichtskosten,* die dann entstehen, wenn ein psychisch Kranker verhaftet, eingesperrt, vor Gericht gestellt und danach in eine psychiatrische Klinik eingewiesen wird.
3. *Kosten für Personen- und Sachschaden,* den gestörte Individuen verursacht haben.
4. *Investitionskosten* für psychiatrische Krankenhäuser, Kliniken oder andere Behandlungseinrichtungen, die auf den einzelnen Patienten umgelegt werden müssen.
5. *Ausbildungskosten für das Personal,* das direkt oder indirekt mit der Pflege des Patienten betraut ist, wie Psychiater, psychiatrisches Pflegepersonal, psychiatrisch ausgebildete Sozialarbeiter, Forschungspersonal, Techniker, Hilfskräfte und Forschungskosten.
6. *Kosten für häusliche oder nicht-psychiatrische Pflege* ohne psychiatrische Therapie.
7. *Auswirkungen psychischer Störungen auf die Produktivität* (dabei müßte berücksichtigt werden, daß ein Patient möglicherweise eine Zeitlang weniger leistungsfähig ist, ehe er den Arbeitsplatz aufgrund seiner Krankheit aufgeben muß), die Einflüsse eines psychisch Kranken auf seine Mitarbeiter und nicht zuletzt die Schwierigkeiten, die einer berufstätigen Person aufgrund der Erkrankung einer nicht im Arbeitsprozeß stehenden Person entstehen, zum Beispiel im Falle einer erkrankten Ehefrau.
8. *Unterhalt für abhängige Familienangehörige* während der Krankheit eines Patienten.
9. *Ausgaben für die Wiedereingliederung des Patienten* in Familie, gesellschaftliche Gruppe und Beruf nach der Entlassung aus dem psychiatrischen Krankenhaus.
10. *Direkte Kosten* der psychiatrischen Behandlung.

Datenmaterial und Diskussion dieses Kapitels beschränken sich auf die *direkten Kosten* psychiatrischer Behandlung, denn die Kalkulation der Gesamtkosten psychischer Störungen kann nur mittels einer Untersuchung auf der Grundlage längerfristiger enger Zusammenarbeit zwischen verschiedenen Personen und Institutionen erstellt werden. Die Schwierigkeiten schon bei der Erhebung der Daten über die direkten

Kosten der Versorgung psychisch Kranker machen es erforderlich, daß wir unser Interesse auf einen Einzelaspekt des allgemeinen Kostenproblems psychischer Störungen in New Haven beschränken.

Behandlungskosten

Datenerhebung zu den Behandlungsausgaben

Das Datenmaterial über die Behandlungskosten erhielten wir auf vier verschiedenen Wegen: mit Hilfe von Fragebögen für privat praktizierende Psychiater, für Kliniken, Privatkrankenhäuser und staatliche Krankenhäuser. Diese Fragebögen waren als Ergänzung zur psychiatrischen Erhebung gedacht. Nach Auswertung der einzelnen Fragebögen konnten wir die Behandlungskosten in den verschiedenen psychiatrischen Einrichtungen und die jeweiligen Kostenträger ermitteln. Außerdem konnten wir die Höhe der täglichen Behandlungskosten eines stationär behandelten Patienten, die Höhe der Kosten für Unterbringung und Verpflegung und den Beitrag des Patienten oder Dritter an den Behandlungskosten errechnen.

Kosten pro Einheit in verschiedenen Einrichtungen

Die Durchschnittskosten in Dollar je Behandlungseinheit in den verschiedenen Behandlungseinrichtungen für das Jahr 1950 sind der zur Berechnung der Behandlungskosten herangezogene Grundwert. Die Behandlungseinheit definieren wir als eintägige stationäre Versorgung eines Patienten im Krankenhaus oder als einmalige ambulante Behandlung eines Patienten durch den Psychiater. Die Kosten der eintägigen Versorgung eines Patienten in einem staatlichen Krankenhaus werden alle zwei Jahre vom staatlichen Rechnungshof *(state comptroller's office)* errechnet[1]. Die Kosten je Behandlungseinheit in den Veteranenkrankenhäusern ergeben sich aus dem arithmetischen Mittel der Nettokosten für die eintägige Versorgung eines Patienten in den neuropsychiatrischen Krankenhäusern der *Veterans Administration,* denen wir unsere Daten verdanken. Diese Kosten lassen sich ermitteln aus den täglichen Nettokosten für einen stationär behandelten Patienten, die von der *Veterans Administration* regelmäßig für jedes ihrer Krankenhäuser errechnet werden. Die täglichen Kosten stationär behandelter Patienten in den staatlichen und Veteranenkrankenhäusern basieren auf den "gewöhnlich wiederkehrenden Gesamtausgaben". Sie umfassen Ausgaben für Unterbringung, Essen und Pflege der Patienten, Instandhaltung des Krankenhauses sowie medizinische, chirurgische und psychiatrische Behandlung. Dazu gehören allerdings nicht die ursprünglichen Kosten für den Bau des Krankenhauskomplexes und die anfallenden Renovierungskosten, die auf den Tagessatz pro Patient umgelegt werden.

Die Kosten für die eintägige Versorgung eines Patienten in einem Privatkrankenhaus wurden aus den detaillierten finanziellen Daten errechnet, die von den Krankenhäusern zur Verfügung gestellt wurden, die 94 Prozent der privat hospitalisierten Patienten behandeln. Alle laufenden Ausgabenposten dieser Krankenhäuser ergaben die Gesamtzahl, aus der die durchschnittlichen Kosten pro Patient und Tag berechnet

[1] *State of Connecticut, Public Document Nr. 1;* dem Gouverneur zugeleiteter Bericht des Rechnungshofes über das am 30. Juni 1950 endende Haushaltsjahr, S. 206-213.

wurden. Sie enthalten anteilig Ausgaben für Gehälter, Gebäudeinstandhaltung, Essen und selbst Posten wie Autofahrten, Gesichtsmassagen und andere den Patienten gebotene Dienstleistungen. Die von uns aufgeführten Kosten pro Tag und Patient lägen freilich höher, wenn die ursprünglichen Baukosten und ihre Amortisation in den Durchschnittskosten pro Patient und Tag enthalten wären.

Die Kosten je Behandlungseinheit in den Kliniken wurden errechnet, indem die gesamten Betriebskosten der Kliniken für das Jahr 1950 durch die Zahl der Patientenaufenthalte dividiert wurden. Die Kosten je Privatbehandlung ergaben sich aus dem Datenmaterial, das uns die 95 Prozent aller Privatpatienten behandelnden Psychiater zur Verfügung stellten. Sie sind vergleichbar mit der Zahl für die Kosten je Klinikaufenthalt.

Tabelle 39: *Durchschnittliche Ausgaben in Dollar je Behandlungseinheit in den verschiedenen Einrichtungen*

Tägliche Kosten hospitalisierter Patienten	
Staatliche Krankenhäuser	2,70
Veteranenkrankenhäuser	7,85
Private Krankenhäuser	29,04
Kosten je Behandlung ambulanter Patienten	
Öffentliche Kliniken	12,29
Private Psychiater	15,28

Die in Tabelle 39 aufbereiteten Durchschnittskosten je Behandlungseinheit in den verschiedenen Einrichtungen wurden ohne Rücksicht auf soziale Variablen berechnet. Aus rechnerischen Gründen wollen wir annehmen, daß ungeachtet der Schichtzugehörigkeit die Kosten je Behandlungseinheit für einen paranoiden Schizophrenen mit den Kosten für einen senilen Patienten übereinstimmen. Außerdem berücksichtigen wir nicht, wer die Rechnungen bezahlt. Aufgrund der Vernachlässigung sozialer Faktoren können wir die Kosten je Behandlungseinheit in jeder Einrichtung ohne Rücksicht auf Schichtzugehörigkeit oder Diagnose auf alle Patienten übertragen. Somit sind Durchschnittskosten je Behandlungseinheit ein Standardmaß, mit dessen Hilfe wir feststellen können, ob die Ausgaben für psychiatrische Behandlung von der Sozialposition abhängen.

Geschätzte Behandlungskosten

Die auf den folgenden Seiten aufbereiteten Zahlen sind Schätzungen über die Höhe der Ausgaben für den Durchschnittspatienten in verschiedenen Schichten, psychiatrischen Einrichtungen und Diagnosegruppen. Wir haben all diese Zahlen errechnet, indem wir die Kosten je Behandlungseinheit in einer bestimmten psychiatrischen Einrichtung mit der Zahl der bekannten, den Patienten dieser psychiatrischen Einrichtung während eines gegebenen Zeitraumes verordneten Behandlungseinheiten multiplizierten. Zum Beispiel mag ein Klinikpatient von Behandlungsbeginn bis zum Zeitpunkt der psychiatrischen Erhebung 17 Behandlungseinheiten erhalten haben. Daraus würden sich geschätzte Behandlungskosten in Höhe von 12,29 x 17 = 208,93 Dollar ergeben. Diese 17 Behandlungseinheiten können über einen Zeitraum von 15 Monaten verabreicht worden sein. Alle diese Behandlungseinheiten wären in den geschätzten Gesamtausgaben für seine Behandlung enthalten. Jedoch würden nur die zwischen dem 1. Dezember 1949 und dem 30. November 1950 verabreichten Behandlungseinheiten in die Schätzung der Behandlungskosten von 1950 aufgenommen. Durch Multiplikation der durchschnittlichen Kosten je Behandlungseinheit mit der Anzahl der dem Patienten zwischen dem 1. Dezember 1949 und dem 30. November 1950 in den verschiedenen Einrichtungen verordneten Behandlungseinheiten können wir den in einem Jahr von den verschiedenen Schichten und Diagnosegruppen für Behandlung ausgegebenen Geldbetrag abschätzen.

Ist der Patient von mehr als einer Einrichtung behandelt worden, haben wir die Kosten jeweils entsprechend der Zahl der Behandlungen umgelegt, die der Patient erhalten hat.

Schätzungen über die Gesamtausgaben für Behandlungen in der Patientenpopulation wurden durch Extrapolation gewonnen. Bei diesem Verfahren haben wir die Durchschnittskosten je Behandlungseinheit im Jahre 1950 mit der Anzahl von Behandlungen multipliziert, die jeder Patient während seiner ganzen Krankengeschichte in den verschiedenen Einrichtungen erhalten hat. Weitere Einzelheiten über dieses Verfahren enthält der Abschnitt, der sich mit den Gesamtausgaben für Behandlung beschäftigt. Kostenschätzungen wurden sowohl für die verschiedenen Einrichtungen und Schichten wie auch für andere Unterkategorien, zum Beispiel Diagnose, gesondert angestellt. Aus Gründen der Darstellung sind in manchen Tabellen die Kosten nach öffentlichen und privaten Einrichtungen gruppiert; in anderen Tabellen wiederum sind nur die Gesamtzahlen wiedergegeben.

Behandlungsausgaben für 1950

Die geschätzten Behandlungskosten für 1950 werden nach vier Gesichtspunkten aufgeführt: 1. durchschnittliche Kosten pro Patient; 2. Höhe der Behandlungsrechnung; 3. Pro-Kopf-Kosten und 4. Auswirkungen der Diagnose auf die Behandlungskosten. Der Schichtfaktor wird in allen Analysen konstant gehalten; wir vergleichen in den meisten Analysen öffentliche und private Einrichtungen.

Aufwendungen pro Patient

Besteht eine Beziehung zwischen Behandlungsausgaben und Schichtzugehörigkeit, wenn die Faktoren Diagnose und Einrichtung kontrolliert werden? Eine Antwort geben die in Tabelle 40 aufbereiteten Daten. Die Tabelle enthält sechs Zahlenspalten; jede Spalte soll für sich besprochen werden.

Betrachten wir zunächst die schichtspezifischen Ausgaben für neurotische Patienten in öffentlichen und in privaten Einrichtungen. Wir erkennen eine stark inverse Beziehung zwischen Schichtzugehörigkeit und Ausgaben für die Behandlung von Neurotikern in privaten Einrichtungen und eine umgekehrte Beziehung bei den öffentlichen Einrichtungen. Die Kosten für Behandlung von Neurotikern aus den Schichten I und II betragen 2564 Dollar in den privaten, jedoch nur 200 Dollar in den öffentlichen Einrichtungen. Am anderen Ende der Schichtskala werden 53 Dollar für Neurotiker aus der Schicht V in privaten und 903 Dollar in öffentlichen Einrichtungen ausgegeben. Trotz der Umkehrung der Schichtgradienten in den privaten und öffentlichen Einrichtungen stehen die Gesamtbehandlungskosten pro Patient aufgrund des hohen Anteils der Ausgaben in den privaten Einrichtungen in einer inversen Beziehung zur sozialen Schicht.

Tabelle 40: *Nach Schicht differenzierte Durchschnittsausgaben (in Dollar) pro Patient für Neurotiker und Psychotiker in privaten und öffentlichen Einrichtungen*

	Neurotiker		
Schicht	Private Einrichtungen	Öffentliche Einrichtungen	Gesamt
I-II	2.564	200	2.765
III	1.688	370	2.059
IV	1.038	807	1.844
V	53	903	956
Gesamt	1.404	576	1.979

	Psychotiker		
Schicht	Private Einrichtungen	Öffentliche Einrichtungen	Gesamt
I-II	3.477	514	3.961
III	630	1.074	1.704
IV	154	1.193	1.347
V	13	1.276	1.289
Gesamt	256	1.195	1.450

Die nach Schicht und Einrichtung aufgeschlüsselten Ausgaben pro Patient für psychotische Patienten gleichen denen für Neurotiker, doch die Unterschiede sind hier noch größer. 1950 betrugen die Kosten für die Versorgung eines Psychotikers aus den Schichten I und II in privaten Einrichtungen 3447 Dollar; die durchschnittlichen Kosten für einen Psychotiker aus Schicht V betrugen 13 Dollar. Die umgekehrte Beziehung gilt für psychotische Patienten, die in öffentlichen Einrichtungen behandelt werden, doch hier sind die Unterschiede nicht so groß. Die durchschnittlichen Gesamtausgaben pro Patient bei Psychotikern zeigen das gleiche Muster wie bei Neurotikern, das heißt je niedriger die Schicht, desto geringer die ausgegebene Summe.

Die durchschnittlichen Behandlungsausgaben pro Patient im Jahre 1950 sind entschieden eine Funktion der sozialen Position, wenn Einrichtung und Diagnose kontrolliert werden. In den privaten Einrichtungen stehen die durchschnittlichen jährlichen Ausgaben pro Patient in inverser Beziehung zum Schichtniveau. In den öffentlichen Einrichtungen besteht eine direkte Beziehung. Wenngleich sich der Faktor Schichtzugehörigkeit gemessen an der Geldsumme, die für die Versorgung des Patienten ausgegeben wird, in den privaten Einrichtungen deutlicher bemerkbar macht als in den öffentlichen Anstalten, ist sein Einfluß in allen psychiatrischen Einrichtungen signifikant.

Die Behandlungsrechnung

Annähernd drei Millionen Dollar wurden für die Versorgung der 1891 Patienten ausgegeben, die wir in den zwölf Monaten vor der psychiatrischen Erhebung untersuchten. Tabelle 41 zeigt die Verteilung dieser Ausgaben für psychiatrische Behandlung auf die verschiedenen Schichten.

Die starke Beziehung zwischen Schichtzugehörigkeit und Durchschnittsausgaben pro Patient in privaten wie öffentlichen Einrichtungen läßt sich wiederum an den in Tabelle 41 aufgeführten Gesamtzahlen ablesen. In privaten Einrichtungen erkennen wir die umgekehrte Beziehung.

Tabelle 41: *Geschätzte Ausgaben (in Dollar) für Versorgung und Behandlung von Patienten in privaten und öffentlichen Einrichtungen von 1950 differenziert nach Schicht*

Schicht	Anzahl der Patienten	Private Einrichtungen	Anzahl der Patienten	Öffentliche Einrichtungen	Anzahl der Patienten	Gesamt
I-II	117	430.554	33	46.364	150	476.919
III	111	285.443	150	198.388	261	483.831
IV	150	271.214	606	836.752	756	1.107.966
V	20	12.066	704	899.496	724	911.562
Gesamt	398	999.277	1.493	1.981.000	1.891	2.980.278

Die Zahlen in der Gesamtkostenspalte scheinen der Beziehung zwischen sozialer Position und Behandlungskosten zu widersprechen, denn die Behandlungskosten in Schicht III sind fast genauso hoch wie die in den Schichten I und II. Tatsächlich jedoch wird für 150 Patienten der Schichten I und II genausoviel ausgegeben wie für 261 Patienten der Schicht III. Die Gesamtausgaben ergeben sich aus den schichtspezifischen Ausgaben und der Anzahl der psychiatrisch behandelten Patienten.

Pro-Kopf-Ausgaben

Die durchschnittlichen Pro-Kopf-Ausgaben für die Behandlung psychischer Störungen im Jahre 1950 (siehe Tabelle 42) wurden durch Dividierung der geschätzten Gesamtkosten für Versorgung und Behandlung (siehe Tabelle 41) durch die Bevölkerungszahl von New Haven ermittelt. Die Gesamtzahl am unteren Ende der rechten Spalte in Tabelle 42 bedeutet, daß 1950 jedes Gemeindemitglied unabhängig von Geschlecht, Alter und sozialen Umständen für die Behandlung psychischer Störungen mindestens 12,58 Dollar aufzubringen hatte. Bei Verwendung des gleichen Berechnungsverfahrens erhielten wir Pro-Kopf-Ausgaben von 4,22 Dollar für private und von 8,36 Dollar für öffentliche Einrichtungen.

Die geschätzten Pro-Kopf-Ausgaben für jede Schicht erhielten wir durch Dividierung der Gesamtausgaben in jeder Schicht und Einrichtung durch die Bevölkerungszahl der jeweiligen Schicht. Zum Beispiel wurden von den Schichten I und II 430544,20 Dollar an private Einrichtungen gezahlt (siehe Tabelle 41); zu den beiden Schichten gehören 27 000 Personen; 430 544,20 Dollar geteilt durch 27 000 Personen ergibt 15,95 Dollar pro Kopf.

Tabelle 42: *Geschätzte Pro-Kopf-Ausgaben (in Dollar) für Versorgung und Behandlung von Patienten in privaten und öffentlichen Einrichtungen im Jahre 1950 differenziert nach Schicht*

Schicht	Private Einrichtungen	Öffentliche Einrichtungen	Gesamt
I-II	15,95	1,72	17,67
III	5,90	4,10	10,00
IV	2,30	7,09	9,39
V	0,28	20,64	20,92
Gesamt	4,22	8,36	12,58

Das Berechnungsverfahren wurde auf jede Schicht und Einrichtung unter Berücksichtigung der jeweils entsprechenden Gesamtausgaben angewandt. Aus Tabelle 42 lassen sich sowohl die Höhe der Ausgaben in privaten und öffentlichen Einrichtungen wie auch der Anteil der Pro-Kopf-Ausgaben in jeder Schicht ablesen. Zum Beispiel wurden in den Schichten I und II pro Kopf 17,67 Dollar ausgegeben; von dieser Summe entfallen 15,95 Dollar auf private und 1,72 Dollar auf öffentliche Einrichtungen. Die Pro-Kopf-Ausgaben nach Schicht und Einrichtung lassen die bereits vertrauten Gradienten erkennen. Für die privaten Einrichtungen sind sie invers, für die öffentlichen Einrichtungen direkt abhängig von der jeweiligen sozialen Schicht.

Diagnosegruppe und Behandlungsausgaben

Beeinflußt die Schicht die Höhe der Behandlungsausgaben, wenn die Diagnose konstant gehalten wird? Auf diese Frage erhalten wir eine Antwort, wenn wir die für 1950 gültigen Durchschnittsausgaben für Versorgung und Behandlung nach Schichtzugehörigkeit für jede der sechs Diagnosegruppen miteinander vergleichen. Aus rechnerischen Gründen fassen wir alle neurotischen Reaktionen zu einer Gruppe zusammen.

Tabelle 43 läßt erkennen, daß die für psychiatrische Behandlung ausgegebenen Summen sowohl als Funktion der Diagnose als auch der Schichtzugehörigkeit anzusehen sind. Von allen Diagnosegruppen haben die Schichten I und II die höchsten Ausgaben[2]; allerdings sind zwischen den verschiedenen Störungsformen erhebliche Unterschiede festzustellen.

Tabelle 43: *Durchschnittsausgaben (in Dollar) pro Patient für Versorgung und Behandlung im Jahre 1950 differenziert nach Diagnosegruppe und Schicht*

	Schicht				
Diagnosegruppe	I-II	III	IV	V	Gesamt
Neurotische Reaktionen	2.765	2.059	1.844	956	1.979
Affektive Störungen	4.114	1.703	1.356	1.107	1.518
Alkoholische Störungen	1.689	1.037	854	903	942
Organische Störungen	642	1.450	1.229	1.303	1.284
Senile Störungen	8.052	1.645	1.161	1.171	1.454
Schizophrene Störungen	3.599	1.844	1.443	1.376	1.536
Gesamt	3.478	1.623	1.313	1.136	1.450

Für Patienten der Schicht III wird ein deutlich geringerer Betrag als für Patienten der Schichten I und II, doch immerhin mehr als für Patienten aus Schicht IV ausgegeben. Mit Ausnahme der organischen Psychosen sind für Patienten aus Schicht V die Ausgaben höher als für Patienten aus Schicht IV. In den Schichten IV und V hat die Diagnose nur geringen Einfluß auf den für Versorgung und Behandlung ausgegebenen Betrag, weil die meisten Patienten in öffentliche Krankenhäuser eingewiesen werden und die Behandlungskosten von einer Schicht und Diagnosegruppe zur anderen nur wenig variieren. Wir können daraus schließen, daß der Faktor Schicht bei der Festlegung der Rechnungshöhe weitaus stärker beteiligt ist als der Faktor Diagnose.

2 Die einzige Ausnahme unter den organisch kranken Psychotikern bildet ein Patient, der nur einen Teil des Jahres in psychiatrischer Behandlung ist.

Wer bezahlt die Behandlung?

Die unmittelbaren Ausgaben für psychiatrische Versorgung machten 1950 fast drei Millionen Dollar aus. Haben die Patienten und ihre Familien diese Kosten getragen oder wurden sie von Dritten unterstützt? Ist die Schichtzugehörigkeit des Patienten ein signifikanter Faktor bei der Frage, wer seine psychiatrische Behandlung bezahlt? Das Datenmaterial zur Beantwortung dieser Fragen ist in Tabelle 44 aufbereitet.

Tabelle 44: *Prozentuale Verteilung der Patienten auf private und öffentliche psychiatrische Einrichtungen differenziert nach Schicht und Herkunft der finanziellen Mittel*

A. Private Einrichtungen

Quelle der Unterstützung	Schicht I-II	III	IV	V
Patient und/oder Familie	95,7	85,6	67,3	–
*Veterans Administration**	0,9	11,7	30,7	70,0
Kostenlose Behandlung*	3,4	1,8	1,3	5,0
Private Wohlfahrt*	–	0,9	0,7	5,0
Ersatzkasse*	–	–	–	20,0
n =	117	111	150	20

$\chi^2 = 66{,}51$, $df = 3$, $p < 0{,}001$

*Unterstützung von Dritten wurde beim χ^2-Test kombiniert.

B. Öffentliche Einrichtungen

Quelle der Unterstützung	Schicht I-II	III	IV	V
Patient und/oder Familie	15,1	14,7	6,3	1,6
Stadt, Staat, Familie	51,5	56,0	47,4	23,7
Stadt und Staat	21,3	22,7	41,3	68,7
*Veterans Administration**	12,2	5,3	4,5	5,7
Private Wohlfahrt*	–	1,3	0,5	0,3
n =	33	150	606	704

$\chi^2 = 205{,}15$, $df = 9$, $p < 0{,}001$

*Diese Kategorien wurden beim χ^2-Test kombiniert.

Auffallend ist eine starke Beziehung sowohl in den öffentlichen als auch in den privaten Einrichtungen zwischen Schichtzugehörigkeit und Träger der Behandlungskosten, sei es der Patient, seine Familie oder ein Dritter. Die Rechnungen von etwa 96 Prozent der Patienten aus den Schichten I und II wurden von den Patienten selbst und/oder seiner Familie beglichen. In Schicht V hingegen werden alle Patienten, die in privaten Einrichtungen behandelt werden, von Dritten unterstützt – von der *Veterans Administration,* privaten Wohlfahrtseinrichtungen, Ersatzkassen oder von privaten Psychiatern. Der Anteil am Rechnungsbetrag, der von der *Veterans Administration* bei privat behandelten Patienten übernommen wird, beträgt 5,4 Prozent in den Schichten I und II, 13,4 Prozent in Schicht III, 36,4 Prozent in Schicht IV und 87,2 Prozent in Schicht V.

Privat praktizierende Psychiater, die Patienten auf Kosten der Öffentlichkeit behandeln, orientieren sich mit einer Ausnahme an direktiv-organischer Therapie. Nur ein Patient, dessen Rechnung von der *Veterans Administration* bezahlt wird, steht in Behandlung bei einem psychoanalytisch orientierten Therapeuten. Die Rechnung dieses Patienten macht ein Prozent aller Rechnungsbeträge aus, die von Dritten auf Kosten der Öffentlichkeit beglichen werden. 99 Prozent der Gelder, die von öffentlichen

Organen, vor allem der *Veterans Administration,* an private Psychiater fließen, wird für direktiv-organisch orientierte Therapien ausgegeben.

Allgemeine Vorstellungen über die Ärzteschaft begünstigen den Glauben, ein erheblicher Teil der Patienten werde von den Therapeuten kostenlos behandelt. Diese Auffassung mag für die Allgemeinpraxis gelten, doch sie trifft nur bedingt auf psychiatrische Privatpraxen zu. Nur neun Patienten erhalten von privat praktizierenden Psychiatern eine kostenlose Behandlung. Kein Psychiater behandelte mehr als einen Patienten kostenlos. Die kostenlos behandelten Patienten erhalten lediglich zeitweilige und dann auch nur kurze Behandlungen. Die betreffenden Psychiater erklärten, sie widmeten "dem Patienten ein wenig ihrer freien Zeit", wenn er zufällig "von Zeit zu Zeit" in ihre Praxis komme. Alle diese Patienten wurden von direktiv-organisch orientierten Psychiatern stütztherapeutisch behandelt. Kein Psychoanalytiker oder analytisch orientierter Psychiater behandelt einen Patienten kostenlos; allerdings brauchen einige wenige Patienten nur ein geringfügig reduziertes Honorar zu bezahlen.

Der Bundesstaat hat bereits seit längerem die Verantwortung für die Versorgung psychisch erkrankter Bürger übernommen; doch er belastet die Familie mit einem Teil der anfallenden Kosten für den Aufenthalt im staatlichen Krankenhaus. Wenn die Familie für die psychiatrische Versorgung eines Angehörigen aufkommen kann, stellt der Bundesstaat den in Frage kommenden Verwandten den Kostenanteil in Rechnung, den der zuständige Wohlfahrtsbeamte für angemessen sowohl für die Familie als auch für den Bundesstaat betrachtet. Wenn die Familie keinen Beitrag zur Unterstützung des Patienten leisten kann, teilen sich die Stadt, in der der Patient lebt, und der Bundesstaat die Behandlungskosten. In seltenen Fällen wird die Rechnung eines Patienten von einer Freimaurerloge, einer Kirche oder einer privaten Vereinigung bezahlt. Patienten in Krankenhäusern der *Veterans Administration* werden natürlich von der Bundesregierung *(Federal Government)* unterstützt; doch dabei ist die Schicht kein signifikanter Faktor[3]. Teil B der Tabelle 44 faßt die verschiedenen Quellen der Unterstützungsleistungen für Patienten in öffentlichen Krankenhäusern und Kliniken zusammen. Die Zahlen lassen vier verschiedene Beziehungen zwischen Schicht und Träger der Behandlungskosten erkennen.

Erstens finden wir keine Unterschiede zwischen den Schichten I, II und III hinsichtlich des prozentualen Anteils der Patienten, die zum Teil von ihrer Familie oder zur Gänze von Stadt und Staat unterstützt werden. In diesen Schichten bezahlen etwa 15 Prozent der Familien die Kosten der Behandlung des Patienten; in weiteren 52 bis 56 Prozent der Fälle bezahlen die Familien einen Teil der Kosten; weniger als 25 Prozent dieser Fälle werden ausschließlich von Stadt und Bundesstaat unterstützt. Zweitens ist zwischen Schicht III und IV ein deutlicher Bruch zu erkennen. Der Patientenanteil in Schicht IV, der von der Familie unterstützt wird, ist halb so groß wie in Schicht III; außerdem sinkt der Anteil teilweiser Unterstützung durch die Familien zwischen Schicht III und Schicht IV stark ab; umgekehrt verdoppelt sich in Schicht IV der Prozentanteil an Patienten, die ausschließlich von Stadt und Bundesstaat unterstützt werden. Drittens zeigen sich bei Schicht V ganz andere Formen der Unterstützung als bei Schicht IV. Der Anteil der Patienten aus Schicht V, deren Rechnungen von der Familie beglichen werden, ist weniger als ein Drittel so groß wie in Schicht IV. Viertens steigt der Anteil der Patienten, die vollständig auf Kosten der Öffentlichkeit unterstützt werden, von 41 Prozent in Schicht IV auf 68,7 Prozent in Schicht V. Diese Unterschiede lassen deutlich abgegrenzte schichtspezifische Muster

[3] Obwohl der Prozentanteil der Patienten aus Schicht I-II, die von der *Veterans Administration* unterstützt werden, doppelt so hoch ist wie in den anderen Schichten, sind davon nur vier Patienten betroffen.

wechselseitiger Beziehungen zwischen Patienten, ihren Familien, der staatlichen Wohlfahrt und psychiatrischen Einrichtungen erkennen.

Das in Tabelle 44 aufbereitete Datenmaterial zeigt, daß die soziale Position zu einem großen Teil festlegt, wer die Behandlungskosten bezahlt. Die Rechnungen über Behandlungen in privaten Krankenhäusern werden von den Familien bezahlt. Patienten aus den Schichten I, II und III, die von privat praktizierenden Psychiatern behandelt werden, bezahlen ihre Rechnungen zum großen Teil selbst. In den Schichten IV und V werden die Behandlungskosten mit hoher Wahrscheinlichkeit von der *Veterans Administration* bezahlt. Bei allen öffentlichen Einrichtungen – Kliniken, staatlichen und Veteranenkrankenhäusern – werden die Behandlungskosten überwiegend von der Öffentlichkeit getragen. Bei diesen Einrichtungen ist eigentlich nicht zu erwarten, daß sich die Schichtzugehörigkeit als wirksamer Faktor bei der Bezahlung von Behandlungskosten bemerkbar macht. Doch die Krankenhäuser der *Veterans Administration* sind die einzigen Institutionen, bei denen die Schichtzugehörigkeit kein signifikanter Faktor hinsichtlich der Frage ist, wer die Rechnung ganz oder teilweise bezahlt, einfach weil die Öffentlichkeit alle Kosten trägt. In den staatlichen Krankenhäusern wird in allen Fällen ein Teil der Behandlungskosten von der Familie des Patienten bezahlt, doch je niedriger die Schicht, desto höher der Anteil der Patienten, die ausschließlich auf öffentliche Kosten behandelt werden. Klinikpatienten werden überwiegend von öffentlichen Einrichtungen unterstützt, doch wie wir später sehen werden, besteht eine deutlich inverse Beziehung zwischen Schichtzugehörigkeit und dem für einen Patienten aus öffentlichen Mitteln bereitgestellten Kostenbetrag.

Geschätzte Gesamtausgaben

Aufgrund der Daten des Jahres 1950 haben wir mittels Extrapolation die Ausgaben (in Dollar) während des Zeitraumes von Behandlungsbeginn bis zur psychiatrischen Erhebung geschätzt. Bei diesem Verfahren wurden die Kosten je Behandlungseinheit multipliziert mit der Anzahl der bekannten Behandlungseinheiten, die ein Patient während seiner ganzen Krankengeschichte erhalten hatte. Alle psychiatrischen Einrichtungen, in denen der Patient vom Zeitpunkt seiner ersten Behandlung bis zur psychiatrischen Erhebung versorgt worden ist, sind bei der Gesamtzahl berücksichtigt worden.

Der Leser sollte daran denken, daß wir jetzt Schätzungen diskutieren. Sie wurden aufgrund von Zahlen gewonnen, die zweifellos höher sind, als dies bei einer 1940 durchgeführten psychiatrischen Erhebung der Fall gewesen wäre, jedoch fraglich nicht so hoch wie Zahlen, die sich bei einer Erhebung im Jahre 1955 ergeben hätten. Außerdem berücksichtigen die Schätzungen lediglich die Zahl der Behandlungen von Patienten. Wenn der Krankenbericht eines Patienten unvollständig oder ungenau ist, sind aufgrund der unbekannten Zahlengrößen auch die Schätzungen ungenau. Sie vermitteln aber dennoch eine gewisse Vorstellung von der Belastung einer Patientenpopulation durch direkte Behandlungskosten. Die Schätzungen werden unter dem Gesichtspunkt der psychiatrischen Einrichtung, der Pro-Kopf-Kosten und der Kosten nach Diagnosegruppen aufbereitet.

Geschätzte Gesamtkosten nach Einrichtung

Nach unserer Schätzung sind vom jeweiligen Zeitpunkt des Behandlungsbeginns bis zur psychiatrischen Erhebung mehr als 26,33 Millionen Dollar an Behandlungskosten aufgebracht worden. Die Gesamtsumme verteilt sich auf öffentliche und private Einrichtungen. Patienten aus den Schichten II und III und, zu einem geringeren Teil, aus Schicht IV werden in den frühen Stadien ihrer Erkrankung von privaten Einrichtungen aufgenommen. In den Schichten I und II wird zwar ein weitaus größerer Anteil der geschätzten Behandlungskosten in öffentlichen Einrichtungen ausgegeben, als die Zahlen von 1950 ausweisen. Doch die geschätzten Ausgaben für private Einrichtungen sind nur viermal so hoch wie die für öffentliche Einrichtungen. Wenn sich nach einiger Zeit die Notwendigkeit einer längerfristigen Behandlung herausstellt, wird der Patient in ein staatliches Krankenhaus eingeliefert. Für diese Fälle gilt, je länger die Behandlungsdauer, desto größer die Wahrscheinlichkeit, daß der Patient auf öffentliche Kosten behandelt wird.

In Schicht III sind die geschätzten Ausgaben für öffentliche Einrichtungen höher als die für private; in Schicht IV beträgt das Verhältnis mehr als zehn zu eins zugunsten öffentlicher Einrichtungen; in Schicht V ist das Verhältnis sogar 178 zu eins. Diese extreme Disparität zwischen den geschätzten Ausgaben für private und öffentliche Einrichtungen in Schicht V (siehe Tabelle 45) läßt sich auf die schichtspezifische Inanspruchnahme öffentlicher Einrichtungen und auf die Konzentration von Psychotikern der Schicht V in den staatlichen Krankenhäusern zurückführen.

Tabelle 45: *Geschätzte Gesamtausgaben (in Dollar) für Versorgung und Behandlung von Patienten in privaten und öffentlichen Einrichtungen differenziert nach Schicht*

Schicht	Private Einrichtungen	Öffentliche Einrichtungen	Gesamt
I-II	1.744.258	401.087	2.145.345
III	1.162.643	1.590.706	2.753.349
IV	795.341	8.375.935	9.171.276
V	68.700	12.228.316	12.297.016
Gesamt	3.770.942	22.596.044	26.366.986

Je niedriger die Schicht, desto größer der Anteil geschätzter Ausgaben für öffentliche Einrichtungen.

Geschätzte Pro-Kopf-Ausgaben

Die in Tabelle 45 aufbereiteten Schätzzahlen über die Gesamtausgaben für Behandlung in jeder Schicht ergeben dividiert durch die Personenzahl der jeweiligen Schicht die in Tabelle 46 aufbereiteten Schätzzahlen über die Pro-Kopf-Ausgaben für die Behandlung von Patienten in öffentlichen oder privaten Einrichtungen.

Nach unserer Schätzung wurden in privaten Einrichtungen 15,92 Dollar und in öffentlichen Einrichtungen 95,37 Dollar je Patient ausgegeben. Somit entfallen auf jede Person in New Haven anteilige Schätzkosten in Höhe von 111,29 Dollar für die Behandlung dieser Patienten. Pro-Kopf-Schätzungen über die Ausgaben für private Einrichtungen variieren sehr stark von einer Schicht zur anderen: 64,60 Dollar für die Schichten I und II, aber nur 1,58 Dollar für Schicht V. In öffentlichen Einrichtungen ist eine umgekehrte Relation erkennbar: Für Patienten der Schichten I und II werden weniger als 15 Dollar pro Kopf, doch für Patienten der Schicht V über 280 Dollar pro Kopf ausgegeben. Die in Tabelle 46 aufbereiteten Schätzzahlen über Pro-Kopf-Ausgaben, aufgeschlüsselt nach Schicht und Einrichtung, lassen deutlich die charakteristische Beziehung zwischen hohen Ausgaben für private Behandlungseinrichtungen und hoher Schichtposition sowie die umgekehrte Beziehung zwischen hohem Kostenaufwand und niedriger Schicht bei öffentlichen Einrichtungen erkennen.

Tabelle 46: *Geschätzte Pro-Kopf-Gesamtausgaben (in Dollar) für Versorgung und Behandlung von Patienten in privaten und öffentlichen Einrichtungen differenziert nach Schicht*

Schicht	Private Einrichtungen	Öffentliche Einrichtungen	Gesamt
I-II	64,60	14,86	79,46
III	24,04	32,89	56,93
IV	6,74	70,98	77,72
V	1,58	280,59	282,17
Gesamt	15,92	95,37	111,29

Obgleich die Patienten aus Schicht I und II hauptsächlich in teuren privaten Einrichtungen behandelt werden, machen die geschätzten Pro-Kopf-Ausgaben für diesen Teil der Bevölkerung nur 28 Prozent dessen aus, was für Patienten aus Schicht V aufgewendet wird, nämlich 79,46 Dollar im Vergleich zu 282,17 Dollar. Wenn auch die staatlichen Krankenhäuser ihre Kosten auf ein Minimum zu drücken suchen, läßt die Konzentration von Patienten aus Schicht V in den Stationen für chronisch Kranke die Pro-Kopf-Ausgaben für diese Patienten an die Spitze der Zahlenreihe für die Pro-Kopf-Gesamtausgaben schnellen. Es hat den Anschein, als ob die in privaten Einrichtungen praktizierten teuren Behandlungsmethoden der Gesellschaft auf lange Sicht weniger Kosten aufbürden; wir sollten in diesem Zusammenhang nicht vergessen, daß soziale und nicht ökonomische Faktoren auf den Behandlungsprozeß einwirken.

Ein Patient aus Schicht V, mag er sich in einer Klinik, einem Veteranenkrankenhaus oder von einem privat praktizierenden Psychiater behandeln lassen, wird nahezu ausschließlich mit öffentlichen Mittel unterstützt. Hingegen werden die Behandlungskosten für Patienten aus den Schichten I und II, seien sie nun in privaten oder öffentlichen Einrichtungen untergebracht, überwiegend von ihren Familien getragen. Dessenungeachtet fällt der Patient aus Schicht V noch indirekt den Teilen der Bevölkerung zur Last, die für ihre Behandlung selbst aufkommen, denn sie führen den höchsten Steuersatz an den Staat und an die Bundesbehörden ab. Kurz, es drängt sich der Schluß auf, daß die höheren Schichten sowohl für ihre eigene Behandlung als auch für die der unteren Schichten aufkommen. Überdies liegt die Schlußfolgerung nahe, daß der Kostenaufwand für langfristige psychiatrische Behandlung von Patienten aus den unteren Schichten höher ist als der für Patienten aus den oberen Schichten, denn die einflußreichen Leute aus den oberen Schichten setzen sich nicht für eine adäquatere Behandlung von Patienten in öffentlichen Einrichtungen ein. Zahlreiche Personen dieser Bevölkerungsgruppe sind gegen eine Reform der Versorgung psychisch Kranker in öffentlichen Anstalten, weil die dazu erforderlichen staatlichen Mittel möglicherweise auf dem Wege von Steuererhöhungen aufgebracht werden.

Diagnose und geschätzte Ausgaben

Es dürfte von Interesse sein festzustellen, wie sich die Art der psychischen Störung eines Patienten langfristig auf die Kosten seiner Behandlung auswirkt. Sind manche Störungen kostspieliger als andere? Zeigt sich Schicht als Faktor, wenn man die Diagnose konstant hält? Das Datenmaterial zur Beantwortung dieser und ähnlicher Fragen ist in Tabelle 47 aufbereitet.

Tabelle 47: *Geschätzte durchschnittliche Kosten (in Dollar) je Patient für die gesamte Behandlung differenziert nach Diagnose und Schicht*

Diagnosegruppe	Schicht* I-II	III	IV	V	Gesamt
Affektiv gestörte Psychotiker	35.497	4.888	9.471	8.015	10.216
Alkoholiker	2.859	3.264	3.691	6.097	4.583
Neurotiker	10.077	6.341	5.680	3.301	6.486
Organisch kranke Psychotiker	2.247	11.614	16.018	16.018	16.017
Schizophrene	18.575	20.031	17.370	23.754	20.559
Senile Psychotiker	35.455	5.340	5.273	6.908	7.075

*Die nach Schicht differenzierten Werte dieser Tabelle sind für jede Diagnosegruppe hochsignifikant.

Aus Tabelle 47 wird ersichtlich, daß Alkoholiker, Neurotiker und senile Psychotiker im Vergleich zu affektiv gestörten Psychotikern relativ niedrige Kosten verursachende Patienten sind, während Schizophrene und organisch kranke Psychotiker im Vergleich zu affektiv gestörten Psychotikern sich als hohe Kosten verursachende Patienten erweisen. Diese Zahlen bedürfen der Interpretation, denn die große Mehrheit der Neurotiker und Alkoholiker sind ambulant behandelte Personen. Außerdem werden mehr als die Hälfte der Neurotiker und neun Zehntel der Alkoholiker in Kliniken oder öffentlichen Krankenhäusern behandelt. Senile Psychotiker sind, mit Ausnahme von Patienten aus den Schichten I und II, in staatlichen Krankenhäusern untergebracht; sie sind unabhängig von ihrer Schichtzugehörigkeit praktisch alle chronische Pflegefälle. Die Unterbringung affektiv gestörter Psychotiker ist dagegen von der Schicht abhängig, doch sie zeigen häufiger als Schizophrene oder organisch kranke Psychotiker Symptomremissionen. Während der Remissionsphasen, die von unterschiedlicher Dauer sind, erhalten sie gewöhnlich keine Behandlung. Die affektiv gestörten Psychotiker der Schichten I und II sind extrem hohe Kosten verursachende Patienten, vor allem, weil sie wiederholt in Privatkrankenhäusern behandelt werden. Affektiv gestörte Psychotiker aus Schicht III verursachen im Vergleich zu denen aus den Schichten I und II einerseits und denen aus Schicht IV andererseits geringe Kosten; doch die affektiv gestörten Psychotiker aus Schicht IV verursachen erheblich höhere Kosten als die Patienten aus Schicht V. Als wichtiges Ergebnis können wir festhalten, daß die Behandlungskosten des typischen affektiv gestörten Patienten auf lange Sicht nur halb so hoch sind wie die des durchschnittlichen schizophrenen Patienten.

Neurotiker und Alkoholiker sind die einzigen Diagnosegruppen, die eine enge Beziehung zwischen Schichtzugehörigkeit und geschätzten durchschnittlichen Gesamtbehandlungskosten erkennen lassen. Bei diesen Gruppen verläuft der Schichtgradient in entgegengesetzte Richtungen. Für Neurotiker gilt: je höher die Schicht, desto höher die Behandlungskosten; für Alkoholiker: je niedriger die Schicht, desto höher die Behandlungskosten. Für die Behandlung seniler und affektiv gestörter Psychotiker aus den Schichten I und II werden Tausende von Dollar ausgegeben. Das hängt damit zusammen, daß diese beiden Schichten sich in allen Diagnosegruppen an psychiatrische Privatkrankenhäuser wenden. In den Schichten III, IV und V unterscheiden sich die geschätzten Durchschnittskosten für senile Psychotiker kaum. Die senilen Patienten aus Schicht V verursachen allerdings entschieden mehr Kosten als die der Schicht IV, vor allem weil sie in jüngeren Jahren ins Krankenhaus eingewiesen werden. Die Behandlung organisch kranker Psychotiker aus den Schichten IV und V kostet ungefähr gleich viel, weil sie in staatlichen Krankenhäusern untergebracht und Dauerpflegefälle sind. Die niedrigen Zahlen für die Schichten I und II müssen vorsichtig interpretiert werden, weil sie sich nur auf einen einzigen Patienten beziehen. Die Zahlen für Schicht III sind zuverlässiger; allerdings beziehen sie sich auch nur auf vier Patienten. Schizophrene Patienten verursachen in allen Schichten hohe Kosten, doch entschieden die höchsten in Schicht V. Diese Patienten bilden die größte Versorgungslast, weil sie einen derart hohen Anteil der Patienten in den staatlichen und Veteranenkrankenhäusern stellen. Nach unserer Schätzung beläuft sich der für Schizophrene seit Eintritt in die Behandlung bis zur psychiatrischen Erhebung aufgebrachte Kostenbetrag auf 17413 473 Dollar.

Ausgaben für eine Behandlungsperiode

Eines unserer Hauptanliegen war die Berechnung der Aufwendungen von Patienten, Familien oder Dritten für *eine* Behandlungsperiode in verschiedenen psychiatrischen Einrichtungen. Wir beobachteten eine Reihe von Patienten, die zum erstenmal von privaten Psychiatern, in Privatkrankenhäusern, in Kliniken oder in staatlichen Krankenhäusern behandelt wurden, von Beginn ihrer Behandlung bis zur Entlassung oder bis zum 1. März 1956. Die Patienten verteilten sich wie folgt auf die einzelnen Einrichtungen:

Privat praktizierende Psychiater	117
Privatkrankenhäuser	107
Öffentliche Kliniken	68
Staatliche Krankenhäuser	100
Gesamt	392

Bei der Auswahl von Patienten in den einzelnen Anstalten haben wir verschiedene Verfahren angewandt. Wir entnahmen der Patientenpopulation der psychiatrischen Erhebung eine geschichtete Zufallsstichprobe von Patienten privat praktizierender Psychiater, die für ihre Behandlung selbst aufkamen. Sie umfaßte genügend Patienten aus allen Schichten, um statistische Verläßlichkeit zu gewährleisten. Die Anzahl der in Privatkrankenhäusern behandelten Patienten war für unsere Erfordernisse zu klein. Deshalb beobachteten wir sowohl Patienten, die während der psychiatrischen Erhebung in mit uns kooperierenden Privatkrankenhäusern behandelt wurden, als auch zusätzlich eine Reihe von Fällen, die von diesen Krankenhäusern zwischen dem 1. Dezember 1950 und dem 30. Juni 1952 aufgenommen wurden. Alle Klinikpatienten wurden vom Zeitpunkt der psychiatrischen Erhebung bis zum Abschluß ihres Falles beobachtet. Die Patienten der staatlichen Krankenhäuser wurden mittels einer Zufallsstichprobe von Fällen ohne psychiatrische Vorgeschichte aus der von der psychiatrischen Erhebung erfaßten Population ermittelt. Patienten der privaten und staatlichen Krankenhäuser wurden bis zu ihrer Entlassung, bis zu ihrem Tod oder bis zum 1. März 1956 beobachtet.

Privatpraxen

Die mit uns zusammenarbeitenden privat praktizierenden Psychiater lieferten das Datenmaterial über die Behandlungskosten von 117 für diese Studie ausgewählten Patienten. Ihre psychiatrische Orientierung reicht von der klassischen Freudschen Psychoanalyse bis hin zu direktiv-organischen Behandlungsmethoden. Dieser Sachverhalt muß hervorgehoben werden, weil eine deutliche Beziehung zwischen therapeutischer Orientierung und Höhe der Rechnung für die psychiatrische Behandlung besteht. Die Patienten eines Psychoanalytikers werden vier- bis fünfmal in der Woche über einen Zeitraum von zwei, drei oder auch vier Jahren hinweg behandelt, manchmal sogar noch länger. Der Patient bezahlt zwischen 15 und 40 Dollar pro 50-Minuten-Sitzung. Ein Psychiater mit direktiv-organischer Orientierung empfängt seine Patienten einmal in der Woche jeweils für eine halbe Stunde für die Dauer von ein, zwei und manchmal sechs Monaten. Er verlangt zehn bis 20 Dollar pro Sitzung.

Tabelle 48: *Durchschnittliche Kosten (in Dollar) einer Behandlungsperiode bei privat praktizierenden Psychiatern differenziert nach Schicht*

Schicht	Anzahl der Patienten	Durchschnittliche Kosten
I	13	6.202
II	17	4.137
III	38	1.505
IV	49	368
Gesamt	117	1.932

Wenn die Kosten für einen einzelnen Behandlungszeitraum in Abhängigkeit von sozialer Schicht untersucht werden, zeigen sich deutliche Unterschiede, wie ein Blick auf Tabelle 48 erkennen läßt. Die hier erkennbaren Unterschiede sind als Funktion wechselseitiger Abhängigkeit von therapeutischer Orientierung des Psychiaters und Schichtzugehörigkeit des Patienten aufzufassen. Die Patienten der Psychoanalytiker kommen aus den Schichten I und II; 81 Prozent aus Schicht I und 19 Prozent aus Schicht II. Patienten der analytisch orientierten Psychiater kommen vorwiegend aus den Schichten II und III; 47 Prozent aus Schicht II sowie 33 Prozent aus Schicht III, elf Prozent aus Schicht I und neun Prozent aus Schicht IV. Die Patienten der direktiv-organisch orientierten Psychiater lassen eine völlig andere Verteilung erkennen: 84 Prozent kommen aus Schicht IV, 14 Prozent aus Schicht III und zwei Prozent (= ein Patient) aus Schicht II. Kein Patient aus Schicht I wird von einem direktiv-organisch orientierten Psychiater behandelt. Diese Zahlen zeigen, daß die Patienten der Schicht I ihr Geld zum größten Teil für Psychoanalyse ausgeben; das ist eine langwierige und kostspielige Behandlungsform, wie die Durchschnittskosten von 6 202 Dollar beweisen. Die Patienten aus Schicht II suchen mit Vorliebe analytisch orientierte Psychiater auf; sie gehen zu ihnen zwölf bis 15 Monate lang jeweils zwei- oder dreimal in der Woche. Von daher ergeben sich durchschnittliche Ausgaben von 4 137 Dollar für eine Behandlungsperiode. Die Patienten aus Schicht III verteilen sich hauptsächlich auf analytisch und direktiv-organisch orientierte Psychiater; ihnen werden weniger häufige und nicht so lange Sitzungen gewährt wie den Patienten aus Schicht II. Die durchschnittlichen Kosten liegen bei 1 505 Dollar. Die Patienten aus Schicht IV werden vorwiegend von direktiv-organisch orientierten Psychiatern ein- bis zweimal in der Woche für drei bis vier Monate behandelt. Die durchschnittlichen Kosten belaufen sich daher nur auf 368 Dollar. Patienten aus Schicht V werden nicht von privat praktizierenden Psychiatern behandelt, wenn sie für ihre Behandlung selber aufkommen müssen.

Hospitalisierung in Privatkrankenhäusern

Wir haben 106 Patienten in Privatkrankenhäusern vom Zeitpunkt der Einlieferung an bis zu ihrer Entlassung beobachtet. Ein weiterer Patient befand sich noch in Behandlung, als die Feldstudie am 1. März 1956 abgeschlossen wurde. Etwa 70 Prozent der Patienten waren auf Anraten eines Arztes für Allgemeinmedizin, der sie wegen vermutlich nicht psychisch bedingter Erkrankungen behandelt hatte, ins Krankenhaus eingeliefert worden. Die übrigen Patienten waren von Psychiatern, die sie vor ihrer Hospitalisierung behandelt hatten, in das Krankenhaus eingewiesen worden. Bei der Berechnung der Kosten für private Hospitalisierung wurden weder die Ausgaben vor der Einlieferung noch die Ausgaben nach der Entlassung berücksichtigt. Die Zahlen der Tabelle 49 enthalten lediglich die Kosten für Versorgung im Privatkrankenhaus.

Tabelle 49: *Durchschnittliche Kosten (in Dollar) je Patient für einen Privatkrankenhausaufenthalt differenziert nach Schicht*

Schicht	Anzahl der Patienten	Durchschnitts-kosten
I	23	3.265
II	20	1.682
III	33	1.264
IV	31	831

Die eindeutig inverse Beziehung zwischen Schichtzugehörigkeit und durchschnittlichen Ausgaben für eine einzige Hospitalisierung ist hochsignifikant. Diese Beziehung läßt sich auf den Einfluß zweier schichtspezifischer Faktoren zurückführen: Dauer der Hospitalisierung und Preisnachlaßgewährung der Krankenhäuser. Die Faktoren haben jedoch entgegengesetzte Wirkungen: Je länger ein Patient im Krankenhaus bleibt, desto höher wird seine Rechnung, wenn der Zeitfaktor nicht durch einen Preisnachlaß kompensiert wird. Angesichts dieses Sachverhaltes möchten wir Datenmaterial vorlegen, das aufhellen soll, auf welche Weise Schichtzugehörigkeit erstens zur Dauer der Hospitalisierung in Privatkrankenhäusern, zweitens zur Häufigkeit der Preisnachlaßgewährung und drittens zu der Höhe dieser Preisnachlässe in Beziehung steht.

Das in Tabelle 50 aufbereitete Material läßt erkennen, daß die Hospitalisierung bei Schicht I länger dauert und die Variationen der Hospitalisierungsdauer größer sind als in Schicht II. Die Patienten aus Schicht II bleiben länger im Krankenhaus als die Patienten aus Schicht III, und ihre Aufenthaltsdauer im Krankenhaus ist variabler. Die Patienten aus Schicht III halten sich um 37 Prozent länger im Krankenhaus auf als die Patienten aus Schicht IV. Keine Unterschiede jedoch zeigen sich in der Verteilung um den Mittelwert. Es besteht also eine deutliche Beziehung zwischen Schichtzugehörigkeit des Patienten und Dauer seines Aufenthalts im Privatkrankenhaus.

Tabelle 50: *Durchschnittliche Aufenthaltsdauer privat hospitalisierter Patienten differenziert nach Schicht*

Schicht	Anzahl der Patienten	Durchschnittliche Anzahl von Tagen	Standardabweichung in Tagen
I	23	138	114
II	20	57	34
III	33	43	20
IV	31	27	20
Gesamt	107	61	43

Finanzielle Absprachen zwischen Krankenhausverwaltung und Familie eines Patienten werden äußerst vertraulich behandelt. Daher gelten Fragen nach Patienten, die einen Preisnachlaß bekommen, und nach der Höhe der Ermäßigung als "höchst delikat". Abweichungen von den festgesetzten Honorartabellen werden mit einer Reihe offen zugegebener Gründe erklärt: "Patient ist nicht in der Lage, den vollen Preis zu zahlen", "Entgegenkommen aus beruflichen Gründen", "um die Genesung des Patienten zu beschleunigen", "aus geschäftlichen Gründen", "ein interessanter Fall"; kein Verwaltungsangestellter wird jedoch zugeben wollen, daß der soziale Status eines Patienten die Krankenhaus-Patient-Beziehung beeinflußt. Dennoch gibt es eine deutliche Beziehung zwischen Schichtzugehörigkeit und a. den Patienten, die einen Preisnachlaß bekommen und b. der Höhe dieser Ermäßigung. Diese Schlußfolgerungen werden durch das Datenmaterial der Tabelle 51 bestätigt.

Tabelle 51: *Preisnachlässe in psychiatrischen Privatkrankenhäusern differenziert nach Schicht*

Schicht	Prozentsatz der Patienten, die Preisnachlässe erhalten	Prozentsatz der ermäßigten Rechnungen
I	57	30
II	25	21
III	21	16
IV	7	2

Dieses Datenmaterial offenbart, daß das System des Preisnachlasses ganz deutlich zum Nutzen von Schicht I angewandt wird. Interessanterweise finden wir nur geringe Unterschiede zwischen den Schichten II und III, sowohl hinsichtlich der Zahl von Patienten, die Ermäßigungen erhalten, als auch hinsichtlich des Prozentsatzes der ermäßigten Rechnungen. Schicht IV wird im Vergleich zu Schicht III ähnlich behandelt wie Schicht II im Vergleich zu Schicht I. Das Preisnachlaßsystem gilt nicht für Patienten der Schicht V, weil sie keine psychiatrischen Privatkrankenhäuser aufsuchen.

Man könnte die Häufigkeit und die Höhe des Preisnachlasses der Aufenthaltsdauer der Patienten im Krankenhaus und nicht ihrer Schichtzugehörigkeit zuschreiben. Um feststellen zu können, ob dies zutrifft, wurde das Datenmaterial mit Hilfe des Kovarianzverfahrens analysiert; dabei wurde die Aufenthaltsdauer der Patienten im Krankenhaus konstant gehalten.

Das Material der Tabelle 52 zeigt, daß Patienten der Schicht I signifikant weniger für ihren Aufenthalt bezahlen als Patienten aus den Schichten II, III und IV. Kurz, die in Tabelle 52 zusammengefaßte Analyse macht deutlich, daß die beobachteten durchschnittlichen Unterschiede bei den Tageskosten Funktionen der Sozialposition und nicht der Aufenthaltsdauer sind.

Tabelle 52: *Durchschnittliche Tageskosten (in Dollar) privater Hospitalisierung differenziert nach Schicht*

Schicht	Angenäherte Durchschnittszahlung pro Tag	Standardabweichung
I	23,76	7,37
II	29,66	5,87
III	29,88	5,92
IV	31,11	5,11
	$F(3,102) = 2{,}690; p < 0{,}05$	

Die patientenzentrierte Orientierung dieser Krankenhäuser steht im Einklang mit den weithin anerkannten psychiatrischen Verfahrenskonzepten; sie wird jedoch von den in Tabelle 52 gezeigten Praktiken der Preisgestaltung begleitet. Was diese Tabelle aber nicht zeigt, ist die Tatsache, daß den Patienten der Schicht I schon nach der ersten

Woche Preisnachlässe gewährt werden, in einer nicht geringen Anzahl von Fällen sogar schon vom Zeitpunkt der Aufnahme an; denn vielen Patienten der Schicht I wird im Gegensatz zu denen anderer Schichten die Aufnahmeuntersuchung nicht berechnet. Die Patienten der Schichten II und III erhalten erst dann Preisnachlässe, wenn ihre Familien der finanziellen Belastung nicht mehr gewachsen sind. Patienten der Schicht IV werden keine Ermäßigungen gewährt, ehe ihre Familien nicht ausdrücklich darauf bestehen. Freilich variieren Höhe und Häufigkeit der Preisnachlässe von Krankenhaus zu Krankenhaus.

Eine wie Ironie anmutende Nebenerscheinung im Zusammenhang mit der Preisnachlaßgewährung bei den oberen Schichten ist die enge Beziehung zwischen Schichtzugehörigkeit und Therapieform. Ungefähr 93 Prozent der Patienten aus Schicht I erhalten eine analytische Psychotherapie, doch nur 19 Prozent aus Schicht IV. An den Patienten der Schicht IV wird hauptsächlich Elektroschocktherapie praktiziert. Analytische Psychotherapie ist eine zeitraubende Behandlungsmethode, die immer dann erfolgreich sein soll, wenn a. der Therapeut gut ausgebildet und b. die Methode auf den Patienten anwendbar ist und von ihm akzeptiert wird. Ein Psychiater kann mit dieser Methode nur zwölf Patienten gleichzeitig behandeln; dagegen ist die Elektroschocktherapie kurz und billig; ein einziger Psychiater kann damit vierzig bis fünfzig Patienten behandeln. Überdies ist letztere Methode eine umstrittene Form der Therapie mit engem Indikationsbereich. Sowohl unter dem Aspekt der Schichtzugehörigkeit wie auch der Behandlungskosten ist der Kontrast bei der Therapieverschreibung zu groß, als daß man ihn ignorieren könnte.

Psychiatrische Privatkrankenhäuser orientieren sich primär an der aristokratischen Tradition. Die aufwendigsten erinnern an luxuriöse Landsitze oder prächtige Stadtvillen, in die man sich aus der Welt in eine an Shangri-La gemahnende Existenz zurückziehen kann. Die Empfangsbüros sind mit Eleganz und Geschmack eingerichtet. Komfort, Wohlbehagen und Behandlung von Patienten, die aus vornehmen Familien stammen, gehören zu den anerkannten Funktionen der Institute. Anstaltsleiter und Personal wissen, daß die Patienten für eine solche Umgebung bezahlen; sie sind sich über die manifesten und latenten Werte eines derartigen Rahmens im klaren. Leiter, Empfangspersonal, Psychiater, Krankenschwestern, Zimmermädchen, Gehilfen, Gärtner und Chauffeure kennen die Merkmale hohen und niedrigen Status aus langjähriger Erfahrung. Wenn sie sich unbeobachtet fühlen, sprechen sie diese Tatsache offen aus. So faßte zum Beispiel eine Oberschwester aus einem bekannten Privatkrankenhaus ihr Statusgespür in folgenden Worten zusammen: "Ich kann nach ihren Bediensteten, ihrer Kleidung, ihrem Gepäck und der Art, wie sie sprechen, genau angeben, wer sie sind. Man muß solche Dinge erkennen, sonst hat man die ganze Zeit Schwierigkeiten. Gute Versorgung heißt, daß man weiß, wer die Patienten sind und was sie an Beachtung erwarten."

Daraus können wir schließen, daß sich viele Privatkrankenhäuser zwar an den Patienten der Schicht I orientieren, daß sie aber von große Zahlungen leistenden, geringe Kosten verursachenden Patienten aus den Schichten III und IV getragen werden.

Kliniken

Die Behandlungskosten in einer Klinik haben zwei Seiten: die Höhe der Zahlungen des Patienten und die der Klinik entstehenden Behandlungskosten. Die Kliniken haben Gebührenordnungen, die von Zahlungsfreistellung bis zu zehn Dollar für einen Klinikbesuch reichen. Welche Kosten der Patient zu tragen hat, hängt von der Größe seiner Familie und der Höhe des Familieneinkommens ab. Die verantwortlichen Klinikleiter erwarten nicht, daß die Patienten die Klinik mit ihren Zahlungen finanziell tragen. Die

Zahlungen der Patienten decken lediglich einen Teil der Kosten. Häufig scheinen sie eher aus psychologischen als aus ökonomischen Gründen erhoben zu werden.

Der Durchschnittspreis für einen Klinikbesuch reicht von 2,10 Dollar in Schicht II bis zu 2,02 Dollar in Schicht III. Schicht V muß gesondert besprochen werden, weil nur vier Patienten über das diagnostische Interview hinaus behandelt wurden. Von diesen vier Patienten leisten nur zwei Zahlungen: 25 Cents für jeden Besuch. Wenn man Schicht V nicht berücksichtigt, besteht keine Beziehung zwischen Schichtzugehörigkeit und den Zahlungen der Patienten. Andererseits ist aber die von der Klinik durchschnittlich für einen Patienten aufgebrachte Summe von dessen sozialer Position abhängig. Dies zeigt sich ganz deutlich an den Daten in Tabelle 53.

Tabelle 53: *Brutto- und Nettobehandlungskosten (in Dollar) pro Patient in Kliniken differenziert nach Schicht*

Schicht	Anzahl der Patienten	Durchschnittliche Bruttokosten pro Patient	Vom Patienten bezahlte Durchschnittssumme	Durchschnittliche Nettokosten für die Klinik
II	11	467	77	390
III	29	246	42	204
IV	24	110	18	93
V	4	49	1	48
Gesamt	68	222	37	187

Die Bruttokosten eines Patienten wurden durch Multiplizierung der Anzahl seiner Klinikbesuche mit den durchschnittlichen Kosten jedes Besuches errechnet. Dann wurde die vom Patienten bezahlte Summe von den Bruttokosten abgezogen, um die Nettokosten der Klinik zu bestimmen.

Ein Blick auf Tabelle 53 zeigt, daß die durchschnittlichen Nettokosten für Patienten aus Schicht II fast doppelt so hoch sind wie für Patienten aus Schicht III: 390 Dollar gegenüber 204 Dollar. Die Patienten der Schicht III wiederum kosten die Klinik mehr als doppelt soviel wie Patienten der Schicht IV: 204 Dollar gegenüber 93 Dollar. Schließlich bereiten die Patienten der Schicht IV den Kliniken fast doppelt so hohe Kosten wie Patienten aus Schicht V: 93 Dollar gegenüber 48 Dollar.

Die Wechselbeziehungen zwischen Schichtzugehörigkeit, Bruttokosten, den Zahlungen der Patienten und den Nettokosten der Kliniken sind Funktionen der unterschiedlichen Inanspruchnahme der Klinikeinrichtungen durch die verschiedenen Schichten. Der Durchschnittspatient aus Schicht II erhält eine doppelt so umfangreiche Behandlung wie der Durchschnittspatient aus Schicht III; er bezahlt zwar selbst mehr für die Behandlung, doch er kostet die Klinik proportional gesehen auch mehr, weil er länger in Behandlung bleibt. Derselbe Grundsatz gilt für Schicht III im Vergleich zu Schicht V. Aus diesen Unterschieden zwischen Behandlungsdauer in Kliniken und Schichtzugehörigkeit des Patienten läßt sich schließen, daß Patienten der Schicht II die längste und Patienten der Schicht V die kürzeste Behandlung erhalten. Wenn wir bedenken, daß die Kliniken primär dazu errichtet worden sind, den dringend hilfebedürftigen Patienten mit niedrigem sozialen Status zu helfen, ist dies mit den Worten eines Kollegen, der selber Psychiater ist, allerdings ein "alamierendes Ergebnis".

Die Klinikbehandlung von Patienten aus Schicht II mag durchaus höhere Krankenhauskosten zu einer späteren Zeit vermeiden helfen. Andererseits können die relativ geringen Klinikkosten des Patienten aus Schicht V durch spätere kostspielige Versorgung in staatlichen Krankenhäusern im Falle einer Verschlimmerung der Krankheit weit überboten werden. Das sind Spekulationen; nur sorgfältig betriebene Forschung kann ihren Wahrheitsgehalt ermitteln. Es ist freilich keine Spekulation, wenn wir behaupten, daß der Sozialstatus mit seinen subtilen Auswirkungen die psychiatrische Praxis in den Kliniken wie in den Privatkrankenhäusern und Privatpraxen beeinflußt.

Staatliche Krankenhäuser

Die in dieser Analysenserie beobachteten 100 Patienten in staatlichen Krankenhäusern werden fast ausschließlich auf Kosten der Öffentlichkeit behandelt. Der Bundesstaat schickt Rechnungen nur an Familien, die die durchschnittlichen Tageskosten der Hospitalisierung des Patienten ganz oder teilweise tragen können. Nur relativ wenige Familien erhalten überhaupt eine Rechnung, und von denen, die eine Rechnung erhalten, bezahlt nur ein geringer Teil. Wir unterstellen deshalb für unsere Zwecke, daß die gesamten Kosten der Krankenhausversorgung von der Öffentlichkeit getragen werden.

Die Berechnung der Kosten einer einzelnen Behandlung in den staatlichen Krankenhäusern wurde dadurch erschwert, daß sich 54 Prozent der beobachteten Patienten am 1. März 1956 noch immer im Krankenhaus befanden; 16 Prozent der Patienten waren entlassen worden, 30 Prozent waren im Krankenhaus gestorben. In Anbetracht dieser Situation ermittelten wir mit Hilfe der Daten, wieviel für die Behandlung eines Patienten bis zur Entlassung, bis zu seinem Tod oder bis zum 1. März 1956 ausgegeben wurde.[4] Die Ergebnisse dieser Analyse sind in Tabelle 54 aufbereitet.

Tabelle 54: ***Durchschnittliche Kosten (in Dollar) pro Patient in staatlichen Krankenhäusern bis zur Entlassung, bis zum Tod oder bis zum 1. März 1956 differenziert nach Schicht***

	Schicht		
Patient	II-III	IV	V
Aus dem Krankenhaus entlassen	–	6.296	10.728
Im Krankenhaus gestorben	1.926	12.306	15.866
Noch im Krankenhaus	22.865	16.487	28.549
n =	6	46	48

Die durchschnittlichen Ausgaben für die Hospitalisierung dieser Patienten lassen zweierlei erkennen: Erstens, ihre Versorgung in staatlichen Krankenhäusern ist kostspielig, und zweitens, die Patienten aus Schicht V verursachen weit höhere Kosten als die Patienten der höheren Schichten. Da zwischen den Krankenhaustageskosten keine schichtspezifischen Unterschiede festzustellen sind, müssen die aus Tabelle 54 ersichtlichen Kostendifferenzen das Ergebnis unterschiedlicher Behandlungsdauer von Patienten der verschiedenen Schichten sein.

Bei der Analyse des Materials unter diesem Gesichtspunkt stellten wir fest, daß die Patienten aus Schicht IV bis zu ihrer Entlassung durchschnittlich fünf Jahre im Krankenhaus verbracht hatten. Die Patienten aus Schicht V hatten 12,33 Jahre im Krankenhaus zugebracht, ehe sie in die Gemeinde zurückkehren konnten. Der einzige im Krankenhaus verstorbene Patient aus Schicht III war dort seit 18 Monaten hospitalisiert. Die gestorbenen Patienten aus den Schichten IV und V hatten bis zu ihrem Tode zehn bis 13 Jahre im Krankenhaus zugebracht.

4 Die errechneten Tageskosten pro Patient für jedes Jahr im Krankenhaus erhielten wir vom staatlichen Rechnungshof. Diese Zahl wurde mit der Anzahl der Tage multipliziert, die jeder Patient in einem bestimmten Jahr hospitalisiert war.

Die Patienten, die bei Abschluß der Felduntersuchung noch im Krankenhaus waren, hielten sich dort bereits seit geraumer Zeit auf. Die durchschnittliche Zahl der Aufenthaltsjahre lag bei 18 für Schicht III, 13 für Schicht IV und 22 für Schicht V. Aufgrund des niedrigen Prozentsatzes an Entlassungen in den 64 Monaten zwischen psychiatrischer Erhebung und Feldstudie scheint die Schlußfolgerung zulässig, daß Patienten, die so lange ununterbrochen hospitalisiert sind, wahrscheinlich nicht allzu häufig entlassen werden. Diese Patienten sind viele Jahre lang eine ständige Kostenbelastung gewesen. Für sie werden auch künftig öffentliche und private Geldmittel bereitgestellt werden müssen. Selbst die wenigen entlassenen Patienten kehren möglicherweise ins Krankenhaus zurück. Die verstorbenen Patienten sind die einzigen, deren Gesamtkosten errechnet werden können, denn ihre Konten sind abgeschlossen.

Zusammenfassung und Schlußfolgerungen

Das in diesem Kapitel aufbereitete Datenmaterial läßt einwandfrei erkennen, daß die Ausgaben für psychiatrische Behandlung in allen Einrichtungen hochsignifikant von der Schichtzugehörigkeit abhängen. Für Privatpraxen gilt: je höher die Schicht, desto höher auch die durchschnittlichen Ausgaben pro Patient. In den Privatkrankenhäusern haben die höheren Schichten mehr Ausgaben als die unteren, weil sie länger hospitalisiert sind. Die Kosten pro Tag sind für die höheren Schichten jedoch etwas geringer, als Folge der diskriminierenden Praxis, den oberen Schichten höhere Preisnachlässe zu gewähren. In den Kliniken sind die von den Schichten II, III und IV geleisteten Zahlungen nicht signifikant von der Sozialposition abhängig. Andererseits besteht eine inverse Beziehung zwischen den der Klinik entstehenden Behandlungskosten und Schichtzugehörigkeit des Patienten. Die Kliniken geben achtmal soviel für einen Patienten der Schicht II aus wie für einen Patienten der Schicht V. Diese Unterschiede sind das Ergebnis unterschiedlich langer Behandlungsdauer bei den Angehörigen der einzelnen Schichten. Die öffentlichen Ausgaben für Patienten staatlicher Krankenhäuser sind von der Schichtzugehörigkeit abhängig. Dieser Zusammenhang läßt sich zum größten Teil auf die unterschiedliche Inanspruchnahme staatlicher Krankenhäuser durch die verschiedenen Schichten zurückführen. Für die Patienten aus den Schichten II und III bedeuten die staatlichen Krankenhäuser erst dann eine "letzte Zuflucht", wenn ihre Familien keine Mittel mehr für private psychiatrische Einrichtungen aufbringen können. Für Patienten der Schicht IV ist das staatliche Krankenhaus sowohl Behandlungszentrum als auch Einrichtung für pflegerische Verwahrung. Das staatliche Krankenhaus ist die einzige psychiatrische Einrichtung, die den Patienten der Schicht V zugänglich ist, falls sie psychisch derart gestört sind, daß sie von der Gemeinschaft abgesondert werden müssen. Gewöhnlich sind diese Patienten in ihren Familien unerwünscht; sie werden als nutzlos, widerwärtig und gemeingefährlich angesehen. Ablehnung durch die Familie und Isolation von der Gemeinde münden in langfristige pflegerische Verwahrung. Daher sind die mit minimalen Tageskosten arbeitenden staatlichen Krankenhäuser langfristig Institutionen mit maximalem Kostenaufwand, da sie zum großen Teil als "Abladeplatz" für psychotische Patienten aus den beiden unteren Schichten, besonders aus Schicht V dienen. Mit einem Wort, die Schichtzugehörigkeit des Patienten beeinflußt in allen psychiatrischen Einrichtungen in hochsignifikanter Weise die Ausgaben für Behandlung.

Teil V
Diskussion und Anwendung

11. Einstellungen zu psychischer Krankheit und Behandlung

Einleitung

Die in den fünf vorausgegangenen Kapiteln vorgelegten statistischen Daten zeigen, daß zwischen Schichtzugehörigkeit und der Art und Weise, wie Patienten psychiatrisch versorgt werden, wie ihre Schwierigkeiten diagnostiziert und behandelt werden, sowie den Behandlungskosten signifikante Beziehungen bestehen. Bereits frühzeitig während der Phase der Datenerhebung erkannten wir, daß Patienten, Familienmitglieder und behandelnde Psychiater gegenüber dem Problem psychischer Störungen unterschiedliche Haltungen einnahmen. Dieses Kapitel faßt unsere Beobachtungen und Schlußfolgerungen über die jeweiligen Einstellungen zusammen.

Begriffsdefinition

Mit dem Begriff "Einstellungen" bezeichnen wir eine Variable, die sich in sozialen Situationen bemerkbar macht und deren Vorhandensein wir primär aus Verhaltensreaktionen erschließen[1]. Einstellungen können aus verbalen oder schriftlichen Aussagen, aus unbewußten Signalen und beobachtbaren Handlungen erschlossen werden. Wir leiten Einstellungen in erster Linie aus beobachtbarem Verhalten in psychiatrischen Behandlungssituationen ab und weniger aus hypothetischen Fragen an interviewte Personen. Zum Beispiel stellen wir den Eltern nicht im *multiple-choice*-Verfahren (Mehrfachwahlverfahren) die Frage: "Zu wem würden Sie Ihren Sohn im Falle einer psychischen Erkrankung schicken? ", sondern ziehen unsere Schlußfolgerungen aus Verhaltensweisen in einer konkreten Situation. So stellten wir Fragen nach den Gefühlen der Patienten hinsichtlich ihrer Krankheit und Behandlung. Den Familienmitgliedern legten wir ähnliche Fragen vor, wobei es uns aber mehr auf tatsächliches Verhalten ankam als auf die Antworten auf direkte Fragen.

Einstellungen zur Psychiatrie und behandelten Erkrankung

Die Diskussion über die Einweisungsinstanzen im Kapitel 6 zeigte, daß Personen aus den oberen Schichten ihrem Psychiater gegenüber positivere Einstellungen haben als Angehörige der unteren Schichten. Dieser Sachverhalt wird durch die Ereignisse einer nach Schicht gewählten Unterstichprobe von 517 Personen aus dem Fünf-Prozent-Sample bekräftigt. Die Personen der Stichprobe waren gefragt worden, ob sie bereit seien, im Falle emotionaler Schwierigkeiten einen Psychiater zu konsultieren. Sieben von acht Personen der Schicht I hatten ungefähre Vorstellungen von den Funktionen eines Psychiaters; ziemlich alle wußten, daß er ausgebildeter Mediziner ist. In Schicht V dagegen

[1] Wir benutzen diesen Begriff, wie er von Carl I. Hovland, Irving L. Janis und Herold H. Kelly in *Communication and Persuasion,* Yale University Press, New York 1953, entwickelt wurde.

war dies nur einer von 16 Personen bekannt; nur ganz wenige hatten überhaupt irgendeine Vorstellung darüber, welche Aufgaben ein Psychiater in unserer Gesellschaft hat. 20 Prozent der Schicht I erklärten, sie wären bereit, aufgrund "emotionaler" oder "seelischer" Probleme einen Psychiater aufzusuchen, aber weniger als ein Prozent der Schicht V glaubte, daß ein Psychiater ihnen helfen könnte. Die beiden mittleren Schichten nehmen Positionen zwischen diesen beiden Extremen ein. Die Antworten der Befragten förderten für jede Schicht völlig unterschiedliche Vorstellungen zur Rolle des Psychiaters in unserer Gesellschaft zutage.

Die verschiedenen Einstellungen zur Psychiatrie können zum großen Teil für die unmittelbare Beziehung zwischen Schichtzugehörigkeit und behandelten Neurosen in der Gemeinde New Haven mitverantwortlich sein. Wir wollen diesen Punkt anhand bereits in früheren Kapiteln diskutierten Materials kurz verdeutlichen. Zum Beispiel wird den Neurotikern aus Schicht IV und V durch das Eingreifen sozialer Institutionen oder der Polizeibehörden die Behandlung, abgesehen von einigen Ausnahmen, mehr oder weniger aufgezwungen.

Allerdings sind Interventionen bei schweren, psychoseartigen Störungen, vor allem wenn sie plötzlich und von Aggressionen begleitet ausbrechen, dringend erforderlich. Geschieht dies nicht, kann das Leben des Patienten und das seiner Mitmenschen gefährdet werden. Intervention bedeutet in diesen Fällen mehr oder weniger erzwungene Hospitalisierung. Das den Psychiatern von der Gesellschaft übertragene Mandat ist sinnvoll und klar formuliert: Entfernt die gestörte Person aus ihrer Umgebung! Die Gesellschaft verfügt über rechtliche Mittel, welche die sofortige Ausführung dieses Auftrages sicherstellen; Familie, Freunde, Arbeitgeber, alle Personen, die in der Gemeinde Verantwortung und Autorität besitzen, können Druck ausüben und vor allem in Fällen aus Schicht IV und V nötigenfalls die gewaltsame Einweisung, häufig mit Hilfe der Polizei, veranlassen. Die Gesellschaft und nicht der einzelne trifft die relevanten Entscheidungen und stellt ihre Durchführung sicher; hier handelt der Psychiater entsprechend den üblichen Praktiken und Gesetzen. Kooperation zwischen Psychiater und Patient wird in diesen Fällen zwar als wünschenswert, jedoch nicht als notwendig erachtet. Diese Art "Hilfe" steht theoretisch allen Schichten offen. Doch nur dann, wenn *jene, die es sich leisten können,* Hilfe über die Minimalerfordernisse hinaus wünschen, kommt es zu privaten Behandlungsarrangements zwischen Psychiatern und Patienten.

In Fällen weniger schwerer Störungen, das heißt, bei Neurosen, ist keine vergleichbare Dringlichkeit geboten, sich einer Behandlung zu unterziehen. Das gilt besonders für die von "Normalzuständen" nur schwer abgrenzbaren Störungen. Bei solchen Störungen ist das Arbeitsbündnis zwischen Patient und Psychiater freiwilliger Natur; die Entscheidung für eine Behandlung kommt aufgrund kritischer Selbstbeurteilung und eines starken Dranges nach maximaler Selbstverwirklichung zustande. Im Vergleich zu schwereren Störungen bedeutet die Behandlung hier keinen Notfall und oft genug keine Notwendigkeit. Diese Patienten sind nicht so krank, als daß sie ihrer Arbeit nicht mehr nachzugehen oder die minimalen Verpflichtungen in Familie und Gemeinde nicht mehr zu erfüllen vermöchten. Ihre Behandlung findet nicht im Krankenhaus, sondern in einer privaten Praxis oder einer Privatklinik statt. Es gibt auch Fälle, in denen die Behandlung eine formelle oder informelle Voraussetzung für die spätere Berufsausbildung darstellt. Tatsächlich machen Psychiater, Psychologen, Krankenschwestern, Sozialarbeiter, Künstler und andere Fachleute sowie Personen aus dem Kommunikationsgewerbe einen beträchtlichen Prozentsatz der von dieser Untersuchung erfaßten Neurotiker aus Schicht I-II aus.

In diesen Fällen hängt eine erfolgreiche Behandlung von dem Maß an Übereinstimmung zwischen den Wertvorstellungen des Patienten und denen des Psychiaters ab.

Die Behandlung ist als spezifische, höchst individualisierte Anstrengung aufzufassen, die auf emotionale Nacherziehung und Befreiung von den Anzeichen und Symptomen psychischer Krankheit abzielt. Dieses Ziel, obwohl gewöhnlich als "Kur" bezeichnet, ist letztlich der Versuch einer Reintegration der Triebe und Abwehrmechanismen des Patienten zum Zwecke maximaler Selbstverwirklichung. Eine solche persönliche Nacherziehung stellt in ihrer intensiven Form, der Psychoanalyse, hohe Anforderungen an den Patienten. In den meisten Fällen wird das Ziel nur annähernd erreicht; die Kriterien für die Beendigung einer Psychoanalyse sind nicht klar definiert. Bestenfalls läßt sich der Punkt angeben, von dem aus der Analysand den Erkenntnisprozeß selbständig weiterführen kann. Die Analyse ist ein unendlicher Prozeß. Nicht viele Menschen können sich eine Analyse leisten oder haben Gelegenheit, sich dieser therapeutischen Methode zu bedienen.

Schicht und Behandlungsmöglichkeit

Die schichtspezifische Verteilung von Neurosen, die wir mit Hilfe unserer psychiatrischen Erhebung festgestellt haben, könnte sich zum Teil auch dadurch erklären, daß die oberen Schichten ihre Wünsche relativ leicht realisieren können. Angehörige der Schicht I wissen besser als andere, Fachleute heranzuziehen und sich ihrer Zuwendung zu vergewissern. Darüberhinaus können sie die Dienstleistungen qualifizierter Fachkräfte in den verschiedensten Lebensbereichen bezahlen. Die Wege, welche die einzelnen einschlagen, um sich Zugang zur psychiatrischen Therapie zu verschaffen, unterscheiden sich von Schicht zu Schicht. Angehörige der Schicht I bedienen sich in dieser Hinsicht zwangloser, "vornehmer", mitunter allerdings nicht ganz korrekter Methoden. Ihr Weg zum Psychiater führt oft über einen einflußreichen Mittelsmann, meistens einen Arzt, der sich dann an den seiner Meinung nach "besten" Psychiater wendet und für seinen Klienten interveniert. Zum Beispiel verabredete sich seinerzeit ein vielbeschäftigter Arzt mit einem bekannten Psychiater, um ihn lediglich darüber aufzuklären, wie einflußreich und mächtig der Patient sei, den er ihm für eine Behandlung empfehlen wollte. Der Arzt brachte klar zum Ausdruck, daß der Psychiater es sich nicht "leisten" könne, diesen Patienten abzulehnen. In einem anderen Fall beklagte sich ein einflußreiches Mitglied der Schicht I bei der Verwaltung einer psychiatrischen Institution, weil einer seiner Verwandten statt vom Direktor persönlich nur von seinem besten Psychiater behandelt wurde.

Angehörige der Schichten II und III verwenden häufig Methoden, die in der Öffentlichkeit verpönt sind. Sie vertrauen auf ihren "politischen" Einfluß. Psychiater an öffentlichen Krankenhäusern erhalten oft "sehr wichtige" Briefe von lokalen Politikern, die spezielle Eingaben für ihnen bekannte Personen machen. Nur Mitglieder der Schicht IV sind ganz auf sich selbst angewiesen. Das amerikanische Sprichwort von dem "quietschenden Rad", das "eingefettet" wird, trifft ganz besonders für diese Schicht zu. Angehörige der Schicht V neigen dazu, sich in ihr Schicksal zu ergeben; sie "quietschen" selten. Eine alte Italienerin zum Beispiel besuchte regelmäßig ihren schizophrenen Sohn in der Station für chronisch Kranke eines nahe gelegenen staatlichen Krankenhauses. Wenn sie am Dienstzimmer des Arztes vorbeiging, schaute sie schüchtern zu Boden; sie wagte niemals, einen Arzt oder eine Schwester anzusprechen. Sprach jemand mit ihr, was selten geschah, dann stimmte sie allem widerspruchslos zu.

Kenntnisse neurotischer Patienten über Psychiatrie

Fast alle der von uns gründlich untersuchten Patienten in jeder Schicht verstanden relativ wenig von Psychiatrie. Obwohl Psychiater von ihren Patienten kein ausgesprochenes Fachwissen verlangen, so erwarten sie von ihnen doch Kenntnisse, die sie in die Lage versetzen, mit ihrem Therapeuten zu kooperieren und bis zu einem gewissen Grade seine Bemühungen zu verstehen. Außer bei einigen Patienten aus der Schicht I und II, denen die Grundzüge der dynamischen Psychiatrie schon vor Behandlungsbeginn bekannt waren, fanden wir ansonsten bei den Neurotikern nur geringe Kenntnisse über Theorie und Praxis der Psychiatrie. Selbst jene, deren Wissen man als "ausreichend" einstufen kann, wußten gewöhnlich kaum mehr, als daß die Psychiatrie sich mit psychischen Störungen befaßt und daß Psychiater ihre Patienten nicht nur mit Hilfe von Medikamenten und chirurgischen Eingriffen, sondern auch durch "seelische" Methoden heilen. Welche Wirkungen diese psychologischen Methoden ausüben und welche Beziehungen zwischen emotionalen Belastungen oder Problemen und emotionalen und somatischen Symptomen bestehen, davon haben die Patienten selbst nach monatelanger psychotherapeutischer Behandlung keine Ahnung. Man kann dies psychischen Widerständen zuschreiben, zum Teil auch der mangelnden Fähigkeit der Psychiater, ihren Patienten einfache, klare und aussagekräftige Erklärungen zu vermitteln.

Nach über einem Jahr "Einsichts"-Therapie antwortete eine Patientin, deren Therapeut überzeugt war, sie verstehe, was er tue, auf die Frage eines anderen Psychiaters, was nach ihrer Meinung in der Behandlung geschehe: "Der Arzt ist wundervoll, er erzählt mir, wie man vergißt." Für Patienten aller Schichten ist es schwierig, ihre emotionalen Probleme zu erforschen. Weniger als zwei Prozent der Patienten aus Schicht V wußten über die Techniken oder Ziele der Psychoanalyse Bescheid. Über 90 Prozent der Neurotiker aus Schicht IV blieben unverändert in einem solchen Zustand der Verwirrung, daß echte Mitarbeit in explorativer Psychotherapie niemals zustande kam. Sogar unter den Patienten der Schicht III, die ihre Probleme verbalisieren konnten, gab es einige, die die Bedeutung von Psychotherapie nicht begriffen und nur darauf hofften, daß man "nach dem vielen Gerede" endlich zur echten "Behandlung" übergehen werde. Einige Patienten überspringen diese Hürde nie.

Die Mehrheit der neurotischen Patienten aus den Schichten III und IV stand dem Gedanken an psychiatrische Intervention anfänglich ablehnend gegenüber. Praktisch alle Patienten der Schicht V lehnten psychotherapeutische Verfahren ab. In vielen Fällen liegt der Grund für die feindliche Einstellung zur Psychiatrie in der Angst vor psychischer Krankheit und im mangelnden Wissen über die Funktion des Psychiaters. Das mag durch Kommentare illustriert werden wie "Psychiatrie ist gut für Verrückte, aber nicht für mich", oder "Wenn man zu einem Psychiater geht, denken die Leute man sei verrückt." Angehörige der Schicht V wissen weniger über psychische Störungen und Möglichkeiten der Hilfe als die besser ausgebildeten Mitglieder der Oberschichten. Sie werden in den meisten Fällen, oft mit Gewaltanwendung seitens der Behörden, in die Psychiatrie abgeschoben. Ist dies erst geschehen, warten sie völlig passiv, daß in irgendeiner Form für sie gesorgt wird. Patienten aus Schicht V akzeptieren therapeutische Behandlungsmethoden, obwohl sie für sie undurchschaubar bleiben und häufig Angst erzeugen. Bleiben sie in Behandlung, dann unterwerfen sie sich eher bedingungslos für sie nicht einsehbaren Anordnungen, als daß sie rebellieren oder hartnäckig jegliche Zusammenarbeit ablehnen. Abgesehen von wenigen Neurotikern aus Schicht IV, die Sinn und Zweck der Psychotherapie "verstanden" haben, ziehen selbst diese Patienten auch nach längerer Behandlungsdauer keinen Nutzen aus ihrer Therapie. Praktisch alle neurotischen Patienten aus Schicht V brechen die Behandlung bald ab; die wenigen, die über die Anfangsphase hinaus bleiben, können einfach nicht verstehen, daß ihre Schwierigkeiten mit körperlichen Krankheiten nichts zu tun haben. Selbst wenn ihre Therapeuten von der Einsichts- zur direktiven Stütztherapie übergehen, behalten sie diese Einstellung bei. Diese Patienten sind enttäuscht, weil sie keine praktischen Ratschläge zur Lösung ihrer Probleme erhalten, und äußern in Wort und Tat ihr Mißtrauen gegenüber einer "Sprechtherapie". Sie halten an ihren rigiden Einstellungen gegenüber psychischen Störungen fest und betrachten den Arzt als eine Art Medizinmann, der ihre "körperlichen Beschwerden" auf wundervolle Weise heilen kann. Sie erwarten "Pillen" und "Spritzen" und als Belohnung Sympathie und emotionale Wärme. Wenn all diese Erwartungen nicht erfüllt werden, stellt sich bald Enttäuschung ein.

Auch nach längerer Behandlungsdauer weiß der neurotische Patient der unteren Schichten nicht mehr über Psychiatrie als vorher. Nur wenige Patienten aus Schicht IV lernten etwas über die "menschliche Seele", über unbewußte Konflikte, psychische Mechanismen und über die Art und Weise, wie Menschen sich in Form von emotionalen und somatischen Symptomen ausdrücken. Die Neurotiker aus Schicht V begriffen nicht, daß ihnen "Einsicht" in ihre Probleme helfen könnte. Ihre starre Haltung gegenüber psychischen Störungen und gegenüber der Psychiatrie verunmöglichte jeglichen Lernprozeß. Ihre Therapeuten waren nicht in der Lage, mit ihnen zu kommunizieren, aus Gründen, die wir im Abschnitt über Einstellungen der Psychiater gegenüber Patienten erörtern werden.

Kenntnisse der Familie über psychische Störungen von Angehörigen

Die Kenntnisse der Familie über psychische Störungen ihrer Angehörigen ähneln in allen Schichten denen neurotischer Patienten vor Ausbruch ihrer Krankheit. Sie waren in Schicht I und II umfassender, detaillierter und rationaler als in Schicht III und – wie zu erwarten – noch geringer in Schicht IV und am geringsten in Schicht V. Soweit sie sich über mögliche Ursachen äußerten, verwiesen Familienmitglieder aus den Schichten I und II auf "nervliche Belastung", "Erschöpfung" und "Überarbeitung". Familienmitglieder der Schicht III verwendeten Begriffe wie "Hirnerkrankungen". Die Mehrheit der Angehörigen aus Schicht III ist außerstande, eine psychogene Erklärung der Schwierigkeiten ihrer Verwandten zu akzeptieren. Eine derartige ätiologische Erklärung geht über das Verständnisvermögen der meisten Angehörigen der Schicht IV und fast aller der Schicht V hinaus. Familienangehörige aus den Schichten IV und V betrachten psychische Störungen als körperliche und glauben, daß sie durch Dinge wie "schlechtes Blut", einen "Schlag auf den Kopf" und durch "zuviel Saufen" verursacht werden. Personen aus den Schichten I und II sind in wesentlich größerem Maße bereit, sich über Theorien der psychischen Störungen zu informieren, als Angehörige der Schichten III und IV. Informationen über psychische Störungen erwarben Angehörige der Schichten I und II am College oder durch systematisches Lesen von Büchern und Zeitschriften, Angehörige der drei Unterschichten dagegen in erster Linie durch Hörensagen und Filme. Da in den vierziger Jahren psychische Krankheit und ihre Therapie zu Themen für Film, Funk und Fernsehen wurden, kann man sich von diesen Medien in nicht allzu ferner Zukunft einigen Einfluß erhoffen. Aber noch sind die auf der dynamischen Psychiatrie basierenden Vorstellungen über psychische Störungen nicht bis zu den unteren Schichten vorgedrungen. Die US-Streitkräfte und die *Veterans Administration* haben bislang noch am meisten zum Verständnis von Psychohygiene und Psychiatrie in den Schichten IV und V beigetragen.

Wenn ein Familienmitglied psychisch erkrankt, versuchen die Angehörigen gewöhnlich, die Krankheit zu verheimlichen. Solche Bemühungen variieren von Schicht zu

Schicht, ebenso wie die ihnen zugrunde liegenden Motivationen. Familien der Schicht V wehren sich gegen "Nachspionieren", "Schnüffelei" und "Einmischung" von außen, gleichgültig ob es sich bei den Eindringlingen um Ärzte, Sozialarbeiter, Krankenschwestern oder die Polizei handelt. Wenn man die Probleme nicht mehr verbergen kann, bricht der Widerstand der Familie häufig völlig zusammen; dann erlauben sie den Behörden, den Patienten zu übernehmen. Die nun folgenden Ereignisse beobachten sie in einer passiv erscheinenden Weise, obwohl sie innerlich voller Groll gegen den Patienten, sich selbst und die Behörden sein mögen. In Schicht IV sind Scham und Angst vor den Reaktionen von Nachbarn, Freunden und Arbeitgebern die hauptsächlichen Ursachen der Verheimlichung psychischer Störungen. Verwandte von Patienten aus den Schichten II und III machen sich Sorge darüber, welche Auswirkungen psychische Störungen in der Familie auf die Kinder, deren Heiratsaussichten sowie auf die Chancen haben könnten, "in der Welt voranzukommen" und "einen guten Job zu erhalten". In Schicht I dagegen zeigt man kaum offene Besorgnis über psychisch gestörte Angehörige; man akzeptiert die Tatsache, daß einige Personen emotionale Schwierigkeiten haben und daß in einem solchen Fall der Psychiater konsultiert werden muß. Allerdings sind unsere Beobachtungen in der Schicht I nicht ohne weiteres zu verallgemeinern, da wir nur Unterlagen von Patienten haben, die uns den Kontakt mit ihrer Familie gestatteten.

Im allgemeinen betrachten die Familienmitglieder psychotischer Patienten ihre kranken Angehörigen mit einem Gemisch von Gefühlen wie Angst, Scham, Schuldgefühl, Mitleid und Ressentiment. Diese Gefühle sind in der Schichtungsstruktur jedoch unterschiedlich verteilt. In der Regel gilt: je niedriger die Schicht, desto stärker Gefühle von Angst und Ressentiment; je höher die Schicht, desto auffälliger Scham- und Schuldgefühle. Während der Behandlung werden in den Familien der beiden Unterschichten Ressentiments durch Gefühle der Hilflosigkeit und Apathie abgelöst; hinzu kommt mangelnde Kooperationsbereitschaft. In den Familien der Schichten I, II und III sind solche Gefühle weniger stark ausgeprägt; das Interesse am kranken Familienmitglied ist stärker, realistischer; die negativen Emotionen werden eher unter Kontrolle gehalten.

In den Familien neurotischer Patienten sind derartige Gefühle nur schwer auszumachen. Da die meisten Neurotiker sich weiter am Gemeindeleben beteiligen, haben ihre Angehörigen weniger Gelegenheit, Ärger, Schuldgefühle, Angst und Scham mit der Krankheit zu entschuldigen. Neurotiker in ambulanter Behandlung verursachen ihren Angehörigen häufig ebenso viele Schwierigkeiten wie Psychotiker, nur wird neurotisches Verhalten von Familienmitgliedern gewöhnlich nicht als Krankheit begriffen.

Die Einstellungen einer Familie gegenüber ihrem psychotischen Mitglied sind in signifikantem Maße dafür verantwortlich, ob der Betroffene zuhause bleibt, ins Krankenhaus eingeliefert wird, sich sein Zustand dort bessert oder "verschlechtert" und ob er womöglich in einer Station für chronische Fälle landet. Diese Verallgemeinerung gilt vor allem für eine Krankheit wie Schizophrenie, die deutlich, wiewohl unterschiedlich ausgeprägt zur "Verschlimmerung" neigt. In dieser Situation sind die Interaktionen zwischen Patienten, Familien und Krankenhauspersonal für den Ausgang der Krankheit und das Schicksal des Patienten von besonderer Bedeutung. Die große Diskrepanz zwischen den Raten chronisch Schizophrener in Schicht I und II einerseits und Schicht IV und V andererseits können zum Teil durch Einstellungsdifferenzen erklärt werden[2].

[2] E. Newhouse schildert dieses Problem auf faszinierende Weise in seiner Kurzgeschichte "Come Again Another Day", *The New Yorker*, 15. April 1950, S. 26. Eine systematische Untersuchung findet sich bei Ozzi G. Simmons, James A. Davis und Katherine Spencer, "Interpersonal Strains in Release from a Mental Hospital", *Social Problems*, Bd. 4, Juli 1956, S. 21-28, sowie bei F.C. Redlich, "The Psychiatrist in Caricature; An Analysis of Unconscious Attitudes toward Psychiatry", *American Journal of Orthopsychiatry*, Bd. 20, Juli 1950, S. 560-571.

Vom ersten Tag der Einweisung des Patienten bis zur Rückkehr in die Familie und zur Wiedereingliederung in die Gemeinde bleiben die Einstellungen der Familienmitglieder gewichtige, ständig wirksame Faktoren.

Patienten werden nicht einfach entlassen, nur weil sie gesund sind; ebensowenig behält man sie in stationärer Behandlung, weil sie krank sind. Ihre Entlassung ist das Resultat vieler Faktoren und Ereignisse wie zum Beispiel Charakter der Krankheit, Heilungserfolge der Behandlung, Einstellung der Familie zum Patienten und umgekehrt, Beziehung zwischen Patient und Personal sowie zwischen Personal und Familie. Sicherlich stellt das Verhalten des Patienten einen der entscheidenden Faktoren dar. Zweifellos gibt es viele Patienten, die nicht entlassen werden, weil sich zuhause niemand um sie kümmern will; dies ist in der Schicht V oft der Fall. Ist ein Angehöriger dieser Schicht erst einmal in eine psychiatrische Institution eingeliefert worden, so kehrt er mit hoher Wahrscheinlichkeit nicht mehr in seine Familie zurück. Patienten aus Schicht V werden oft von ihren Familien fallengelassen, ähnlich wie einige Organismen verletzte Gliedmaßen abstoßen. Drei von fünf Familien aus Schicht IV zeigten Interesse am Schicksal ihrer hospitalisierten Angehörigen und wollten sie wieder bei sich aufnehmen. In Schicht III halten die Familien stark zusammen und kümmern sich um ihre kranken Mitglieder. In Schicht II versuchen die Angehörigen das "Richtige" für den Patienten zu tun. In Schicht I schließlich verläßt man sich gewöhnlich auf den Rat von Fachleuten und wendet sich an einen Psychiater oder eine psychiatrische Institution. Aufgrund der Tatsache, daß sie über entsprechende Geldmittel verfügen, werden sie von privat praktizierenden Ärzten und Privatkliniken sofort aufgenommen und erhalten eine "bessere" Behandlung.

Einstellungen von Psychiatern gegenüber Patienten

Die Einstellungen von Psychiatern zu ihren Patienten werden von subtilen psychischen und sozialen Zwängen bestimmt. Wir interviewten 17 Psychiater, um etwas über ihr gefühlsmäßiges Verhältnis zu den Patienten zu erfahren. Von den Interviewten waren fünf privat praktizierende Ärzte, neun standen noch in der Ausbildung, drei waren festangestellte Klinikärzte. Wir versuchten festzustellen, ob a) die Psychiater ähnliche Ansichten über Leben und Gesellschaft hatten wie ihre Patienten, b) sie hinsichtlich der Schichtzugehörigkeit Unterschiede zwischen sich und den Patienten sahen, und c) sie ihre Patienten mochten. Bei den Patienten handelte es sich ausschließlich um Neurotiker in ambulanter Behandlung. Nachdem sich die Psychiater zu unseren Fragen geäußert hatten, ordneten wir ihre Einstellungen gegenüber den Patienten in die Kategorien "Zuneigung" und "Abneigung" ein.

Nach unseren Feststellungen besteht ein signifikanter Zusammenhang zwischen den Einschätzungen der Psychiater und der Schichtzugehörigkeit ihrer Patienten: die Patienten der Schichten I bis III finden sich in der Kategorie "Zuneigung", die aus den Schichten IV und V in der Kategorie "Abneigung". Praktisch alle interviewten Psychiater mißbilligten die dominanten Verhaltensmuster der Patienten aus Schicht V. Sie fühlten sich abgestoßen durch die rohe und vulgäre Sprache ihrer Patienten, durch Gewaltausbrüche, gelegentliche Passivität und Apathie, ihre Billigung physischer Gewalt zwischen Ehepartnern, besonders des Ehemannes gegenüber seiner Ehefrau, sowie durch ihre andauernde Armut und ökonomische Unsicherheit; ihre Sexualmoral versetzt die Therapeuten in Bestürzung und Verlegenheit. Die Psychiater als Gruppe waren irritiert durch die Unfähigkeit der Patienten, im begrifflichen Bezugssystem der Therapeuten zu denken. Sie beklagten sich über die Dummheit und Stumpfheit, vor allem die teilnahmslose Abhängigkeit ihrer Patienten. Die folgenden Bemerkungen sollen zur Illustration dienen:

"Ihn jeden Morgen zu sehen war eine Last", "Er brauchte sehr viel Aufmerksamkeit, das war sehr anstrengend", "Der Patient war nicht interessant oder attraktiv; ich mußte wiederholen, wiederholen, wiederholen", "Sie war eine arme, unglückliche, elende Frau – zwischen uns lagen Welten".

Zwischen den Therapeuten und den Schicht-V-Patienten liegen *in der Tat soziale* Welten. Keiner der Therapeuten glaubte, daß zwischen ihm und diesen Patienten Freundschaften möglich seien. Über die sozialen Wertvorstellungen der Patienten äußerten die Therapeuten sich abfällig, besonders wenn sie zu den sozialen Aufsteigern, etwa aus Schicht III oder IV gehörten. Männlichen Patienten gegenüber kamen die Differenzen deutlicher zum Ausdruck als gegenüber weiblichen. Der große Mangel an Verständnis zwischen Therapeut und Patient ist ein wichtiger Grund, warum neurotische Patienten aus den beiden Unterschichten die Behandlung viel schneller abbrechen als Patienten aus den oberen Schichten. Die Kluft zwischen Psychiater und Patient kann, wenigstens zum Teil, mit der mangelnden Ausbildung der Unterschichtpatienten erklärt werden.

Die moderne Psychotherapie ist dann am ehesten erfolgreich, wenn die Kommunikation zwischen Patient und Therapeut relativ leicht vonstatten geht. Optimale Bedingung ist beider Zugehörigkeit zur selben Sozialschicht. Nur zu oft entstehen in der Psychotherapie dort Schwierigkeiten, wo dies nicht der Fall ist. Die größten Schwierigkeiten haben nach unseren Beobachtungen die Ausbildungskandidaten; eine Ausnahme war ein Anwärter, der zeitweise guten menschlichen Kontakt zu einem Patienten herstellen konnte, ungeachtet seiner Schichtzugehörigkeit. Mit wachsendem Wissen der Ausbildungskandidaten über psychotherapeutische Prozesse sowie soziale und kulturelle Unterschiede verringern sich ihre Kommunikationsschwierigkeiten mit Angehörigen anderer Schichten, werden aber nie völlig überwunden.

Der häufigste Grund für Schwierigkeiten zwischen Therapeuten und Patient aus den unteren Schichten ist der stillschweigend gehegte oder offen vorgebrachte Wunsch des Patienten nach einer autoritären Haltung des Therapeuten und dessen Weigerung, diese Rolle zu übernehmen, da sie therapeutischen Grundsätzen widerspricht. Unterschichtpatienten bringen für "Einsichts"-Therapie wahrscheinlich weniger Verständnis auf als für physikalische Therapie oder eine Therapieform, die mit "magischen Methoden" arbeitet. Dies soll natürlich nicht als Empfehlung mißverstanden werden, die Patienten der unteren Schichten mit stützenden, suggestiven oder auf Zwang beruhenden Techniken zu behandeln.

Zwischen den Patienten der Schichten I und II und den Psychiatern herrscht aus verschiedenen Gründen wesentlich häufiger Übereinstimmung über die Prinzipien der "Einsichts"-Therapie: Patienten aus diesen Schichten suchen und befolgen aufgrund ihrer Erziehung eher als Patienten aus den Unterschichten fachmännische Ratschläge. Ihre Fähigkeit, in symbolischen Begriffen zu denken, interpersonale Beziehungen mit Interesse zu verfolgen, und der Wunsch, ihr Kräftepotential zu realisieren, sind günstige Voraussetzungen für Psychotherapie, besonders für Einsichtstherapie. Patienten aus Schicht V scheinen am wenigsten bereit, irgendeine Form psychiatrischer Behandlung zu akzeptieren. Unterschichtpatienten vermögen Notwendigkeit und Wert der Einsichtstherapie nicht zu erkennen. Personen aus den Schichten IV und V verlangen "handfeste" Hilfe in Form von Pillen, Injektionen, obskuren Bestrahlungen und Ritualen; einige suchen im Grunde nach Unterstützung und Sympathie. Dies ist gewiß nicht die Art der Kooperation, auf die ein Psychiater zur Durchführung einer Psychotherapie angewiesen ist. Außerdem beginnen nur wenige Unterschichtpatienten eine Behandlung freiwillig; folglich kann man von ihnen kaum erwarten, daß sie sich zur Kooperation mit dem Psychiater verpflichtet fühlen. Zeigt sich der Patient als kooperationsunfähig, wird der Psychiater ihm die Schuld zuschreiben und ihn mit dem Etikett "schlechter"

Patient belegen. Die Gründe für die Unfähigkeit des Patienten werden vom Therapeuten nicht anerkannt; der Psychiater erwartet von Unterschichtpatienten, daß sie seine Vorstellungen über das Verhalten in der therapeutischen Situation akzeptieren, andernfalls werden sie als "nicht behandelbar" eingestuft.

Es ist nicht Aufgabe des Patienten, den Psychiater von vornherein zu verstehen, sondern es ist die Aufgabe des Psychiaters, für den Patienten Verständnis aufzubringen. Dieser Grundsatz gilt besonders für die eher aktive dynamische Psychotherapie, bei der sich der Therapeut auf eine signifikante Interaktion einläßt und nicht nur wie ein Spiegel die emotionalen und kognitiven Vorgänge im Patienten reflektiert. Unsere Hauptthese lautet: Der Psychiater sollte die sozialen Unterschiede nicht übersehen, sondern sie verstehen, ihnen aufrichtig ins Auge sehen und sich in der therapeutischen Situation mit ihnen auseinandersetzen. Unterscheiden sich Therapeut und Patient in ihren grundsätzlichen Wertvorstellungen und Ansichten allzu sehr, so haben sie sich wenig zu sagen. Sind die Rollenerwartungen auf beiden Seiten ungewiß, Ziele nicht klar festgelegt, und ist die Beziehung distanziert, fühlen sich beide, Therapeut wie Patient, unwohl und wie verloren. Um Angehörigen aller Schichten helfen zu können, werden die Psychiater sich über die Lebensweise aller Schichten und ethnischen Gruppen informieren müssen. Mehr Wissen über die sozialen Welten, die uns umgeben, und die kritische Analyse einiger Vorurteile auf seiten der Therapeuten können den Weg ebnen für eine angemessene Behandlung psychisch Kranker aller Schichten.

Diese Diskussion widerspricht dem psychiatrischen Grundsatz, alle Patienten ungeachtet ihrer rassischen, religiösen und ethnischen Herkunft zu behandeln. Wir wollen dieses Ideal zwar nicht leugnen, halten aber an der Auffassung fest, daß es zwangsläufig zu Schwierigkeiten kommen muß, wenn sich Psychiater und Patienten aus verschiedenen Schichten begegnen. Hat der therapeutische Prozeß ein intensives Stadium erreicht, mögen sich Schichtunterschiede weniger störend auswirken. Doch die Problematik besteht gerade darin, trotz bestehender Unterschiede den analytischen Prozeß überhaupt einzuleiten[3]. Wir möchten den Lesen vor dem Mißverständnis warnen, die Wertvorstellungen von Patient und Therapeut müßten ähnlich oder sogar gleich sein; sie können in sozialer und psychologischer Hinsicht überhaupt nicht zu weit auseinander klaffen, wenn der Therapeut zu einem echten, von Sympathie getragenen Verständnis der Schichtkultur des Patienten fähig ist.

Schichtabhängige Faktoren erleichtern oder erschweren eine psychoanalytische Behandlung oder andere dynamische Therapieformen. Der Anwendungsbereich der Psychoanalyse beschränkt sich aus sozialen und ökonomischen Gründen fast ausschließlich auf die Schichten I und II. Denn nur dort sind die Individuen nicht ständig überwältigenden äußeren Zwängen und Konflikten ausgesetzt. Nur wenn diese äußeren Zwänge relativ schwach sind, kann der Patient auf direkte Ratschläge und auf die Beeinflussung der äußeren Situation verzichten und seine Probleme mit Hilfe analytischer Methoden durcharbeiten. Offensichtlich können nur wenige wohlhabende Patienten oder solche Patienten, die unter Opfern für sich und ihre Familien bereit sind, solche großen Summen auszugeben, die von Analytikern geforderten hohen Honorare aufbringen, und die Analytiker ihrerseits können sich, wie einer von ihnen meinte, niedrigere Honorare "nicht leisten". Selbst die Ausbildungskandidaten verlangen hohe Honorare, weil sie die Kosten für die eigene Lehranalyse decken müssen. Dennoch verdienen auch ausgebildete Analytiker weniger als andere Fachärzte mit vergleichbarer Qualifikation. Dies ist ein ernsthaftes Dilemma.

[3] H. Hartmann, E. Kris und R. Loewenstein, "Some Psychoanalytic Comments on Culture and Personality", in Wilbur and W. Muensterger, *Psychoanalysis and Culture*, International Universities Press, New York 1951.

Die für die dynamische Psychotherapie wichtige, aber nicht unabdingbare Fähigkeit zur Verbalisierung und Symbolisierung findet sich nicht nur in den Schichten I und II. Dennoch stellen wir am häufigsten in den höheren Schichten den nötigen Antrieb und die Gelegenheit für optimale Selbstverwirklichung fest. Patienten aus den Schichten I und II orientieren sich an Wertvorstellungen, die sich von denen des Psychiaters nicht sonderlich unterscheiden. Diese Wertvorstellungen sind weder "hoch" noch "niedrig", sondern einfach Wertvorstellungen der oberen Schichten, unter anderem ethische und ästhetische Normen wie das Streben nach Erfolg, beruflicher Qualifikation, Ordnung, Schönheit sowie bis zu einem gewissen Grade Bedürfnisse nach menschlicher Nähe und Einsicht. In diesen Schichten versucht man viel entschiedener zu sublimieren.

Die Lebenssituation der Unterschichten dagegen ist hart, bedrohlich und hoffnungslos. Oft ist bei Patienten aus diesen Schichten der Wunsch nach Verbesserung ihrer Situation kaum mehr vorhanden. Zudem können sie sich nicht vorstellen, wie Nachdenken und Sprechen ihnen weiterhelfen können. Ebensowenig wie sie die Fähigkeit der Symbolisierung und Verbalisierung erworben haben, sind sie in der Lage, die unmittelbare Befriedigung von Bedürfnissen zugunsten der Realisierung langfristiger Ziele aufzuschieben. Angehörige der Schicht V sind nicht daran gewöhnt, Probleme und Schwierigkeiten als mögliche Resultate eigenen Handelns zu begreifen und nach entsprechender Einsicht auch eigenständig zu bewältigen. Einsichtstherapie ist "innere" Therapie, doch die überwiegende Mehrheit der beiden Unterschichten wünscht "äußere" Therapie. Wenn man ihre Realität schon nicht verändern kann, dann wollen sie zumindest Ratschläge und greifbare Hilfe in Form von Pillen, Injektionen, Wärmebehandlung oder Bestrahlungen. Techniken, die lediglich eine gewisse "Einsicht" vermitteln, mögen nicht die beste oder einzige Methode sein; vielleicht muß ein anderer Ansatz gefunden werden.

Gegenwärtig scheint Psychotherapie nur dann erfolgreich zu sein, wenn ein "guter" Therapeut auf einen "guten" Patienten trifft. Doch es gibt nicht genug gute Therapeuten; außerdem müssen wir mehr Therapeuten ausbilden. Es mag sein, daß wir in absehbarer Zeit auch jene behandeln können, die man nicht zu den guten Patienten rechnet. Ein guter Patient ist jemand, der mit dem Therapeuten kooperieren und dessen Ziele und Methoden verstehen kann. Ein guter Patient verfügt über denselben kulturellen Hintergrund wie der gute Therapeut. Beide können miteinander kommunizieren. Im Prinzip kann jeder Psychiater jeden Patienten verstehen; aber wie wir bereits gezeigt haben, ist dies in der Praxis selten der Fall. Damit ist die Psychiatrie herausgefordert, geeignete Methoden zu entwickeln, um Patienten aller Schichten behandeln zu können.

Man könnte einwenden, daß schwierige Patienten von den qualifiziertesten Therapeuten behandelt werden sollten. Wir müssen jedoch feststellen, daß die Mehrheit der Patienten aus Schicht V im großen und ganzen zur Kategorie der schwierigen Fälle zählt, daß ihre Therapeuten jedoch zu den unerfahrensten gehören. Es ist übliche Praxis, mittellose Patienten den Ausbildungskandidaten zuzuteilen, gelegentlich ohne Rücksicht darauf, daß für die Behandlung eines speziellen Problems besondere Qualifikationen notwendig sind.

Zum Schluß möchten wir noch einmal, um Mißverständnissen vorzubeugen, mit Nachdruck erklären, daß es für eine derartige Konzentration der Einsichtstherapie in den oberen Schichten keine zwingenden Gründe gibt. Es gibt in den Unterschichten durchaus Patienten, die für diese Therapieform geeignet wären, wie auch Psychiater, die für Unterschichtpatienten echtes Verständnis aufbringen können. Das ist nicht erstaunlicher als die Tatsache, daß einige der seltenen Ehen zwischen Angehörigen der Ober- und Unterschicht harmonisch sind[4]. Wir sind uns darüber im klaren, daß das

4 A.B. Hollingshead, "Cultural Factors in the Selection of Marriage Mates", *American Sociological Review*, Bd. 15, 1950, S. 619-627.

ausschlaggenbende Kriterium für Einsichtstherapie so etwas wie "psychologische Sensibilität" ist; und natürlich gibt es in den oberen Schichten viele Personen, denen diese Sensibilität völlig abgeht, während einige Unterschichtangehörige sie durchaus besitzen.

Wir möchten noch zwei weitere bislang nicht erwähnte Faktoren erörtern, die wahrscheinlich die Daten über den Zusammenhang von Schichtzugehörigkeit und psychiatrischer Behandlungsform (siehe Kapitel 9) beeinflussen. Psychiatrische Behandlung wird nur dann einem größeren Kreis von Personen aus allen Schichten zugänglich gemacht werden können, wenn sie billig, in Technik und Praxis relativ unkompliziert ist und mit einiger Sicherheit Heilungserfolge erwarten läßt. Leider gibt es eine derartige psychiatrische Behandlung noch nicht. Im Gegenteil, Psychotherapie ist teuer und kompliziert, und zudem haben wir keinen absolut überzeugenden Beweis dafür, daß sie über die subjektive Einschätzung von Patient und Therapeut hinaus wirklich "funktioniert". Organische Behandlungsmethoden sind zwar einfach und im Falle stationärer Behandlung auch billig, doch sie sind nur in einer sehr begrenzten Anzahl von Fällen angebracht, und ihre therapeutische Effektivität läßt noch viel zu wünschen übrig. Es ist interessant, daß Behandlungsunterschiede, die sich auf soziale "Ursachen" zurückführen lassen, bei Störungen wie Schizophrenie und Psychoneurosen am größten, bei manisch-depressiven Störungen am geringsten sind. Unserer Meinung nach ist dieses Phänomen dadurch zu erklären, daß Elektroschockbehandlung bei depressiven Psychosen eine einfache und billige Methode darstellt, die in vielen Fällen erfolgreich verläuft. Einige Psychiater und Vertreter aus den Bereichen der Sozialhilfe und des Gesundheitswesens haben dies klar erkannt und zeigen größtes Interesse an wirtschaftlichen, unkomplizierten und wirksamen Therapiemöglichkeiten. Von daher ist auch die Begeisterung für eine psychopharmakologische Therapie verständlich. Von Freud soll die Bemerkung stammen, daß hinter dem Analytiker der Mann mit der Injektionsnadel steht; wir hoffen, schließlich wirksamere und demokratischere psychiatrische Behandlungsmethoden zu entwickeln. Es ist jedoch unrealistisch zu erwarten, solche Methoden könnten die emotionalen Probleme aller Neurotiker lösen.

Sozialbedingte Ungleichheiten bei der Behandlung erkennen wir am deutlichsten bei schizophrenen Patienten. Wenn ein Schizophrener aus den Schichten IV und V erst einmal aus Familie und Gemeinde ausgestoßen ist, dann werden ihm in einem öffentlichen Krankenhaus vielleicht eine oder zwei organische Behandlungsserien verabfolgt. Bleibt der Heilerfolg aus, wird der Patient auf die Station für chronisch Kranke verlegt, wo er in abstumpfender Isolierung immer stärker regrediert und sich in seine eigene Welt zurückzieht. Bei Schizophrenen aus den Schichten I und II, die in privaten Kliniken einer Psychotherapie oder "Umweltbehandlung" unterzogen werden, sehen wir selten einen Persönlichkeitsverfall, wie wir ihn regelmäßig in den Stationen öffentlicher Krankenhäuser beobachten können. Bei Patienten aus wohlhabenden Familien, die sich Bauernhöfe und Bootshäfen als Art Beschäftigungstherapie leisten können, haben wir zwar über Jahre hin eine unleugbare schizophrene Symptomatik, aber kaum eine Verschlechterung ihres Zustandes beobachtet. Aufgrund unserer eigenen klinischen Beobachtungen sowie neuerer Erkenntnisse über die Auswirkung von "Isolation"[5] haben wir allen Grund anzunehmen, daß die Unterbringung eines Schizophrenen auf einer "Station für Chronische" das schlimmste ist, was wir ihm antun können.

[5] John C. Lilly, "Mental Effects of Reduction of Ordinary Levels of Physical Stimuli on Intact Healthy Persons", *Research Techniques in Schizophrenia*, Psychiatric Research Reports, Nr. 5, American Psychiatric Association, Juni 1956, S. 1-9. W.H. Herm, W.H. Benton u. D.O. Hebb, "Cognitive Effects of Decreased Variation to the Sensory Equipment", *American Psychologist*, Bd. 8, Nr. 8, August 1953, S. 366.

Ökonomische und soziale Faktoren haben wesentlichen Einfluß auf Erkrankungsrisiko und Behandlungsart. So wird zum Beispiel in der psychiatrischen Abteilung des großen städtischen Krankenhauses zwar kein Patient wegen Zahlungsunfähigkeit abgewiesen; auch gibt es dort keine Richtlinien, die besagen, Patienten seien je nach Beitrag zu den Kosten unterschiedlich zu behandeln. Dennoch werden Patienten aus den Schichten II und III bevorzugt. Bei der Überprüfung dieser Abteilung fanden wir zunächst heraus, daß Patienten aus Schicht II und III eher aufgenommen werden als Patienten aus den Schichten IV und V und daß Patienten aus Schicht IV mit aller Wahrscheinlichkeit ihre Behandlung eher abbrechen als Patienten aus Schicht III. Patienten aus Schicht IV erhalten eher als Patienten aus Schicht II oder III eine kurzfristig angelegte Stützpsychotherapie als eine lang andauernde intensive Psychotherapie. Darüberhinaus werden Patienten aus Schicht IV gewöhnlich von Medizinstudenten, Patienten aus Schicht III von Ausbildungskandidaten und Patienten aus Schicht II von voll ausgebildeten Psychiatern behandelt.

Diese sicherlich nicht geplanten Ergebnisse kamen für die Krankenhausleitung wie "ein Blitz aus heiterem Himmel". Auf eine ähnliche Situation trifft man in den öffentlichen psychiatrischen Krankenhäusern: Auch dort erhalten die akut Schizophrenen der Schicht III unabhängig von der Zahlungsfähigkeit ihrer Familien eher eine Psychotherapie als Schizophrene aus Schicht IV und V.

Die mangelhafte therapeutische Beziehung zwischen Psychiater und Unterschichtpatient mag teilweise darauf zurückzuführen sein, daß die Therapeuten Anfänger waren. Obwohl eine psychotherapeutische Behandlung von Patienten aus Schicht V keineswegs unmöglich ist, müssen neue Techniken entwickelt werden, mit deren Hilfe man die Patienten erreichen und ihnen sowohl die Therapieziele wie die Grundsätze der behandelnden Therapeuten vermitteln kann.

Einstellung und soziale Rolle

Die Patienten

Nach der obigen Diskussion kommen wir nun zu einer kurzen Erörterung über den Zusammenhang zwischen Einstellungen zu psychischen Störungen und der "Krankenrolle" einerseits und der Berufsrolle des Psychiaters andererseits. Nach Talcott Parsons gibt es vier mit der Rolle des Kranken in unserer Gesellschaft verknüpfte Normen: 1. Der Kranke ist von den üblichen Verpflichtungen der sozialen Rolle entbunden. 2. Der Kranke wird für seine Krankheit moralisch nicht zur Verantwortung gezogen und muß deshalb versorgt werden. 3. Der Kranke hat die Verpflichtung, wieder "gesund zu werden". 4. Der Kranke ist moralisch verpflichtet, sich um "technisch kompetente" Hilfe zu bemühen, das heißt um einen Arzt, und "mit ihm zu kooperieren", damit er möglichst wieder gesund wird[6].

Wenn wir diese theoretischen Normen auf unser Material über psychische Störungen anwenden, stellen wir zunächst fest, daß die meisten Neurotiker von ihren normalen sozialen Verpflichtungen nicht entbunden sind. Eine Erkältung zum Beispiel ist eine anerkannte Entschuldigung für das Fernbleiben vom Arbeitsplatz, eine Neurose hingegen nicht. Besonders in den Unterschichten sind Neurosen kein Entschuldigungsgrund für die Nichterfüllung sozialer Pflichten. Dagegen werden Psychotiker aller Schichten

[6] Talcott Parsons, *The Social System*, The Free Press, Glencoe, Illinois 1951, S. 436 f.

von ihren gesellschaftlichen Pflichten entbunden, sofern sie auf ihren Geisteszustand untersucht und in einer psychiatrischen Institution untergebracht worden sind. Diese Entbindung von sozialen Pflichten ist allerdings Folge radikaler Entrechtung.

Zweitens, Neurotiker werden im Gegensatz zu organisch kranken Personen für ihr Verhalten verantwortlich gemacht. Diese Haltung hat sich in den Schichten I und II unter dem Einfluß moderner psychiatrischer Theorien geändert. Aber nach wie vor findet man auch in diesen Schichten die weitverbreitete Überzeugung, Neurotiker seien an ihrem Leiden selbst schuld und hätten es aus eigener Kraft verhindern können. Selbst die Ansichten der Psychiater zu diesen Fragen, besonders wenn es sich um antisoziales Verhalten handelt, sind für Fachleute wie für die Allgemeinheit häufig verwirrend. Für Psychotiker trifft Parsons' zweite These zu: Sie werden für ihr gestörtes Verhalten tatsächlich nicht verantwortlich gemacht.

Drittens, wenn die Schwierigkeiten eines Neurotikers nicht als Krankheit anerkannt werden, wie kann man dann von ihm verlangen, "gesund zu werden"? Obwohl die Psychosen zu den von der Gesellschaft anerkannten Krankheiten zählen, besteht für einen Psychotiker keine oder nur eine geringe Verpflichtung, "gesund zu werden". Die Einstellung, er sollte aus der Gesellschaft ausgeschlossen werden, ist verbreiteter als jene, ihm das Gefühl zu geben, wieder "gesund zu werden".

Viertens, vergleichen wir unser Material mit Parsons' viertem Punkt, stoßen wir erneut auf Unstimmigkeiten. Von einem neurotischen Patienten in Behandlung erwartet man viel mehr Kooperationsbereitschaft als von einem organisch Kranken. Doch die neurotischen Patienten der Schichten I, II und III beurteilen ihre Probleme anders als Neurotiker der Schichten IV und V. Besonders Patienten aus den Schichten I und II, aber auch die Mehrheit der Patienten aus Schicht III sind in der Lage, eine psychogenetische Erklärung ihrer Schwierigkeiten zu akzeptieren. Neurotiker aus Schicht III stellen ihre Krankheit eher im Sinne emotionaler und interpersonaler Schwierigkeiten dar als Patienten aus Schicht IV, nämlich 85 Prozent gegenüber 37 Prozent. Ungefähr drei Viertel der Neurotiker aus Schicht V bringen bei Behandlungsbeginn nur somatische Probleme zur Sprache. Parsons' theoretische Konzeptionen der Krankenrolle sind offensichtlich nur begrenzt auf psychiatrische Störungen anwendbar.

Die Rolle des Psychiaters

Welche Rolle der Psychiater in der Beziehung zu seinem Patienten und dessen Familie einnimmt, hängt davon ab, ob er privat praktiziert, in privaten oder öffentlichen Krankenhäusern oder Kliniken, in der Lehre oder der Verwaltung tätig ist. Ein privat praktizierender Arzt, der vornehmlich Personen aus Schicht I und II behandelt, ist der Beschützer und fachmännische "Freund" des Patienten und seiner Familie, obwohl er zu ihnen keine sozialen Kontakte unterhält. Solche Patienten, besonders wenn sie aus einflußreichen und prominenten Familien stammen, bereiten ihrem Psychiater oft Unannehmlichkeiten und erschweren die Behandlung, indem sie ihre einflußreiche Stellung ausnutzen.

Die Patienten aus der Kerngruppe der Schicht I bringen dem Psychiater gegenüber ihre Erwartungen deutlich zum Ausdruck und stellen hohe Anforderungen an ihn. Für sie ist der Psychiater ein Angehöriger der Mittelschicht. Unter diesen Umständen verfügt der Therapeut nur über einen geringen Handlungsspielraum; er kann froh sein, wenn es ihm gelingt, seine Behandlungsmethoden erfolgreich anzuwenden. Nur zu oft muß er gegenüber einer kritischen, fordernden, manchmal informierten, manchmal nicht informierten "sehr einflußreichen Person" ("VIP") komplizierte Strategien entwickeln. Einigen Patienten gelingt es, den Psychiater in die Rolle des Lakaien oder Trösters zu drängen. Alle diese Umstände rufen bei den behandelnden Therapeuten mitunter Angstgefühle hervor und mobilisieren Aggressionen gegen das Verhalten des Patienten. Für einen sinnvollen Ablauf der Behandlung ist es daher notwendig, daß der Psychiater die dynamischen und sozialen Aspekte der Beziehung zu seinem Patienten versteht. Psychiater diskutieren in ihren Fachkreisen solches Patientenverhalten eher in psychodynamischen als in sozialen Begriffen[7].

Kommt es zu einem Interessengegensatz zwischen Patient und Familie, wird der Psychiater sich gewöhnlich auf die Seite des Patienten stellen. Trägt aber seine Familie die Behandlungskosten, ergibt sich eine zwiespältige und unangenehme Konstellation, die häufig die weitere Behandlung blockiert oder zumindest Komplikationen hervorruft.

Die Rolle des Psychiaters in einer Privatklinik ist der eines privat praktizierenden Psychiaters ziemlich ähnlich; allerdings fühlt sich der in einer Privatklinik arbeitende Psychiater eher der Familie als dem Patienten verpflichtet, vor allem wenn der Patient wegen antisozialen Verhaltens in Familie oder Gemeinde eingewiesen wurde. In öffentlichen Krankenhäusern befindet sich der Psychiater oft in einem Loyalitätskonflikt zwischen Gemeinde und Patient. Dieser Konflikt belastet die Beziehungen zwischen Patient und Therapeut. Psychiater sollten sich dem Patienten verpflichtet fühlen und – wenn dies überhaupt möglich ist – diese Verpflichtung nicht aufteilen.

In praktisch allen Krankenhäusern und Kliniken behandelt der Psychiater den Patienten, während seine Familie von einem Sozialarbeiter betreut wird. Eine derartige Arbeitsteilung finden wir nur in den Schichten III, IV und V. In den Schichten I und II bringen Familienangehörige dem Sozialarbeiter oft große Widerstände und Aversionen entgegen und verlangen die ungeteilte Aufmerksamkeit des Psychiaters. In den Kliniken dagegen, in denen eine Zusammenarbeit zwischen Sozialarbeiter und Psychiater erwartet wird, gleicht die Situation eher der einer Privatbehandlung, mit dem Unterschied, daß außer finanziellen noch andere Faktoren über die Aufnahme des Patienten entscheiden. Werturteile darüber, ob es sich lohnt, eine Person zu behandeln, ob sie durch angemessenes Verhalten einen positiven gesellschaftlichen Beitrag leisten kann, ob sie aufrichtig, intelligent und interessant ist, spielen eine entscheidende Rolle bei den Bemühungen des psychisch Kranken, einen "Platz an der Sonne" zu finden. Da die Behandlungsmöglichkeiten nicht ausreichen, kann es um die verfügbaren Plätze zu heftigen Auseinandersetzungen kommen.

Die Rolle des mit Verwaltungsaufgaben in öffentlichen Krankenhäusern betrauten Psychiaters[8] gleicht im wesentlichen der anderer Bediensteter im Sozial- und Gesundheitswesen; sie ähnelt weitgehend der Rolle des Klinikpsychiaters. Der akademische Psychiater – der "Professor" – konzentriert sich mehr auf Forschung und Lehre als auf die Verwaltung einer komplizierten Institution. Die Leiden des Patienten mögen zwar einen Teil seiner Zeit in Anspruch nehmen, seine Gedanken aber kreisen um wissenschaftliche Probleme.

[7] Jurgen Ruesch, "Social Factors in Therapy", *Psychiatric Treatment; Procedures of the Association for Research in Nervous and Mental Diseases*, Bd. 31, 1953, S. 59-93. M. Gill, R. Newman u. F.C. Redlich, *The Initial Interview in Psychiatric Practice*, International Universities Press, New York 1954, S. 70.

[8] Eine ausgezeichnete und ehrliche Darstellung dieses Sachverhaltes findet sich bei Ivan Belknap, *Human Problems of a State Mental Hospital*, McCraw-Hill Book Company, New York 1956.

Zusammenfassung

Die Rolle des Psychiaters ist sozusagen eine Rolle im Übergangsstadium; sie umfaßt die Funktionen verschiedener Institutionen, die der Komplexität des urbanen Lebens nicht gewachsen sind. Wir betrachten es nicht als unsere Aufgabe, die Zukunft einer noch jungen, sich entwickelnden Disziplin und ihre sozialen Funktionen vorauszusagen. Sie werden bis zu einem gewissen Grade mitgestaltet durch die Einstellungen der Gesellschaftsmitglieder gegenüber psychischen Störungen und gegenüber den Personen, die beruflich mit solchen Störungen befaßt sind[9].

[9] Als interessante Diskussion dieser Frage siehe J. Spiegel, "The Social Roles of Doctor and Patient in Psychoanalysis and Psychotherapy", *Psychiatry*, Bd. 17, November 1954, S. 369-376.

12. Soziale Implikationen psychiatrischer Praxis

Einleitung

Dieser Untersuchung lagen zwei Fragen zugrunde: Erstens, besteht ein Zusammenhang zwischen psychischer Störung und Schichtzugehörigkeit? Zweitens, wird die psychiatrische Behandlung eines Patienten von seiner Schichtzugehörigkeit beeinflußt? Zur Beantwortung dieser Fragen stellten wir fünf Hypothesen auf, von denen wir die ersten drei in den vorangegangenen Kapiteln überprüften. In diesem Kapitel wollen wir unsere Untersuchungsergebnisse noch einmal kritisch betrachten und außerdem die *Hypothesen 4* und *5* kurz diskutieren. Schließlich werden wir noch einige Empfehlungen zur Verwendung unserer Ergebnisse in der psychiatrischen Praxis geben.

Kurze Darstellung der Ergebnisse

Unsere systematischen Untersuchungen zu den ersten drei Hypothesen bewiesen die Richtigkeit unserer ursprünglichen Annahmen. Es bestehen hochsignifikante Beziehungen zwischen Schichtzugehörigkeit und a. Prävalenz psychischer Erkrankungen, b. Formen psychischer Störungen und c. Behandlungsart. Viele Leser werden fragen: Gelten diese Ergebnisse auch für meine und andere Gemeinden? Das kann sein, doch die Frage kann nur nach zusätzlichen Untersuchungen schlüssig beantwortet werden. Ehe man unsere Ergebnisse auf eine andere Gemeinde überträgt, sollte man sich folgende Einschränkungen vergegenwärtigen:

Erstens haben wir die Daten um die Mitte dieses Jahrhunderts in nur *einer* Gemeinde von Neu-England erhoben. Sicherlich gibt es noch eine ganze Reihe ähnlicher Gemeinden in den nordöstlichen Industriegebieten der Vereinigten Staaten. Um jedoch unsere Ergebnisse verallgemeinern zu können, müßte man zuvor mit Hilfe ähnlich aufgebauter Untersuchungen interkommunale Vergleiche anstellen.

Zweitens, und das können wir nicht häufig genug wiederholen, beschäftigt sich diese Studie ausschließlich mit Patienten, die sich in psychiatrischer Behandlung befanden, also mit der Prävalenz *behandelter* Erkrankungen und nicht mit der wahren Prävalenz. Unsere Daten lassen keine Schlußfolgerungen hinsichtlich echter oder endemischer Prävalenz in der Bevölkerung zu.

Drittens, unser Untersuchungsziel bestand nicht in der Bestimmung der echten Inzidenz psychiatrischer Störungen. Zukünftiger Forschungsarbeit sollte es gelingen, eins oder mehr der hier erwähnten spezifischen Forschungsziele zu erreichen. Sie stellen für die Entwicklung einer Epidemiologie psychischer Störungen entscheidende nächste Schritte dar[1].

[1] J. Clausen und M. Kohn, "The Ecological Approach in Social Psychiatry", *American Journal of Sociology,* Bd. 60, 1954, S. 140-151; S.H. Kramer, *Therapy of the Neuroses and Psychoses,* Lea and Fabiger, Philadelphia 1947; Marvin K. Opler, *Culture, Psychiatry and Human Values,* Charles C. Thomas, Springfield, Illinois 1956; P.V. Lemkau, C. Tietze, und M.M. Cooper, "A Survey of Statistical Studies on the Prevalence and Incidence of Mental Disorder in Sample Population", *Public Health Reports,* Bd. 58, 1943, S. 1909-1927; R.H. Felix und R.V. Bowers, "Mental Health Hygiene and Socio-Environmental Factors", *Milbank Memorial Fund Bulletin Quarterly,* Bd. 26, 1948, S. 124-127; Thomas A.C. Rennie, Leo Strole, Marvin K. Opler und Thomas S. Langner, "Urban Life and Mental Health", *American Journal of Psychiatry,* Bd. 113, März 1957, S. 831-836; E.M. Gruenberg, "Community Conditions and Psychoses of the Elderly", *The American Journal of Psychiatry,* Bd. 110, 1954, S. 888-896.

Vorläufige Folgerungen

Phänomenologie psychischer Störungen und Schichtzugehörigkeit

Trotz der erwähnten Einschränkungen kann man aus dieser Studie einige vorläufige Schlußfolgerungen ziehen. Erstens, in allen Schichten tritt jede Form psychischer und emotionaler Störungen auf, allerdings in unterschiedlicher Häufigkeit. Soziale und kulturelle Bedingungen beeinflussen mithin maßgeblich die Entstehung verschiedener Formen psychischer Störungen in den verschiedenen Schichten.

Die Bedeutung soziokultureller Faktoren für die Ätiologie schwerer funktioneller Neurosen und Psychosen läßt sich durch kulturspezifische Syndrome wie Lata[2] und Imu[3] veranschaulichen. Die meisten der funktionellen Neurosen und Psychosen spiegeln deutlich spezifische Elemente der Sozialstruktur wider, in der sie auftreten. Zum Beispiel bezeichnen einige europäische Kliniker gewisse Depressionen bei osteuropäischen Juden als *melancholia agitata hebraica*. Als wir in New Haven Patienten mit allgemeiner Parese beobachteten, schienen in Wien euphorische Patienten und in Boston depressive Patienten eher die Regel als die Ausnahme zu sein. Einige hysterische Reaktionsweisen und spezifische paranoide Zustände, zum Beispiel das Gefühl, verhext zu sein oder unter dem Einfluß des bösen Blicks (*mal occio*) zu stehen, finden sich in New Haven besonders häufig bei der ersten Generation süditalienischer Immigranten mit niedrigem Sozialstatus. Die Entstehung dieser kulturspezifischen Syndrome konnte bis heute nicht hinreichend erklärt werden.

Zweitens, die unterschiedliche Verteilung der psychisch Kranken auf verschiedene Diagnosegruppen mag mit den schichtspezifischen Versorgungsbedingungen in den einzelnen Krankenhäusern und Kliniken zusammenhängen. Zum Beispiel finden wir kaum extrem regredierte Schizophrene in gut geführten privaten Institutionen, während wir sie in den Stationen für chronisch Kranke der schlecht eingerichteten öffentlichen Krankenhäuser häufig antreffen.

Drittens, kulturelle und soziale Bedingungen spiegeln sich in der Symptomatik psychischer Störungen wider. Ein Beispiel: In einer Republik bilden sich melagomanische Patienten nicht ein, sie wären Kaiser, sondern Staatspräsident. Kurz nach dem Zweiten Weltkrieg fiel japanischen und amerikanischen Psychiatern auf, daß einige japanische Patienten ihre paranoide Wahnvorstellung, Kaiser Hirohito zu sein, dahingehend änderten, daß sie fortan glaubten, der amerikanische General MacArthur zu sein. In unserem Kulturkreis wurde die Vorstellung, unter dem Bann von Geistern und Dämonen zu stehen, durch den Glauben ersetzt, von Elektrizität, Radarstrahlen oder Atomenergie beherrscht zu werden. Kultur bestimmt wahrscheinlich die äußere Form einzelner Symptome und nicht so sehr ihren eigentlichen Gehalt. Die tiefere Beziehung zwischen Symptom und Kultur ist allerdings noch nicht geklärt. Die Auswirkung sozialer Faktoren auf die Ich-Entwicklung bleibt noch zu erforschen[4].

Viertens, die Einschätzung psychischer Gesundheit variiert von Schicht zu Schicht. Für Theorie und klinische Praxis ist das Maß psychischer Gesundheit oder Krankheit nicht einfach "Normalität" oder "Abnormität", sondern die Beantwortung der Frage: Wer gilt in jeder Schicht für was und für wen als normal? [5] Untersuchungen über die

2 P.M.Yap, "Lata Reaction; Its Pathodynamics and Nosological Position", *Journal of Mental Science*, Bd. 98, Oktober 1952, S. 515-564.

3 Y. Uchimura, "Psychiatric Studies of the Ainu, Particularly Imu", zitiert nach T. Muramatsu et al., "Letter From Japan", *American Journal of Psychiatry*, Bd. 110, 1954, S. 641 ff.

4 Erik K. Erikson, "The Problem of Ego Identity", *Journal of the American Psychoanalytic Association*, Bd. 4, 1956, S. 56-119.

5 Robert N. Wilson, mündliche Mitteilung.

Parameter von Belohnung-Strafe, Erfolg-Scheitern und Abweichung-Konformität wären von großer Wichtigkeit. Zur Zeit fehlen uns ausreichende Daten, und genauso wenig wissen wir über das Gleichgewicht unbewußter-vorbewußter-bewußter Kräfte, das nach Kubie die Normalität einer Handlung auf jeder sozialen Stufe bestimmt[6]. Wenn wir erst über zuverlässiges Datenmaterial zur Phänomenologie und Ätiologie der Psychopathologie des Alltagslebens verfügen, werden wir das Problem der Verteilung psychischer Krankheit und Gesundheit besser angehen können.

Fünftens, der Zusammenhang zwischen "äußerem" Ereignis und "internalisierter" Erfahrung und die Bedeutung beider Faktoren für die psychische Gesundheit ist noch unklar. H. Murray spricht zum Beispiel von Umweltdruck und inneren Belastungen[7]. Bei unserer Suche nach den ätiologischen Komponenten psychischer Störung interessieren wir uns sowohl für die schichtspezifischen Aspekte der äußeren und inneren Belastungen als auch für die Konflikte, Belohnungen und Strafen in Primär- und Sekundärgruppen, vor allem soweit sie schichtspezifisch sind. Obwohl unsere Daten die Bedeutung soziokultureller Faktoren für die Prävalenz behandelter psychischer Störungen in der Bevölkerung aufzeigen, können wir daraus noch nicht folgern, daß sie die wesentlichen und notwendigen Bedingungen in der Ätiologie psychischer Störungen darstellen.

Schicht und Lebenszyklus

Bereits im ersten Kapitel wiesen wir auf die Schwierigkeiten hin, die Bedeutung erblicher, organischer und sozialer Faktoren für die Genese psychischer Störungen einzuschätzen. Nichtsdestoweniger dürfte eine kurze Darstellung der Psychodynamik und Psychogenese und ihrer Bedeutung für *Hypothese 4* einen Bezugsrahmen für die weitere Erforschung soziokultureller Faktoren liefern. Dabei gehen wir von der Annahme aus, daß Schichtzugehörigkeit das Leben von Individuen beeinflußt. Für unsere Erörterung werden wir den Lebenszyklus eines Menschen in die folgenden Phasen einteilen: 1. frühes Säuglingsalter, 2. spätes Säuglingsalter, 3. frühe Kindheit, 4. späte Kindheit, 5. Pubertät und Jugend, 6. frühes Erwachsenenalter, 7. Erwachsenenalter, 8. Alter. Die Psychogenese beschäftigt sich mit den unbewußten Kräften im Leben des Individuums, die Psychodynamik mit aktuellen unbewußten Konflikten. Beide erforschen die Bedeutung unbewußter Kräfte und Konflikte für Phänomenologie und Ätiologie psychischer Störungen.

Psychogenese

1. Das frühe Säuglingsalter ist eine Phase extremer Abhängigkeit und erstreckt sich ungefähr über das erste Lebensjahr. Die Psychoanalyse spricht von der frühen oralen Phase. Der Säugling ist völlig von der Mutter oder einem Mutterersatz abhängig. Entscheidend für die gesunde Entwicklung des Kindes ist eine liebevolle, schützende und stabile Umwelt. Mangel an liebevoller Zuwendung und Schutz in diesem Lebensalter kann katastrophale Folgen haben[8]. Einige Psychoanalytiker glauben, daß erhebliche Umweltstörun-

6 Lawrence S. Kubie, "The Fundamental Nature of the Distinction between Normality and Neurosis", *Psychoanalytic Quarterly*, Bd. 23, 1954, S. 167-204.

7 Henry A. Murray, *Explorations in Personality*, Oxford University Press, New York 1938.

8 René Spitz und Katherine M. Wolf, "Autoeroticism; Some Empirical Findings and Hypotheses and Three of its Manifestations in the First Year of Life", *Psychoanalytic Study of the Child*, Bd. 3 u.4, 1949, S. 85-120.

gen in dieser Phase zur Schizophrenie führen, doch das ist bislang noch nicht bewiesen worden. Es ist aber durchaus möglich, daß sich schwere Störungen im späteren Leben auf traumatische Erfahrungen im frühen Säuglingsalter zurückführen lassen. Lebenslange Abhängigkeit und Charakterzüge wie Niedergeschlagenheit, Apathie und Mißtrauen können mit Schädigungen während dieser Lebensphase in Zusammenhang stehen. Wir gehen davon aus, daß solche Schädigungen von schichtspezifischen Erziehungspraktiken abhängig sind. Zum Beispiel ist eine lieblose Kindheit mit größerer Wahrscheinlichkeit in Schicht V zu erwarten als in Schicht II.

2. Das späte Säuglingsalter umfaßt in der Hauptsache das zweite Lebensjahr. Die Psychoanalyse bezeichnet diesen Lebensabschnitt als Übergangsphase von der Oralität zur Analität. Das kleine Kind ist inzwischen weniger abhängig geworden. Es lernt sprechen und sich aufrecht bewegen; in unserer Kultur setzt die Reinlichkeitsdressur ein. Das Kind äußert jetzt unmißverständlich Aggressionen und beginnt Unterschiede zwischen seinem eigenen, noch relativ unorganisierten Ich und der Umwelt wahrzunehmen. Nach der psychoanalytischen Theorie bestehen zwischen den typischen Merkmalen eines Zwangscharakters wie Ordentlichkeit, Rigidität, Pünktlichkeit, Sauberkeit und Perfektionismus und den Fixierungen in dieser Phase Zusammenhänge. Interessant ist, daß diese Charakterzüge ebenso wie paranoid-zwanghafte Neurosen in den oberen Schichten häufiger anzutreffen sind.

3. Die frühe Kindheit dauert vom 3. bis zum 6. Lebensjahr. Während dieser Phase werden die Objektbeziehungen, vor allem zu Eltern und Geschwistern, ausgeweitet und intensiviert. Auch die infantilen Sexualtriebe, die immer deutlicher genitalen Charakter annehmen, werden intensiver. Freud spricht von der Blütezeit der infantilen Sexualität und der ihr eigentümlichen Beziehungskonstellation, in der das Kind den andersgeschlechtlichen Elternteil zum vorrangigen Liebesobjekt erwähle, während es den gleichgeschlechtlichen als Hauptrivalen betrachte. Diese Objektbeziehungen erlebt das Kind mit Angst und später mit Schuldgefühlen; die Angst läßt sich hauptsächlich auf die Furcht vor Verletzung der Genitalien zurückführen. Die meisten dieser Prozesse laufen unbewußt ab und machen sich nur in Form von Ersatzsymbolen bemerkbar. Solche Phänomene scheinen in Familien der Schicht III intensiver zu sein. In den nur allzuoft zerrütteten Familien der Schicht V und in einigen Kerngruppenfamilien der Schicht I mit lockeren inneren Bindungen laufen diese Konflikte nicht so stürmisch ab; die daraus resultierenden Objektbeziehungen sind weniger intensiv. Die Bedeutung der Urszene (Beobachtung des elterlichen Geschlechtsverkehrs) variiert wahrscheinlich von Schicht zu Schicht beträchtlich. Wir sind auch der Meinung, daß die Identitätsbildung hinsichtlich Geschlecht und möglicherweise auch Dominanz in den Mittelschichtfamilien eindeutiger als in den Unterschichtfamilien verläuft, da in der Mittelschicht die Auflösung des ödipalen Konflikts eher dem klassischen Muster entspricht.

4. Die späte Kindheit beginnt mit der Auflösung des ödipalen Konflikts, also gewöhnlich zwischen dem sechsten und siebenten Lebensjahr, und endet mit der Pubertät. Nach der psychoanalytischen Theorie ist dies die *Latenzphase*, weil in ihr der kindliche Sexualtrieb an Intensität verliert oder, wie die Psychoanalytiker behaupten, verdrängt wird. Man nimmt an, daß das Kind unter dem Eindruck von Zwängen seiner Kultur inzwischen gelernt hat, seine auf den geliebten Elternteil des anderen Geschlechts gerichteten sexuellen Wünsche aufzugeben und sich statt dessen mit dem früheren Konkurrenten, dem gleichgeschlechtlichen Elternteil, zu identifizieren. Mit Hilfe dieser Identifizierung ist die frühere "Sozialangst" verinnerlicht worden; das Kind hat auf dieser Stufe ein Gewissen und dessen unbewußtes Pendant, das Überich ausgebildet. Es gibt natürlich in allen Schichten Kinder, bei denen aus mancherlei Gründen diese theoretisch postulierte Entwicklung nur rudimentär ist. Ein defektes Überich – eine bereits schwere

Identitätsstörung – tritt klinisch häufiger bei Unterschichtkindern als bei Oberschichtkindern in Erscheinung. Möglicherweise steht die große Zahl antisozialer Reaktionen von aggressiv "ausagierenden" Jungen und Mädchen aus Schicht V in Beziehung zu Identitätsstörungen während dieser Entwicklungsphase. Möglicherweise ist auch eine intensivere Sexualisierung der Kinder aus Schicht V für ihre Lernstörungen verantwortlich. Doch der Mangel an Identifizierung mit "guten" sozialen Vorbildern scheint diesen Sachverhalt überzeugender zu erklären. Die Differenzierung elementarer Sexual-, Aggressions- und Abhängigkeitsbedürfnisse verläuft schichtspezifisch. Wir können dies ganz deutlich am aggressiven Verhalten von Kindern aus verschiedenen Schichten feststellen. Die formale Einschulung trennt die Kinder nach ihrer Schichtzugehörigkeit. Diese unterschiedliche Behandlung setzt in einer Phase ein, in der nach der psychoanalytischen Theorie die Grundlagen der Persönlichkeit gelegt werden. In dieser Zeit entscheiden Nachbarschaft und Schule darüber, ob die "guten" Umgangsformen der Schichten I, II und III an die Stelle von "Grobheit" und Gewalt treten oder ob Lehrer und Jugendbehörden kraft ihrer offiziellen Zwangsausübung ungehemmter Triebbefriedigung Einhalt gebieten. "Brave" Kinder der Ober- und Mittelschichten werden von den "bösen" Kindern der Unterschichten getrennt. Mißlungene Identifizierung oder schwere Identitätsdiffusion kann "schlechte" Kinder unbewußt in die Jugendkriminalität und später in die Unterwelt treiben. Es ist kein Zufall, daß sich in der öffentlichen psychiatrischen Kinderklinik unserer Gemeinde fast ausschließlich Jungen und Mädchen aus Schicht V befinden, deren Einweisung vom Jugendgericht oder von den Schulbehörden veranlaßt wurde. Diese Kinder kommen in erster Linie aus Erziehungsheimen, die Kinder aus zerrütteten Familien aufnehmen. Es ist auch kein Zufall, daß die staatliche Besserungsanstalt und andere Gefängnisse zu einem überproportionalen Prozentsatz mit Jugendlichen beiderlei Geschlechts aus den Schichten IV und V belegt sind. Tatsächlich stammen zwischen 95 und 98 Prozent der Häftlinge des Staatsgefängnisses aus diesen Schichten[9].

5. *Pubertät und Adoleszenz* mit ihren deutlichen körperlichen und psychischen Veränderungen, mit ihren veränderten Wertvorstellungen und vor allem mit dem starken Wiederaufleben der Sexualität, die von nun an endgültig unter dem Primat der Genitalität steht, werden in den verschiedenen Schichten unterschiedlich erlebt. In der Pubertät wird die Schichtzugehörigkeit endgültig zur Lebenstatsache; die Gewohnheiten der Teenager sind ebenso schichtspezifisch differenziert wie die der Erwachsenen. Der Teenager schließt sich gewöhnlich einer Clique an, deren wichtigstes Merkmal die scharfe Abgrenzung gegenüber anderen Schichten ist. Das Vorherrschen von Petting, Flirt und Masturbation bei Heranwachsen der Schichten I, II und III kann man mit dem tatsächlichen Geschlechtsverkehr der Jugendlichen in den Schichten IV und V vergleichen[10]. Die sexuelle Aktivität, ob mit oder ohne Heirat, beginnt in den Unterschichten bereits früh. Bernfeld prägte den Begriff "gestreckte Pubertät"[11], und Erikson spricht von einem "psychosexuellen Moratorium"[12]; beide bezeichnen damit den Aufschub sexueller Befriedigung bei jungen zeugungsfähigen Männern und Frauen

9 Dr. Lawrence Z. Freedman, Mitarbeiter unseres Forschungsteams, untersuchte seinerzeit die Situation der Häftlinge in unserem Bundesstaat. Wir danken ihm für die Überlassung dieser Daten.
10 Alfred C. Kinsey et al., *Sexual Behavior in the Human Male*, W.B. Saunders Company, Philadelphia 1948; dt. Ausg.: *Das sexuelle Verhalten des Mannes*, Berlin/Frankfurt 1955; Alfred C. Kinsey et al., *Sexual Behavior in the Human Female*, W.B. Saunders Company, Philadelphia 1953; dt. Ausg., *Das sexuelle Verhalten der Frau*, Frankfurt 1963.
11 Siegfried Bernfeld, "The Present-Day Psychology of Puberty; Critical Remarks About Its Scientific Validity", *Int. P. V.*, Wien 1927, S. 59, u. *Imago*, Bd. 13, 1927, S. 1-56.
12 Erik K. Erikson, *Childhood and Society*, W.W. Norton and Company, New York 1950; dt. Ausg.: *Kindheit und Gesellschaft*, Stuttgart 1961.

in unserer Kultur. Ein derartiger Aufschub erlaubt nach Meinung beider Autoren intensiveres Lernen sowie charakterliche Ausreifung und hat für den Fortbestand unserer Kultur größte Bedeutung. Dieses psychosexuelle Moratorium dauert in den Schichten I bis II bis weit ins frühe Erwachsenenalter. Bei den jungen Männern und Frauen wird es von dem Gefühl begleitet, "unfertig", "unreif" und nicht voll verantwortlich zu sein. Dieses Gefühl kann sich in einigen Berufen mit langer Ausbildungszeit, wie etwa der Psychoanalyse, bis weit in die dreißiger Lebensjahre erhalten.

6. *Ein junger Erwachsener* hat bereits – oder man erwartet es jedenfalls von ihm – drei wichtige Ziele erreicht: psychische und ökonomische Unabhängigkeit von seinen Eltern, einen seinem Geschlecht, seinem Alter und seiner Schichtzugehörigkeit angemessenen persönlichen Status in der Gemeinde und Eheschließung oder bevorstehende Heirat. Ebenso wichtig für einen jungen Erwachsenen sind Elternschaft und vernünftige Lebensperspektiven. Wann, wie und ob solche Ziele verwirklicht werden, variiert deutlich von Schicht zu Schicht. Ungeachtet des Alters ist Reife dann erreicht, wenn die betreffende Person ihren Beruf einigermaßen beherrscht und ihre Verpflichtungen gegenüber Familie und Gemeinde voll übernommen hat. In den beiden unteren Schichten gibt es kaum Unterschiede zwischen später Adoleszenz und frühem Erwachsenenalter. Die meisten jungen Leute der Schichten IV und V wechseln unmittelbar von der Kindheit zu den beruflichen, sozialen und ehelichen Verantwortlichkeiten des Erwachsenen über. Daher fehlt ihnen in unterschiedlichem Maße jene Fähigkeit, die wir als Sublimation bezeichnet haben. Ihre Sexual-, Aggressions- und Abhängigkeitsbedürfnisse bleiben ausgeprägter und primitiver als in den Schichten I und II.

7. *Das Erwachsenenalter* ist die Periode voller Ausdifferenzierung der jeweils schichtspezifischen Verhaltensweisen. Von den Sozialnormen abweichendes Verhalten muß innerhalb des Bezugsrahmens jeder Schicht betrachtet werden. Schlägt zum Beispiel ein Ehemann aus Schicht I seine Frau, so ist dieser Vorfall anders zu bewerten als ähnliche Vorfälle in Schicht V, da die Erwachsenen dieser Schicht stärker zur Anwendung physischer Gewalt neigen. In den Schichten I und II werden Aggressionen eher verbal, unmittelbar oder in Form von Gerücht, Klatsch und übler Nachrede geäußert. Das Bedürfnis nach "Unabhängigkeit" ist in den Ober- und Mittelschichten stärker ausgeprägt; dagegen findet man in den unteren Schichten häufiger starke, konfliktfreie Abhängigkeitsbeziehungen. Die Ausnahme bilden Personen aus den Unterschichten wie Landstreicher, Prostituierte, Gewohnheitsverbrecher und, wie Lindner sie nennt, "Rebellen ohne Grund", die sich allen sozialen Verpflichtungen entziehen.

Wir glauben auch, daß in den Unterschichten *äußere Belastungen* vorherrschen, während innere Belastungen eher für die oberen Schichten kennzeichnend sind. Für einen Erwachsenen aus den unteren Schichten sind äußere Belastungen sowie die Bedrohung seiner ökonomischen, sozialen und psychischen Sicherheit sehr viel stärker als bei den Angehörigen der oberen Schichten. In den Schichten I und II finden wir dagegen erhöhte Sensibilität gegenüber inneren Belastungen, Konflikten, Ängsten und Schuldgefühlen. Für den sozialen Aufsteiger ist das Erwachsenenalter eine Zeit starker sozialer und emotionaler Konflikte. Unsere Gesellschaft legt großen Wert auf sozialen Aufstieg, besonders in der Adoleszenz und im frühen Erwachsenenalter. Doch in späteren Jahren wird dem Aufsteiger sein "Hintergrund" auf schmerzhafte Weise ins Gedächtnis zurückgerufen.

8. *Der Übergang vom Erwachsenenalter zum Alter* vollzieht sich fast unmerklich. Bereits beim Erwachsenen finden sich einige Anzeichen körperlichen Verfalls, die sich mit zunehmendem Alter verstärken. Der Verlust an Vitalität kann durch vermehrte Erfahrung und Urteilskraft und in den höheren Schichten durch Statusvorteile ausgeglichen werden. Erwachsene der Schichten I, II und III schützen sich vor den Risiken

des Alters mit Hilfe eines ausgeklügelten Systems privater Versicherungen, die physische und bis zu einem gewissen Grade psychische Sicherheit vor den Risiken des Alters gewährleisten. Angehörige der Unterschichten haben viele Gründe, das Alter und seine größten Gefahren – Krankheit und Arbeitslosigkeit – zu fürchten. Ältere Menschen in den Schichten IV und V sind fortwährend von dem Schicksal totaler Abhängigkeit bedroht, was häufig zu einer passiven und resignierten Haltung führt. Wenn auch öffentliche und private Wohltätigkeitsorganisationen das Existenzminimum sicherstellen, so gibt es doch kein Versicherungssystem, das einen Sozialhilfeempfänger vor dem Gefühl persönlichen Versagens bewahren kann. Auch mit dem Tode sind die sozialen Unterschiede zwischen den Menschen noch nicht aufgehoben. Die Mitglieder jeder Schicht suchen mit Hilfe von Begräbniszeremonien und Grabsteinen den Status ihrer verstorbenen Verwandten zu verewigen.

Psychodynamik

Obwohl wir umfangreiches Material über den Zusammenhang zwischen bewußten wie unbewußten Konflikten und sozialem Status zusammengetragen haben, können wir zu dem Thema keine definitiven Aussagen formulieren. Wir möchten an dieser Stelle lediglich betonen, daß bewußte und aller Wahrscheinlichkeit nach auch vorbewußte Konflikte zwischen moralischen und sozialen Wertvorstellungen und Triebkräften je nach Schicht unterschiedlich sind. Unterschichtpatienten äußern ihre Triebansprüche unmittelbarer und ungehemmter, während Patienten aus den oberen Schichten ihre aggressiven und sexuellen Triebforderungen stärker kontrollieren oder sie auf dem Wege der Kompromißbildung zum Ausdruck bringen. Angehörige der oberen Schichten sublimieren im allgemeinen ihre Bedürfnisse oder äußern ihre unbewußten Konflikte in neurotischen Reaktionen. Wir sind uns darüber im klaren, daß wir damit nicht mehr behaupten, als Freud schon vor mehr als einem halben Jahrhundert allgemein formulierte; leider haben wir dafür keine quantitativ relevanten Beweise, noch überzeugende Beispiele gründlich untersuchter Fälle. Vorerst nehmen wir an, daß unbewußte Konflikte in allen Schichten ähnlich ablaufen; so stellen wir bei den beiden in Kapitel 6 vorgestellten Mädchen aus Schicht I und Schicht V eine ähnliche Psychodynamik fest. Allerdings untersuchte der Psychiater das Mädchen aus der Oberschicht gründlicher als das Mädchen aus der Unterschicht. Unser Wissen über die Psychodynamik der Unterschicht ist leider höchst unzureichend, da sich das psychiatrische Interesse vor allem auf die Schichten I und II konzentriert. Wir können nur hoffen, daß zukünftige Forschungen besseres Datenmaterial über den Einfluß von Schichtzugehörigkeit auf die Ich-Entwicklung und Ich-Struktur liefern werden.

Unser Eindruck, daß Angehörige der unteren Schichten, vor allem der Schicht V, ein schwächeres Ich ausbilden als Angehörige der Oberschichten, sollte in künftigen Forschungsprojekten geklärt werden. Viele Personen aus den Unterschichten scheinen ihre eigenen Triebimpulse schlechter kontrollieren zu können und der harten Lebensrealität eher passiv gegenüberzustehen. Die Schwierigkeiten dieser Patienten in intensiver ambulanter Psychotherapie hängen wahrscheinlich mit der besagten Ich-Schwäche zusammen. Auch scheint die Überich-Struktur in den einzelnen Schichten unterschiedlich zu sein. Obwohl die Unterschichtkinder eher äußeren Methoden der Disziplinierung ausgesetzt sind, zeigen sie geringe Neigung, soziale Hemmungen zu internalisieren. Wie wir bereits weiter oben erklärten, neigt der Unterschichtpatient eher zum "Ausagieren", der Oberschichtpatient dagegen eher zum "Einagieren". Solche Unterschiede werden allem Anschein nach eher mittelbar durch frühe Erfahrungen in der Familie festgelegt als durch den unmittelbaren Druck der Sozialstruktur. Doch wir müssen noch sehr viel mehr über Persönlichkeitsstruktur und Psychodynamik sowie soziale und kulturelle Variablen in Erfahrung bringen. Das von Erik Erikson entwickelte Konzept der Identität ist dabei von nicht zu unterschätzender Bedeutung.

Soziale Mobilität

Die fünfte Hypothese unserer Untersuchung behauptet einen Zusammenhang zwischen sozialer Mobilität und der Entwicklung funktioneller psychischer Erkrankungen. Wir werden das von Myers und Roberts in ihrem Buch *Family and Class Dynamics in Mental Illness* dargestellte Material nicht über Gebühr heranziehen, sondern lediglich die Bedeutung einiger Aspekte der sozialen Mobilität für die psychiatrische Praxis herausstellen.

Aus der Sicht der Psychiatrie sind die vorbewußten und unbewußten Motivationen, welche die notwendige psychische Energie für den sozialen Aufstieg liefern, wichtiger als die bewußten Zielvorstellungen des Aufsteigers. Hauptmotivation sind wahrscheinlich unbewußte Bedürfnisse, die Stelle des abgelehnten Elternteils einzunehmen, oder von einem Elternteil oder einer Elternimago wegen dieses spezifischen Verhaltens geliebt zu werden und damit Erwartungen der Elternfigur zu erfüllen. Die Ambitionen von Eltern, die ihre ehrgeizigen Pläne nicht verwirklichen konnten, ihre Phantasien aber auf ihre Kinder übertragen, sind häufig ebenfalls starke Verhaltensstimuli, die unter Umständen zu einer späteren sozialen Mobilität führen. Man sollte nicht vergessen, daß unbewußte Erwartungen oder das Ich-Ideal eines Elternteils bedeutsamere Motivationsstimuli sind als bewußte oder offene Imitation. Einer unserer Patienten zum Beispiel wurde ein hervorragender Chemiker, wovon sein Vater, ein einfacher Angestellter in einer Drogerie, immer nur geträumt hatte; ein anderer wurde Tänzer und verwirklichte damit den unbewußten Wunsch seiner ehrgeizigen, exhibitionistischen, erfolglosen und hochneurotischen Mutter. Wir haben auch Fälle beobachtet, in denen der Betreffende gegen das Ich-Ideal eines Elternteils zu handeln schien. Diese negativen Identifikationen sind mit schweren Konflikten verbunden, selbst wenn die erreichte Mobilität von Außenstehenden als erfolgreich angesehen wird. Man muß auch bedenken, daß gewöhnlich positive und negative Identifikationen gleichzeitig vorhanden sind. Die Ideale von Eltern und Elternfiguren sind für die Orientierung des Individuums bedeutsamer als beobachtbares Verhalten von Eltern; dies gilt besonders für die Status- und Mobilitätsorientierungen.

Soziale Mobilität und psychische Krankheit

Wir haben zwei Typen mobiler Neurotiker unter den Patienten beobachtet: die erfolgreichen "Aufsteiger" und die erfolglosen "Streber"[13]. Bis zu einem gewissen Grade gehören alle mobilen Patienten zu den erfolglosen Strebern, da ihre tatsächlich erreichte Mobilität nicht der angestrebten entspricht. Dieser allgemeine Sachverhalt läßt sich dann besonders deutlich erkennen, wenn man sich mit "oberflächlichen" Aussagen von Aufsteigern nicht zufriedengibt. Der Aufsteiger mag dem Beobachter auf den ersten

13 Jurgen Ruesch et al., "Acculturation and Illness", *Psychological Monographs; General and Applied*, Bd. 62, Nr. 5, Washington 1948.

Blick als freundlich, wohlintegriert und äußerst befähigt erscheinen, sofern er tatsächlich erfolgreich *ist;* nur nach längerer Bekanntschaft und gründlicher Nachforschung wird man auf seine Konflikte und Abwehrmechanismen aufmerksam. Wenn sein Aufstieg blockiert wird, werden seine latenten Ängste manifest; dann arbeiten seine Abwehrmechanismen nicht mehr reibungslos. Wir haben diese Reaktionen besonders deutlich bei extrem aufstiegsorientierten Personen beobachtet, die in den inneren Kern der Schicht I einzudringen suchten. Wenn sie abgewiesen wurden, reagierten sie mit schweren Angstzuständen, Depressionen, manchmal mit antisozialem Ausagieren und in besonders schweren Fällen mit Suizidversuchen, die sich zum Teil auf ihre blockierte Mobilität zurückführen ließen.

Die relativ erfolglosen Aufsteiger mit starkem Ehrgeiz sind nicht in der Lage, ihre vergeblichen Bemühungen durch Erfolge zu kompensieren, die von ihren Sozialgruppen anerkannt werden. Ihr Aufstiegsstreben ist weit deutlicher als bei den Erfolgreichen defensiver Natur; sie sind meistens ehrgeizige Träumer. Falls sie nicht träumen, dann beschäftigen sie sich ständig mit Plänen und Entwürfen, stürzen sich von einer Tätigkeit in die andere oder von einem "großen Geschäft" ins nächste, in der Hoffnung auf Erfolge, die ihren sozialen Aufstieg sicherstellen sollen; doch sie sind ständig enttäuscht und frustriert, jammern und sinnieren über die Ursachen ihres angeblichen Unglücks und Scheiterns.

Psychiater und Mobilität

Aus drei Gründen sollten sich Psychiater besonders für soziale Mobilität interessieren: 1. intensiv aufstiegsorientierte Personen, vor allem die erfolglosen, zeigen eine gewisse Anfälligkeit für neurotische Störungen und stiften leicht soziale Unruhe. Sie brauchen gar nicht sonderlich unkonventionell zu sein – tatsächlich sind viele soziale Aufsteiger ziemlich konventionell –, aber sie sind sich ihrer Wertvorstellungen nicht sicher und können mitunter bei der Durchsetzung ihrer Interessen sich selbst und anderen gegenüber hart und rücksichtslos sein[14].

2. Ein weiterer Grund, warum wir uns mit der sozialen Mobilität beschäftigen sollten, ist die Problematik des sozialen Abstiegs. Zwar gibt es in unserer Gesellschaft nicht allzu viele sozial absteigende Personen und Familien, doch die wenigen, bei denen dieser Prozeß einsetzt, stellen für die Gemeinde ein gravierendes Problem dar. Wenn sie sich offen antisozial verhalten, werden sie in immer kürzeren Abständen an Psychiater überwiesen, sofern sie sich nicht an die subtilen Spielregeln halten, wie Personen mit höherem Sozialstatus es von ihnen erwarten. Diese Patienten geben dem Psychiater schwere Probleme auf wie Alkoholismus, Drogenabhängigkeit, Kriminalität und vor allem schwere Charakterstörungen. Klinisch werden sie als sado-masochistische Charaktere oder als destruktive und selbstzerstörerische Persönlichkeiten etikettiert. Einige ihrer Störungen zeigen das Syndrom einer "Schicksals"-Neurose. Die Behandlung solcher Personen gestaltet sich außerordentlich schwierig, besonders bei Familien, die wie in Faulkners *Sartoris* unausweichlich in die Vernichtung treiben. Selbst wenn mit Hilfe dynamischer Psychotherapie eine gewisse Einsicht erreicht wird, verhindert der Selbstzerstörungsdrang in Form von negativen therapeutischen Reaktionen jede wirklich erfolgreiche Behandlung.

3. Schließlich interessiert uns der Einfluß der sozialen Mobilität auf das Arzt-

14 Henry Murray, "American Icarus", in Arthur Burton u. Robert Harris (Hrsg.), *Clinical Studies of Personality,* Harper Bros., New York 1955, S. 615-641.

Patient-Verhältnis. Soziale Aufsteiger überwinden die Diskrepanz zwischen ihrer Wertorientierung und der des Therapeuten, indem sie sich mit einigen Wertvorstellungen des Psychiaters identifizieren. Solche Patienten möchten sublimieren, etwas erreichen, die Spielregeln einhalten und dennoch genießen. Gerade der mit Methoden der dynamischen Psychiatrie arbeitende Therapeut wird für soziale Aufsteiger, die auf ihrem mühsamen Weg zur "Spitze" jegliche Orientierung verloren haben, leicht zum "Weisen". Die von uns untersuchten Unterschichtpatienten mit guter Beziehung zu ihren Psychiatern gehörten ausnahmslos zu den sozialen Aufsteigern. Der soziale Absteiger mit seiner mangelnden Sublimationsfähigkeit, der geringen Bereitschaft, etwas zu leisten, seiner häufig ungewöhnlichen Abhängigkeit sowie seiner Neigung zur Regression und Destruktion seiner selbst und anderer legt einer auf Einsicht beruhenden Therapie außerordentliche Schwierigkeiten in den Weg. Diese Patientengruppe ruft in Psychiatern mehr Feindseligkeit als irgendeine andere Gruppe hervor; es ist offensichtlich einfacher, einen Patienten, dessen Normen und Wertvorstellungen sich von den eigenen unterscheiden, zu akzeptieren als einen Patienten, der sozusagen die vom Psychiater als wünschenswert erachteten Standards verraten hat.

Anwendungsmöglichkeiten dieser Untersuchung

Zukünftige Forschungsaufgaben

Wir haben wiederholt darauf hingewiesen, daß uns endgültige Kenntnisse über die Epidemiologie psychischer Störungen fehlen. Um das epidemiologische Problem lösen zu können, müßte ein Akademiker neuen Typs ausgebildet werden, eine Art wissenschaftlicher Forscher mit psychodynamischen, physiologischen, soziologischen, anthropologischen und biostatistischen Kenntnissen. Ferner brauchten wir einen Psychiater, der die Notwendigkeit kontrollierter Beobachtung erkennt und zu interdisziplinärer Kooperation bereit wäre. Es wäre eine Aufgabe künftiger Forschung, beweiskräftiges Datenmaterial zur Problematik wahrer Prävalenz und Inzidenz psychischer Symptome und Störungen in den verschiedenen Subkulturen unserer und anderer Gesellschaften herbeizuschaffen. Erst dann wären wir in der Lage, den Einfluß soziokultureller Faktoren richtig abschätzen zu können.

Kenntnis sozialer Faktoren

Zur Zeit konzentrieren sich die diagnostischen Bemühungen der meisten Psychiater vornehmlich auf somatische und psychologische Faktoren. Sie konstruieren aus diesen Faktoren Schlagworte wie Psychosomatik und Ganzheitsmedizin oder versuchen, den "Menschen in seiner Totalität", den "Menschen als Einheit", "das menschliche Wesen als Ganzes" usw. zu verstehen. Bis vor einiger Zeit fiel ihnen nicht ein, dieses menschliche Wesen in ein Sozial- und Kultursystem zu stellen. Wir sind der Meinung, die Psychiater müssen das Sozialsystem der Gemeinde verstehen, wenn sie genaue Diagnosen stellen und ihre Patienten wirksam behandeln wollen. Sie müssen Struktur und Geschichte der Gemeinde kennen, ihre Kirchen und Industrien, ihre Schulen und Vereine und vor allem die sozialen Wertvorstellungen der Bewohner[15]. Einem Psychiater in unserer

15 N.A. Cameron, "Human Ecology and Personality in the Training of Physicians", Kapitel 5 in *Psychiatry and Medical Education,* Konferenz der *American Psychiatric Association* 1951, Washington 1952.

Gemeinde sollten die Kerngruppe der Yankees, die süditalienischen Einwanderer, die Spannungen zwischen Universität und der Gemeinde sowie die Eigentümlichkeiten der Gesundheits- und Wohlfahrtsorganisationen bekannt sein. Darüberhinaus muß der Psychiater die Normen seiner beruflichen Subkultur kennen und wissen, ob er sich ihnen angepaßt hat oder nicht und welche Haltung er gegenüber den Wertsystemen anderer beruflicher und sozialer Gruppen einnimmt.

Die jeweilige Schichtzugehörigkeit läßt sich mittels der "diagnostischen" Kriterien Ausbildung und Beruf objektiv bestimmen[16]. Die beiden Merkmale können wir mit Hilfe der Patienten oder ihrer Familien einfach und genau eruieren und auf das erste Blatt eines Erhebungsformulars eintragen. Diese entscheidenden Daten sollten durch wenige präzise und eher zufällige Beobachtungen wie die allgemeine Erscheinung des Patienten, seine Gesten und Umgangsformen, seine Kleidung und besonders sein Sprachverhalten ergänzt werden. Um die genaue Position des Patienten innerhalb der Statusstruktur angeben zu können, muß man seine Familie und die sozialen Gruppen kennen, zu der sie gehört. Der Psychiater muß wissen, ob der Patient innerhalb der Generationsabfolge sozial stabil oder mobil ist; außerdem sollte er sich darüber im klaren sein, ob er sich im Umgang mit dem Patienten wohl fühlt und inwieweit sein sozialer Status und der des Patienten zu seinem Gefühl des Wohlbefindens oder des Unbehagens und auch zu den entsprechenden Gefühlen des Patienten beitragen.

Die Deutung des Zusammenspiels sozialer und psychodynamischer Kräfte ist die legitime Aufgabe einer neuen Sozialwissenschaft, deren Interessenschwerpunkt die Dynamik der Interaktion zwischen individuellen Triebkräften und Bedürfnissen und sozialen Situationen bildet. Bei der Weiterentwicklung dieses Wissensgebietes sollten Soziologen und Psychiater zusammenarbeiten. Das ließe sich erreichen, indem man Soziologen in leitende Positionen psychiatrischer Ausbildungsstätten beruft.

Neue Behandlungsmethoden

Die Daten über Behandlungsdauer und -kosten (siehe Kapitel 9 und 10) legen die Notwendigkeit wirksamerer und wirtschaftlicherer Behandlungsmethoden nahe. Die Entwicklung solcher Methoden ist eine dringende und wichtige Aufgabe zukünftiger Forschung. Ein hoffnungsvoller Ansatz (dessen Möglichkeiten Laien und zahlreiche Psychiater optimistisch einschätzen) wäre die Entwicklung einer auf Psychopharmaka beruhenden Therapie, die nicht nur andere Behandlungsformen ergänzte, wie das zur Zeit noch der Fall ist. Einige Leute, die großes Vertrauen in die pharmakologische Therapie setzen, hoffen auf den Tag, da wir mit Hilfe von Medikamenten oder Injektionen die vermuteten ätiologischen Faktoren psychischer Störungen ausschalten oder zumindest in ihrer Wirksamkeit hemmen können. Ob das möglich sein wird, jedenfalls bei einigen Störungen, bleibt abzuwarten. Eine effektive pharmakologische Therapie könnte zur Lösung eines Problems unserer Gesellschaft, der *psychiatrischen Versorgung aller psychisch Kranken,* zweifellos viel beitragen.

Ein zweiter Ansatz, der den ersten keineswegs ausschlösse, wäre die Entwicklung kurzfristiger und wirksamerer psychotherapeutischer Behandlungsmethoden. Freud schrieb dazu:

"Und nun möchte ich zum Schlusse eine Situation ins Auge fassen, die der Zukunft angehört, die vielen von ihnen phantastisch erscheinen wird, die aber doch verdient, sollte ich meinen, daß man sich auf sie in Gedanken vorbereitet. Sie wissen, daß unsere

16 Siehe A.B. Hollingshead, *Two Factor Index of Social Position* (Privatdruck), New Haven 1957.

therapeutische Wirksamkeit keine sehr intensive ist. Wir sind nur eine Handvoll Leute, und jeder von uns kann auch bei angestrengter Arbeit sich in einem Jahr nur einer kleinen Anzahl von Kranken widmen. Gegen das Übermaß von neurotischem Elend, das es in der Welt gibt und vielleicht nicht zu geben braucht, kommt das, was wir davon wegschaffen können, quantitativ kaum in Betracht. Außerdem sind wir durch die Bedingungen unserer Existenz auf die wohlhabenden Oberschichten der Gesellschaft eingeschränkt, die ihre Ärzte selbst zu wählen pflegen und bei dieser Wahl durch alle Vorurteile von der Psychoanalyse abgelenkt werden. Für die breiten Volksschichten, die ungeheuer schwer unter den Neurosen leiden, können wir derzeit nichts tun.

Nun lassen Sie uns annehmen, durch irgend eine Organisation gelänge es uns, unsere Zahl so weit zu vermehren, daß wir zur Behandlung von größeren Menschenmassen ausreichen. Anderseits läßt sich vorhersehen: Irgend einmal wird das Gewissen der Gesellschaft erwachsen und sie mahnen, daß der Arme ein ebensolches Anrecht auf seelische Hilfeleistung hat wie bereits jetzt auf lebensrettende chirurgische. Und daß die Neurosen die Volksgesundheit nicht minder bedrohen als die Tuberkulose und ebensowenig wie diese der ohnmächtigen Fürsorge des Einzelnen aus dem Volke überlassen werden können. Dann werden also Anstalten oder Ordinationsinstitute errichtet werden, an denen psychoanalytisch ausgebildete Ärzte angestellt sind, um die Männer, die sich sonst dem Trunk ergeben würden, die Frauen, die unter der Last der Entsagungen zusammenzubrechen drohen, die Kinder, denen nur die Wahl zwischen Verwilderung und Neurose bevorsteht, durch Analyse widerstands- und leistungsfähig zu erhalten. Diese Behandlungen werden unentgeltliche sein. Es mag lange dauern, bis der Staat diese Pflichten als dringende empfindet. Die gegenwärtigen Verhältnisse mögen den Termin noch länger hinausschieben, es ist wahrscheinlich, daß private Wohltätigkeit mit solchen Instituten den Anfang machen wird; aber irgend einmal wird es dazu kommen müssen.

Dann wird sich für uns die Aufgabe ergeben, unsere Technik den neuen Bedingungen anzupassen. Ich zweifle nicht daran, daß die Triftigkeit unserer psychologischen Annahmen auch auf den Ungebildeten Eindruck machen wird, aber wir werden den einfachsten und greifbarsten Ausdruck unserer theoretischen Lehren suchen müssen. Wir werden wahrscheinlich die Erfahrung machen, daß der Arme noch weniger zum Verzicht auf seine Neurose bereit ist als der Reiche, weil das schwere Leben, das auf ihn wartet, ihn nicht lockt, und das Kranksein ihm einen Anspruch mehr auf soziale Hilfe bedeutet. Möglicherweise werden wir oft nur dann etwas leisten können, wenn wir die seelische Hilfeleistung mit materieller Unterstützung nach Art des Kaiser Josef vereinigen können. Wir werden auch sehr wahrscheinlich genötigt sein, in der Massenanwendung unserer Therapie das reine Gold der Analyse reichlich mit dem Kupfer der direkten Suggestion zu legieren, und auch die hypnotische Beeinflussung könnte dort wie bei der Behandlung der Kriegsneurotiker wieder eine Stelle finden. Aber wie immer sich auch diese Psychotherapie fürs Volk gestalten, aus welchen Elementen sie sich zusammensetzen mag, ihre wirksamsten und wichtigsten Bestandteile werden gewiß die bleiben, die von der strengen, der tendenzlosen Psychoanalyse entlehnt worden sind."[17]

Leider haben die meisten Schüler Freuds diese Überlegungen nicht weiter verfolgt, deren Stichhaltigkeit durch die Tatsache bestätigt wird, daß die klassische Psychoanalyse im Laufe der Zeit immer langwieriger wurde. Jahrelange Analysen mit 500 bis 700 Sitzungen sind inzwischen zur Regel geworden[18].

17 Sigmund Freud, (1919) "Wege der psychoanalytischen Therapie", *Gesammelte Werke*, Bd. 12, S. Fischer, Frankfurt am Main [3]1966, 192 ff.

18 Es gibt allerdings Ausnahmen; dazu zählen die Bemühungen um eine Kurz- und Fokaltherapie von Franz Alexander und Thomas French, von F. Deutsch, E. Cameron und Jules Coleman, ferner die Arbeiten von Harry Stack Sullivan und seinen Schülern sowie von Carl R. Rodgers und seinen Studenten.

Die Indikation für eine Psychoanalyse sowie ihre Techniken und Ziele müssen noch weit intensiver erforscht werden, ehe wir ihre Anwendung wirtschaftlicher gestalten können. Ein möglicher Ansatz wäre die Entwicklung effektiver Gruppentherapien; damit würde die Psychotherapie einem größeren Kreis von Patienten zugänglich gemacht. Höchstwahrscheinlich hat die Gruppentherapie, vor allem in Kliniken und Krankenhäusern, gegenüber der Einzeltherapie eine Reihe von Vorteilen, wie die richtungsweisende Arbeit von Maxwell Jones und T.P. Rees nahelegt. Um die dynamische Psychotherapie auch den unteren Sozialschichten zu ermöglichen, müssen einzel- und gruppentherapeutische Methoden noch wesentlich weiterentwickelt werden. Wir müssen die Voraussetzungen unterstützender, manipulierender und suggestiver Techniken weit besser als bislang verstehen. Wahrscheinlich ließen sich bei den Methoden der Kinderpsychotherapie und der pädagogischen Arbeit mit Problemkindern Anleihen zur Entwicklung wirksamerer Methoden machen[19]. Psychotherapeuten, die therapeutische Methoden zur Behandlung von Schizophrenen und Kindern entwickelt haben, sollten auch in der Lage sein, Techniken zur Behandlung psychisch Kranker verschiedener Altersstufen, Kulturen und Schichten zu entwickeln.

Berufsausbildung

Der schnell wachsende Bedarf an Psychiatern stellt für die Ausbildungszentren und auf breiterer Front für den gesamten Berufsstand ein akutes Problem dar. Niemand weiß genau, wie viele Psychiater eigentlich gebraucht werden; informierten Kreisen zufolge müßte die Zahl der Therapeuten verdoppelt oder gar verdreifacht werden. Die Abschätzung des tatsächlichen Bedarfs in unserer Gesellschaft stößt auf mindestens zwei Schwierigkeiten: Einerseits kennen wir die Zahl psychischer Erkrankungen in der Bevölkerung nicht, andererseits nimmt der Bedarf an mehr und besseren psychiatrischen Behandlungsmöglichkeiten ständig zu. In unserer Gemeinde zum Beispiel gab es vor dem Zweiten Weltkrieg nur drei privat praktizierende Psychiater; einer war auf Neurologie und organische Psychiatrie spezialisiert, die beiden anderen sahen das Schwergewicht ihrer Arbeit in direktiver Psychotherapie. Gegen Ende des Zweiten Weltkrieges riet man einem ehemaligen Assistenzarzt, der in der Stadt eine Praxis einrichten wollte, allen Ernstes, sich nach einem anderen Ort umzusehen, da die Gemeinde von Psychiatern "überlaufen" sei. Zur Zeit unserer Untersuchung waren in der Gemeinde 57 Psychiater tätig, von denen 24 ganztags praktizierten; dazu kommen 32 Ausbildungskandidaten in den öffentlichen und privaten Krankenhäusern. Jedem Psychiater, der sich hier niederlassen wollte, bedeuteten die niedergelassenen Psychiater, der Bedarf der Gemeinde sei "gedeckt". Doch jeder, der sich trotzdem hier niederließ, hatte nach kurzer Zeit eine gutgehende Praxis. Der außerordentliche Bedarf an psychiatrischer Hilfe in der Gemeinde entstand während der letzten zehn Jahre; er konnte überraschenderweise nicht gedeckt werden. Der "psychiatrische Markt" wuchs mit zunehmender Zahl der Psychiater. Allein der Bedarf an klassischer Psychoanalyse, die sich nur relativ wenige Patienten leisten können, ist gedeckt. Die Lehranalytiker haben als einzige genügend Patienten, die sich einer Psychoanalyse unterziehen; die meisten von ihnen sind Ausbildungskandidaten. Wir wissen zwar nicht genau, wie viele Psychiater benötigt werden, um den steigenden Bedarf zu decken, eines wissen wir aber mit Sicherheit, es sind nicht genug.

19 B. Bettelheim, *Love is Not Enough; The Treatment of Emotionally Disturbed Children*, The Free Press, Glencoe, Illinois 1950; dt. Ausg.: *Liebe allein genügt nicht; Die Erziehung emotional gestörter Kinder*, Stuttgart 1970; Fritz Redl und D. Wineman, *Children Who Hate; The Disorganisation and Breakdown of Behavior Controls*, The Free Press, Glencoe, Illinois 1951.

Für das öffentliche Gesundheitswesen stellt sich die entscheidende Frage: Werden die Psychiater die Bedürfnisse aller Patienten erfüllen können und nicht nur der Patienten, die sich die hohen privaten Behandlungskosten leisten können, sondern auch der Patienten aus den Schichten IV und V? Die einzigen Mitglieder unserer Gesellschaft, die nicht erhalten, was sie eigentlich brauchen, und dies nicht einmal wissen, kommen aus Schicht V. Andererseits kann die große Mehrheit der Angehörigen aus Schicht IV, die psychiatrische Hilfe benötigt, die privaten Behandlungskosten nicht aufbringen. Wir sind uns auch darüber im klaren, daß dies nur zu oft auch für Angehörige der Schichten II und III gilt.

Zweifellos belasten die Kosten einer psychiatrischen Behandlung die einzelne Familie viel härter als die Kosten einer anderen Spezialbehandlung, und zwar aus zwei Gründen: 1. das bestehende Versicherungssystem steuert zu einer psychiatrischen Behandlung nur sehr wenig bei, und 2. eine angemessene psychiatrische Behandlung ist teuer, weil sie lange dauert und ihr Ausgang ungewiß ist. Man kann nicht allein die Psychiater für diese finanziellen Probleme verantwortlich machen. Zwar verlangen die Psychiater ein ziemlich hohes Honorar, verdienen aber immer noch weit weniger als andere Fachärzte. Diese Situation hängt mit der Natur des therapeutischen Prozesses zusammen. Ein Dermatologe zum Beispiel kann stündlich vier oder fünf Patienten behandeln, und jeder Patient wird ihm für seine Dienste bereitwillig zehn Dollar zahlen. Ein Psychiater dagegen, der sich gewissenhaft an die Regeln seines Berufes hält, kann stündlich nur einen Patienten behandeln und dafür vielleicht 25 Dollar je Stunde verlagen, doch nur wenige Patienten können sich ein solches Honorar zwei- oder dreimal wöchentlich ein Jahr lang oder länger leisten[20].

Wenn man die Psychoanalyse einer größeren Bevölkerungszahl zugänglich machen will, müßte man die Ausbildungskosten des Analytikers übernehmen und ihn nach seiner Berufsausbildung weiter unterstützen. Eine abgeschlossene psychoanalytische Ausbildung kostete zum Zeitpunkt dieser Untersuchung in den Vereinigten Staaten annähernd 20 000 Dollar. Diese Schätzung bezieht sich nur auf die rein psychoanalytische Ausbildung; berücksichtigt man noch die vorausgegangene Berufsausbildung, so verdoppelt sich dieser Betrag. Psychoanalytische Institutionen nehmen daher nur ungern Ausbildungskandidaten mit geringem Einkommen an. Der Umstand, daß viele Lehranalysanden die Kosten ihrer Analyse selbst verdienen müssen, hat in psychoanalytischen Kreisen zur Vernachlässigung von Forschung und Lehre zugunsten einer gewinnorientierten Praxis geführt. Auf die Dauer wird die Entfremdung des Analytikers von der wissenschaftlichen Forschung verheerende Folgen für die Analyse und den wissenschaftlichen Fortschritt im allgemeinen haben. Zudem glauben wir, daß eine auf "Luxus"-Praxis beschränkte Psychoanalyse angesichts des großen Bedarfs an psychiatrischer Hilfe nicht überleben wird.

Wie können wir diese Probleme lösen? 1. Wir sind der Meinung, daß psychoanalytische Versorgung, Forschung und Ausbildung der gleichen öffentlichen Unterstützung bedürfen wie andere psychiatrische Institutionen. Die Wahrscheinlichkeit einer derartigen Unterstützung würde sich erhöhen, wenn die psychoanalytischen Institutionen sich zu den allgemein anerkannten Grundsätzen der Wissenschaftlichkeit verstehen könnten. 2. Das Behandlungsangebot muß erweitert werden, bei gleichzeitiger Senkung der Behandlungskosten. Man könnte scherzhaft sagen: was wir brauchen, sind "gute Fünf-Dollar-Psychotherapeuten". Das mag richtig sein. Doch die Zeit des Psychiaters ist notwendigerweise teuer, denn es handelt sich um die Arbeitszeit eines hochqualifizierten Spezialisten, der gewöhnlich über 30 Jahre alt ist, ehe er Geld verdienen kann. Aus

20 Barton Lawden, "Why Psychiatrists Go Mad", *Medical Economics*, Bd. 32, November 1955, S. 274-280.

sozialen und ökonomischen Gründen sind wir verpflichtet, Therapeuten mit weniger finanziellem Aufwand auszubilden. Die amerikanische Medizin hat sich durchaus berechtigt gegen die Laienpraxis in der Medizin ausgesprochen; und Psychiatrie ist schließlich ein medizinisches Fachgebiet. Wir erwarten keineswegs, dieses schwierige Problem auf wenigen Seiten lösen zu können, doch wir möchten die entscheidende Frage noch einmal wiederholen: Brauchen wir mehr Psychiater? Wenn ja, sollten wir mehr ausbilden. Wenn wir dazu nicht in der Lage sind, müssen wir andere Therapeuten in Psychotherapie ausbilden, etwa Internisten, die mit psychosomatischen Problemen zu tun haben, oder Pädiater, die sich mit emotionalen Schwierigkeiten von Kindern beschäftigen, ferner Psychologen im klinischen Bereich, Sozialarbeiter, Seelsorger sowie Erziehungs- und Berufsberater. Wenn diese Berater, die wir unter Vorbehalt Therapeuten nennen können, nach einer guten Ausbildung ihre fachlichen Kompetenzen nicht überschreiten, dürfte es gegen dieses Wagnis keine gravierenden Einwände geben. Warum sollten wir denn nicht einen neuen Spezialisten auf psychotherapeutischem Gebiet ausbilden? Ein großer Teil des Lehrstoffes und der praktischen Erfahrung traditioneller medizinischer Ausbildung ist für den künftigen Psychotherapeuten, der sich vorwiegend mit nicht-medizinischen Problemen beschäftigt, weitgehend überflüssig und mit großem finanziellen Aufwand verbunden. Therapien auf der Basis grundlegender medizinischer Kenntnis sollten den Medizinern vorbehalten bleiben; doch darüberhinaus sollten Psychiater und Analytiker mit medizinischer Vorbildung nicht länger das Recht haben, die Ausbildung einer den Bedürfnissen der Gesellschaft entsprechenden Anzahl von Therapeuten zu blockieren[21].

Die Öffentlichkeit wird sich zweifellos an eine solche neue Berufsgruppe gewöhnen, die ihrerseits zur gegebenen Zeit jenes Verantwortungsbewußtsein und jene Achtung vor menschlichem Wohlergeben und menschlicher Würde entwickeln dürfte, die den Ärzten in unserer Gesellschaft ein so hohes Prestige eingebracht haben.

Den Idealen und Aufgaben der neuen Berufsgruppe kommt die Sozialarbeit am nächsten; etliche Sozialarbeiter sind bereits seit einiger Zeit als "Unterschichtpsychiater" tätig, auch wenn sie aufgrund ihrer Loyalität gegenüber Psychiatrie und medizinisch orientierter Psychoanalyse diese Rolle leugnen möchten. Möglicherweise entwickelt sich aus Medizin, Sozialarbeit, Psychologie und Soziologie eine neue Disziplin, die uns die benötigten Therapeuten stellt. Solch ein neuer Berufszweig könnte dem *dringenden* Bedarf an guten Psychotherapeuten in den Schichten IV und V abhelfen.

Bessere öffentliche Krankenhäuser

Die Ausbildung einer größeren Anzahl von Therapeuten ist nicht das einzige Problem einer besseren psychiatrischen Versorgung der hilfebedürftigen Bevölkerung. In den letzten Jahren rückte die Unzulänglichkeit öffentlicher psychiatrischer Krankenhäuser immer mehr in den Blickpunkt[22]. Oft gleichen diese Krankenhäuser eher Verwahrungsanstalten unerwünschter Personen als "therapeutischen Gemeinden", aus denen die Patienten mit größerer Wahrscheinlichkeit wieder in ein normales Leben zurückkehren können[23]. Allerdings legt man in den Stationen und Kliniken allgemeiner

21 Lawrence S. Kubie, "The Pros And Cons of a New Profession; A Doctorate in Medical Psychology", *Texas Report on Biology and Medicine*, Bd. 12, Nr. 3, Herbst 1954, S. 692-737.

22 Ivan Belknap, *Human Problems of a State Mental Hospital*, McGraw-Hill Book Company, New York 1956, S. 197 ff.

23 Britische Psychiater wie Maxwell Jones und T.R. Rees zum Beispiel erkannten die Notwendigkeit einer "therapeutischen Gemeinde" früher als ihre amerikanischen Kollegen. In den Vereinigten Staaten sind die Arbeiten der Menningers im Bundesstaat Kansas für diese Entwicklung das beste Beispiel.

Krankenhäuser, in Gemeindekliniken und in den Dienstzimmern der Psychiater seit einiger Zeit zunehmend mehr Wert auf echte psychiatrische Behandlung. Je mehr wir über psychische Störungen wissen, desto schneller dürfte der jetzige Typus des psychiatrischen Krankenhauses zum historischen Anachronismus werden, genauso wie die mittelalterlichen Asyle und Schuldgefängnisse in Vergessenheit geraten sind[24]. Die psychiatrischen Institutionen von heute mit ihren Abteilungen für mittellose und unerwünschte Personen dürften verschwinden, wenn sich erst der Akzent von der Verwahrung psychisch Kranker zur Behandlung hin verschiebt. Die ungeheure Ansammlung chronisch kranker Patienten aus den Unterschichten dürfte sich mit zunehmendem Wissen über Ätiologie und Therapie ihrer Störungen auflösen; allerdings bedarf es aktiver Bemühungen, um diesen unglücklichen Opfern unserer Gesellschaft zu helfen.

Ein letzter und entschieden praktischer Punkt: Eine qualitative Verbesserung der bisherigen Behandlungsformen und die dazu nötige Errichtung moderner Krankenhäuser oder Kliniken erfordert einen großen finanziellen Aufwand. Es ist schwierig, die Ergebnisse einer solchen "Investition" vorauszusagen, solange wir nicht mehr Bewertungskriterien haben. Vielleicht werden wir niemals erfahren, wieviel Unglück solche Investitionen verhindern und wieviel Glück wir uns damit erkaufen werden. Eine Gesellschaft, die Unsummen für Atombomben ausgibt, kann sich nach unserer Auffassung auch eine gute Psychotherapie leisten. Wenn wir die bisherigen Zustände ändern wollen, müssen wir alle Entscheidungsträger und möglichen Geldgeber von der Notwendigkeit einer besseren Psychiatrie überzeugen. Geldmittel für psychiatrische Einrichtungen zu beschaffen, ist bislang immer eine schwierige und unpopuläre Aufgabe gewesen. Die Wissenschaft kann zwar über Möglichkeiten zur Veränderung informieren, doch nur die Bevölkerung kann die Unzufriedenheit über bestehende Zustände in Handlungen umsetzen.

Psychiatrische Öffentlichkeitsarbeit

Meinungsumfragen, Untersuchungen über Einstellungen und klinische Praxis enthüllen das geringe Wissen von Laien über Psychiatrie. Nicht nur Unwissenheit, die man durch gezielte Informationen beseitigen könnte, sondern auch unbewußte Widerstände gegen das Wissen um psychische Störungen erschweren die Verbreitung psychiatrischer Kenntnisse. Ignoranz und Widerstände haben die Verbreitung psychiatrischer Kenntnisse auch in den Reihen der Rechtsanwälte, Gesetzgeber und, wenn auch in geringerem Maße, der Erzieher und Geistlichen verhindert.

Eine große Zahl von "Selbsthilfe"-Büchern, die in den meisten Fällen wahrscheinlich wenig helfen, und einige gut geschriebene populärwissenschaftliche Werke wie Karl Menningers *The Human Mind*[25] haben in der "Leseröffentlichkeit" zu etwas mehr Verständnis beigetragen; doch diese Öffentlichkeit ist sehr begrenzt. Film, Funk, Fernsehen und populäre Zeitschriften befassen sich gelegentlich mit Problemen psychischer Gesundheit und verweisen auf die Möglichkeiten der Psychiatrie, vor allem der Psychotherapie.

Der für Mediziner und Laien eindrucksvollste Beweis für die Bedeutung der Psychiatrie in unserer Gesellschaft waren die Erfolge der während des Zweiten Weltkrieges und während des Koreakrieges in den US-Streitkräften tätigen Psychiater. Weitere faszinierende Beispiele für die Wirksamkeit psychiatrischer Präventiv- und Frühbehand-

24 Eric Berne, "Comparative Psychiatry", *The American Journal of Psychiatry*, Bd. 113, 1956, S. 193-203.
25 Karl A. Menninger, *The Human Mind*, Alfred A. Knopf, New York, ^{3}1956.

lung bieten die vielfältigen Forschungs- und Ausbildungsaktivitäten in den amerikanischen Gemeinden[26], vor allem unter dem mittel- und unmittelbaren Einfluß des *United States Public Health Service.*

Zum Schluß möchten wir noch betonen, daß auf den Gebieten der Sozialpsychiatrie und dynamischen Soziologie noch wichtige und schwierige Aufgaben vor uns liegen. Es gibt weder eine klare noch allgemein anerkannte Definition der Psychiatrie; der ganze Bereich befindet sich in einer Übergangsphase. Wir wissen nicht, ob heute mehr Menschen psychisch krank sind als noch vor einer Generation, doch wir wissen, daß heute mehr Patienten psychiatrisch behandelt werden, als wir vor zehn Jahren gedacht hätten. Die Psychiatrie ist zu einer wichtigen Instanz bei der Bewältigung von Problemen der modernen Gesellschaften geworden; ihr werden große Erwartungen und Hoffnungen entgegengebracht, manchmal zu große; wir können sie nur erfüllen, wenn wir uns vom Geist der Wissenschaft und einem starken sozialen Gewissen leiten lassen. Unsere wissenschaftlichen Erkenntnisse nehmen schnell zu. Theorien, die gestern noch galten, sind heute widerlegt und morgen vergessen. Die Lösung der Probleme psychischer Gesundheit stellt eine der größten Herausforderungen unserer Zeit dar. Ist unsere Gesellschaft auf diese Herausforderung vorbereitet?

[26] Ernest M. Gruenberg et al., "A Project Designed to Prevent Mental Disorders in an Aged Population, Syracuse, New York", New York, Oktober 1957.

Anhang 1

Der psychiatrische Erhebungsbogen

Patientenfragebogen

Fall Nr.: . . . . Interviewer: . . . .
Krankenhaus: . . . .
1. Code Nr. . . . . 2. SSI Nr. . . . .
3. Name . . . .
4. Adresse . . . .
(Straße/Haus Nr.) (Stadt)
5. Beruf (genaue Angaben) . . . .
6. Alter . . . . 7. Geschlecht M W 8. Rasse W N andere
9. Patient
( ) unverheiratet ( ) getrennt lebend ( ) verwitwet
( ) verheiratet ( ) geschieden ( ) wiederverheiratet

10. Schul- und Hochschulausbildung 0 1-6 7-9 10-11 12 Col. 1 2 3 4 GW
11. Weiterführende Ausbildung (genaue Angaben) . . . .
. . . .
12. Geburtsort . . . .
(Stadt/Gemeinde) (Staat) (Land)
13. Wo aufgewachsen . . . .
(Stadt/Gemeinde) (Staat) (Land)
14. Anzahl und Altersfolge der Geschwister . . . .
15. Herkunftsland des Vaters . . . . 16. der Mutter . . . .
17. Religionszugehörigkeit K P J GrO andere keine
18. Falls verheiratet, Beruf der Ehefrau (genaue Angaben) . . . .
19. Schul- und Hochschulausbildung der Ehefrau
0 1-6 7-9 10-11 12 Col. 1 2 3 4 GW
20. Weiterführende Ausbildung (genaue Angaben) . . . .
. . . .
21. Anzahl der Kinder . . . .
22. Beruf des Vaters des Patienten . . . .
23. Beruf der Mutter des Patienten . . . .
24. Familienstand, Eltern:
( ) unverheiratet ( ) getrennt lebend ( ) verwitwet
( ) verheiratet ( ) geschieden ( ) wiederverheiratet
25. Zusammenfassung der Familiengeschichte: . . . .
. . . .
. . . .
. . . .
. . . .
26. Fall mit vielen soziologischen Daten: Ja Nein
27. Einweisungsart:
( ) Selbsteinweisung ( ) Medizinische Klinik
( ) Verwandte ( ) Psychiatrische Klinik
( ) Anderer Patient ( ) Allgemeines Krankenhaus
( ) Freund ( ) Psychiatrisches Krankenhaus
( ) Arzt . . . . ( ) Behörde
( ) Attest ( ) Psychologe
( ) Einweisung (Vormundschaftsgericht) ( ) Geistlicher
( ) Anderer Facharzt (außer Psychiater) ( ) Rechtsanwalt
( ) Psychiater . . . . ( ) Polizei oder Gericht

28. Klassifizierung des Patienten:

( ) Volle Krankenhaus-kosten	( ) Volle Klinik-kosten	( ) Volle Privatpraxis-kosten
( ) Ermäßigte Krankenhaus-kosten	( ) Ermäßigte Klinik-kosten	( ) Ermäßigte Privatpraxis-kosten
( ) Keine Krankenhaus-kosten	( ) Keine Klinik-kosten	( ) Keine Privatpraxis-kosten

29. Beginn der derzeitigen Behandlung: ....
30. Zeitpunkt der psychiatrischen Hospitalisierung aufgrund der derzeitigen Erkrankung:
....
31. Anzahl früherer psychiatrischer Hospitalisierungen: ....
32. Datum der ersten Hospitalisierung, falls frühere psychiatrische Krankengeschichte vorliegen:
....
33. Gesamtdauer früherer psychiatrischer Hospitalisierungen (in Monaten): ....
....
34. Zeitpunkt jeder medizinischen Behandlung aufgrund der derzeitigen Erkrankung:
....
35. Anzahl früherer Behandlungen durch Psychiater: ....
36. Zeitpunkt der ersten Konsultation des Psychiaters, falls frühere psychiatrische Behandlungen vorliegen: ....
37. Gesamtdauer früherer Behandlungen durch Psychiater (in Monaten) ....
38. Behandlungsformen (für derzeitige Erkrankung): alle angewendeten Behandlungsarten angeben; Hauptbehandlungsform *genau nachprüfen*

A. Keine Behandlung
- ( ) Allgemeine Diagnose
- ( ) Forensische Diagnose
- ( ) Kompensatorische Diagnose
- ( ) Hospitalisierung; keine Behandlung

B. Organische Behandlung
- ( ) Physische Therapie
- ( ) Hydrotherapie
- ( ) Elektroschock ....
- ( ) Insulinschock ....
- ( ) Andere Schockbehandlungen ....
- ( ) Medikamente ....
- ( ) Sedierung
- ( ) Operation ....
- ( ) Sonstiges ....

C. Psychotherapie
- ( ) Psychoanalyse
- ( ) Analytische Psychotherapie
- ( ) Eklektische Psychotherapie
- ( ) Beziehungstherapie
  - ( ) Stütztherapie
  - ( ) Suggestive Therapie
  - ( ) Direktive Therapie
- ( ) Hypnose
- ( ) Narko-Analyse
- ( ) Sonstiges ....

D. Milieutherapie (im Krankenhaus)
- ( ) Arbeitstherapie
- ( ) Beschäftigungstherapie ....
- ( ) Erziehungstherapie ....
- ( ) Sonstiges ....

39. Durchschnittliche Dauer der psychotherapeutischen Sitzungen ....
40. Zahl der monatlichen Treffen mit dem Psychotherapeuten ....
41. Psychiatrische Diagnose ....
....
....
....
....
42. Synopse von Untersuchung und Fallgeschichte ....
....
....
....
....
43. Fall mit vielen psychiatrischen Daten: Ja Nein
44. Für diesen Fall verantwortlicher Arzt: ....

Anhang 2

Der Index der sozialen Position

Mit dem Index der sozialen Position haben wir ein objektives, leicht anwendbares Verfahren zu entwickeln versucht, um die Position einer Person in der Statusstruktur der Gemeinde einschätzen zu können. Zur Entwicklung dieses Schichtungsindex bedurfte es detaillierter Kenntnisse der Sozialstruktur der Gemeinde sowie der von anderen Sozialwissenschaftlern zur Bestimmung der Schichtzugehörigkeit entwickelten Verfahren. Unser Index beruht auf drei Grundvoraussetzungen: 1. In der Gemeinde besteht eine Schichtungsstruktur; 2. die Schichtzugehörigkeit wird hauptsächlich durch einige wenige allgemein anerkannte symbolische Merkmale bestimmt; 3. diese Statusmerkmale können durch statistische Verfahren skaliert und kombiniert werden, so daß der Forscher die Bevölkerung schnell, zuverlässig und sinnvoll in Schichten einzuteilen vermag.

Die Entwicklung des Index der sozialen Position

Informationen über die Gemeinde

Obwohl unter Sozialwissenschaftlern Einigkeit über die horizontale und vertikale Differenzierung der Sozialstruktur der seit Jahren wissenschaftlich erforschten Gemeinde herrscht, sehen wir uns gleichwohl vor das Problem gestellt, eine bestimmte Person objektiv und zuverlässig in dieses soziale System einzuordnen. Zahlreiche Untersuchungen vermochten zwar in amerikanischen Gemeinden Schichtungsstrukturen nachzuweisen, doch es besteht nur wenig Übereinstimmung unter den Forschern, wie Individuen in die Schichtungsstruktur eingeordnet werden sollen.

Bevor wir die Überfülle des in verschiedenen Studien über die Sozialstruktur von New Haven zusammengetragenen Datenmaterials nutzen können, müssen wir es systematisch ordnen. Eine sorgfältige Analyse der einzelnen Daten ergab: 1. Die Sozialstruktur der Gemeinde ist durch rassische, ethnische und religiöse Faktoren *vertikal* und durch eine Anzahl sozialer Schichten *horizontal* differenziert; 2. die Angehörigen jeder einzelnen Schicht (horizontale Differenzierung) ähneln sich trotz ihrer rassischen, ethnischen und religiösen Unterschiede (vertikale Differenzierung) hinsichtlich ihrer kulturellen Merkmale; so gleicht der Katholik aus Schicht I dem Protestanten aus Schicht I hinsichtlich der Freizeitgestaltung mehr als dem Katholiken aus Schicht IV; 3. das Statussystem der rassischen, ethnischen und religiösen Gruppen gleicht dem der alten Yankees in der Gemeinde. Zum Beispiel haben Italiener, Juden und Polen in einer Schicht ähnliche kulturelle Merkmale wie die Yankees aus derselben Schicht und streben nach ähnlichen Statuspositionen.

Stichprobe aus allen Haushalten

Unsere allgemeinen Kenntnisse über die Sozialstruktur der Gemeinde haben wir durch die Untersuchung von 552 zufällig ausgewählten Haushalten ergänzt. Jedem Haushalt legten wir 200 Fragen vor, um detaillierte Daten über Religionszugehörigkeit, Herkunft, wirtschaftliche Verhältnisse, Ausbildung, Wohnverhältnisse der Familie usw. zu bekommen. Zusätzlich hielt der Interviewer seine Eindrücke über die Familie, deren Integration und soziale Anpassungsfähigkeit fest. Diese Studie erbrachte ausführliches Datenmaterial über Familiengröße, Teilnahme an wirtschaftlichen, religiösen, Freizeit- und Ausbildungseinrichtungen sowie über Wertvorstellungen, Einstellungen, Erwartungen, Lebensstandard, Hoffnungen, Frustrationen, Sehnsüchte und Ängste der einzelnen Familienmitglieder.

Einschätzung der Schichtzugehörigkeit

Zwei mit der Sozialstruktur vertraute Soziologen, August B. Hollingshead und Jerome K. Myers, untersuchten eingehend die Fragebögen aller Familien und die Berichte der Interviewer. Auf der Grundlage dieser Untersuchung beurteilten Hollingshead und Myers unabhängig voneinander den sozialen Status der Familien in der Gemeinde. Zuvor einigten sie sich auf eine Unterteilung der Sozialstruktur von New Haven in fünf Schichten. Ein Vergleich der Einschätzung der Schichtzugehörigkeit der Familien ergab eine Übereinstimmung von 96 Prozent. Bei den restlichen vier Prozent der Fälle überprüften Hollingshead und Myers das Material erneut und einigten sich auf eine Zuordnung. Ihre Einschätzungen differierten in keinem Fall um mehr als eine Schicht; keiner von beiden neigte dazu, die Familien ständig entweder zu hoch oder zu niedrig einzustufen.

Statusmerkmale

In einem nächsten Schritt diskutierten Hollingshead und Myers die Kriterien, an denen sie sich bei der Einschätzung der Schichtzugehörigkeit der Familien orientiert hatten. Obwohl beide einer Reihe verschiedener Kriterien gefolgt waren, stimmten sie darin überein, daß sie den folgenden Kriterien die größte Bedeutung beigelegt hatten: a. Wohngegend, b. Art der Erwerbstätigkeit und c. Geschmack, kulturelle Orientierung und Freizeitverhalten. Nach weiteren Diskussionen kamen beide zu dem Ergebnis, daß die Ausbildung des Haushaltsvorstandes wahrscheinlich ein guter Indikator für das allgemeine Gebiet kultureller und sozialer Wertvorstellungen ist.

Skalierung der Statusmerkmale

Nun galt es, die für die Schichtzugehörigkeit spezifischen Indikatoren, nämlich Anschrift der Familie, Beruf des Haushaltsvorstandes und Anzahl der von ihm absolvierten Schuljahre, aus den Fragebögen zu extrahieren. Diese Daten wurden zusammen mit der von Hollingshead und Myers geschätzten Schichtzugehörigkeit der Familie in Tabellen übertragen. Anschließend wurden Adresse, Beruf und Anzahl der absolvierten Schuljahre skaliert.

1. Skalierung der Wohngegend. Die von Maurice R. Davie und seinen Schülern durchgeführten ökologischen Untersuchungen der Gemeinde New Haven dienten als Grundlage zur Skalierung der Wohngegend. In den frühen 30er Jahren fertigte Davie eine ökologische Karte von New Haven an und teilte den Wohngegenden mit Hilfe einer Sechs-Punkte-Skala, die von den prächtigsten Villen bis zur ärmsten Mietskaserne reichte, einen ökologischen Rang zu. Myers brachte Davies Daten auf den Stand von 1950. Damit hatten wir eine einheitliche Skala zur Bewertung der Wohnanschriften.

2. Skalierung der Berufstätigkeit. Die Berufstätigkeitsskala ist eine Modifikation des Systems von Alba Edwards zur Klassifizierung von Berufen in sozioökonomischen Gruppen, das vom *United States Bureau of the Census* verwendet wird. Im Gegensatz zum Edwards-System differenziert unser Index der sozialen Position die freien Berufe nach verschiedenen Gruppen und die Unternehmen nach Größe und Wert. Ohne weiter auf Ähnlichkeiten oder Unterschiede zwischen dem System von Edwards und unserem System einzugehen, werden wir nun die sieben Bereiche unserer Skala charakterisieren: 1. Eigentümer und Manager großer Konzerne sowie einflußreiche akademische Berufe *(major professionals);* 2. Eigentümer und Manager mittelgroßer Unternehmen sowie weniger einflußreiche akademische Berufe *(lesser professionals);* 3. Verwaltungspersonal in großen Konzernen, Eigentümer kleinerer selbständiger Firmen und halbakademische Berufe; 4. Eigentümer kleiner Geschäfte, Büroangestellte, Verkäufer sowie Techniker; 5. Facharbeiter; 6. angelernte Arbeiter und 7. ungelernte Arbeiter.

Diese Skala basiert auf der Annahme, daß die einzelnen Berufe in unserer Gesellschaft unterschiedlich bewertet werden. Die Hierarchie reicht von der niedrig bewerteten ungelernten körperlichen Arbeit bis zu dem hohen Prestige von Führungspositionen. Diese Rangordnung impliziert, daß einige Menschen mit hoher beruflicher Qualifikation die Tätigkeiten anderer kontrollieren. Beispielsweise wirken sich die Entscheidungen eines Managers in einem großen Unternehmen auf Tausende von Beschäftigten aus.

3. Skalierung der Ausbildung. Unter der Annahme, daß Menschen mit gleicher Ausbildung ähnliche Einstellungen und Verhaltensweisen zeigen, unterteilten wir die Ausbildungsskala in sieben Bereiche:

(1) *Weiterführende akademische Ausbildung* (Alle Personen, die eine anerkannte akademische Ausbildung abgeschlossen haben, erhielten den Punktwert 1.)

(2) *Normaler Universitäts- oder Collegeabschluß* (Alle Personen, die eine vierjährige Universitäts- oder Collegeausbildung erfolgreich abgeschlossen haben, erhielten denselben Punkt. Wir unterschieden nicht zwischen staatlichen und privaten Institutionen.)

(3) *Collegeausbildung ohne Abschluß* (Zu dieser Gruppe zählen alle Studenten, die mindestens ein Jahr das College besucht, es aber ohne Abschluß verlassen haben.)

(4) *High-school-Abschluß* (Alle Personen mit abgeschlossener Ausbildung an einer weiterführenden Schule wie private, öffentliche, konfessionelle *high schools* oder Handelsschulen erhielten diesen Punkt.)

(5) *High-school-Ausbildung ohne Abschluß* (Alle Personen, die die *high school* mit der 10. oder 11. Klasse vorzeitig verlassen haben.)

(6) *Junior-high-school* (Abgänger zwischen der 7. und 9. Klasse.)

(7) *Weniger als sieben Jahre Schulausbildung* (Unter diese Gruppe fallen alle, die weniger als sieben Jahre Schulausbildung absolviert haben.)

Matrix der Skalenmuster

Die exakten Punktwerte eines Familienoberhauptes für jede der vier Variablen – geschätzte Schichtzugehörigkeit, Wohngegend, Beruf und Ausbildung – wurden in eine Matrix eingetragen und die Familien entsprechend ihren Skalenwerten hierarchisch geordnet. Familien, die nach unserer Schätzung zu Schicht I gehören und die für Wohngegend, Ausbildung und Beruf jeweils den Punktwert 1 erhielten, wurden an die Spitze der Liste gestellt. Ihnen folgen Familien, die zwar noch immer hohe Punktwerte in allen vier Variablen, aber nicht mehr dieselbe Kombination aufweisen. Beispielsweise kann eine Familie zur Oberschicht gerechnet werden, wenn sie in einer der besten Wohngegenden lebt, der Haushaltsvorstand Vizepräsident eines großen Konzerns ist und mit dem *Bachelor of Arts (B.A.)* abgeschlossen hat. Die Punktwertkombination lautet hier: 1, 1, 1, 2. Auf diese Weise trugen wir die Punktwerte aller Familien in die Matrix ein.

Mit Hilfe dieser Auflistung konnten wir Bereiche der Abweichung und Übereinstimmung zwischen der von uns geschätzten Schichtzugehörigkeit und den objektiven Punktwerten für die drei Indikatoren ermitteln. Darüberhinaus zeigte uns die Zahlenmatrix sowohl Fälle, in denen "reine" Kombinationen auftraten, zum Beispiel jeweils der Wert 2 für Schicht, Wohnadresse, Beruf und Ausbildung, als auch Fälle mit "Misch"-Kombinationen, in denen die vier Skalenwerte um zwei oder drei Punkte differieren. Zum Beispiel betrugen in einem Fall die Werte für geschätzte Schichtzugehörigkeit 3, für Wohngegend 1, Beruf 4 und Ausbildung 3. Der Familienvorstand ist Bankangestellter, hat zwei Jahre das College besucht und ein Haus geerbt.

Homogene Punktwertkombinationen an der Spitze und am Ende der Skala sahen wir als Beweis für die Existenz zweier klar voneinander getrennter Schichten an – einer "Ober"- und einer "Unter"-Schicht. Aber wie sollten wir die zwischen den beiden Schichten liegenden Kombinationen differenzieren, um einen sinnvollen Index zur Bestimmung der Schichtzugehörigkeit einer Familie zu erhalten? Als vorläufige Antwort teilten wir das Kontinuum an den Stellen, wo die vier Variablen am stärksten voneinander abweichen. Dabei unterstellten wir, daß diese Stellen bedeutsame Brüche in der sozialen Hierarchie der Gemeinde anzeigen.

Multiple Korrelation und Regression

Multiple Korrelationen

Als nächstes mußten wir bestimmen, wie die drei Variablen Wohngegend, Beruf und Ausbildung in unserer Einschätzung der Schichtzugehörigkeit kombiniert waren und welches Gewicht ihnen jeweils zukam. Wir versuchten dieses Problem durch Interkorrelation der vier Variablen geschätzte Schichtzugehörigkeit, Wohngegend, Beruf und Ausbildung zu lösen. Die wesentlichen Ergebnisse dieser Interkorrelationen sind in Tabelle 1 zusammengefaßt.

Unsere Ergebnisse zeigen dann den dichtesten Zusammenhang, wenn wir Wohngegend, Beruf und Ausbildung gemeinsam mit der geschätzten Schichtzugehörigkeit korrelieren, was angesichts der hohen Korrelation jeder dieser Variablen mit dem Kriterium Schichtzugehörigkeit zu erwarten war. Etwas niedrigere Korrelationskoeffizienten erhält man, wenn die geschätzte Schichtposition mit nur zwei der drei Variablen korreliert wird. Allgemein ergeben sich niedrigere Werte, wenn die geschätzte Schichtposition mit nur einer Variablen korreliert wird. Der geringste Zusammenhang ergibt sich jedoch, wenn die drei Variablen untereinander korreliert werden.

Multiple Regressionsgleichung

Die multiple Regressionsanalyse ergab die Gewichte, die den einzelnen Variablen für die Einschätzung der Schichtzugehörigkeit der Familien der Stichprobe zukamen.

Tabelle 1: *Interkorrelationen zwischen geschätzter Schichtzugehörigkeit, Wohngegend, Ausbildung und Beruf der Stichproben-Familien in New Haven, 1948*

A. Interkorrelation der Skalenvariablen	
	Korrelation
Ausbildung mit Wohngegend	0,451
Beruf mit Wohngegend	0,505
Beruf mit Ausbildung	0,721
B. Korrelationen zwischen geschätzter Schichtzugehörigkeit und einer Variablen	
Geschätzte Schicht mit Wohngegend	0,692
Geschätzte Schicht mit Ausbildung	0,782
Geschätzte Schicht mit Beruf	0,881
C. Korrelation zwischen geschätzter Schichtzugehörigkeit und zwei Variablen	
	Multiple Korrelation
Geschätzte Schicht mit Wohngegend und Ausbildung	0,870
Geschätzte Schicht mit Wohngegend und Beruf	0,926
Geschätzte Schicht mit Ausbildung und Beruf	0,906
D. Korrelation zwischen geschätzter Schichtzugehörigkeit und drei Variablen	
Geschätzte Schicht mit Wohngegend, Ausbildung und Beruf	0,942

Die so berechneten Gewichte können auch außerhalb dieser Stichprobe zur Bestimmung der Schichtzugehörigkeit von Familien verwendet werden. Die von uns berechnete multiple Regressionsgleichung lautet:

X_1 (Geschätzte Schichtzugehörigkeit) = 0,183 X_2 (Wohngegend) + 0,154 X_3 (Ausbildung) + 0,269 X_4 (Beruf) + 0,884

Bei Anwendung dieser Gleichung nimmt die geschätzte Schichtzugehörigkeit Werte zwischen 1 und 5 an. Zur Vereinfachung der Berechnung können wir die Konstante (0,884) vernachlässigen und die Größen 6, 5 und 9 als *Annäherungs*werte zur Gewichtung der Variablen X_2, X_3 und X_4 benutzen. Dabei ergibt sich eine Punktwertverteilung, die von einem theoretischen Minimalwert von 20 bis zu einem theoretischen Maximalwert von 134 reicht und ein Kontinuum von der höchsten bis zur untersten Schicht darstellt. Diese Werteverteilung läßt sich so gliedern, daß sie sinnvolle Schichten in der Schichtungsstruktur erkennen läßt.

Bestimmung der Schichtzugehörigkeit

Indexwerte und Einteilung in Schichten

Die Berechnung der Indexwerte ist nur ein Problem bei der Bestimmung von Schichten. Entscheidend ist die Frage, an welchen Stellen wir das Punktekontinuum unterteilen, um die Schichten differenzieren zu können. Dieses Problem haben wir gelöst, indem wir für alle Familien unserer Stichprobe einen Indexwert der sozialen Position errechneten.

Zur Bestimmung dieser Indexwerte multiplizierten wir die Gewichte 5, 6 und 9 mit den jeweiligen Punktwerten der drei Variablen (1 bis 6 für Wohngegend, 1 bis 7 für Beruf und 1 bis 7 für Ausbildung). Anschließend verglichen wir den gewichteten Wert für jede Familie mit ihrer Position auf dem Kontinuum der ungewichteten Werte und mit der geschätzten Schichtzugehörigkeit. Dieser Vergleich zeigte uns Homogenität und Heterogenität zwischen ungewichteten und gewichteten Werten. Homogene Bereiche betrachten wir als Indikatoren für funktionale Segmente der Sozialstruktur, heterogene Bereiche als Indikatoren für Übergänge in der Schichtungsstruktur. Daraus folgerten wir, daß die Indexwerte der sozialen Position an den Stellen mit größter Heterogenität unterteilt werden können. Für die einzelnen "Schichten" ergaben sich folgende Indexwerte:

Schicht	Indexwerte	Anteil der Familien (in Prozent)
I	20-31	2,7
II	32-55	9,8
III	56-86	18,9
IV	87-115	48,4
V	116-134	20,2

Dieses Verfahren basiert auf der Annahme, daß sich die Statusmerkmale *zwischen* den Gruppen deutlicher unterscheiden als *innerhalb* jeder Gruppe.

Bestimmung des Schichtindex einer Familie

Zur Bestimmung des Indexwertes einer Familie benötigen wir drei Daten: 1. Wohngegend, 2. Beruf und 3. Ausbildung des Haushaltsvorstandes. Als nächstes müssen wir den Punktwert jeder einzelnen Variablen ermitteln und ihn mit dem entsprechenden Faktor multiplizieren. Der Indexwert einer Familie, deren Familienvorstand Angestellter ist sowie die *high school* absolviert hat und die in einer mittleren Wohngegend lebt, läßt sich wie folgt berechnen:

Variable	Skalenwert	x Gewicht	= Teilwert
Wohngegend	3	6	18
Beruf	4	9	36
Ausbildung	4	5	20
Punktwert des Index der sozialen Position			= 74

Unsere Definition der Schichtposition stützt sich also auf drei Annahmen: 1. Die Lebensweise einer Familie spiegelt sich in ihren Wohnverhältnissen wider, 2. der Beruf des Familienvorstandes reflektiert seine Qualifikation und Machtstellung, die ihm aufgrund wichtiger Funktionen in der Gesellschaft zukommt, 3. die Ausbildung ist ein Indikator für soziale und kulturelle Orientierung der Familie. Mittels Kombination dieser drei Faktoren kann der Forscher annähernd genau die Position einer Familie in der Schichtungsstruktur einer Industriestadt wie New Haven bestimmen.

Die auf operationalem Wege ermittelte Hierarchie von Indexwerten betrachten wir als Einschätzung der bestehenden Statushierarchie. Mit einem Wort, der Index der sozialen Position versucht, die von Menschen täglich benutzten Maßstäbe zur sozialen Unterscheidung operational zu beschreiben. Mit der Validität dieses Verfahrens beschäftigen wir uns in Anhang 3.

Soziale Schichtung und Massenkommunikation*

In den vergangenen zehn Jahren sind viele Untersuchungen über die Wechselbeziehungen zwischen Schichtvariablen und spezifischen Formen des Sozialverhaltens angestellt worden. Bei diesen Untersuchungen ist das Datenmaterial nach Aufteilung der Bevölkerung in klar voneinander abgegrenzte Schichten erhoben worden. Angesichts dieses Verfahrens stellte sich kritischen Lesern die Frage: Handelt es sich bei diesen Gruppen um rein willkürliche Kategorien oder um "wirkliche" Schichten?

Bei den von uns überprüften Daten handelt es sich um Reaktionen von Haushalten der Fünf-Prozent-Stichprobe auf Massenkommunikationsmedien, die in der gesamten Bevölkerung weit verbreitet sind. Für uns lautete die entscheidende Frage: Sind die Reaktionen der Familienmitglieder innerhalb der sozialen Hierarchie gleichmäßig verteilt oder häufen sie sich in bestimmten Bevölkerungsgruppen? Die soziale Hierarchie wurde zunächst nach dem von Hollingshead entwickelten *Index of Social Position* festgelegt.

Unsere Daten entnahmen wir den 3 559 Haushalten der Fünf-Prozent-Stichprobe. Wir befragten jeden Haushalt nach den regelmäßig gelesenen Tageszeitungen und Zeitschriften sowie den bevorzugten Rundfunk- und Fernsehsendungen. Der Fragenkatalog enthielt 50 Items der Art: Hört ein Erwachsener im Haushalt regelmäßig die Nachrichtensendungen im Rundfunk?

Unsere Untersuchung konfrontierte uns mit zwei spezifischen Problemen: einerseits schichtspezifische Reaktionsmuster auf Massenmedien herauszufinden, andererseits zu bestimmen, ob diese Reaktionsmuster auch abgegrenzte Bereiche der sozialen Hierarchie charakterisieren.

Um das Problem lösen zu können, unterteilten wir die Skala des *Index of Social Position (ISP)* in 33 Intervalle, die wir ISP-Gruppen nannten; für jede dieser Gruppen bestimmten wir drei spezifische Punktwerte. Innerhalb jeder dieser Gruppen ermittelten wir den Anteil der Haushalte für jedes der 50 Items; zum Beispiel gaben in der obersten ISP-Gruppe zwölf Prozent der Haushalte an, daß ein Kind sich mindestens eines der Kinderprogramme anschaut; in 29 Prozent der Haushalte betrachtete mindestens ein Familienmitglied eine Sportsendung, und 51 Prozent der Haushalte lesen regelmäßig die *New York Times*. Die Antworten in jeder ISP-Gruppe auf alle 50 Items bilden das jeweilige Reaktionsmuster auf Massenmedien innerhalb eines kleinen Bereichs der sozialen Hierarchie.

Um allgemeinere Reaktionsmuster ausfindig zu machen, korrelierten wir paarweise die Reaktionsmuster der einzelnen ISP-Gruppen. Die sich daraus ergebende Korrelationsmatrix unterzogen wir einer Faktorenanalyse nach Thurstones Zentroidverfahren. Dabei mißt jeder Korrelationskoeffizient die Ähnlichkeit der Reaktionsmuster zweier ISP-Gruppen. Alle Korrelationskoeffizienten waren positiv, die meisten hatten ziemlich hohe Werte. Diese hohen positiven Korrelationen bedeuten, daß die in einem Segment der sozialen Hierarchie üblichen Reaktionen auch in allen anderen Segmenten vorkommen. Mit anderen Worten, die die Auswahl der Reaktionen auf Massenmedien steuernden Normen und Wertvorstellungen sind zu einem erheblichen Umfang in der gesamten Bevölkerung wirksam. (Wäre dem nicht so, würden die Items kaum

* Unter Mitarbeit von Theodore R. Anderson

kollektiv als die *Massen*medien bezeichnet.) Die höchsten Korrelationen lassen sich jedoch bei benachbarten ISP-Gruppen feststellen; sie nehmen mit zunehmender Distanz zwischen den ISP-Gruppen ab. Diese Tatsache beweist die Gültigkeit des *Index of Social Position* als Maß der sozialen Hierarchie.

Die Faktorenanalyse ergab drei orthogonale Faktoren oder allgemeine Reaktionsmuster. Diese drei Faktoren geben gemeinsam das Reaktionsmuster jeder ISP-Gruppe ziemlich genau wieder; Beweis dafür ist die Tatsache, daß die Faktoren 94 Prozent der Abweichungen in den urprünglichen Reaktionsmustern erklären.

Mit den orthogonalen Faktoren führten wir anschließend eine schiefwinklige Rotation zur Einfachstruktur durch. Auf diese Weise wollten wir die Faktoren herausfiltern, die den Zusammenhang unserer Daten am einfachsten wiedergeben. Daß eine solche Einfachstruktur tatsächlich besteht, zeigt unsere Tabelle der rotierten Faktorladungen (Tabelle 1). Die Ladungen genügen allesamt den von Thurstone aufgestellten Kriterien; dabei benutzten wir 0,099 als größte "Null"-Ladung.

Wie die Ladungen erkennen lassen, sind die rotierten Faktoren Reaktionsmuster, die verschiedene Intervalle der sozialen Hierarchie charakterisieren. So korreliert das Muster A sehr hoch mit den an der Spitze der sozialen Hierarchie aufgefundenen Reaktionsmustern und überhaupt nicht mit denen im unteren Drittel der Hierarchie. Das Muster B zeigt die höchsten Ladungen ungefähr in der Mitte der Hierarchie, während das Muster C die größte Ähnlichkeit mit den am unteren Ende der sozialen Hierarchie festgestellten Reaktionen aufweist.

Wir müssen jedoch folgendes im Auge behalten: 1. Diese Muster korrelieren sehr hoch miteinander; zum Beispiel liegt die Korrelation zwischen Muster A und C etwa bei 0,75, während die beiden anderen Korrelationen 0,90 betragen. Wir erkennen auch hier die grundlegende Ähnlichkeit der Reaktionen auf Massenmedien auf allen Stufen der sozialen Hierarchie. 2. Die allgemeinen Reaktionsmuster überschneiden sich; beispielsweise korrelieren Reaktionsmuster unmittelbar unterhalb der Spitze der Hierarchie sowohl mit dem Muster A als auch mit dem Muster B. Obwohl also auf den verschiedenen Ebenen der sozialen Hierarchie unterschiedliche Reaktionen auf Massenmedien anzutreffen sind, ist die Struktur dieser Reaktionen bezüglich der sozialen Hierarchie nicht sehr scharf abgegrenzt.

Wenn wir uns die Aufgabe stellen, bei den Reaktionsmustern einzelne Punkte anzugeben, die Grenzen zwischen den einzelnen Schichten markieren, benötigen wir dazu ein Kriterium. Das beste Abgrenzungskriterium ist eine auffällige Änderung bei mindestens zwei Faktorenladungen zwischen zwei benachbarten ISP-Gruppen. Mit Hilfe dieses Kriteriums lassen sich vier Grenzlinien ausmachen.

Als erstes zeigt sich eine klare Zäsur zwischen den ISP-Gruppen 27 und 28 bei Muster B wie auch C. Hier fällt die Ladung von B auf 0, während die von C stark ansteigt. Zweitens läßt sich ein nicht ganz so scharf ausgeprägter Einschnitt zwischen den ISP-Gruppen 15 und 20 feststellen. Wir bezeichnen diesen Einschnitt als Bruch zwischen den ISP-Gruppen 17 und 18. Dieser Punkt markiert das Auftauchen und Verschwinden der Muster A und C. Demnach ist mit einer Ausnahme bei allen ISP-Gruppen von 1 bis 17 der Faktor A verschwunden, der Faktor C vorhanden; das Gegenteil (Faktor A vorhanden, C verschwunden) gilt für alle ISP-Gruppen von 18 bis 33. Eine ähnliche Zäsur erscheint zwischen den Gruppen 8 und 9. Zwischen den ISP-Gruppen 1 und 8 ist die Faktorladung von A wesentlich höher als die von B, während ab Gruppe 9 die Ladungen für beide Faktoren ungefähr gleich sind. Darüberhinaus sinkt die Ladung des Faktors A zwischen den Gruppen 8 und 9.

Schließlich entdecken wir einen weiteren Bruch an der Spitze der Hierarchie. Die Gruppen 1, 3 und 5 zeigen ein anderes Muster als die Gruppen 2 und 4. Dieser Unter-

Tabelle 1: *Ladungen der Faktorenmuster nach einer obliquen Rotation zur Einfachstruktur*

	Faktorenladungen		
ISP-Gruppen	A	B	C
1	0,813	0,008	–0,034
2	0,485	0,196	0,028
3	0,776	–0,042	0,020
4	0,444	0,359	–0,200
5	0,670	0,093	0,022
6	0,521	0,164	–0,022
7	0,492	0,221	0,017
8	0,515	0,201	0,007
9	0,322	0,335	–0,035
10	0,386	0,314	–0,055
11	0,214	0,364	–0,014
12	0,390	0,312	–0,035
13	0,275	0,343	–0,023
14	0,268	0,307	0,035
15	0,219	0,264	0,089
16	0,116	0,295	0,113
17	0,203	0,235	0,134
18	0,079	0,285	0,141
19	0,012	0,316	0,127
20	0,157	0,216	0,189
21	0,033	0,308	0,132
22	–0,003	0,249	0,209
23	–0,021	0,257	0,203
24	–0,059	0,243	0,228
25	–0,017	0,198	0,267
26	–0,009	0,173	0,292
27	–0,010	0,179	0,285
28	0,017	0,036	0,421
29	–0,023	0,056	0,412
30	0,001	–0,010	0,463
31	–0,079	0,018	0,459
32	0,013	0,002	0,453
33	0,058	–0,106	0,539

schied deutet zwar auf einen Bruch hin, doch ist dieser schwer zu bestimmen, da diese Gruppen nicht nebeneinander liegen. Wir entschlossen uns daher, diese Zäsur ziemlich willkürlich zwischen den Gruppen 1 und 2 zu lokalisieren. Die Tatsache, daß die Reaktionen der Gruppe 1 eher denen der Gruppen 3 und 5 gleichen als denen der Gruppe 2, läßt sich unter Umständen durch den geringen Stichprobenumfang erklären (die Anzahl der Familien in den ersten fünf ISP-Gruppen betrug 77, 46, 29, 26, 62).

Andererseits könnte die fehlende Stabilität der Ladungen an der Spitze der Hierarchie darauf hindeuten, daß der Index der sozialen Position in diesem Bereich nicht genau mißt.

Die nach unserem Abgrenzungskriterium in Schichten unterteilten Haushalte zeigten unterschiedliche Reaktionen auf die Massenmedien (siehe Tabelle 2). Die Schichten I und V unterscheiden sich von den übrigen vorwiegend dadurch, daß sie sich der Massenmedien weniger bedienen. Die Angehörigen der Schichten II und III bevorzugen gegenüber denen aus Schicht IV mehr Zeitschriften und Radio und Fernsehen.

Tabelle 2: *Gesamtheit aller Stichproben-Haushalte differenziert nach Benutzung spezifischer Massenmedien und Schicht (in Prozent)*

Item	Schicht I	II	III	IV	V
1. Die häufigsten Reaktionen in den oberen Schichten					
Fernsehen (keine)					
Rundfunk					
Nachrichten, Kommentare	35,1	23,4	13,9	9,1	7,8
Hörspiele	11,7	11,7	8,1	6,0	5,0
Ernste Musik	27,3	27,5	13,4	9,0	7,2
Zeitschriften					
Nachrichtenmagazine (mehr als eins)	31,2	25,6	19,7	11,3	7,0
Digests	42,9	39,9	37,3	24,0	10,5
Beruf und Wirtschaft	16,9	7,3	6,1	3,0	0,7
Erziehung, Literatur und Information	39,0	28,9	9,6	4,1	1,2
Hobby und Handwerk	9,1	4,4	4,1	5,2	2,5
(vier oder mehr insgesamt)	53,2	56,0	46,9	31,5	13,5
Zeitungen					
New York Times	50,6	40,3	24,2	8,7	4,0
New York Herald Tribune	26,0	15,8	9,8	3,2	2,4
2. Die häufigsten Reaktionen in den mittleren Schichten					
Fernsehen (keine)					
Rundfunk					
Unterhaltungsprogramm	13,0	21,2	15,9	15,8	13,9
Unterhaltungsmusik	9,1	10,3	6,3	4,0	1,9
Quizsendungen	15,6	23,8	23,2	17,3	17,1
Zeitschriften					
Nachrichtenmagazin (nur eins)	28,6	40,3	29,7	24,1	17,1
Illustrierte	28,6	39,6	44,3	41,3	23,3
Frauenzeitschriften	18,2	39,2	42,0	36,4	17,1
Haus und Freizeit	15,6	17,2	22,6	15,5	6,5
Wirtschaftsmagazine	1,3	5,9	5,0	1,1	0,5
Zeitungen (keine)					
3. Die häufigsten Reaktionen in den unteren Schichten					
Fernsehen					
Westernfilme (Kinder)	3,9	10,6	15,6	21,7	15,6
Andere Fernsehfilme (Kinder)	2,6	3,3	6,5	7,2	5,2
Unterhaltung (Kinder)	11,7	20,9	26,0	31,1	26,4
Religiöse Sendungen	22,1	30,8	39,8	48,7	43,1
Nachrichten	26,0	46,9	59,2	66,1	55,3
Familienserien	7,8	8,8	13,6	19,9	17,6
Kriminalfilme	2,6	11,0	20,9	27,6	24,9
Komödien	23,4	28,9	35,3	40,1	38,2
Andere Fernsehspiele	26,0	40,7	52,7	52,7	44,4
Unterhaltung	22,1	38,5	50,6	59,7	54,7
Sportsendungen	28,6	46,9	58,9	65,3	59,2
Musik	13,0	20,9	25,7	25,8	20,3
Rundfunk					
Kriminalhörspiele	1,3	5,9	7,1	7,2	8,3
Magazine					
Frauenromane	0,0	0,0	1,2	3,4	6,9
Elternzeitschriften	1,3	2,6	3,6	6,4	3,9
Zeitungen					
New York News	1,3	6,6	9,6	16,5	15,1
New York Mirror	1,3	4,8	6,5	12,8	11,1

Fortsetzung Tabelle 2 siehe nächste Seite

Tabelle 2 (Fortsetzung)

4. Reaktionen ohne bestimmte Beziehung zur sozialen Hierarchie

Item	Schicht I	II	III	IV	V
Fernsehen					
Kindersendungen	2,6	2,6	3,0	2,7	3,4
Erwachsenenprogramm (Kinder)	3,9	5,9	6,5	6,8	5,9
Rundfunk					
Westernserien (Kinder)	5,2	3,3	3,2	4,3	3,3
Andere Hörspiele (Kinder)	2,6	1,5	1,3	2,0	0,9
Unterhaltung (Kinder)	5,2	5,9	5,0	5,3	6,7
Erwachsenenprogramm (Kinder)	1,3	1,1	0,0	0,9	0,3
Nachrichten	31,2	32,2	26,7	21,1	23,9
Familienserien	9,1	5,5	6,6	7,5	8,1
Sportsendungen	26,0	34,1	27,2	24,8	27,3
Unterhaltungsmusik	9,1	7,3	5,6	7,6	6,4
Magazine					
Filmzeitschriften	1,3	0,7	1,3	2,0	3,2
Mode und Kosmetik	3,9	3,3	4,5	2,5	2,5
Comics	1,3	0,4	0,3	1,7	1,9
Zeitungen (keine)					

Tabelle 3: *Die schichtspezifische Verteilung aller Haushalte nach dem hier verwandten System und Hollingsheads früherer Analyse (in Prozent)*

Schicht	Hier verwandtes System	Hollingsheads frühere Analyse
I	2,2	3,4
II	7,7	9,0
III	16,9	21,4
IV	44,7	48,5
V	28,5	17,7
Gesamt	100,0	100,0

Prozentsatz der von beiden System in dieselbe Schicht eingestuften Familien: 78,2 Prozent.

Die bemerkenswerte Übereinstimmung der beiden in Tabelle 3 aufgeführten Bewertungssysteme bestätigt die Gültigkeit des weitgehend durch interne Analyse des *Index of Social Position* gewonnenen Systems von Hollingshead, und dies um so mehr, als in diese Untersuchung keine ungeprüften Annahmen über Existenz, Anzahl oder Lage der Schichten eingingen und sich die beiden Forschungsmethoden grundlegend unterscheiden. Andererseits ist die Möglichkeit einer gegenseitigen Beeinflussung nicht auszuschließen, da Anderson mit dem Hollingsheadschen Kriterium zur Lokalisation von Schichtgrenzen vertraut war.

Aber immer noch stellt sich die Frage: Besitzen die von uns gewählten Schichtgrenzen irgendeine Bedeutung oder wären andere Grenzen genauso aussagekräftig? Selbstverständlich bezwecken Klassifikationssysteme in erster Linie die Herausarbeitung von Kategorien, die nach innen relativ homogen und nach außen relativ heterogen sind, das heißt, die Varianz innerhalb einer Gruppe sollte relativ gering, die zwischen den Gruppen relativ groß sein. Da sich die beiden Kriterien nicht notwendigerweise gleichzeitig maximieren lassen, scheint es vernünftig, jedes Klassifikationssystem nach dem Verhältnis der Varianz innerhalb der Gruppe zu der Varianz zwischen den Gruppen zu bewerten; je größer dieser Quotient, desto besser das Klassifikationsschema.

Um nachzuweisen, daß unsere Grenzen nicht willkürlich gezogen sind, wählten wir nach dem Zufallsprinzip drei verschiedene Gruppen von je vier Grenzen der sozialen Hierarchie aus und unterzogen diese Zufallsgruppen und die von uns bestimmten Grenzen einer Varianzanalyse. Nach den Ergebnissen dieser Analyse dürfen wir annehmen, daß unsere Schichteinteilung den nur zufällig oder willkürlich vorgenommenen Einteilungen vorzuziehen ist.

Bevor wir jedoch von der Existenz geschichteter Statusgruppen und nicht nur von Intervallen in der sozialen Hierarchie sprechen können, sind weitere Untersuchungen notwendig. Zunächst müßte bewiesen werden, daß unsere Resultate über die von uns erhobene Stichprobe hinaus Gültigkeit haben. Des weiteren müßten die Ergebnisse auch in anderen Verhaltensbereichen nachgewiesen werden; das heißt, dieselben Abgrenzungsstellen müssen auch in anderen Stichproben und Verhaltensbereichen aufgezeigt werden, ehe man die Existenz von Schichten als funktionalen Statusgruppen für bewiesen ansehen kann. Unsere Ergebnisse legen den Schluß nahe, daß einzelne Familien tatsächlich "schichtspezifische" Verhaltensweisen an den Tag legen, und sie rechtfertigen ferner die Behauptung, daß sich die Faktorenanalyse als Mittel zur Bestimmung von "Schichten" und ihren Grenzen einsetzen läßt, sofern sie richtig interpretiert wird. Nur weitere Forschung kann unsere Annahmen bestätigen oder widerlegen.

Zusammenfassung und Schlußfolgerung

Aufgrund unserer Analyse sind wir zu verschiedenen Schlußfolgerungen gelangt: 1. Obwohl sich die Reaktionen auf Massenmedien an allgemeinen Wertvorstellungen und Normen orientieren, verteilen sie sich zweifellos schichtspezifisch innerhalb der sozialen Hierarchie. 2. Es gibt drei deutlich unterschiedene, wenngleich aufeinander bezogene Konfigurationen von Verhaltensreaktionen auf Massenmedien. 3. Jede dieser Konfigurationen ist für ein Segment der sozialen Hierarchie charakteristisch, wenn sie sich auch gegenseitig überlappen. 4. Obwohl die fünf Segmente klar voneinander abgegrenzt sind, lassen sich ihre Grenzen nicht in allen Fällen präzise bestimmen. 5. Unsere Analyse ist eine weitere Bestätigung für die Existenz von fünf Schichten in der Gemeinde New Haven. 6. Unser Datenmaterial legt den Schluß nahe, daß die von Hollingshead zuvor ermittelten Abgrenzungskriterien im wesentlichen stichhaltig sind. 7. Die Faktorenanalyse ist zur Bestimmung sinnvoller Schichtgrenzen brauchbar. 8. Wenn wir soziale Phänomene unter dem Verhaltensaspekt betrachten, ist es sinnvoll, die soziale Hierarchie in Schichten zu unterteilen, statt sie als Kontinuum zu behandeln. Die von uns ermittelten Grenzen sind gemäß den Kriterien der Homogenität nach innen und Heterogenität nach außen besser als zufällig gezogene Grenzen. Die Bestätigung dieser Schlußfolgerungen bleibt freilich weiterer Forschung vorbehalten.

Anhang 4

Ergänzende Tabellen

Tabelle 1: *Differenzierung der Patienten und der Bevölkerung – nach Schicht, Alter und Geschlecht (in Prozent)*

A. Männer

14 Jahre und jünger

Schicht	Patienten	Bevölkerung
I und II	11.9	11.4
III	28.6	20.4
IV	26.2	52.8
V	33.3	15.4
n =	42	31.800

$\chi^2 = 16.02$, 3 *df*, $p < .01$

15- bis 24jährig

Schicht	Patienten	Bevölkerung
I und II	12.5	7.8
III	16.7	17.2
IV	44.4	46.3
V	26.4	28.7
n =	72	13.140

$\chi^2 = 2.26$, 3 *df*, $p > .05$

25- bis 34jährig

Schicht	Patienten	Bevölkerung
I und II	12.8	10.7
III	14.3	23.1
IV	50.5	53.8
V	22.4	12.4
n =	210	17.580

$\chi^2 = 25.35$, 3 *df*, $p < .001$

35- bis 44jährig

Schicht	Patienten	Bevölkerung
I und II	6.1	12.3
III	11.1	21.8
IV	37.8	51.9
V	45.0	14.0
n =	180	18.060

$\chi^2 = 146.50$, 3 *df*, $p < .001$

45- bis 54jährig

Schicht	Patienten	Bevölkerung
I und II	5.1	12.8
III	10.1	24.1
IV	34.2	47.2
V	50.6	15.9
n =	158	13.940

$\chi^2 = 145.05$, 3 *df*, $p < .001$

55 Jahre und älter

Schicht	Patienten	Bevölkerung
I und II	3.6	11.0
III	5.5	16.7
IV	33.6	47.8
V	57.3	24.5
n =	307	19.580

$\chi^2 = 185.97$, 3 *df*, $p < .001$

B. Frauen

14 Jahre und jünger

Schicht	Patienten	Bevölkerung
I und II	0.0	10.0
III	40.0	18.8
IV	30.0	53.6
V	30.0	17.6
n =	10	30.840

$\chi^2 = 5.19$, 3 *df*, $p > .05$

15- bis 24jährig

Schicht	Patienten	Bevölkerung
I und II	10.7	9.1
III	28.6	16.2
IV	35.7	47.2
V	25.0	27.5
n =	56	14.740

$\chi^2 = 7.28$, 3 *df*, $p > .05$

25- bis 34jährig

Schicht	Patienten	Bevölkerung
I und II	13.6	11.9
III	22.0	22.9
IV	39.0	51.6
V	25.4	13.6
n =	177	20.640

$\chi^2 = 24.33$, 3 *df*, $p < .001$

35- bis 44jährig

Schicht	Patienten	Bevölkerung
I und II	10.5	12.4
III	17.0	21.1
IV	42.1	49.7
V	30.4	16.8
n =	171	19.500

$\chi^2 = 22.53$, 3 *df*, $p < .001$

45- bis 54jährig

Schicht	Patienten	Bevölkerung
I und II	7.1	14.6
III	18.1	23.3
IV	41.3	46.0
V	33.5	16.1
n =	155	16.160

$\chi^2 = 38.03$, 3 *df*, $p < .001$

55 Jahre und älter

Schicht	Patienten	Bevölkerung
I und II	5.7	12.7
III	10.5	20.0
IV	44.2	43.2
V	39.6	24.1
n =	353	20.960

$\chi^2 = 65.63$, 3 *df*, $p < .001$

Tabelle 2: *Differenzierung der Patienten und der Bevölkerung – nach Schicht, Geschlecht, Alter und Ehestand (in Prozent)*

A. Männer

20- bis 49jährig

Verheiratet

Schicht	Patienten	Bevölkerung
I und II	12.6	12.5
III	14.2	23.9
IV	48.6	51.3
V	24.6	12.3
n =	183	36.300

$\chi^2 = 29.93$, 3 *df*, $p < .001$

Getrennt lebend, verwitwet, geschieden

Schicht	Patienten	Bevölkerung
I und II	2.4	4.7
III	21.4	12.1
IV	38.1	49.0
V	38.1	34.2
n =	42	2.980

$\chi^2 = 4.69$, 3 *df*, $p > .05$

Unverheiratet

Schicht	Patienten	Bevölkerung
I und II	7.8	7.4
III	10.1	17.5
IV	39.9	53.6
V	42.2	21.5
n =	306	9.700

$\chi^2 = 81.63$, 3 *df*, $p < .001$

50 Jahre und älter

Verheiratet

Schicht	Patienten	Bevölkerung
I und II	7.8	12.9
III	9.4	19.0
IV	38.3	45.7
V	44.5	22.4
n =	128	21.540

$\chi^2 = 38.60$, 3 *df*, $p < .001$

Getrennt lebend, verwitwet, geschieden

Schicht	Patienten	Bevölkerung
I und II	3.1	7.7
III	5.1	16.8
IV	35.7	45.0
V	56.1	30.5
n =	98	4.400

$\chi^2 = 33.99$, 3 *df*, $p < .001$

Unverheiratet

Schicht	Patienten	Bevölkerung
I und II	1.4	13.5
III	5.4	21.6
IV	27.7	39.2
V	65.5	25.7
n =	148	1.480

$\chi^2 = 130.78$, 3 *df*, $p < .001$

B. Frauen

20- bis 49jährig

Verheiratet

Schicht	Patienten	Bevölkerung
I und II	15.7	12.4
III	22.9	24.1
IV	38.1	50.7
V	23.3	12.8
n =	210	37.040

$\chi^2 = 26.69$, 3 *df*, $p < .001$

Getrennt lebend, verwitwet, geschieden

Schicht	Patienten	Bevölkerung
I und II	7.6	5.4
III	21.2	9.4
IV	31.8	55.4
V	39.4	29.8
n =	66	5.560

$\chi^2 = 19.01$, 3 *df*, $p < .001$

Unverheiratet

Schicht	Patienten	Bevölkerung
I und II	9.6	9.7
III	21.1	15.8
IV	43.7	50.3
V	25.6	24.2
n =	199	11.500

$\chi^2 = 5.37$, 3 *df*, $p > .05$

50 Jahre und älter

Verheiratet

Schicht	Patienten	Bevölkerung
I und II	4.3	12.8
III	10.6	19.0
IV	44.0	45.2
V	41.1	23.0
n =	141	22.180

$\chi^2 = 33.56$, 3 *df*, $p < .001$

Getrennt lebend, verwitwet, geschieden

Schicht	Patienten	Bevölkerung
I und II	6.0	11.1
III	12.0	20.9
IV	36.7	46.9
V	45.3	21.1
n =	150	13.000

$\chi^2 = 54.50$, 3 *df*, $p < .001$

Unverheiratet

Schicht	Patienten	Bevölkerung
I und II	4.3	19.4
III	13.8	17.5
IV	51.5	40.8
V	30.4	22.3
n =	138	2.060

$\chi^2 = 25.13$, 3 *df*, $p < .001$

Tabelle 3: *Berechnung der allgemeinen Raten*

	Anzahl der Patienten	Schicht-population	Anteil der Patienten an der Schicht-population	Allgemeine Raten auf 100 000 der Bevölkerung
Schicht I-II	150	27,000	.005556	555.6
Schicht III	260	48,360	.005376	537.6

Allgemeine Raten pro 100 000

Schicht I-II: $\frac{150}{27{,}000} \times 100{,}000 = .005556 \times 100{,}000 = 555.6$

Schicht III: $\frac{260}{48{,}360} \times 100{,}000 = .005376 \times 100{,}000 = 537.6$

Tabelle 4: *Bereinigung der allgemeinen Raten für Schicht I-II nach Alter und Geschlecht*

Bereinigung nach Alter
Männer

Altersgruppe	Schicht-population	Anzahl der Patienten	Allgemeine Raten pro 100 000	Männliche Gesamtpopulation
–14	3,620	5	138.1	31,800
15–24	1,020	9	882.4	13.140
25–34	1,880	27	1436.2	17,580
35–44	2,220	11	495.5	18,060
45–54	1,780	8	449.4	13,940
55+	2,160	11	509.3	19,580
Gesamt	12,680	71	559.9	114,100

Frauen

Altersgruppe	Schicht-population	Anzahl der Patienten	Allgemeine Raten pro 100 000	Weibliche Gesamtpopulation
–14	3,080	0	0	30,840
15–24	1,340	6	447.8	14,740
25–34	2,460	24	975.6	20,640
35–44	2,420	18	743.8	19,500
45–54	2,360	11	466.1	16.160
55+	2,660	20	751.9	20,960
Gesamt	14,320	79	551.7	122,840

Altersbereinigte Raten

Männer:

$$\left(\frac{138.1}{100{,}000}\right)\left(\frac{31{,}800}{114{,}100}\right) + \left(\frac{882.4}{100{,}000}\right)\left(\frac{13{,}140}{114{,}100}\right) + \left(\frac{509.3}{100{,}000}\right)\left(\frac{19{,}580}{114{,}100}\right)$$

$$= \frac{664.1}{114{,}100} = 582.0 \text{ pro } 100\,000$$

Frauen:

$$\left(\frac{0}{100{,}000}\right)\left(\frac{30{,}840}{122{,}840}\right) + \left(\frac{447.8}{100{,}000}\right)\left(\frac{14{,}740}{122{,}840}\right) + \left(\frac{751.9}{100{,}000}\right)\left(\frac{20{,}960}{122{,}840}\right)$$

$$= \frac{645.3}{122{,}840} = 525.3 \text{ pro } 100\,000$$

Bei der hier durchgeführten Bereinigung der allgemeinen Raten nach Alter unterstellten wir, daß die *männliche und weibliche Bevölkerungsstruktur in Schicht I-II* mit der in der Gesamtbevölkerung identisch ist; entsprechend gewichteten wir die sechs allgemeinen Raten.

Als nächstes fassen wir die für Männer und Frauen getrennt berechneten, nach Alter bereinigten Raten in eine einzige nach *Geschlecht* und *Alter* bereinigte Rate für Schicht I-II zusammen.

Bereinigung nach Geschlecht

	Schicht-population	Altersbereinigte Rate pro 100 000	Gesamtbevölkerung
Männer	12,680	582.0	114,100
Frauen	14,320	525.3	122,840
	27,000		236,940

Nach Alter und Geschlecht bereinigte Raten

Schicht I-II:

$$\left(\frac{582.0}{100,000}\right)\left(\frac{114,100}{236,940}\right) + \left(\frac{525.3}{100,000}\right)\left(\frac{122,840}{236,940}\right) = \left(\frac{1309.34}{236,940}\right)$$

$$= 552.6 \text{ pro } 100\,000$$

Hier gewichten wir die verschiedenen nach Alter bereinigten Raten der Männer und Frauen mit deren Anteil an der Gesamtbevölkerung.

Tabelle 5: χ^2-*Test der schichtspezifischen und nach Alter und Geschlecht bereinigten Raten*

Schicht	Population	Rate pro 100 000	Patienten: Beobachtungswert	Patienten: Erwartungswert
I–II	27,000	552.6	149.2	218.3
III	48,360	528.2	255.4	391.0
IV	118,000	664.5	784.1	953.9
V	43,580	1667.7	726.8	352.3
Gesamt	236,940		1915.5	1915.5

Die Beobachtungswerte der Patienten berechneten wir folgendermaßen:

Schicht I–II: $\frac{552.6}{100,000} \times 27,000 = 149.2$

Schicht III: $\frac{528.2}{100,000} \times 48,360 = 255.4$

Schicht IV: $\frac{664.5}{100,000} \times 118,000 = 784.1$

Schicht V: $\frac{1667.7}{100.000} \times 43,580 = 726.8$

Die Erwartungswerte der Patienten berechneten wir folgendermaßen:

Schicht I–II: $1915.5 \times \frac{27,000}{236,940} = 218.3$

Schicht III: $1915.5 \times \frac{48,360}{236,940} = 391.0$

Schicht IV: $1915.5 \times \frac{118,000}{236,940} = 953.9$

Schicht V: $1915.5 \times \frac{43,580}{236,940} = 352.3$

Der χ^2-Wert für die beobachteten und erwarteten Werte dieser Tabelle beträgt 497.16 bei drei Freiheitsgraden und $p < .001$.

Tabelle 6: *Nach Alter und Geschlecht bereinigte Raten pro 100 000 für jede Prävalenzkomponente, differenziert nach Schicht*

Schicht	Inzidenz	Wiederaufnahme	Dauerbehandlung	Gesamtfälle
I–II	97	88	368	553
III	114	68	346	528
IV	89	59	516	664
V	139	123	1406	1668

Tabelle 7: *Anteil psychotischer Patienten in den verschiedenen Behandlungseinrichtungen, differenziert nach Schicht (in Prozent)*

	Schicht			
Behandlungseinrichtung	I-II	III*	IV	V
Öffentlich				
Klinik	1.9	5.5	3.3	3.0
Veteranenkrankenhaus	5.8	5.5	4.5	5.6
Staatliches Krankenhaus	32.7	70.5	85.4	90.2
Privat				
Arzt	21.2	14.4	6.0	1.2
Krankenhaus	38.5	4.1	0.9	0.0
n =	52	146	581	663

$\chi^2 = 216.68$, 8 *df*, $p < .001$

*Die Schichten I, II und III wurden für den χ^2-Test zusammengefaßt.

Tabelle 8: *Anteil der Psychotiker mit psychiatrischer Krankengeschichte differenziert nach erster und derzeitiger Behandlungseinrichtung sowie nach Schicht (in Prozent)*

A. Schichten I und II

Behandlungseinrichtung	Erste Behandlung	Derzeitige Behandlung
Klinik	2.6	2.6
Militärkrankenhaus	.0	7.7
Staatliches Krankenhaus	.0	13.3
Privatpraxis	23.1	20.5
Privatklinik	74.4	35.9
n =	39	39

$\chi^2 = 19.52$, 3 *df*, $p < .001$

B. Schicht III

Behandlungseinrichtung	Erste Behandlung	Derzeitige Behandlung
Klinik	9.3	3.4
Militärkrankenhaus	8.1	8.0
Staatliches Krankenhaus	12.8	64.4
Privatpraxis	4.6	18.4
Privatklinik	65.1	5.7
n =	86*	87

$\chi^2 = 82.25$, 4 *df*, $p < .001$

* In einem Fall war die erste Behandlungseinrichtung "unbekannt".

Fortsetzung Tabelle 8 siehe nächste Seite

Tabelle 8 (Fortsetzung)

C. Schicht IV

Behandlungseinrichtung		Erste Behandlung	Derzeitige Behandlung
Klinik		14.6	4.1
Militärkrankenhaus		9.6	6.3
Staatliches Krankenhaus		66.6	81.4
Privatpraxis		0.6	7.5
Privatklinik		8.6	.6
	$n =$	314*	318
	$\chi^2 = 65.96$, 3 *df*, $p < .001$		

* In vier Fällen war die erste Behandlungseinrichtung "unbekannt".

D. Schicht V

Behandlungseinrichtung		Erste Behandlung	Derzeitige Behandlung
Klinik		11.4	2.8
Militärkrankenhaus		3.1	8.6
Staatliches Krankenhaus		84.1	86.9
Privatpraxis		0.0	1.7
Privatklinik		1.4	0.0
	$n =$	289*	290
	$\chi^2 = 23.02$, 3 *df*, $p < .001$		

*In einem Fall war die erste Behandlungseinrichtung "unbekannt".

Tabelle 9-A: *Erstbehandlungsinstitution von Patienten mit affektiven Störungen differenziert nach Schicht (in Prozent)*

		Schicht			
Behandlungsinstitution*		I-II	III	IV	V
Staatliches Krankenhaus		9.1	42.9	74.1	87.2
Militär- oder Veteranenkrankenhaus		–	–	2.5	–
Öffentliche Klinik		–	4.8	14.8	10.6
Privat praktizierender Arzt		9.1	4.8	4.9	2.1
Privatklinik		81.8	47.6	3.7	–
	$n =$	11	21	81	47
	$\chi^2 = 58.80$, 3 *df*, $p < .001$				

Tabelle 9-B: *Erstbehandlungsinstitution der Alkoholiker differenziert nach Schicht (in Prozent)*

		Schicht			
Behandlungsinstitution*		I-II	III**	IV	V
Staatliches Krankenhaus		–	14.3	52.0	70.8
Veteranenkrankenhaus		–	7.1	4.0	–
Öffentliche Klinik		–	28.6	36.0	29.2
Privat praktizierender Arzt		50.0	14.3	8.0	–
Privatklinik		50.0	35.7	–	–
	$n =$	4	14	25	48
	$\chi^2 = 40.62$, 2 *df*, $p < .001$				

*Zur Berechnung des χ^2 faßten wir jeweils die öffentlichen und privaten Behandlungsinstitutionen zusammen.

**In dieser Analyse bildeten wir aus den Schichten I, II und III eine Gruppe.

Tabelle 9-C: *Erstbehandlungsinstitution der Patienten mit organischen Störungen differenziert nach Schichten (in Prozent)*

Behandlungsinstitution*	Schicht I-II**	III	IV	V
Staatliches Krankenhaus	50.0	58.3	88.2	90.8
Veteranenkrankenhaus	–	–	5.9	–
Öffentliche Klinik	–	16.7	2.0	7.3
Privat praktizierender Arzt	–	16.7	2.0	1.8
Privatklinik	50.0	8.3	2.0	–
n =	2	12	51	109

$\chi^2 = 22.00$, 2 *df*, $p < .001$

*Zur Berechnung des χ^2 faßten wir jeweils die öffentlichen und privaten Behandlungsinstitutionen zusammen.
**In dieser Analyse bildeten wir aus den Schichten I, II und III eine Gruppe.

Tabelle 9-D: *Erstbehandlungsinstitution der Schizophrenen differenziert nach Schicht (in Prozent)*

Behandlungsinstitution	Schicht I-II	III	IV	V
Staatliches Krankenhaus	6.9	36.1	75.3	89.6
Veteranenkrankenhaus	–	8.4	8.5	5.5
Privatklinik	58.6	43.4	6.5	1.0
Öffentliche Klinik	3.4	7.2	8.5	3.9
Privat praktizierender Arzt	31.0	4.8	1.1	0.0
n =	29	83	352	383

$\chi^2 = 395.91$, 2 *df*, $p < .001$

Tabelle 9-E: *Erstbehandlungsinstitution der Patienten mit senilen Störungen differenziert nach Schicht (in Prozent)*

Behandlungsinstitution*	Schicht I-II	III**	IV	V
Staatliches Krankenhaus	–	62.5	93.1	96.1
Öffentliche Klinik	–	–	–	3.9
Privat praktizierender Arzt	–	–	2.8	–
Privatklinik	100.0	37.5	4.2	–
n =	6	16	72	76

$\chi^2 = 57.68$, 2 *df*, $p < .001$

*Zur Berechnung des χ^2 faßten wir jeweils die öffentlichen und privaten Behandlungsinstitutionen zusammen.
**In dieser Analyse bildeten wir aus den Schichten I, II und III eine Gruppe.

Namenregister

Sachregister

Zusammengestellt von Alfred E. Bolch und Heinz Fryns